Heppt Renz Röcken (Hrsg.) **Allergologie**

Springer
Berlin
Heidelberg
New York
Barcelona
Budapest
Hongkong
London
Mailand
Paris
Santa Clara
Singapur
Tokio

W. Heppt H. Renz M. Röcken
(Hrsg.)

Allergologie

Mit 145, zum Teil farbigen Abbildungen
und 67 Tabellen

Springer

Priv.-Doz. Dr. Werner Heppt
Städtisches Klinikum Karlsruhe
Hals-Nasen-Ohren-Klinik
Moltkestraße 90
76133 Karlsruhe

Priv.-Doz. Dr. Harald Renz
Virchow-Klinikum der Humboldt-Universität
Institut für Klinische Chemie und Biochemie
Augustenburger Platz 1
13353 Berlin

Priv.-Doz. Dr. Martin Röcken
Ludwig-Maximilians-Universität
Klinikum Innenstadt
Dermatologische Klinik und Poliklinik
Frauenlobstraße 9–11
80337 München

ISBN 3-540-61914-3 Springer-Verlag Berlin Heidelberg New York

Die Deutsche Bibliothek – CIP-Einheitsaufnahme
Heppt, Werner:
Allergologie/Werner Heppt; Harald Renz; Martin Röcken. – Berlin;
Heidelberg; New York; Barcelona; Budapest; Hongkong;
London; Mailand; Paris; Santa Clara; Singapur; Tokio: Springer,
1998
ISBN 3-540-61914-3

Einbandgestaltung: de'blik, Graphic Design, Berlin
Satz: K+V Fotosatz GmbH, Beerfelden

SPIN 10524640 26/3134 – 5 4 3 2 1 0 – Gedruckt auf säurefreiem Papier

Vorwort

Die Medizin ist einem starken Wandel unterworfen. Aus einer vorwiegend anatomisch orientierten Einteilung der einzelnen Fachdisziplinen entwickelt sich heute eine fachübergreifende, nach pathophysiologischen Gesichtspunkten orientierte Betrachtungsweise, die eng mit der naturwissenschaftlichen Grundlagenforschung verbunden ist. Die Allergologie übernahm hier eine wichtige Vorreiterfunktion. Sie ist heute integraler Bestandteil aller medizinischen Disziplinen und schließt neben der klinischen Medizin Gebiete wie die Genetik, Epidemiologie, Immunologie, Zell- und Molekularbiologie oder die Pharmakologie mit ein. Ähnliche Entwicklungen findet man in zahlreichen anderen Fächern der Medizin wie der Pathologie, Mikrobiologie, Onkologie und der rekonstruktiven Chirurgie.

Das Buch „Allergologie" orientiert sich an dieser neuen Entwicklung der Medizin. Die drei Herausgeber, selbst mit unterschiedlichen klinischen, allergologischen und immunologischen Ausbildungen, haben sich zusammen mit renommierten Ärzten und Wissenschaftlern verschiedener Disziplinen das Ziel gesetzt, die klinische Allergologie vor dem Hintergrund der neuesten wissenschaftlichen Erkenntnisse kurz, prägnant und umfassend aufzuarbeiten. „Allergologie" beginnt mit der Einführung in die Epidemiologie, Genetik und Immunologie, um dann, nach Darstellung der molekularen Morphologie, der Diagnostik und Therapie ausführlich die Klinik aller Fachbereiche zu beschreiben. Da das Buch dem aktuellen, teilweise kontrovers diskutierten Stand der Wissenschaft gerecht werden soll, ergibt es sich, daß in einigen Kapiteln unterschiedliche Sichtweisen einzelner Autoren zur Darstellung kommen.

„Allergologie" stellt Ärzten aller medizinischen Fachrichtungen, Studierenden und allergologisch orientierten Wissenschaftlern die Allergologie aus multidisziplinärer Sicht dar. Der Leser kann sich in seinem Bereich zu wichtigen Detailfragen schnell orientieren und besitzt die Möglichkeit, sich über andere Bereiche der klinischen Allergologie und wichtige Grundlagenkenntnisse zu informieren. So hoffen die Herausgeber mit dem Buch nicht nur ein Nachschlagewerk und Lehrbuch, sondern eine Basis für die interdisziplinäre Kommunikation geschaffen zu haben.

Für die Erstellung des Buches danken wir den zahlreichen Autoren, die durch ihre kompetente Übernahme von Themen erst die Erstellung dieses Buchkonzeptes ermöglicht haben, den Professoren Otto Braun-Falco, Gerd Plewig und Helmut H. Wolff für die Überlassung der Abbildungen 5.2–5.5, 7.5–7.8 und 7.12–7.15 aus dem Lehrbuch Dermatologie und Venerologie, 4. Auflage, Springer, Heidelberg, 1996. Frau Dr. Berger, Frau Zöller, Frau Seeker und den Mitarbeitern des Springer-Verlages danken wir für die engagierte und flexible Betreuung dieses Vielautorenbuches, insbesondere auch ihre Geduld und ihren Einsatz bei der Vereinheitlichung der Manuskripte.

Karlsruhe, Berlin, München 1998
Werner Heppt, Harald Renz und Martin Röcken

Inhaltsverzeichnis

Autorenverzeichnis

Baur, Xaver, Prof. Dr.
Berufsgenossenschaftliche Kliniken Bergmannsheil, Abteilung BGFA, Bürkle-de-la-Camp-Platz 1, 44789 Bochum

Bialasiewicz, Alexander A., Prof. Dr.
Universitäts-Krankenhaus Eppendorf, Augenklinik mit Poliklinik, Martinistraße 52, 20246 Hamburg

Bischoff, Stephan C., Dr.
Zentrum Innere Medizin und Dermatologie, Abt. für Gastroenterologie und Hepatologie, Carl-Neuberg-Straße 1, 30625 Hannover

Blaser, Kurt, Prof. Dr.
Universität Bern, Schweizerisches Institut für Allergie- und Asthmaforschung, Obere Straße 22, CH-7270 Davos

Daser, Angelika, Dr.
Virchow-Klinikum der Humboldt-Universität Berlin, Institut für Klinische Chemie und Biochemie, Augustenburger Platz 1, 13353 Berlin

Ebner, Christof, Prof. Dr.
Allgemeines Krankenhaus Wien, Institut für Experimentelle Pathologie, Währinger Gürtel 18–20, A-1090 Wien

Elsner, Jörn, Dr.
Dermatologische Klinik und Poliklinik der Medizinischen Hochschule Hannover, Ricklinger Straße 5, 30449 Hannover

Enk, Alexander H., Prof. Dr.
Universitäts-Hautklinik Mainz, Langenbeckstraße 1, 55131 Mainz

Gieler, Uwe, Prof. Dr.
Zentrum für Psychosomatische Medizin der Justus-Liebig-Universität, Psychosomatische Dermatologie, Ludwigstraße 76, 35392 Gießen

Hamann, Alf, Prof. Dr.
Universitäts-Krankenhaus Eppendorf, Medizinische Klinik, Abt. für Immunologie, Martinistraße 52, 20246 Hamburg

Hauser, Conrad, Prof. Dr.
Hôpital Cantonal Universitaire, Allergie-Station, Division für Immunologie und Dermatologie, Rue Micheli-du-Crest 24, CH-1211 Genf 14

Heppt, Werner, Priv.-Doz. Dr.
Städtisches Klinikum Karlsruhe, Hals-Nasen-Ohrenklinik, Moltkestraße 90, 76133 Karlsruhe

John, Swen Malte, Dr.
Universität Osnabrück, Dermatologie, Umweltmedizin und Gesundheitstheorie, Sedanstraße 115, 49090 Osnabrück

Kapp, Alexander, Prof. Dr.
Dermatologische Klinik und Poliklinik der Medizinischen Hochschule Hannover, Ricklinger Straße 5, 30449 Hannover

Kleine-Tebbe, Jörg, Dr.
Universitätsklinikum Leipzig, Klinik und Poliklinik für Hautkrankheiten, Liebigstraße 21, 04103 Leipzig

Knop, Jürgen, Prof. Dr.
Universitäts-Hautklinik Mainz, Langenbeckstraße 1, 55131 Mainz

KUNKEL, GERT, Prof. Dr.
Virchow-Klinikum der Humboldt-Universität,
Abt. für Klinische Immunologie
und Asthmapoliklinik, Augustenburger Platz 1,
13353 Berlin

LAU, SUSANNE, Dr.
Klinik und Poliklinik für Kinderheilkunde
und Kinderchirurgie, Abt. für Pädiatric
mit Schwerpunkt Pneumologie und Immunologie,
Augustenburger Platz 1, 13353 Berlin

LEONHARDT, LUTZ, Dr.
Klinisches Institut für Allergien,
Atemwegserkrankungen und Umweltmedizin,
Dieterichsstraße 35b, 30159 Hannover

LORENZ, MATTHIAS, Dr.
National Institutes of Health,
National Cancer Institute,
Laboratory of Immunology, NIH, Bldg 10,
9600 Rockville Pike, Bethesda, MD 20892, USA

MAURER, DIETER, Prof. Dr.
Universitätsklinik für Dermatologie,
Abt. für Immundermatologie und infektiöse
Hautkrankheiten, Währinger Gürtel 18–20,
A-1090 Wien

MERK, HANS F., Prof. Dr.
Universitäts-Hautklinik der
Rheinisch-Westfälischen TH, Neuklinikum,
Pauwelsstraße 30, 52074 Aachen

MÜLLER, UELI, Prof. Dr.
Universität Bern, Zieglerspital,
Medizinisches Department, Ziegler Straße,
CH-3010 Bern

MUTIUS, ERIKA VON, Dr.
Ludwig-Maximilians-Universität,
Dr. von Haunersches Kinderspital,
Lindwurmstraße 4, 80337 München

NIGGEMANN, BODO, Priv.-Doz. Dr.
Klinik und Poliklinik für Kinderheilkunde
und Kinderchirurgie, Abt. für Pädiatrie mit
Schwerpunkt Pneumologie und Immunologie,
Augustenburger Platz 1, 13353 Berlin

PIEPENBROCK, SIEGFRIED, Prof. Dr.
Medizinische Hochschule Hannover,
Anästhesiologische Abt., Carl-Neuberg-Straße 1,
30625 Hannover

RADBRUCH, ANDREAS, Prof. Dr.
Deutsches Rheuma-Forschungszentrum,
Hannoversche Straße 27, 10115 Berlin

RAPPERSBERGER, KLEMENS, Prof. Dr.
Universitätsklinik für Dermatologie,
Abt. für Allgemeine Dermatologie,
Währinger Gürtel 18–20, A-1090 Wien

RENZ, HARALD, Priv.-Doz. Dr.
Virchow-Klinikum der Humboldt-Universität,
Institut für Klinische Chemie und Biochemie,
Augustenburger Platz 1, 13353 Berlin

RIEGER, CHRISTIAN, Prof. Dr.
Klinik für Kinder- und Jugendmedizin im
St. Josef-Hospital, Universitätsklinik,
Alexandrinenstraße 5, 44791 Bochum

RÖCKEN, MARTIN, Priv.-Doz. Dr.
Ludwig-Maximilians-Universität,
Klinikum Innenstadt,
Dermatologische Klinik und Poliklinik,
Frauenlobstraße 9–11, 80337 München

ROTHE, THOMAS, Dr.
Luzerner Höhenklinik, CH-3962 Montana

SCHMUTZLER, WOLFGANG, Prof. Dr.
Institut für Pharmakologie und Toxikologie
der Rheinisch-Westfälischen TH,
Wendlingweg 2, 52057 Aachen

SCHWANITZ, HANS JOACHIM, Prof. Dr. Dr.
Universität Osnabrück, Dermatologie,
Umweltmedizin und Gesundheitstheorie,
Sedanstraße 115, 49090 Osnabrück

SEIDENBERG, JÜRGEN, Priv.-Doz. Dr.
Elisabeth-Krankenhaus, Abt. Pädiatrie,
Pneumologie und Allergologie,
Cloppenburger Straße 363, 36133 Oldenburg

STINGL, GEORG, Prof. Dr.
Allgemeines Krankenhaus Wien,
Universitätsklinik für Dermatologie,
Abt. für Immundermatologie und
infektiöse Hautkrankheiten,
Währinger Gürtel 18–20, A-1090 Wien

WAHN, ULRICH, Prof. Dr.
Klinik und Poliklinik für Kinderheilkunde
und Kinderchirurgie, Abt. für Pädiatrie mit
Schwerpunkt Pneumologie und Immunologie,
Augustenburger Platz 1, 13353 Berlin

WERFEL, THOMAS, Priv.-Doz. Dr.
Dermatologische Klinik und Poliklinik
der Medizinischen Hochschule Hannover,
Ricklinger Straße 5, 30449 Hannover

Abkürzungsverzeichnis

AA	arachidonic acid, Arachidonsäure
Ab	antibody
ABD	Arbeitsgemeinschaft für Berufs- und Umweltdermatologie e.V.
ABPA	allergische bronchopulmonale Aspergillose
AD	atopische Dermatitis
Ag	Antigen
ANCA	anti-neutrophilic cytoplasmatic antibodies
APC	antigen-präsentierende Zellen
AS	Aminosäuren
ATP	Adenosin-Triphosphat
ATS	American Thoracic Society
AU	allergy units
BAL	bronchoalveoläre Lavage
BALT	bronchus associated lymphoid tissue
BeKV	Berufskrankheitenverordnung
BHR	bronchiale Hyperreagibilität/-reaktivität
BK	Berufskrankheit
C	Komplement
C_1-INH	C_1-Esteraseinhibitor
CALT	conjunctiva associated lymphoid tissue
CAP	Carrier-Polymer-System
CC	CC-Chemokin
CD	cluster of differentiation
cDNA	komplementäre DNA
CGRP	calcitonin gene related peptide
CIA	kollageninduzierte Arthritis
CIIV	class II-containing vesicles
CLA	cutaneous lymphocyte-associated antigen
CLIP	class II-associated Ii peptide
cM	centiMorgan
CO	Kohlenmonoxid
COLAP	koloskopische Allergenprovokation
COPD	chronic obstructive pulmonary disease
CR	Komplementrezeptor
CRIE	cross-reacting immunoelectrophoresis
CXC	CXC-Chemokin
DADPS	Diaminodiphenylsulfon, Dapson Fatol
DAO	Diaminooxidase
DBPCFC	doppelblind plazebokontrolliert durchgeführte orale Nahrungsmittelprovokation
DC	dendritische Zellen
DDC	dermale dendritische Zellen
Der p	Dermatophagoides pteronyssinus
Der f	Dermatophagoides farinae
DNCB	2,4-Dinitrochlorbenzol
DNCG	Cromoglicinsäure, Dinatriumcromoglicinsäure
DTH	delayed type hypersensitivity
DTHR	delayed type hypersensitivity reaction
EAA	exogen-allergische Alveolitis
EAACI	Europäische Akademie für Allergie und klinische Immunologie
EAE	experimentelle Autoimmunenzephalomyelitis
EANE	erworbenes angioneurotisches Ödem
ECP	eosinophil cationic protein
EEM	Erythema exsudativum multiforme
EGF	epidermal growth factor
EIA	enzyme immunoassay
ELAM	endothelial leukocyte adhesion molecule
ELISA	enzyme-linked immunoassay
EP/EPO	eosinophile Peroxidase
EPR	early phase reaction
EPX/EDN	Eosinophilenprotein X (syn. eosinophil derived neurotoxin)
ER	endoplasmatisches Retikulum
ESL	E-selectin ligand
Fc$_{\varepsilon}$RI	hochaffiner IgE-Rezeptor
Fc$_{\varepsilon}$RII	(CD23) niedrigaffiner IgE-Rezeptor
Fc$_{\gamma}$RIIIa	niedrigaffiner IgG-Rezeptor
Fel d	Allergen der Katze

FEV_1	Einsekundenkapazität
FGF	fibroblast growth factor
FIA	Fluoreszenz-Immunoassay
fMLP	formyl methionyl leucyl phenylalanine
FRC	funktionelle Residualkapazität
FVC	Fluß-Volumen-Kurve
GALT	gut associated lymphoid tissue
GlyCAM	mucin-like adhesion molecule
GM-CSF	Granulozyten-Makrophagen-Kolonie-stimulierender Faktor
G/V	Gewicht-Volumen-Standardisierung
HANE	hereditäres angioneurotisches (Angio)ödem
HEP	histamine equivalent potency
HES	Hydroxyethylstärke
HETE	hydroxyeicosatetraenoic acid
HFR	Histaminfreisetzungsfaktor
HLA	human lymphocyte antigen (identisch mit MHC)
HML	β7-Integrin
HPVZ	hämatopoetische Vorläuferzellen
HRF	histamine releasing factor
HUGO	Human Genome Project Organisation
HVBG	Hauptverband der gewerblichen Berufsgenossenschaften
I	Inzidenzrate
IBD	identical by descent
ICAM	intercellular adhesion molecule
IDC	inflammation-related dendritic cells
IDD	insulinabhängiger Diabetes mellitus
IFN	Interferon
Ig	Immunglobulin
IL	Interleukin
IP	inflammatory protein
ISAAC	International Study of Childhood Asthma and Allergies
IVC	inspiratorische Vitalkapazität
JAK	Januskinasen
kB	Kilobasen
KC	Keratinozyten
LAM	leukocyte adhesion molecule
LC	Langerhans-Zellen
LCR	late cutaneous reaction
LFA	leucocyte function-associated antigen
LIA	luminescence immunoassay
LK	Lymphknoten
LPAM	lymphocyte peyers patch adhesion molecule
LPR	late phase reaction
LPZ	Langzeitprävalenz
LT	Leukotriene
Mac	macrophage
Mac-1	β_2-Integrin
MAdCAM	mucosa addressin cell adhesion molecule
MALT	mucosa associated lymphoid tissue
MBP	major basic protein
MC	Mastzellen
MDI	Methylendiphenyl-diisozyanat
MHC	major histocompatibility complex
MIIC	MHC class II compartments
MIP	macrophage inflammatory peptide
M-Zellen	Membran-Zellen
NANC	nichtadrenerg-nichtcholinerg
NAP	atriales natriuretisches Peptid
NE	Noon-Einheiten
NEP	neutrale Endopeptidase
NF-κB	nuclear factor κB
NK	natural killer (cells)
NKA	Neurokinin A
NO	Stickstoffmonoxid
NSAID	nichtsteroidale Antiphlogistika
ODTS	organic dust toxic syndrome (Drescherfieber)
OR	odds ratio
PAF	plättchenaktivierender Faktor
PARM	passive anteriore Rhinomanometrie
PD	Provokationsdosis
PDGF	platelet-derived growth factor
PECAM	platelet endothelial cell adhesion molecule
PG	Prostaglandine
Pk	Proteinkinase
Pl	Phospholipase
PMN	polymorphnukleäre Zellen
PNU	Standardisierung nach Proteinstick-stoff-Einheiten
PP	Periodenprävalenz
PRIST	paper radioimmunosorbent test
PSGL	P-selectin glycoprotein ligand
PUVA	Photochemotherapie mit Psoralen-Strahlung und UVA
RANTES	regulated upon activation, normal T cell expressed and secreted
RAST	radioallergosorbent test
RIA	Radioimmunoassay
RSV	respiratory syncytial virus

RV	Residualvolumen
SALT	skin associated lymphoid tissue
SCF	Stammzellfaktor
SDS	Natriumdodecylsulfat
SDS-PAGE	SDS-Polyacrylamid-Gelelektrophorese
sGaw	spezifische Atemwegsconductance
sIg	sekretorische Immunglobuline
SIT	spezifische Immuntherapie
SP	Substanz P
sRaw	spezifischer Atemwegswiderstand
STAT	signal transducers and activators of transcription
STRP	small tandem repeat polymorphisms
Tc	zytotoxische T-Lymphozyten
TCR	T-Zell-Rezeptor
TDI	Toluen-diisozyanat
TEN	toxisch-epidermale Nekrolyse
TG	trapped gas
TGF-β1	transforming growth factor-β1
TGN	Trans-Golgi-Netzwerk
TGV	thorakales Gasvolumen
Th	T-Helferlymphozyten
Th1	Th mit IL-2- und IFN-γ-Produktion (Typ 1)
Th2	Th mit IL-4- und IL-5-Produktion (Typ 2)
TLC	totale Lungenkapazität
TNF	Tumornekrosefaktor
UVB	ultraviolette Strahlung B (290–320 nm)
VC	Vitalkapazität
VCAM	vascular cell adhesion molecule
VIP	vasoactive intestinal polypeptide
VLA	very late antigen
WHO/IUIS	World Health Organization/International Union of Immunological Societies

Tabellarische Beschreibung einiger wichtiger Immunrezeptoren der CD-Klassifikation

CD-Nummer	Charakterisierung
CD1	MHC-ähnliches Molekül, besonders auf kortikalen Thymozyten
CD2	LFA2; Thymozyten/T-Lymphozyten
CD3	Konstante, in die Signaltransduktion involvierte Bestandteile des TCR
CD4	Th charakterisierendes Oberflächenmolekül für die Interaktion mit dem MHC-II-Molekül
CD8	Tc charakterisierendes Oberflächenmolekül für die Interaktion mit dem MHC-I-Molekül
CD11 a, b, c	Mac3; β_2-Integrin, Monozyten, Makrophagen, NK-Zellen, Neutrophile; Bindungspartner von ICAM1
CD14	Monozyten
CD16	Fc_γRIIIa; Aktivierte Makrophagen und Monozyten, Natural Killer (NK) Cells
CD18	Mac3; β_2-Integrin, Monozyten, Makrophagen, NK-Zellen, Neutrophile; Bindungspartner von ICAM1
CD19	Alle B-Lymphozyten und späte Prä-B-Lymphozyten
CD20	Alle B-Lymphozyten, außer Prä-B-Lymphozyten und Plasmazellen
CD21	Reife B-Lymphozyten; Epstein-Barr-Virus- und C3d-Rezeptor
CD22	Alle B-Lymphozyten, außer Plasmazellen
CD23	Fc_εRII; Niedrigaffiner Rezeptor für IgE
CD25	IL-2-Rezeptor, α-Kette
CD28	Kostimulatorisches Molekül, das die Signaltransduktion mit initiiert; Bindungspartner von CD80, CD86
CD30	Aktivierungsmolekül auf T- und B-Lymphozyten; ursprünglich auf Hodgkinzellen und T-Zell-Lymphomen beschrieben
CD34	Stammzellen
CD40	B-Lymphozyten und einige antigenpräsentierende Zellen; vermittelt wichtige Aktivierungssignale
CD40L	Aktivierte T-Lymphozyten, NK-Zellen, Monozyten und basophile Leukozyten; stimulierender Bindungspartner des CD40
CD44	Glykoprotein auf aktivierten T-Lymphozyten; involviert in Adhäsion und Migration
CD45	LCA; Lymphocyte common antigen
CD45RO	Naive T-Lymphozyten
CD45RA	Aktivierte T-Lymphozyten
CD54	ICAM1; Intercellular adhesion molecule
CD57	CD16+NK-Zellen, reife T-Lymphozyten
CD56	NK-Zellen des Menschen
CD69	Transienter Aktivierungsmarker
CD80	B7-1, BB1; Aktivierte B-Lymphozyten, Monozyten, dendritische Zellen; Bindungspartner von CD28 und CTLA-4
CD83	Marker für dendritische Zellen
CD86	B7-2; Aktivierte B-Lymphozyten, Monozyten; Bindungspartner von CD28 und CTLA-4
CDw90	Thy1; T-Lymphozyten, hämatopoietische Vorläuferzellen
CD95	APO, Fas; Apoptoserezeptor, reife und aktivierte T-Lymphozyten

Kapitel 1

Epidemiologie allergischer Erkrankungen

1

Erika von Mutius

Einleitung

Allergische Erkrankungen sind in allen Altersklassen weit verbreitet, sei es als atopische Dermatitis, Heuschnupfen oder Asthma bronchiale im Kindesalter oder als berufsbedingtes Ekzem oder Asthma bronchiale im Erwachsenenalter. Für das Studium des natürlichen Verlaufs von der Kindheit bis in das Erwachsenenalter und für die Aufklärung ursächlicher Faktoren in der Entstehung allergischer Erkrankungen erscheint die Anwendung epidemiologischer Methoden sinnvoll, da ein großer Teil der Bevölkerung betroffen ist. Zudem sind allergische Erkrankungen von enormer gesundheitspolitischer Relevanz, da sie zu erheblichen Einbußen der Aktivität der Betroffenen, wie z. B. Schulausfall oder Arbeitsunfähigkeit, führen.

1.1 Epidemiologische Grundbegriffe

Die Epidemiologie ist eine relativ junge Disziplin, die erst nach dem 2. Weltkrieg in großen Studien angewandt wurde. Als wissenschaftliche *Methode* ist sie geeignet, das Auftreten von Erkrankungen in der Bevölkerung zu untersuchen und in Beziehung zu möglichen Kausalfaktoren zu setzen. Mit Hilfe epidemiologischer Verfahren werden einerseits die Erkrankungshäufigkeit und andererseits die sog. Exposition, d. h. Einflüsse, denen einzelne Individuen oder Gruppen ausgesetzt sind und denen möglicherweise eine Rolle bei der Pathogenese der jeweiligen Erkrankung zukommen könnte, gemessen. Die Erkrankungshäufigkeit kann als Inzidenz oder als Prävalenz bestimmt werden. Die *Inzidenz* mißt das Auftreten von Neuerkrankungen in einem bestimmten Beobachtungszeitraum. Die *Prävalenz* bestimmt den Anteil der Population (in %), die zu einem bestimmten Zeitpunkt erkrankt ist.

Epidemiologische Kenngrößen

$$\text{Inzidenzrate (I)} = \frac{\text{Anzahl der Neuerkrankungen}}{\text{Summe der Beobachtungszeiträume (=Personenjahre)}}$$

$$\text{Prävalenz} = \frac{\text{Anzahl der Erkrankten}}{\text{Gesamtzahl der untersuchten Population}}$$

$$\text{Relatives Risiko} = \frac{I_1 - I_0}{I_0} = \frac{I_1 - 1}{I_0}$$

$$\text{Odds Ratio} = \frac{I_1}{I_0} = \frac{a \times d}{b \times c}$$

Im epidemiologischen Sinn entspricht ein *Effekt* der Differenz des Krankheitsauftretens in zwei Bevölkerungsgruppen, die hinsichtlich eines charakteristischen, möglicherweise kausal auslösenden Merkmals (= Exposition) unterschiedlich sind, also der Differenz der Inzidenzraten zwischen exponierter (I_1-) und nichtexponierter (I_0-)Population. In aller Regel werden jedoch relative Effekte be-

Tabelle 1.1. Querschnittstudie

	Exponiert	Nichtexponiert
Fälle	a	b
Kontrollen	c	d

rechnet. Dafür wird die Differenz der Inzidenzraten in Bezug auf einen Referenzwert, in diesem Fall die Inzidenzrate der nichtexponierten Population, gesetzt. Üblicherweise wird die Substraktion von 1 vernachlässigt und die Proportion wird relatives Risiko genannt.

Ein besonderer Fall ergibt sich bei der Auswertung von *Fall-Kontroll-Studien*. In einer Fall-Kontroll-Studie werden alle Fälle einer bestimmten Erkrankung, die in einer Population auftreten, und eine Zufallsstichprobe aus allen Nicht-Fällen derjenigen Population, aus welcher die Fälle stammen, gesammelt und zur Exposition in Bezug gesetzt. Ähnliche Konstellationen ergeben sich auch bei *Querschnittstudien*, in denen eine Zufallsstichprobe der Bevölkerung untersucht wird, um die Krankheitshäufigkeit, die sog. Prävalenz in exponierten und nichtexponierten Gruppen zu vergleichen (Tabelle 1.1).

Das relative Risiko ergibt sich jetzt als *Odds Ratio* (a×d/b×c). Eine Odds Ratio (*OR*) von 1 bedeutet *kein* Effekt, eine OR = 0,5 ein um 50% erniedrigtes Risiko, eine OR = 1,3 ein um 30% erhöhtes Risiko, eine OR = 2 ein 2fach erhöhtes Risiko usw. Eine angenehme statistische Besonderheit betrifft ferner die Odds Ratio: Wenn das 95%-Vertrauensintervall die 1 nicht mit einschließt, ist eine statistische Signifikanz auf dem Niveau $p<0{,}05$ gegeben.

Epidemiologische Studien sind im Gegensatz zu experimentellen Untersuchungen, die präzise Versuchsbedingungen vorgeben, Beobachtungsstudien, die versuchen, die Vielfalt der in einer Population bestehenden Erscheinungen hinsichtlich Kranheitsausprägung und Exposition möglichst akkurat zu beschreiben und in Bezug zueinander zu setzen. Sie sind anfällig gegenüber einer Vielzahl von sog. *Störvariablen*, die den eigentlichen Zusammenhang zwischen Erkrankung und Exposition verschleiern oder verzerren können. Die Qualität epidemiologischer Studien hängt u. a. entscheidend davon ab, ob und wie derartige Störvariablen erfaßt und in den statistischen Analysen berücksichtigt werden.

1.2 Ursachen von Erkrankungen

Ein Ziel epidemiologischer Studien besteht in der Aufklärung ursächlicher Faktoren in der Entstehung von Erkrankungen. Als *Ursache* kann ein Ereignis, ein Zustand oder eine Eigenart, die eine wesentliche Rolle beim Auftreten von Erkrankung spielt, definiert werden. Alle Erkrankungen aber stellen komplexe, multifaktorielle Geschehnisse dar, die in aller Regel keiner Monokausalität gehorchen. Vielmehr müssen viele Teilursachen angenommen werden, die erst in bestimmten Konstellationen zur Erkrankung führen. Die *ausreichende Ursache* („sufficient cause") wird als Set minimaler Bedingungen und/oder Ereignisse, die unausweichlich eine bestimmte Erkrankung zur Folge hat, definiert. Hingegen entspricht eine *notwendige Ursache* einer Teilursache, die allein für sich nicht für die Manifestation einer Erkrankung ausreicht, aber in Zusammenhang mit anderen Kausalfaktoren zur Manifestation einer Erkrankung führt (Abb. 1.1).

Aber auch ausreichende Ursachen sind im biologischen Sinn komplexer Natur, meist beinhalten sie *extrinsische* und *intrinsische* Faktoren. Als Beispiel sei der Zusammenhang zwischen Zigarettenrauchen und Asthma genannt. Rauchen kann als alleinige Ursache nicht genannt werden, da einerseits der Begriff zu unscharf erscheint (wieviele Zi-

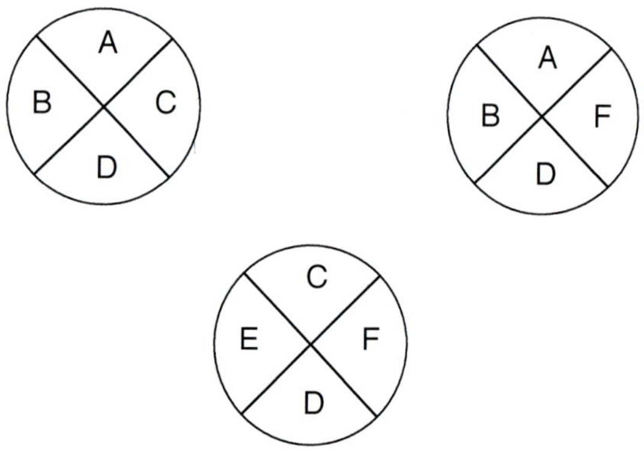

Abb. 1.1. Schematische Darstellung von ausreichenden und notwendigen Ursachen von Erkrankungen. In diesem Beispiel handelt es sich bei dem Faktor D um eine ausreichende Ursache, da ohne diesen Faktor keine Erkrankung eintritt (z.B. eine bestimmte genetische Prädisposition). Die Faktoren A, B, C, E und F stellen hingegen notwendige Ursachen dar, die bei manchen, aber nicht allen Konstellationen von Teilursachen vertreten sind. (Nach Rothman 1986)

garetten, mit/ohne Filter, wie lange und wie tief inhaliert etc.?), andererseits bleiben die Wirtsfaktoren, die ein Individuum empfänglich für die Effekte von Zigarettenrauch machen, d. h. die anderen Komponenten der ursächlichen Konstellation, unberücksichtigt. Dennoch können in epidemiologischen Studien einzelne Faktoren identifiziert werden, die eine notwendige, aber nicht ausreichende Ursache darstellen, wie in o. g. Beispiel das Zigarettenrauchen. Sie sind von erheblicher gesundheitspolitischer Relevanz, da durch Prävention auch von Teilursachen die Morbidität erheblich gesenkt werden kann.

Wann können epidemiologisch aufgezeigte Assoziationen im allgemeinen als kausale Zusammenhänge betrachtet werden?

- *Die Stärke der Assoziation.* Schwächere Zusammenhänge könnten durch Störfaktoren hervorgerufen werden. Ein Störfaktor liegt vor, wenn eine Variable mit beidem, nämlich der Erkrankung und der möglichen Teilursache assoziiert ist und dadurch den eigentlichen Zusammenhang verzerrt. Beispielsweise interessiert der mögliche schädliche Effekt des Passivrauchens auf die Lungenfunktion von Kindern. Dann könnte der Sozialstatus eine Störvariable sein, da mehr Eltern aus niedrigeren sozialen Schichten rauchen, und die Lungenfunktion dieser Kinder durch diesen niederen sozialen Status (z. B. durch Ernährung, intrauterine Faktoren etc.) schon herabgesetzt sein könnte. Das Argument der Stärke der Assoziation gilt im allgemeinen nicht in der Umweltepidemiologie, wo die Zusammenhänge in aller Regel schwach sind und weiterhin bestehen, wenn die statistischen Analysen für alle möglichen Störvariablen adjustiert wurden.
- *Die Konsistenz der gefundenen Zusammenhänge*, d. h. unterschiedliche Forschergruppen sind in unterschiedlichen Populationen zu ähnlichen Resultaten gelangt.
- *Der zeitliche Zusammenhang*, d. h. die Teilursache geht der Erkrankung voraus. Dies klingt selbstverständlich, wird aber häufig in retrospektiven Studien nicht geprüft.
- *Ein biologischer Gradient*, d. h. das Vorhandensein einer Dosis-Wirkungs-Beziehung, beispielsweise zwischen der Anzahl der gerauchten Zigaretten und Einbußen der Lungenfunktion.
- *Die biologische Plausibilität*, die allerdings häufig zunächst nicht evident ist. Dieser Frage sollte aber möglichst durch andere Studienarten (z. B. experimentell) nachgegangen werden.

1.3 Allergische Erkrankungen – Definitionen

Die Begriffe „Allergie“ und „Atopie“ werden häufig – und in der Tendenz zunehmend – vage und ungenau, wenn überhaupt vor schriftlichem oder mündlichem Gebrauch definiert. Ursprünglich wurde der Ausdruck „Allergie“ von v. Pirquet 1906 generiert, der erkannt hatte, daß Antikörper sowohl Erkrankungen hervorrufen als auch unterdrücken können. Der Terminus, der dem Griechischen allos („Veränderung des ursprünglichen Zustands“) angelehnt ist, bezog sich auf das Konzept, daß eine Exposition gegenüber einem Fremdstoff eine Veränderung der Reaktivität eines Individuums gegenüber der Umwelt induziert, die bei nachfolgenden Kontakt mit dieser Substanz entweder steigt (Hypersensitivität) oder abnimmt (Hyposensitivität oder Immunität). Im weiteren Verlauf wurde eine Assoziation zwischen bestimmten immunologischen Mechanismen und verschiedenen klinischen Syndromen beobachtet, die aufgrund der möglicherweise zugrundeliegenden pathophysiologischen Gemeinsamkeiten zusammengefaßt wurden. Gell u. Coombs schlugen vor, allergische Reaktionen in 4 immunologisch vermittelte Kategorien einzuteilen, wobei die IgE-vermittelte Soforttypreaktion als Typ I bezeichnet wurde. Neben diesen immunologisch vermittelten Krankheitsentitäten fallen jedoch im klinischen Alltag immer wieder Unverträglichkeitsreaktionen, z. B. gegen Nahrungsmittel – für das Kindesalter sei die Kuhmilchproteinintoleranz erwähnt – auf, die keiner dieser o. g. Kategorien zugeteilt werden können. Hier sollte zur Vermeidung von Begriffskonfusionen von Unverträglichkeiten und nicht von Allergien gesprochen werden. Als Atopie wird in der Regel der Nachweis spezifischer IgE-Antikörper definiert und als atopische Erkrankungen diejenigen, die mit Atopie, also der Produktion spezifischer IgE-Antikörper, einhergehen, nämlich die atopische Dermatitis, der Heuschnupfen und das Asthma bronchiale. Trotz dieser immunologischen Gemeinsamkeiten liegen den verschiedenen atopischen Erkrankungen unterschiedliche genetische und umweltbedingte Determinanten zugrunde.

Es gibt keine allgemein anerkannten Definitionen von z. B. Asthma bronchiale, atopischer Dermatitis oder Heuschnupfen für epidemiologische Zwecke. Fragen wie „Hatten Sie jemals pfeifende Atemgeräusche („wheeze")?" werden andere Prävalenzen hervorbringen als die Frage „Hat ein Arzt bei Ihnen schon einmal ein Asthma bronchiale festgestellt?". Wenn verschiedene Krankheitsdefinitionen in unterschiedlichen Studienregionen angewandt werden, entstehen daraus enorme Variationen in der Prävalenz der untersuchten Erkrankung, die zwar einerseits auf realen Unterschieden basieren könnten, andererseits aber auch nur methodische Verschiedenheiten der einzelnen Studien widerspiegeln könnten.

1.4 Prävalenz und natürlicher Verlauf allergischer Erkrankungen

Schilderungen von Patienten mit Asthma gehen bis in die Antike zurück, wohingegen erste Beschreibungen von Heuschnupfen erst am Ende des 18. Jahrhunderts vorliegen. Seit der 2. Hälfte dieses Jahrhunderts sind zahlreiche Studien zur Prävalenz allergischer Erkrankungen durchgeführt worden, jedoch wurden unterschiedliche Methoden benutzt. Valide Vergleiche der Prävalenzraten werden erst dann möglich sein, wenn exakt identische Methoden angewandt werden, wie dies derzeit im Rahmen der European Community Respiratory Health Survey und der ISAAC-Studie (International Study of Childhood Asthma and Allergies) geschieht.

Die epidemiologische Erfassung der Prävalenz der atopischen Dermatitis ist erschwert, da keine sicheren In-vivo- oder In-vitro-Tests und keine eindeutigen diagnostischen, epidemiologisch umsetzbaren Kriterien existieren. Sie wird häufig schon im Säuglingsalter manifest, wobei mehr Jungen als Mädchen erkranken. In einer Befragung Münchner Schulkinder gaben die Eltern in annähernd 14% der Fälle an, daß ihr Kind an einer Neurodermitis leide.

Die allergische Rhinitis wird gewöhnlich im Kindesalter, zunehmend in der Adoleszenz manifest, persistiert in das Erwachsenenalter hinein und klingt mit fortgeschrittenem Alter ab. Immerhin betrug die Prävalenz der allergischen Rhinitis in einer englischen Studie bei über 70jährigen Personen noch 7,9%. Bei Kindern jünger als 4 Jahre ist die Häufigkeit der allergischen Rhinitis wohl auf unter 5% anzusiedeln, sie steigt dann im Schulalter an; realistische Zahlen für Adoleszenz und frühes Erwachsenenalter könnten um 20% liegen.

Die Prävalenz des kindlichen Asthma zeigt eine große Variation in verschiedenen Regionen der Welt, wobei die Raten mit annähernd 1% in manchen Entwicklungsländern auf mehr als 25% in einigen Industrieländern (Australien, Neuseeland) steigen. Für Deutschland erscheint eine Prävalenz von annähernd 10% im Schulalter realistisch. Damit ist das Asthma bronchiale die häufigste chronische Erkrankung im Kindesalter. Jungen sind häufiger betroffen als Mädchen. In der Pubertät verlieren viele Patienten ihre Symptome, wobei diejenigen, die milde Verläufe im Schulalter aufwiesen, eher dazu neigen, beschwerdefrei zu werden, als diejenigen, die schwer an Asthma erkrankten. Nach einer australischen Studie verlieren bis zum Alter von 20 Jahren ungefähr die Hälfte der milden Asthmatiker ihre Beschwerden. Allerdings traten bei annähernd einem Drittel dieser Patienten im Alter von 28 Jahren wieder asthmatische Symptome auf. Auch kehrt sich im Erwachsenenalter das Geschlechtsverhältnis um: Mehr Frauen als Männer erkranken dann an Asthma.

Im wiedervereinigten Deutschland besteht eine für die Epidemiologie einmalige Situation. Fast wie in einem natürlichen Experiment sind Populationen, die genetisch wahrscheinlich sehr ähnlich sind, im östlichen wie im westlichen Teil des Landes über Jahrzehnte sehr unterschiedlichen Umweltbedingungen ausgesetzt gewesen. Diese unterschiedlichen Expositionen haben sowohl im Kindes- wie auch im Erwachsenenalter zu erheblichen Unterschieden in der Prävalenz allergischer Erkrankungen geführt, wobei die Personen, die in der ehemaligen DDR aufgewachsen sind, seltener

Tabelle 1.2. Prävalenzen allergischer Erkrankungen in Deutschland

Ort	Alter (Jahre)	Definition	Prävalenz (in %)	Erstautor
Baden-Württemberg	6	Asthma LZP	1,9	Wichmann
Baden-Württemberg	6	Obstruktive Bronchitis	11,4	Wichmann
Bayern	6	Ekzem PP	11,9	Kunz
Freiburg i. Brsg.	9–11	Asthma LZP	3,8–5,6	Frischer
		Heuschnupfen LZP	11,5	
		Ekzem LZP	9,9	
München	9–11	Asthma LZP	9,3	v. Mutius
		Heuschnupfen LZP	8,6	
		Ekzem LZP	13,9	
Leipzig	9–11	Asthma LZP	7,3	v. Mutius
		Heuschnupfen LZP	2,4	
		Ekzem LZP	13,0	
Hamburg	20–44	Asthmaattacken	3,0	Nowak
		Heuschnupfen LZP	22,8	
Erfurt	20–44	Asthmaattacken	1,3	Nowak
		Heuschnupfen LZP	13,2	

LPZ = Lebenszeitprävalenz.
PP = Periodenprävalenz, d. h. Erkrankung in den letzten 12 Monaten.

Tabelle 1.3. Anstieg der Prävalenz allergischer Erkrankungen in den letzten Jahrzehnten

Land	Alter (Jahre)	Periode	Definition	Prävalenzanstieg (in %)	Erstautor
Schweiz	15	1968–1981	Asthma LZP	1,9– 2,8	Varonier
England	12	1973–1988	Asthma LZP	5,5–12,0	Burr
			Heuschnupfen	9,4–14,9	
			Ekzem	4,8–15,9	
Schottland	8–13	1964–1989	„wheeze" LZP	10,4–19,8	Ninan
			Heuschnupfen	3,2–11,9	
			Ekzem	5,3–12,0	
Neuseeland	12–18	1975–1989	Asthma PP	5,1– 8,0	Shaw
Australien	7	1964–1990	Asthma oder „wheeze" LZP	19,1–46,0	Robertson
	8–10	1982–1992	Asthma	9,1–37,7	Peat
			„wheeze" PP	10,4–27,6	
			Heuschnupfen	20,5–34,0	
			Ekzem	20,3–24,4	

LPZ = Lebenszeitprävalenz.
PP = Periodenprävalenz, d. h. Erkrankung in den letzten 12 Monaten.

an Heuschnupfen oder Asthma bronchiale erkrankt waren und seltener eine allergische Sensibilisierung im Hautpricktest oder im RAST aufwiesen als die Westdeutschen (Tabelle 1.2).

1.4.1 Zunahme der Prävalenz allergischer Erkrankungen

In vielen westlichen Ländern wird über eine Zunahme der Prävalenz des Asthma, des Heuschnupfens und der atopischen Dermatitis berichtet. In wiederholten Prävalenzstudien, die über die Jahre mit identischer Methodik durchgeführt wurden, konnte ein konsistenter Anstieg der Erkrankungshäufigkeit dokumentiert werden (Tabelle 1.3).

Ein methodisches Problem liegt dennoch all diesen Studien zugrunde. Der Anstieg der von Eltern berichteten Prävalenzen könnte auf einer vermehrten öffentlichen Aufmerksamkeit und daraus folgend einer besseren und häufigeren Diagnostik asthmatischer und allergischer Erkrankungen beruhen. Gegen diesen Einwand sprechen jedoch die Resultate einer kürzlich ebenfalls in Australien durchgeführten Studie, die neben einem Anstieg der Zwölfmonatsprävalenz für „wheeze" auch einen Anstieg der Prävalenz der bronchialen Hyperreaktivität auf Histaminprovokation von 9,1% im Jahr 1982 auf 19,8% im Jahr 1992 aufzeigten. Diese Prävalenzzunahme scheint vorwiegend leichte bis mittelschwere Verlaufsformen zu betreffen. In der einzigen englischen Studie zu dieser Frage wurde aufgezeigt, daß schwere Asthmaattacken über die Jahre 1978–1991 bei Kindern nicht an Häufigkeit zugenommen haben, auch sank die Zahl der Schulfehltage bei allerdings gesteigerten Gebrauch antiasthmatischer Medikation.

1.5 Mortalität des Asthma

Seit den 70er Jahren ist ebenfalls ein ansteigender Trend zu häufigeren Krankenhauseinweisungen wegen Asthma bronchiale und zu größerer Mortalität an Asthma bei Kindern und Erwachsenen in verschiedenen westlichen Ländern zu verzeichnen. Über mögliche Gründe ist viel diskutiert worden. Einerseits fand eine Änderung der ICD-Klassifizierung von Asthma als Todesursache statt, doch scheint dies nicht für den Anstieg der Mortalität bei jüngeren Personen verantwortlich zu sein. Ein Anstieg in Prävalenz und Schweregrad des Asthma könnte dem Phänomen zugrunde liegen oder eine erhöhte Asthmasterblichkeit resultierte aus dem veränderten Gebrauch oder Mißbrauch von Asthmamedikationen. Hinsichtlich der Sorge, daß die Art der Asthmatherapie selbst zur Mortalität beitragen könnte, sind etliche Studien aus Neuseeland und Kanada publiziert worden, die den Zusammenhang zwischen Gebrauch von β2-Sympathomimetika, v. a. des Fenoterol, und der Asthmatodesrate untersucht haben. Sie legen nahe, daß ein vermehrter Gebrauch von Fenoterol mit der Asthmamortalität assoziiert ist. Allerdings bleibt offen, ob dieser Zusammenhang dem Medikament selbst zuzuschreiben ist oder nur Ausdruck einer verstärkten Medikation bei zunehmendem Schweregrad des Asthma darstellt.

1.6 Risikofaktoren für die Entstehung allergischer Erkrankungen

1.6.1 Intrinsische Faktoren

Familiäre Prädisposition

Wenn zuvor genannte Kriterien (s. Abschn. 1.2.) zur Beurteilung der Kausalität von Assoziationen zwischen epidemiologisch identifizierten Risikofaktoren und der Entstehung atopischer Erkrankungen angelegt werden, so erfüllt eine positive Familienanamnese für atopische Erkrankungen all diese Kriterien. Die familiäre Prädisposition ist der Faktor, der in allen Studien konsistent, in ausreichender Stärke (OR >2), „dosisabhängig" (das Risiko steigt, je mehr Familienangehörige betroffen sind), vor der Krankheitsmanifestation mit biologisch plausiblen Hypothesen (genetische Determinanten) aufgezeigt wurde. In manchen Familien findet jedoch nur eine Segregation bestimmter atopischer Erkrankungen statt, d. h. die meisten Mitglieder weisen ein atopisches Ekzem auf, wohingegen in anderen Familien Asthma oder Heuschnupfen vorherrscht. Folglich müssen neben hereditären Faktoren, die eine atopische Konstellation (erhöhtes Gesamt-IgE, Bildung spezifischer IgE-Antikörper) bestimmen könnten, krankheitsspezifische hereditäre Faktoren angenommen werden, die im Rahmen dieser atopischen Konstellation die spezifische Krankheitsmanifestation regulieren. Auf genetische Faktoren wird im einzelnen im nachfolgenden Kapitel eingegangen.

Das Geschlecht

Während der Kindheit weisen Jungen ein höheres Risiko auf, Asthma zu entwickeln, als Mädchen, wohingegen im Erwachsenenalter Frauen ein höheres Risiko haben als Männer. Diese Geschlechtsunterschiede in der Asthmaprävalenz und dem Schweregrad des Asthma, die sich zum Zeitpunkt der Pubertät umkehren, können bislang nicht erklärt werden. Es wird angenommen, daß der Rückgang der Asthmasymptomatik während der Adoleszenz aus einer verminderten klinischen und immunologischen Aktivität resultieren könnte, die direkt mit hormonellen Veränderungen assoziiert ist. Diese Veränderungen des Hormonstatus könnten die Größe der Atemwege, Entzündungsreaktionen sowie die Funktionen der Muskulatur und der Gefäße beeinflussen. Letztendlich fehlt es jedoch an Studien, um diese Fragen adäquat beantworten zu können. Auch der Heuschnupfen sowie die atopische Sensibilisierung, d. h. der Nachweis spezifischer IgE-Antikörper entweder an Mastzellen der Haut im Pricktest oder im Serum mittels RAST, ist bei Jungen häufiger nachweisbar als bei Mädchen. Die Gründe hierfür sind ebenfalls unbekannt.

1.6.2 Bedeutung von Umweltfaktoren in der Entstehung atopischer Erkrankungen

Allergische Krankheiten variieren erheblich sowohl in der Symptomatologie als auch im Schweregrad. Zwillingsstudien haben gezeigt, daß die Konkordanz allergischer Krankheiten zwischen monozygoten Zwillingen relativ schwach ist, wenn man sie mit derjenigen anderer genetisch bestimmter Krankheiten vergleicht. Auch erscheint es unwahrscheinlich, daß der Anstieg der Prävalenz allergischer Erkrankungen über die letzten Jahrzehnte Veränderungen genetischer Faktoren zuzuschreiben ist. Ferner können die Unterschiede in der Prävalenz allergischer Erkrankungen zwischen Ost- und Westdeutschland nicht durch genetische Unterschiede erklärt werden.

Es gibt gute Gründe anzunehmen, daß Umweltfaktoren im allerweitesten Sinn eine entscheidende Rolle bei der Entstehung und Manifestation allergischer Erkrankungen spielen.

Art und Ausmaß der Allergenexposition

Es ist hinreichend belegt, daß im Kindesalter mit steigenden Konzentrationen von Innenraumallergenen das Risiko einer entsprechenden Sensibilisierung, insbesondere bei genetisch prädisponierten Individuen, steigt. Dies ist sowohl für Hausstaubmilben- als auch für Katzensensibilisierungen in zahlreichen Studien dokumentiert worden. Ab einer Konzentration von 2 µg/g Staub von Der p 1, dem Majorallergen der Hausstaubmilbe, steigt bei Kindern das Risiko, eine allergische Sensibilisierung auf Hausstaubmilben zu entwickeln, deutlich an. Analog ist eine Konzentration von 8 µg/g Staub Fel d 1, dem Majorallergen der Katze, als Schwellendosis für ein erhöhtes Sensibilisierungsrisiko auf Katzen vorgeschlagen worden. Andere Grenzwerte sind für die Allergenexposition auf Küchenschaben und Hundeepithelien erarbeitet worden. Ob diese Grenzwerte auch für die Entwicklung eines Asthma bronchiale anzulegen sind, bleibt derzeit ungeklärt. Eine kürzlich durchgeführte Studie an Kindern, die in einer milbenfreien Umgebung aufgewachsen sind, zeigte, daß sich die Prävalenz des Asthma bei diesen Kindern nicht von der Prävalenz von Kindern unterschied, die in anderen, milbenreicheren Umgebungen aufgewachsen sind. Somit bleibt die Frage offen, ob durch eine Reduktion der Allergenkonzentrationen im Wohnbereich nicht nur der allergischen Sensibilisierung, sondern auch der Manifestation eines Asthma vorgebeugt werden kann.

Im Erwachsenenalter sind bezüglich neu eingetretener Sensibilisierungen am Arbeitsplatz keine derartigen Schwellendosen bekannt. Vielmehr scheint die Sensibilisierungsrate entscheidend von der Art des Allergens und von zusätzlichen Faktoren, wie z. B. Aktivrauchen abzuhängen. Bei manchen Formen des Berufsasthma sind jedoch Zusammenhänge zwischen dem Ausmaß der Allergenexposition und der Prävalenz der Erkrankung beschrieben worden.

Ernährung

In prospektiven Studien ist gezeigt worden, daß Stillen einen vorübergehenden protektiven Effekt auf die Inzidenz des atopischen Ekzems, der Nah-

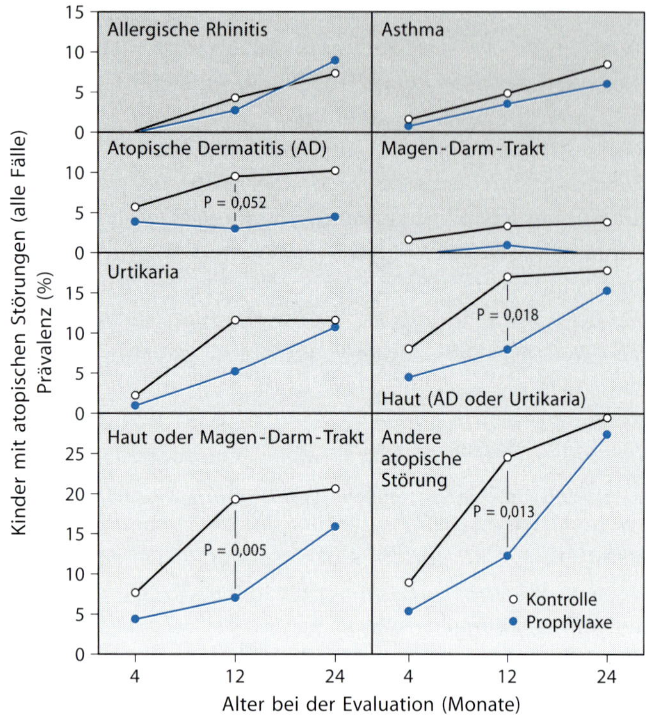

Abb. 1.2. Periodenprävalenz verschiedener allergischer Erkrankungen im Alter von 4, 12 und 24 Monaten bei Kinder, die hypoallergene Milchen (Prophylaxe-Gruppe) erhielten im Vergleich zu Kindern, die normal ernährt wurden. Ein transienter Benefit fand sich in der Gruppe der mit Hydrolysat-Milchen ernährten Kinder im Alter von 12 Monaten, der jedoch im Alter von 2 Jahren nicht mehr nachweisbar war. (Nach Zeiger et al. 1986)

rungsmittelallergie und frühkindlicher obstruktiver Bronchitiden hat. Kinder mit genetischer Prädisposition, d. h. mit mindestens einem allergischen Elternteil, erkrankten seltener in den ersten 1–2 Lebensjahren mit allergischen Symptomen, wenn sie gestillt wurden oder mit hypoallergenen Nahrungen (Hydrolysaten) gefüttert wurden. Die meisten Studien wiesen jedoch auch auf, daß nach Ablauf des 3. Lebensjahres dieser vorbeugende Effekt nicht mehr nachweisbar war (Abb. 1.2).

Auch andere diätetische Faktoren könnten bei der Entwicklung allergischer Erkrankungen eine Rolle spielen. Eine kürzlich publizierte australische Studie wies eine niedrigere Prävalenz des Asthma und der bronchialen Hyperreaktivität bei Kindern mit hohen Konsum von frischem öligen Fisch nach. Resultate einer amerikanischen Studie bestätigten diesen Befund. Die Autoren berichteten über eine Assoziation zwischen hohem Fischkonsum und einer besseren Einsekundenkapazität in der Lungenfunktionsprüfung erwachsener Probanden. Inwieweit diese Resultate auf mitteleuropäische Regionen übertragen werden können, bleibt offen. Nur bei männlichen Probanden fand sich eine Assoziation zwischen vermehrtem Salzkonsum, der Manifestation einer bronchialen Hyperreaktivität und dem Schweregrad des Asthma. Ähnliches wurde für niedrige Magnesium- und Seleniumspiegel im Serum aufgezeigt.

Sozialfaktoren und frühkindliche Infekte

Es ist seit langem beobachtet worden, daß allergische Erkrankungen eine Krankheit wohlhabender Schichten sind. Auch heute noch ist der Einfluß eines hohen Sozialstatus auf die Prävalenz der atopischen Dermatitis und des Heuschnupfens deutlich. Mehrere Studien haben eine starke inverse Korrelation zwischen der Anzahl der Geschwister eines Probanden und der Prävalenz von Heuschnupfen und atopischer Sensibilisierung im Hautpricktest festgestellt. Dies bedeutet:

Einzelkinder weisen ein signifikant höheres Risiko auf, eine allergische Sensibilisierung oder einen Heuschnupfen zu entwickeln als Probanden aus kinderreichen Familien.

In einer dieser Studien hatten ältere Geschwister einen stärkeren protektiven Effekt als jüngere Geschwister. Daraus wurde gefolgert, daß eine ver-

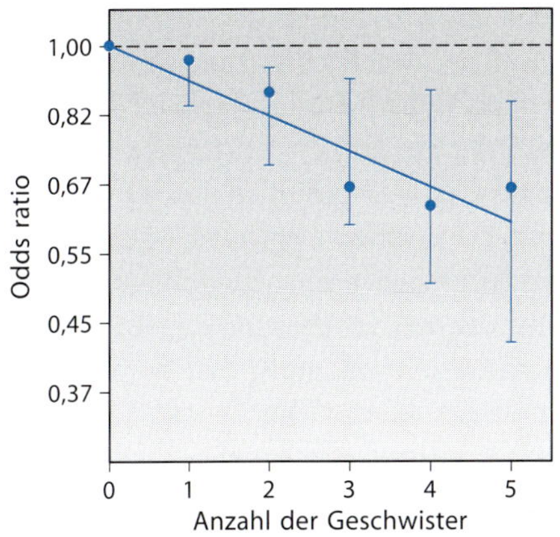

Abb. 1.3. Risiko der Entwicklung einer atopischen Sensibilisierung im Hautpricktest nach der Anzahl der Geschwister eines Kindes. Bei 4 oder mehr Geschwistern fand sich annähernd eine Halbierung des Risikos verglichen mit Einzelkindern. (Nach von Mutius et al. 1994)

mehrte frühkindliche Exposition gegenüber viralen und bakteriellen Infekten des oberen Atemtrakts der Manifestation atopischer Erkrankungen vorbeugen könnte (Abb. 1.3).

Diese Hypothese ist hinsichtlich der unterschiedlichen Prävalenzen atopischer Erkrankungen in ost- und westeuropäischen Ländern von Interesse, da in der ehemaligen DDR die große Mehrheit der Kinder von ihrem ersten Geburtstag an in Kinderkrippen betreut wurden, wohingegen in Westdeutschland Kinderkrippen nur für eine Minderzahl von Kindern in dieser Altersgruppe zugänglich waren. Ferner fand sich ein deutlicher inverser Zusammenhang zwischen der Anzahl der Personen im Haushalt und der atopischen Sensibilisierung in Litauen und Estland: Je mehr Personen auf engem Raum lebten, desto geringer war die Erkrankungsrate. Dies könnte wiederum auf einer vermehrten Infektexposition oder einem niedrigeren Sozialstatus beruhen. Ähnliche Zusammenhänge sind auch aus anderen Ländern berichtet worden. Bei Kindern im Hochland von Neuguinea, deren Asthmaprävalenz sehr gering war, traten häufiger Infektionen des Atemtrakts auf als bei den Kindern, die in den Küstenregionen lebten und häufiger an Asthma erkrankten. Ein ähnliches Muster ergibt sich beim Vergleich der Prävalenz der bronchialen Hyperreaktivität zwischen indischen und malaysischen Fiji-Kindern; das häufigere Vorkommen der bronchialen Hyperreaktivität war mit einer niedrigeren Infektrate gekoppelt, obwohl in diesem Fall zusätzliche genetische Einflußfaktoren nicht auszuschließen sind. Von einer amerikanischen Arbeitsgruppe ist kürzlich beobachtet worden, daß bei Kindern in den ersten Lebensjahren nichtobstruktive Infekte des unteren Atemtrakts mit einer signifikanten Erniedrigung der Serum-IgE-Spiegel Jahre später assoziiert sind.

Die biologische Plausibilität der Hypothese, daß frühkindliche Infekte der Entstehung einer atopischen Sensibilisierung und der Manifestation allergischer Erkrankungen vorbeugen könnten, beruht auf Beobachtungen der IgE-Regulation (s. Kap. 3.1 und 3.3). Vereinfacht dargestellt, kann demnach das Vorliegen von zwei T-Helferzellpopulationen angenommen werden. Th2-Zellen fördern die IgE-Produktion. Im Gegensatz dazu unterdrücken Th1-Zellen und ihre Zytokine, v. a. das IFN-γ die Funktion der Th2-Zellen. Es konnte gezeigt werden, daß IFN-γ, welches u. a. im Verlauf viraler Infektionen gebildet wird, ein starker Inhibitor vieler Th2-Zell-Funktionen ist.

Virale Infekte sind lange Zeit als Wegbereiter des kindlichen Asthma bronchiale angesehen worden. Zweifelsohne sind sie potente Auslöser, wenn die Asthmaerkrankung erst einmal manifest ist. In einer kürzlich erschienenen Arbeit ist im Schulkindalter mittels PCR-Methoden bei über 70% der Asthmaepisoden ein virales Agens als Auslöser aufgezeigt worden. Inwieweit virale Infekte, insbesondere mit RSV, wirklich die Manifestation eines bislang latenten Asthma triggern, ist derzeit kaum zu klären. In einer Follow-up-Studie von Säuglingen mit nachgewiesener, klinisch manifester RSV-Bronchiolitis wurde im Alter von 3 Jahren ein signifikant häufigeres Auftreten von obstruktiven Bronchitiden und eine erhöhte Sensibilisierungsrate auf alimentäre und inhalative Allergene gezeigt. Umgekehrt könnte aber auch die Prädisposition zu Asthma, die mit einer frühen Sensibilisierung auf alimentäre wie inhalative Allergene einhergeht, eine größere Empfänglichkeit dieser Individuen für virale Infekte, insbesondere mit RSV und Parainfluenza, bedingen. Dieses „Henne-Ei"-Problem wäre nur zu lösen, wenn sichere Prädiktoren z. B. genetischer Natur für Asthma bekannt wären. Aus logistischen Regressionsmodellen läßt sich nicht ablesen, ob einer bestimmten Variablen die Bedeutung eines Prädiktors oder eines Risikofaktors zukommt.

Verschiedene Arbeitsgruppen haben weiterhin nachgewiesen, daß bei einem Teil der Kinder mit obstruktiven Bronchitiden in den ersten Lebensjahren eine Verringerung der Lungenfunktion dieser Erkrankung vorausgeht und nicht, wie lange angenommen wurde, durch virale Infekte sekundär entsteht. Kongenital engere Atemwege prädisponieren also dazu, bei Infekten der oberen Luftwege eine obstruktive Symptomatik zu entwickeln, wohingegen Kinder ohne diese präexistente anatomische Besonderheit bei ähnlichen Infekten keine pulmonalen Beschwerden aufweisen. Die Lungenfunktionseinbußen bleiben bis ins Erwachsenenalter nachweisbar; diese Kinder wachsen aufgrund des allgemeinen Lungenwachstums ihre Beschwerden nach Ablauf der ersten 3 Lebensjahre aus. Im Gegensatz zu diesen frühkindlichen, harmlosen obstruktiven Bronchitiden war hingegen in einer umfangreichen Geburtskohortenstudie die Entwicklung des kindlichen Asthma bronchiale mit der Entwicklung einer Atopie, einer positiven Familienanamnese für Asthma und mit mütterlichem Rauchen assoziiert.

Luftschadstoffe

Passivrauchexposition

Es erscheint zunächst sinnvoll anzunehmen, daß Passivrauchen ähnliche Effekte bewirkt, wie sie vom Aktivrauchen her bekannt sind. Jedoch unterscheiden sich sowohl die Inhaltsstoffe des inhalierten Rauchs als auch die Art der Inhalation. Passiv eingeatmeter Tabakrauch ist ein Gemisch aus aktiv ausgeatmeten Tabakrauch, Rauch aus dem Zigarettenstummel zwischen zwei Zügen, Rauch aus dem Zigarettenstummel während eines Zuges und den Gasen, die durch das Zigarettenpapier in die Umgebung diffundieren. Dieses Gemisch verändert sich weiter, da Nikotin sich verflüchtigt, verschiedene chemische Reaktionen mit unterschiedlichen Oberflächen auftreten können und die Konzentrationen je nach Lüftungsverhalten abnehmen. Auch nimmt der Partikeldurchmesser von durchschnittlich 0,4μm bei aktiv inhaliertem Tabakrauch auf 0,3μm bei passiv inhaliertem Tabakrauch ab.

Individuelle und sozioökonomische Faktoren sind wahrscheinlich wichtige Einflußfaktoren, welche die Empfindlichkeit eines Individuums gegenüber den Einwirkungen des Passivrauchens bestimmen. Bei Erwachsenen kann ein Ausleseprozeß in dem Sinn angenommen werden, daß diejenigen Personen, die gegenüber den irritierenden Effekten des Tabakrauchs empfindlicher sind, entweder gar nicht erst zu rauchen beginnen oder aber rascher das Rauchen wieder einstellen. Passivrauch-exponierte Kinder haben dagegen keine Wahl, so daß angenommen werden muß, daß in der kindlichen Population ein wesentlicher Anteil auch sehr empfindlicher Kinder vertreten ist. Das Rauchverhalten der Bevölkerung in den letzten Jahren hat sich ferner zu Ungunsten exponierter Kinder verändert. Obwohl insgesamt weniger Personen rauchen, ist doch der Anteil rauchender Frauen und somit die häusliche Tabakrauchexposition angestiegen.

Die Auswirkungen von Aktiv- wie Passivrauchexposition sind ausführlich untersucht worden.

Im Kindesalter scheint die Annahme gerechtfertigt, daß die Passivrauchexposition kausal mit einem erhöhten Risiko der Entwicklung von Infektionen des unteren Atemtrakts wie Bronchitis und Pneumonie, vor allen Dingen bei Säuglingen und jungen Kindern, assoziiert ist.

Ferner wurde in vielen Studien konsistent gefunden, daß eine geringe, aber signifikante und dosisabhängige Verringerung der Lungenfunktion zu finden ist. Weiterhin ist gezeigt worden, daß Passivrauchexposition mit zusätzlichen Episoden und einem erhöhten Schweregrad der Beschwerden von an Asthma erkrankten Kindern assoziiert ist. Schließlich wird die Passivrauchexposition als ein Risikofaktor für die Neuentstehung von Asthma bei Kindern, die zuvor keine Symptome hatten, angesehen. Hinsichtlich der atopischen Sensibilisierung und allergischer Erkrankungen sind die Befunde verschiedener Studien widersprüchlich. Obwohl bei Erwachsenen Aktivrauchen zu einer Erhöhung des Gesamt-IgE im Serum führt, kann ein eindeutiger Zusammenhang zwischen atopischer Sensibilisierung und Aktiv- oder Passivrauchexposition derzeit nicht nachgewiesen werden.

Luftschadstoffe

Viele Studien haben sich mit den Einflüssen anderer Luftschadstoffe wie Schwebstaub, Ozon, Stickoxyden und Schwefeldioxyd auf den kindlichen Atemtrakt befaßt. Hierbei ist es wesentlich schwieriger, die individuelle Schadstoffexposition eines Kindes zu ermitteln, da Kinder sich zum einen etwa zu 70% in Innenräumen aufhalten und andererseits bestimmte Expositionen, wie z. B. Verkehrsbelastungen individuell nur schwer abschätzbar sind. Auch ist es problematisch, mögliche Interaktionen zwischen z. B. Temperatur, Luftfeuchte und Schadstoffgemischen zu erfassen. Zu vielen anderen chemischen Verbindungen, die möglicherweise als Schadstoffe anzusehen sind, ist kaum etwas bekannt.

Zahlreiche experimentelle Studien an Zellkulturen oder Tiermodellen sind durchgeführt worden. Eine Übertragung derart gewonnener Daten auf den Menschen bleibt meist sehr unsicher; allerdings könnten derartige Untersuchungen Einblick in mögliche Wirkmechanismen schädlicher Effekte von Umweltnoxen geben. Um am Menschen die Akuteffekte einzelner Schadstoffe zu untersuchen und eventuelle Schwellendosen zu eruieren, sind Expositionsstudien in sog. Klimakammern durchgeführt worden, wobei Probanden einem bestimmten Schadstoff in genau bekannter Konzentration für eine begrenzte Zeit ausgesetzt wurden. Diese Untersuchungen haben Einschränkungen der Lungenfunktion bei Asthmatikern unter mäßiger körperlicher Belastung, nicht aber in Ruhe, und mit Ausnahme von Ozon, nicht bei gesunden Probanden, aufgezeigt. Einschränkend muß jedoch gesagt werden, daß das Design derartiger Studien nur Fragen nach Akutbelastungen einzelner isolierter Schadstoffe, wie sie meist nicht in der natürlichen komplexen Umwelt vorkommen, beantworten kann. Auch wurden diese Expositionsstudien an älteren Probanden, meist jungen Erwachsenen, durchgeführt und lassen daher nur partiell Rückschlüsse auf die Effekte der untersuchten Schadstoffe auf den kindlichen Respirationstrakt zu.

Die meisten Erkenntnisse über Zusammenhänge zwischen Luftschadstoffen und kindlichen Atemwegserkrankungen sind der Epidemiologie zu verdanken. Im Blickpunkt der Epidemiologie stehen jedoch Populationen, nicht einzelne Individuen. Daher kann es schwierig sein, derartiges Wissen im klinischen Alltag im Umgang mit jedem einzelnen Patienten anzuwenden. Epidemiologisch gewonnene Risikoabschätzungen können wenig zur Prognose im Einzelfall dienen, da es bislang keine objektiven Parameter dafür gibt, welche Personen empfindlicher auf Schadstoffe reagieren als andere. Insgesamt wird aus den bislang vorliegenden Arbeiten jedoch deutlich:

Luftschadstoffe sind nicht in erster Linie Verursacher von Erkrankungen wie Asthma, Heuschnupfen, Allergien oder Pseudokrupp, sondern sie können Exazerbationen zugrundeliegender Erkrankungen bewirken bzw. unspezifische Beschwerden des Atemtraktes im Sinn einer Bronchitis auslösen.

Für den Kliniker, der Kinder mit chronischen Atemwegsbeschwerden versorgt, ist die umweltmedizinische Diagnose nach wie vor eine Ausschlußdiagnose, die nur nach Beachtung sämtlicher relevanter Differentialdiagnosen gestellt werden kann.

SO_2 und Schwebstaub

Es gibt wenig Grund zur Annahme, daß hohe Konzentrationen von SO_2 und Schwebstäuben Kausalfaktoren für die Entstehung von allergischen Erkrankungen sind. In Regionen mit hoher Konzentration von SO_2 und Schwebstaub in Ostdeutschland und Polen war die Prävalenz des Asthma, der bronchialen Hyperreaktivität, des Heuschnupfens und der atopischen Sensibilisierung signifikant niedriger als in weniger mit Schadstoffen belasteten Regionen in Westdeutschland bzw. Schweden. Die Prävalenz der Bronchitis und der Beschwerden des oberen Atemtraktes könnte jedoch durch ansteigende Konzentrationen dieser Schadstoffe bedingt sein, wie es in zahlreichen epidemiologischen Studien aufgezeigt worden ist.

Ozon

Die Effekte des Ozons auf Lungenfunktion und Atemwegsbeschwerden sind vorwiegend in Klimakammerstudien bei gesunden und asthmatischen Probanden untersucht worden. Das Ausmaß der spirometrischen Veränderungen und der Beschwerdehäufigkeit wie Husten, Kurzatmigkeit oder Schmerzen bei tiefer Inspiration, die einem bestimmten Expositionsgrad zuzuschreiben ist, variierten stark zwischen den Probanden. Sie sind jedoch bei einzelnen Individuen in starkem Maße reproduzierbar, so daß sie wohl die Reaktivität eines bestimmten Probanden gegenüber Ozon widerspiegeln. Eine schnelle Adaptation auf eine kontinuierliche Exposition ist von den meisten Untersuchern beobachtet worden. Ein Anstieg der bronchialen Reaktivität auf Histamin und Methacholin ist nach Ozonexposition auch bei gesunden Probanden beobachtet worden. Inwieweit diese Veränderungen nach der Exposition persistieren, ist derzeit noch offen. Sehr wenige epidemiologische Studien haben die Effekte einer Langzeitexposition mit Ozon auf die Prävalenz des Asthma und der allergischen Erkrankungen untersucht und die Ergebnisse sind widersprüchlich. Es gibt deshalb bislang wenig Hinweise darauf, daß Ozonbelastung ein Kausalfaktor für die Entwicklung von Asthma oder allergischen Erkrankungen ist.

Straßenverkehr

Sehr wenig ist über die gesundheitsschädigenden Effekte der Exposition gegenüber Autoverkehr bekannt. Ein Anstieg in der Prävalenz unspezifischer respiratorischer Symptome und eine Verminderung der Lungenfunktion ist bei Kindern und Erwachsenen aufgezeigt worden, die in Regionen starken Verkehrsaufkommens leben. Es fanden sich jedoch keine Effekte auf die Prävalenz des Heuschnupfens und der atopischen Sensibilisierung. Die Ergebnisse einiger Studien weisen darauf hin, daß den Belastungen durch Lastwagen möglicherweise mehr Bedeutung als dem KFZ-Verkehr zukommt. Inwieweit dies auf eine vermehrte Ruß- und Dieselexposition oder eine verstärkte Feinstaubexposition zurückzuführen ist, ist derzeit unklar. In Japan wurde von einer Assoziation zwischen allergischer Rhinitis auf Zedernpollen und Exposition gegenüber Straßenverkehr berichtet. Diese Studie berücksichtigte jedoch nicht ausreichend potentielle Störvariablen, so daß die Aussagekraft deutlich eingeschränkt ist. Ob Ergebnisse aus Tierexperimenten, die eine verstärkte Entwicklung von atopischer Sensibilisierung auf Ovalbumin bei Meerschweinchen oder Mäusen nach Exposition mit verschiedenen dem Straßenverkehr zuzuschreibenden Schadstoffen nachgewiesen haben, auch auf den Menschen übertragen werden können, bleibt offen.

Literatur

Burr ML, Butland BK, King S, Vaughan-Williams E (1989) Changes in asthma prevalence: two surveys 15 years apart. Arch Dis Child 64: 1452–1456

Frischer Th, Kühr J, Meinert R et al. (1991) Prävalenz allergischer Manifestationen im Schulkindalter in Südbaden. MMW 133: 671–674

Health effects of outdoor air pollution (1996) Am J Respir Crit Care Med 153: 3–50, 477–498

Holgate AT, Church MK (eds) (1993) Allergy. Gower Medical Publishing, London New York

Kunz B, Ring J, Braun-Falco O (1991) Nehmen Allergien wirklich zu? Fortschr Med 109: 353–356

Mapp C (1994) Occupational asthma. Eur Respir J 7: 153–164, 346–371, 544–568, 761–778, 961–980

Martinez FD (1994) Role of viral infections in the inception of asthma and allergies during childhood: could they be protective? Thorax 49: 1189–1191

Martinez FD, Wright AL, Taussig LM, Holberg CJ, Halonen M, Morgan WJ (1995) GHMA Personnel. Asthma and wheezing in the first six years of life. N Engl J Med 332: 133–138

Mutius E von, Fritzsch C, Weiland SK, Roell G, Magnussen H (1992) Prevalence of asthma and allergic disorders among children in united Germany: a descriptive comparison. Br Med J 305: 1395–1399

Mutius E von, Martinez FD, Fritzsch C, Nicolai T, Roell G, Thiemann HH (1994) Prevalence of asthma and atopy in two areas of West and East Germany. Am J Respir Crit Care Med 149: 358–364

Ninan T, Russell G (1992) Respiratory symptoms and atopy in Aberdeen schoolchildren: evidence from two surveys 25 years apart. Br Med J 304: 873–875

Nowak D, Heinrich J, Beck E et al. (1993) Differences in respiratory symptoms between two cities in western and eastern Germany: the first report in adults. Am Rev Resp Dis 147 (Suppl): A378

Peat JK, Berg RH van den, Green WF, Mellis CM, Leeder SR, Woolcock AJ (1994) Changing prevalence of asthma in Australian children. Br Med J 308: 1591–1596

Robertson CF, Heycock E, Bishop J, Nolan T, Olinsky A, Phelan PD (1991) Prevalence of asthma in Melbourne schoolchildren: changes over 26 years. Br Med J 302: 1116–1118

Rothman KJ (1986) Modern epidemiology. Little, Brown & Co, Boston Toronto

Shaw RA, Crane J, O'Donnell TV, Porteous LE, Coleman ED (1990) Increasing asthma prevalence in a rural New Zealand adolescent population: 1975–1989. Arch Dis Child 65: 1319–1323

Silverman M (ed) (1995) Childhood asthma and other wheezing disorders. Chapman & Hall Medical

Varonier HS, Haller J de, Schopfer C (1984) Prévalence de l'allergie chez les enfants et adolescents. Helv Paediatr Acta 39: 129–136

Wichmann HE, Schlipkšter HW (1990) Kindliche Atemwegserkrankungen und Luftschadstoffe. Teil II: Längsschnittstudien. Ergebnisse der koordinierten Pseudokruppstudien. Deutsches Ärzteblatt 87, 345: 1809–1815

Zeiger RS, Heller S, Mellon M, O'Connor R, Hamburger RN (1986) Effectiveness of dietary manipulation in the prevention of food allergy in infants. J Allergy Clin Immunol 78: 224–238

Kapitel 2

Genetik allergischer Erkrankungen

2

Angelika Daser

Einleitung

Die genetische Disposition allergischer Erkrankungen ist seit über 100 Jahren bekannt: Die Studien von Wyman 1872 und dann umfassender von Cooke u. Vander-Veer 1916 zeigten, daß Allergien familiär gehäuft auftreten. Zunächst wurden eine ganze Reihe von Eingenmodellen postuliert, bis in den 60er Jahren erkannt wurde, daß die Vererbung von Allergien multifaktoriell ist. Man geht heute davon aus, daß allergische Erkrankungen das Resultat überlappender Genkonstellationen sind, die auf verschiedenste Weise interagieren und zusätzlich durch unterschiedliche Umweltfaktoren beeinflußt werden. Es war bisher extrem schwierig, Atopiegene zu identifizieren, da bei den multifaktoriellen Krankheiten unvollständige Penetranz anzunehmen ist, d. h. genetische Prädispositionen ohne den Einfluß exogener Faktoren klinisch stumm bleiben können.

2.1 Voraussetzungen für die genetische Analyse allergischer Erkrankungen

Der Schlüsselbegriff ist die *genetische Kartierung*; sie geht auf Arbeiten von Sturtevant 1913 zurück und wird seitdem von experimentellen Genetikern sowohl bei Tieren als auch bei Pflanzen angewandt. Das Prinzip dieser Methode ist der Vergleich des Vererbungsmusters eines Merkmals mit dem Vererbungsmuster einer Region auf einem Chromosom. Die Kenntnis über die biologische Funktion der in dieser Region kodierenden Gene ist keine Voraussetzung; unzureichende Kenntnis führt nicht mehr zwangsläufig zum Übersehen beteiligter Gene in einem polygenen Merkmal. Damit ist die systematische Entdeckung krankheitsverursachender Gene sehr viel wahrscheinlicher geworden.

In der Humangenetik hat diese Vorgehensweise sehr spät Einzug gehalten, weil

- bis in die frühen 80er Jahre keine geeigneten genetischen Marker zur Verfügung standen, mit denen man die Kosegregation dieser Vererbungsmuster hätte studieren können und
- das menschliche Genom extrem „ausgezüchtet" ist und systematische Inzuchtkreuzungen nicht durchführbar sind.

Der Durchbruch kam mit der Erkenntnis, daß polymorphe Genmarker, also natürlich vorkommende DNA-Sequenzvarianten, in sehr großer Anzahl über das gesamte Genom verteilt sind und damit einen nahezu unbegrenzten Pool an genetischen Markern darstellen. Diese Sequenzpolymorphismen (STRPs – *s*mall *t*andem *r*epeat *p*olymorphisms) sind kurze Tandemrepeatsequenzen in ko-

5' Primer | Mikrosatellit

AAGACGACACAAGTGTCCAC TCCCGATC CACACACACACACACACACACACACACA

CTAAGACGTA GACAGTCTAGATCGTCCCG

3' Primer

Abb. 2.1. Beispiel eines Mikrosatelliten. Er besteht aus 15 CA-Dinukleotidrepeats. Die flankierenden DNA-Sequenzen müssen bei allen Individuen gleich sein und bekannt sein, um sie als Primersequenzen für den experimentellen Nachweis durch die PCR anzuwenden. Unterschiede in der Amplifikatgröße sind unter dieser Voraussetzung bedingt durch die Anzahl der Dinukleotidrepeats. Ein solcher einfacher Längenpolymorphismus kann dann auch mögliche Polymorphismen in benachbarten Genen indizieren

dierenden und nichtkodierenden Bereichen und werden *Mikrosatelliten* genannt (Abb. 2.1).

Das *Human Genome Project (HUGO)*, ein Zusammenschluß mehrerer großer Zentren in den Vereinigten Staaten und Europa, charakterisiert und publiziert Tausende dieser Mikrosatelliten für eine umfassende Genkarte hoher Dichte. Mit Hilfe einer solchen Karte kann man theoretisch sämtliche menschlichen Gene identifizieren und alle Gene für vererbbare Krankheiten lokalisieren. Auch für andere Spezies werden solche Karten erstellt, da Tiermodelle für die Analyse komplexer Merkmale unverzichtbar sind. Teilergebnisse dieser internationalen Zusammenarbeit zeigen Abb. 2.7 und 2.9: In Abb. 2.9 ist links die zytogenetische Genkarte (Ideogramm) und rechts daneben die biologische Genkarte unter der Rubrik „Marker" dargestellt. Als Grundlage für die Bestimmung der Genverteilung auf den Chromosomen sind auch heute noch die Ideogramme von großem Wert. Es sind von Zytogenetikern idealisierte Darstellungen von Bandenmustern menschlicher Chromosomen. „p" bezeichnet dabei den kurzen Arm (petit), „q" den langen Arm eines Chromosoms. Wenn der Genort angegeben ist mit 5q31.1 wie in Abb. 2.9, so bedeutet das: Auf dem langen Arm von Chromosom 5 im Bereich der Bande 31.1. Die biologische Genkarte gibt die relativen Entfernungen zwischen definierten Punkten (Loci) auf dem Genom an. Diese genetischen Distanzen sind ein Maß für das Ausmaß von Crossing over während der Meiose. Sie werden als Rekombinationseinheiten in centiMorgan (*cM*) angegeben; ein cM entspricht einer Rekombinationshäufigkeit von 1% und entspricht etwa 750 Kilobasen (*kB*). Eng benachbarte Gene werden durch Rekombination nicht getrennt. Das bedeutet, daß ein einem Mikrosatelliten eng benachbartes Gen von derselben Chromosomenregion stammt wie der Mikrosatellit. Die Verläßlichkeitsgrenze für solche Distanzen liegt bei 15–20% Rekombinationshäufigkeit oder 15–20 cM. Sowohl für die menschlichen als auch murinen Chromosomen sind Mikrosatelliten in wesentlich dichterem Abstand kartiert, so daß Mikrosatelliten sehr gute Sonden für das Aufspüren von Polymorphismen sind.

In Abb. 2.7 und 2.9 sind bereits bekannte Gene der interessierenden Region topographisch zugeordnet. Mikrosatelliten, die keinen Genen zugeordnet werden können, werden pro Chromosom in der Reihenfolge ihrer Charakterisierung numeriert: z. B. D5S393 – DNA, Chromosom 5, Satellit Nr. 393. In beiden Abbildungen ist dieselbe Region dargestellt, jedoch weichen einzelne Loci in der Reihenfolge voneinander ab, was zeigt, daß nicht alle Positionen mit absoluter Sicherheit bekannt sind.

2.1.1
Der Mendelsche Erbgang einfacher Merkmale und die Analyse komplexer Merkmale

Zunächst wurde mit diesen Mikrosatelliten eine Fülle von Krankheiten mit einfachem Mendelschen Erbgang genetisch kartiert. Allerdings setzte sich relativ bald die Erkenntnis durch, daß die meisten Merkmale mit medizinischer Relevanz nicht dem monogenen Mendelschen Erbgang folgen, sondern sog. „komplexe Merkmale" sind. Solche komplexen Merkmale schließen die genetische Disposition für Herzerkrankungen, Diabetes mellitus, Bluthochdruck, allergische Erkrankungen usw. ein.

Komplexe Merkmale fallen u. a. dadurch auf, daß die Übereinstimmung zwischen Genotyp und Phänotyp nicht aufrechtzuerhalten ist:

- entweder weil derselbe Genotyp zu unterschiedlichen Phänotypen führt (Zufall, Umwelt, Interaktion mit anderen Genen) oder

- weil verschiedene Genotypen einen gleichen Phänotyp haben.

Der Begriff „komplexe Merkmale“ schließt alle Merkmale ein: Beispielsweise ist die Sichelzellenanämie als einfaches rezessives Mendelsches Merkmal definiert; dennoch entwickeln Individuen, die identische Allele auf dem β-Globin-Locus tragen, die Krankheit mit unterschiedlichen Schweregraden und zu verschiedenen Zeitpunkten.

Allerdings ist es häufig nicht möglich, einen genetischen Marker zu finden, der perfekt mit einem komplexen Merkmal kosegregiert. Folgende Gründe sind hierfür verantwortlich:

- *Unvollständige Penetranz und Phänokopie.* Individuen mit prädisponierendem Allel erkranken wegen des Ausbleibens weiterer bedingender Faktoren nicht, und umgekehrt erkranken Individuen ohne prädisponierendes Allel aufgrund von äußeren Faktoren.
- *Genetische Heterogenität.* Mutationen in unterschiedlichen von mehreren Genen können zu einem gleichen Phänotyp führen, wenn dieses „Genset“ für einen bestimmten biochemischen Pathway kodiert. Ein Beispiel für genetische Heterogenität ist die Retinitis pigmentosa, eine Degeneration der Retina, bei der die Mutation auf irgendeinem von mindestens 14 Loci liegen kann.
- *Polygene Vererbung.* In diesem Falle bedarf es der Interaktion mehrerer Gene für die Expression eines bestimmten Merkmals. Solche Merkmale werden unterteilt in qualitative und quantitative Merkmale; qualitativ, wenn der Phänotyp durch Überschreiten eines bestimmten Schwellenwertes in Erscheinung tritt (z. B. Diabetes mellitus Typ I) und quantitativ, wenn das Merkmal durch eine kontinuierliche Variable definiert ist (z. B. diastolischer Blutdruck, Konzentration von IgE im Serum). Polygene Vererbung erschwert das genetische Kartieren, da keiner der einzelnen Loci unbedingt erforderlich ist, um zu einem bestimmten Merkmal zu führen.
- *Genomische Prägung (genomisches Imprinting).* Man spricht von genomischer Prägung, wenn Allele, die vom Vater vererbt werden, anders exprimiert werden als Allele, die von der Mutter vererbt werden. Zwei Beispiele schwerer Erkrankungen bei maternalem respektive paternalem Imprinting sind das Prader-Willi-Syndrom (Entwicklungsverzögerung, Verhaltensstörungen und Hypotonie) und das Angelman-Syndrom (schwere geistige Behinderung und Krampfanfälle).
- *Epistasis.* Dieser Begriff beschreibt eine Situation, in der die Expression eines Gens den phänotypischen Effekt eines anderen Gens überdeckt.

2.1.2 Strategien für den Erhalt aussagekräftiger Genotypisierungen

Im humanen System lassen sich diese Probleme nur partiell einschränken:

- durch eine enge Definition des Phänotyps oder Restriktion der Patientenpopulation und
- durch Fokussierung auf genetisch junge, von Außenkontakten abgeschlossene Populationen.

Für die *Definition des Phänotyps* sind klinischer Phänotyp, Lebensalter zu Krankheitsbeginn, Familienanamnese und Schweregrad der Erkrankung wichtige Kriterien. Ein Beispiel ist der insulinabhängige Diabetes mellitus, bei dem die Zusatzunterteilung juveniler Diabetes mellitus vorgenommen wird. Häufig ist es hilfreich, bei kontinuierlichen Merkmalen einen Schwellenwert zur Unterscheidung erkrankt bzw. nichterkrankt einzuführen: bei der Anamnese „essentieller Hypertonus“ beispielsweise nur die Familienmitglieder als Hypertoniker einzuordnen, die immer einen diastolischen Wert über 110 mmHg aufweisen. Um die Patientenpopulation noch weiter einzugrenzen, kann der Phänotyp Hypertonus redefiniert werden durch die Hinzunahme von Hypercholesterinämie als notwendiges Kriterium.

Die Definition *allergischer Phänotypen* bereitet generell sehr große Schwierigkeiten: Symptome einer allergischen Sensibilisierung treten in den verschiedensten Lebensaltern auf – Atopiker werden so fälschlich in die Gruppe der Nichtatopiker eingeordnet. Die Umweltstoffe für allergische Sensibilisierungen sind extrem heterogen und umspannen weite Bereiche des Tier- und Pflanzenreiches. Die allergischen Phänotypen für sich genommen sind ebenfalls heterogen: Dasselbe Agens kann bei verschiedenen Individuen zu Rhinitis oder schwerem Asthma führen und dasselbe Agens kann bei ein und demselben Individuum zu unterschiedlichen Zeitpunkten innerhalb der Krankheitskarriere zu Rhinitis oder schwerem Asthma führen.

Daten, die im Rahmen der *Populationsgenetik* erhoben werden, belegen, daß genetisch isolierte Gruppen wie Inselbewohner oder ethnische Subpopulationen eine wesentlich größere Allelhomogenität haben. Das bedeutet, daß die Assoziation einer kleineren und damit besser zu definierenden Anzahl von Polymorphismen mit einem bestimmten Phänotyp einhergeht. Zusätzlich erlauben solche Populationen die Annahme und Analyse unterschiedlicher Genotypen bei gleichem Phänotyp: Typ-II-Diabetes bei in Amerika lebenden Mexikanern geht vermutlich auf eine sich relativ früh entwickelnde Insulinresistenz zurück, während Skandinavier diesen Phänotyp aufgrund eines relativ frühen β-Zelldefektes des Pankreas entwickeln.

Durch eine Kombination beider Strategien – sehr enge Definition des allergischen Phänotyps und Untersuchung in einer genetisch isolierten Bevölkerungsgruppe – konnte David Marsh die Kopplung von Konzentration von Gesamt-IgE als Phänotyp und Polymorphismen im IL-4-Gencluster als Genotyp nachweisen (Marsh et al. 1994).

2.2 Methoden zur Analyse komplexer Merkmale

Sie lassen sich für das humane System in 2 Hauptkategorien unterteilen:

- Kopplungsstudien und
- Assoziationsstudien.

2.2.1 Kopplungsanalysen

Kopplungsstudien versuchen das beobachtete Verebungsmuster eines Phänotyps und eines Genotyps innerhalb eines Familienstammbaumes in Verbindung zu bringen. Voraussetzung ist ein genetisches Modell für den Phänotyp der Krankheit, d. h. die Art der Transmission, Penetranz und Allelhäufigkeit müssen spezifiziert werden. Die klassischen Kopplungsstudien sind die Methode der Wahl, um einfache Mendelsche Erbgänge zu untersuchen. Sie können auch angewandt werden für die Analyse komplexer Merkmale, wenn die Kernfamilien informativ genug sind, d. h. eine ausreichend große Anzahl von Generationen und Mitgliedern innerhalb der Generationen erreichbar sind (Abb. 2.2).

Eine moderne Form der Kopplungsanalyse ist die Analyse betroffener Geschwisterpaare (affected sib pair analysis) mit der Bestimmung der „Identität durch Abstammung“ (*i*dentical *b*y *d*escent – IBD). Innerhalb eines Stammbaums werden die

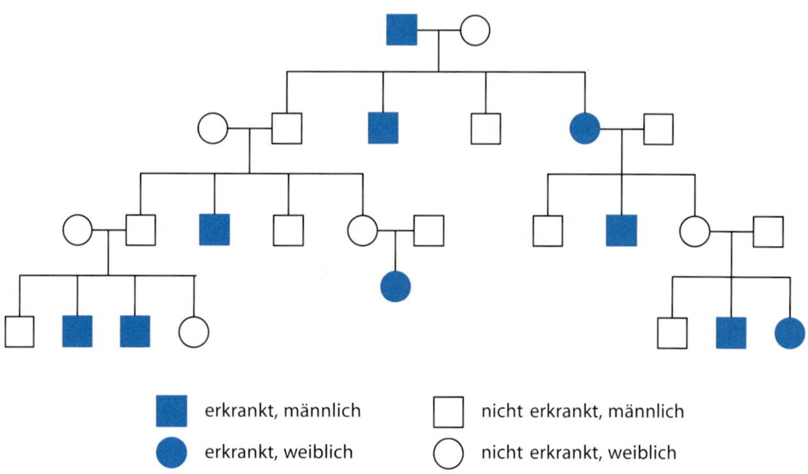

Abb. 2.2. Kopplungsanalyse in einem Stammbaum mit autosomal rezessivem Erbgang

Merkmalsträger festgelegt und dann untersucht, wie oft ein Marker oder eine Region auf dem Chromosom zusammen mit dem Merkmal vorkommt, d. h. von einem gemeinsamen Vorfahren stammt. Die Häufigkeit des Auftretens dieses Markers wird verglichen mit der Zufallserwartung; ist er überdurchschnittlich häufig, so wird Kopplung dieses Markers mit dem Phänotyp angenommen.

2.2.2 Assoziationsstudien

Assoziationsstudien sind im Verhältnis zu Kopplungsstudien wesentlich einfacher und leichter durchführbar, da sie ohne genetisches Modell auskommen und die Anzahl der zur Verfügung stehenden Individuen wesentlich größer ist. Es wird bei betroffenen und nichtbetroffenen Individuen einer Population das Allelverteilungsmuster polymorpher Kandidatengene bzw. Marker in der Nähe von Kandidatengenen verglichen – familiäre Vererbungsmuster werden in keiner Weise berücksichtigt. Das heißt, daß Populationskorrelationen erfaßt werden und nicht Kosegregation innerhalb einer Familie. Nachteil dieses Verfahrens ist die wesentlich kompliziertere Interpretation der Daten bei komplexen Merkmalen (Abb. 2.3).

Assoziationsstudien waren die wesentliche Strategie für den Nachweis der Beteiligung des Haupthistokompatibilitätskomplexes (*MHC*) an der Ätiologie von Immunerkrankungen. Die stärkste bisher beschriebene positive Assoziation besteht

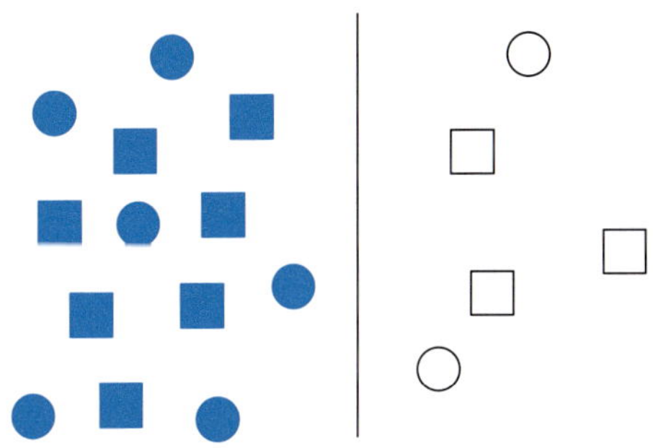

Abb. 2.3. In der Assoziationsstudie wird die Allelfrequenz zwischen betroffenen und nichtbetroffenen Individuen verglichen. In diesem Beispiel ist das Allel häufiger in der betroffenen Population anzutreffen und damit mit dem Phänotyp assoziiert

zwischen dem MHC-Klasse-I-Protein HLA-B27 und Morbus Bechterew (90% bei einer Häufigkeit von 9% in der Gesamtpopulation). Auch bei allergischer Sensibilisierung durch Umweltantigene wurde eine positive Assoziation mit einigen MHC-Klasse-II-Allelen nachgewiesen.

Allerdings kann eine positive Assoziation auch durch Inhomogenitäten in einer Population (population admixture) vorgetäuscht werden. Das bedeutet, daß bei einer Population mit sehr vielen verschiedenen ethnischen Gruppen das Auftreten eines Merkmals zufällig mit einem überdurchschnittlich häufigen Auftreten eines bestimmten Allels einhergeht. Eine Assoziationsstudie würde in einem solchen Falle das Ergebnis „positive Assoziation" liefern. Eric Lander hat hierfür ein sehr schönes Beispiel geliefert: Ein vermeintlicher Genetiker nimmt sich vor, das Merkmal „mit Stäbchen essen" in San Francisco im Zusammenhang mit dem HLA-Komplex zu untersuchen. Das Ergebnis lautet dann: „mit Stäbchen essen" ist positiv assoziiert mit HLA-A1 – allerdings nicht, weil immunologische Determinanten eine Rolle dabei spielen, sondern weil HLA-A1 bei Asiaten häufiger vorkommt als bei Kaukasiern.

Zusammengefaßt haben Kopplungs- und Assoziationsstudien essentielle Unterschiede:

Kopplungsanalysen testen, ob eine Krankheit und ein Allel innerhalb eines Stammbaumes kosegregieren – sie fokussieren auf konkordante Vererbung.

Assoziationsstudien testen, ob eine Krankheit und ein Allel innerhalb einer Population gemeinsam auftreten – sie fokussieren auf Häufigkeit innerhalb einer Population.

2.2.3 Experimentelle Kreuzungen: Tiermodelle zur Kartierung polygener Merkmale unter Einschluß quantitativer Merkmale

Das Hauptproblem aller genetischen Studien im humanen System liegt in der enormen Heterogeni-

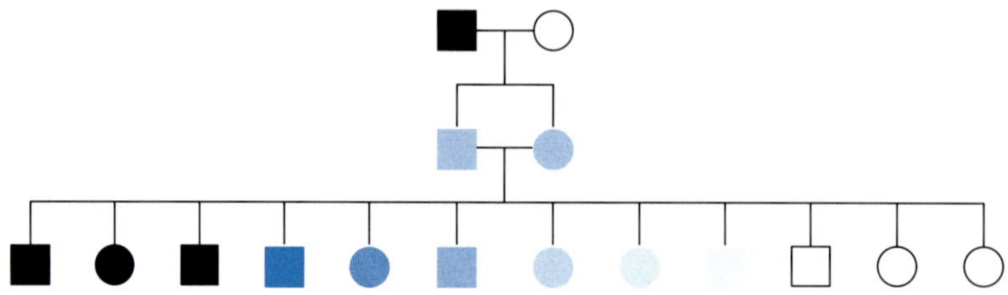

Abb. 2.4. Experimentelle Kreuzungen erlauben die Züchtung einer großen Anzahl von genetisch homogenen Nachkommen. Geht man von homozygoten Eltern aus, so wird die F1-Generation bei einem quantitativ beobachtbaren Merkmal den Mittelwert der beiden elterlichen Merkmale ausprägen. Die F2-Generation folgt dem 2. Mendelschen Gesetz von Dominanz und Rezessivität, wenn es sich um nur einen Genlocus handelt. Sobald mehr als ein Locus beteiligt ist, kommt es zu einer quantitativen Verteilung des Merkmals, die um so kontinuierlicher ist, je mehr Loci beteiligt sind

tät der menschlichen Population. Hilfestellung kann das Tiermodell geben, denn durch experimentelle Kreuzungen lassen sich Erbgänge systematisch untersuchen. Wichtigste Voraussetzung für den Einsatz eines solchen Modells ist die möglichst gute Übereinstimmung des zu untersuchenden Kompartiments zwischen den Spezies Tier/Mensch. Für das Immunsystem gilt, daß Mensch und Maus sehr ähnliche Immunsysteme haben, so daß mit dem Maussystem viele immunologische Fragestellungen untersucht werden können. Zweite wichtige Voraussetzung ist die Übereinstimmung des Phänotyps, daß also die Morphologie einer Krankheit zwischen den beiden Spezies möglichst vergleichbar ist.

Die tierexperimentelle Strategie zur Untersuchung komplexer Merkmale folgt relativ einfachen Regeln: Zunächst werden 2 homozygote Stämme als High- und Lowresponder-Stämme für ein ganz bestimmtes Merkmal charakterisiert. Die Nachkommen dieser homozygoten Stämme sind alle heterozygot und lassen in erster Annäherung die Einordnung des Erbganges in „dominant“ und „rezessiv“ zu. Da diese F1-Hybride als homogene Population angesehen werden können, lassen Abweichungen vom Phänotyp auf äußere Faktoren schließen; die Größe der Differenz gibt dabei Hinweise auf das Ausmaß dieser Einflüsse. Mit der F2-Generation läßt sich der Erbgang des Merkmals genauer ermitteln und die Menge der beteiligten Gene abschätzen. Da Hunderte dieser Nachkommen ausgehend von einem einzigen Elternpaar untersucht werden können, können selbst bei polygenen Vererbungen kosegregierende Gene bzw. Mikrosatellitenloci in der Nähe von Kandidatengenen aufgespürt werden (Abb. 2.4).

Natürlich muß die Relevanz für das Auffinden menschlicher Krankheitsgene überprüft werden. Krankmachende Mutationen können an sehr ver-

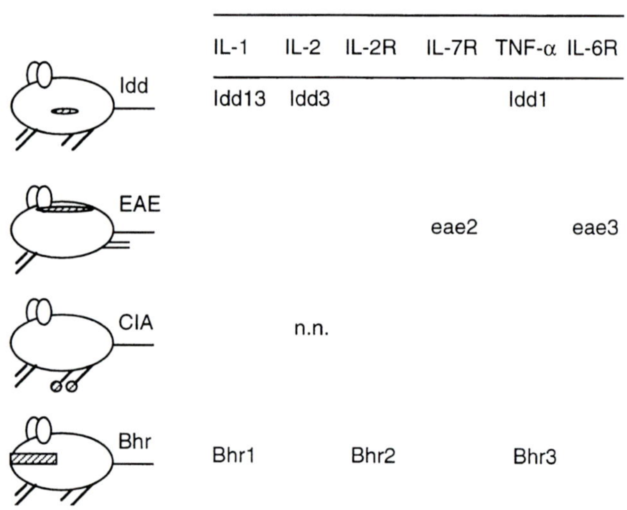

Abb. 2.5. *Idd* insulinabhängiger Diabetes mellitus. *EAE* experimentelle Autoimmunenzephalomyelitis. *CIA* collageninduzierte Arthritis. *Bhr* bronchiale Hyperreagibilität. Die von der Krankheit betroffenen Organe bzw. Lokalisationen sind in den schematisch skizzierten Mäusen schraffiert dargestellt

schiedenen Punkten eines Pathways auftreten. Damit mögen die gefundenen Mausgene nicht notwendigerweise korrelieren mit der Häufigkeit mutierter Gene bei Krankheiten des humanen Systems. Dennoch können die Gene identifiziert werden, die im murinen und humanen Reaktionsweg Schlüsselgene sind.

In Abb. 2.5 sind die polymorphen Mikrosatelliten, die im Zusammenhang mit immunologischen Krankheiten im Maussystem als kosegregierend gefunden wurden, aufgelistet und ihre Nachbarschaft zu Kandidatengenen aufgezeigt: Sowohl bei bronchialer Hyperreagibilität als auch bei insulinabhängigem Diabetes fand sich Kopplung mit Mikrosatelliten nahe zwei identischen immunregulatorischen Loci: IL-1 und TNF-α.

2.2.4 Ergebnisse der molekularen Genetik

Die molekulare Genetik erlaubt den Nachweis polygener Erbgänge: Bis vor wenigen Jahren konnte bei immunologischen Krankheiten immer nur eine Assoziation mit bestimmten MHC-Allelen ermittelt werden (z. B. HLA-B27 und Morbus Bechterew, HLA-DR3 und Diabetes mellitus Typ I, HLA-DR4 und rheumatoide Arthritis). Vergleichbar mit den Genom-Screenings im Tiermodell haben auch Kandidatengenanalysen im humanen System in neuerer Zeit erbracht, daß alle untersuchten immunologischen Erkrankungen mit Polymorphismen in der Nähe ganz bestimmter proinflammatorischer Zytokine, Zytokinrezeptoren oder deren Antagonisten einhergehen, d. h. immunmodulatorische Segmente eine Rolle spielen. Die Ergebnisse sind in Tabelle 2.1 zusammengefaßt.

Tabelle 2.1. Polymorphismen in der Nähe von Zytokingenen, assoziiert mit immunologischen Krankheiten

	IL-1	IL-1R	IL-1RA	TNF-α
Rheumatoid				
Rheumatoide Arthritis	nein		ja	ja/nein
SLE[1]			ja	
Juvenile rheumatoide Arthritis	ja			
Endokrin				
IDDM[2]		ja	ja	ja/nein
Graves			ja	
M. Addison				ja
Dermal				
Alopecia areata			ja	
Lichen Sclerosus			ja	
Psoriasis	ja			
Gastrointestinal				
Colitis ulcerosa			ja	

[1] Systemischer Lupus eryhematodes.
[2] Insulinabhängiger Diabetes mellitus.

2.3 Genetik und Allergie

Die atopischen Erkrankungen Asthma, atopische Dermatitis, allergische Konjunktivitis und allergische Rhinitis bilden zusammengenommen eine der größten Gruppen von klinischen Krankheitsbildern, die einer medizinischen Intervention bedürfen. Die Manifestation der Atopie ist abhängig von genetischen und äußeren Einflüssen und ist damit ein Paradebeispiel für ein komplexes Merkmal (Abb. 2.6).

Im Prinzip kann die allergische Erkrankung durch die Dysregulation eines jeden Reaktionspartners in der Kaskade der allergischen Immunantwort entstehen (s. Kap. 3). Wegen dieser Komplexität gab es im Laufe der Jahre immer wieder sich vermeintlich widersprechende Ergebnisse und Hypothesen:

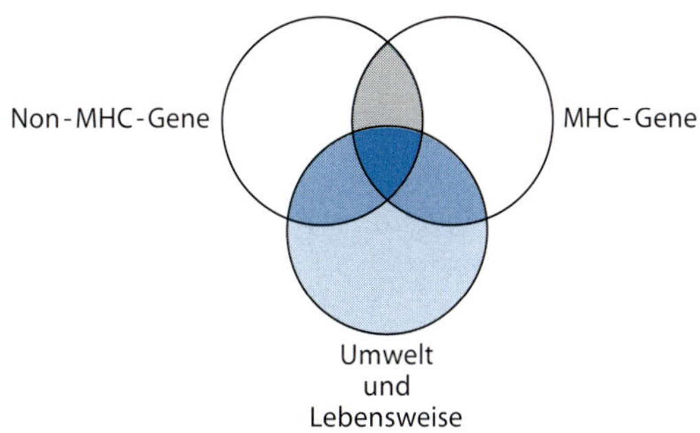

Abb. 2.6. Modell, wie genetische Faktoren und Umweltfaktoren zusammen die Wahrscheinlichkeit der Penetranz des Phänotyps beeinflussen. Die größte Wahrscheinlichkeit besteht in der Situation der Interaktion aller 3 Mitspieler (*dunkelblaue Region*). Eine Kombination von 2 der 3 Faktoren reduziert die Wahrscheinlichkeit der Ausprägung der Symptomatik. Jeder einzelne Faktor für sich genommen führt wahrscheinlich nicht zur Atopie

Zwillingsstudien zeigten, daß die Konzentration von Gesamt-IgE im Serum wesentlich durch genetische Faktoren beeinflußt ist; verschiedene Familienstudien favorisierten entweder einen rezessiven oder einen dominanten oder einen kodominanten Erbgang; die Kopplung mit HLA-Allelen wurde demonstriert und widerlegt; die Kopplung mit dem hochaffinen IgE-Rezeptor wurde demonstriert und widerlegt. Die Komplexizität der Problematik läßt sich am Beispiel der HLA-Assoziation gut zeigen: Über viele Jahre hat v. a. eine Gruppe in Baltimore die Korrelation bestimmter MHC-Klasse-II-Genotypen mit der Reaktivität gegenüber verschiedensten Allergenen untersucht. Für viele weit verbreitete Allergene konnten spezifische IgE-Antikörper in Verbindung mit bestimmten Klasse-II-Loci gemessen werden. Eine neuere Studie aus England kommt dagegen zu dem Resultat, daß nur wenige Allergene mit bestimmten MHC-Klasse-II-Loci assoziiert sind und daß das niedrige relative Risiko einer Kopplung eines MHC-Klasse-II-Genotyps und einer IgE-Immunantwort gegenüber einem Allergen eher nahelegt, daß MHC-Klasse-II-Loci keine bedeutende klinische Rolle für allergische IgE-Reaktionen spielen.

Erklären läßt sich dieses Phänomen der Nichtreproduzierbarkeit dann, wenn wir davon ausgehen, daß die untersuchten Merkmale komplex sind und daß diese Komplexität ihre Ursache nicht allein in Umweltfaktoren hat, sondern auch in der Interaktion multipler Gene. Wenn der Effekt eines jeden beteiligten Genes klein ist, so bedarf es einer langen Zeit, bis die Genomkonstellation erneut so ist, daß das Ergebnis exakt repliziert werden kann.

Mit Hilfe der modernen Genetik konnten jetzt mehrere Loci auf verschiedenen Chromosomen identifiziert werden, die in der Nähe von Kandidatengenen liegen, die mit sehr hoher Wahrscheinlichkeit an der Ausprägung allergischer Phänotypen beteiligt sind. Die 3 wichtigsten Arbeiten sollen im folgenden vorgestellt werden:

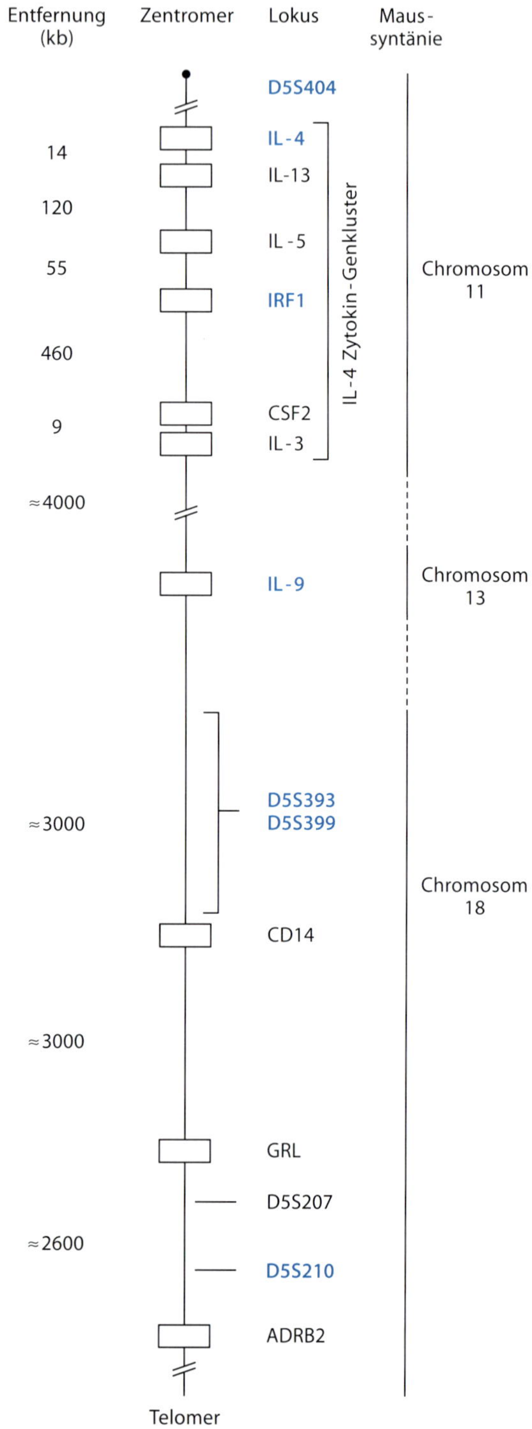

Abb. 2.7. Genkarte von Genen und polymorphen Mikrosatelliten in der Region Chromosom 5q31.1-q33. Fettgedruckte Gene bzw. Mikrosatelliten zeigen Kopplung mit dem Phänotyp. Neben den verschiedenen Zytokingenen enthält die Karte die folgenden Gene: *IRF1* Interferon-regulierender Faktor 1, kodiert einen Transkriptionsaktivator für IFN-α, IFN-β und andere Interferon-induzierbare Gene. *CSF2* Granulozyten-Makrophagen-stimulierender Faktor. *TCF7* T-Zell-spezifischer Transkriptionsfaktor 7. *CD14* Zelloberflächenantigen 14. *GRL* Lymphozyten-spezifischer Glukokortikoidrezeptor. *CD14* auf Leukozyten exprimiertes Protein; besonders hohe Expression auf Monozyten. *ADRB2* β_2-adrenerger Rezeptor

2.3.1
5q31.1 und Gesamt-IgE

David Marsh und seine Gruppe in Baltimore führten Familienstudien und Geschwisterpaaranalysen mit dem Phänotyp „Konzentration des Gesamt-IgE im Serum" durch (Marsh et al. 1994). Als Kandidatengenlocus wurde das IL-4-Genkluster auf Chromosom 5q31.1 definiert. Diese Kandidatengensuche wurde in einer isolierten Farmergemeinschaft in Nordamerika durchgeführt, um die genetische Komplexität zu reduzieren.

Die Studie erbrachte mehrere Polymorphismen auf Loci innerhalb oder in der Nähe des IL-4-Genklusters (Abb. 2.7). IL-4 ist das Leitzytokin einer Th2-Immunantwort und damit einer allergischen Soforttypreaktion. Alle weiteren dort kodierten Genprodukte sind ebenfalls an dem Prozeß beteiligt, nach Immunstimulation die Richtung der Immunantwort im Sinne einer Th1- oder Th2-Reaktion festzulegen. Die Studie konnte also eine Brükke schlagen zwischen

- der Beobachtung aus Familienstudien, daß „Konzentration des Gesamt-IgE im Serum" vererbt wird und
- der Kenntnis aus zellulärimmunologischen Untersuchungen, daß das Vorhandensein bzw. die Menge an IgE ganz wesentlich reguliert wird über das Leitzytokin IL-4 und seine Agonisten bzw. Antagonisten.

2.3.2
11q13 und hochaffiner IgE-Rezeptor

Die Gruppe um William Cookson in Oxford hat durch Geschwisterpaaranalysen eine Kopplung von hochaffinem IgE-Rezeptor, kodiert auf Chromosom 11q13, mit den 3 atopischen Phänotypen – allergenspezifisches IgE und/oder Gesamt-IgE und/oder positiver Pricktest – gefunden (Shirakawa et al. 1994). Nachdem Polymorphismus in diesem Bereich kartiert worden war, wurde die β-Untereinheit des IgE-Rezeptors auf Mutationsvarianten hin untersucht und deren Assoziation mit Atopie; der für diese Studie definierte Phänotyp ist allergenspezifisches oder Gesamt-IgE, was allerdings kritisch zu bewerten ist, da von einem heterogenen Phänotyp ausgegangen wird. Es wurde ein Aminosäureaustausch – Leucin anstelle von Isoleucin an Position 181 – gefunden. Da diese Mutation (Leu 181) in einer Transmembranregion liegt, die nicht an der Bindung von IgE teilnimmt, ist unklar, ob sie funktionelle Bedeutung hat und eine solche wurde bisher auch nicht nachgewiesen. Am ehesten legt die 100%ige Expression des atopischen Phänotyps bei Vorhandensein von Leu 181 einen Zusammenhang nahe (Abb. 2.8).

Wie aus den Familienanalysen hervorgeht, findet die Transmission der Mutation durch die Mutter statt. Gleichzeitig ist jeweils ein Kind aus 2 Familien (Familien 2 und 10) Atopiker bei gleichzeiti-

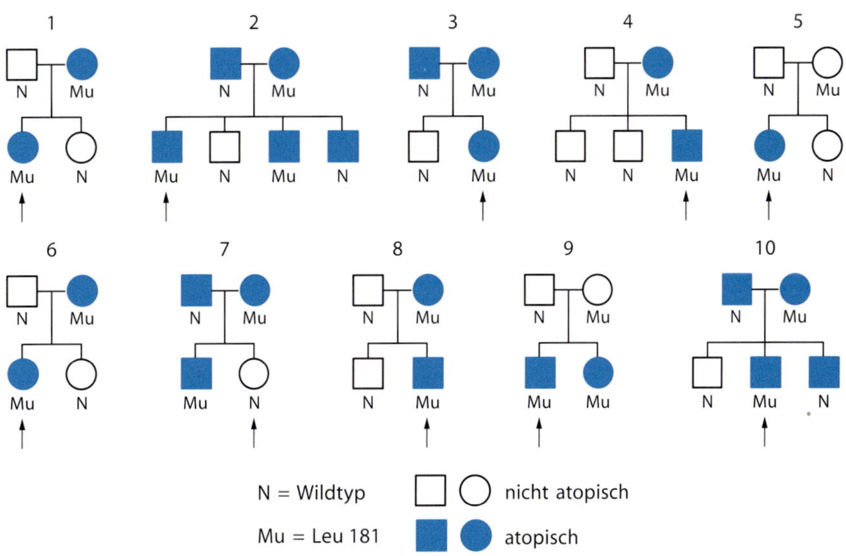

Abb. 2.8. 10 Familien mit Leu 181. In allen Fällen wird die Variante von der Mutter weitergegeben. Der Pfeil bezeichnet die Individuen, die als Atopiker auch symptomatisch sind

ger Nichtmutation der β-Untereinheit. In beiden Fällen war der Vater ebenfalls Atopiker ohne Mutation; man hat gezeigt, daß in der hier untersuchten Population die paternale Atopie das Risiko von Atopie bei den Nachkommen erhöht und daß dieser Effekt nicht auf dem Chromosom-11-Locus festgelegt ist. Dieses Ergebnis ist somit ein gutes Beispiel für genomische Prägung und genetische Heterogenität bei Atopie.

2.3.3
5q31.1-q33 und bronchiale Hyperreagibilität

Allergisches Asthma bronchiale ist u. a. charakterisiert durch bronchiale Hyperreagibilität (*BHR*), die gleichzeitig auch die hereditäre Komponente dieses Krankheitsbildes ist. Die Gruppe von Roy Levitt (Postma et al. 1995) hat Nachkommen von Asthmatikern in einer isolierten ethnischen Population der Niederlande auf bronchiale Hyperreagibilität hin untersucht. Dieser Phänotyp wurde mit der Höhe von Gesamt-IgE im Serum korreliert und auf

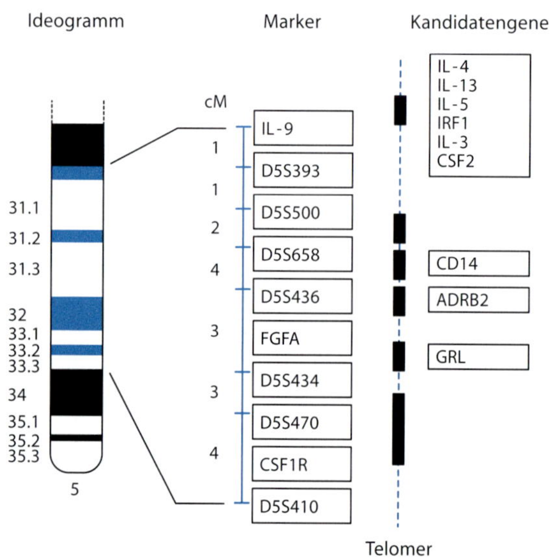

Abb. 2.9. Genkarte von Chromosomabschnitt 5q31-35 mit der relativen Anordnung und Distanz der einzelnen polymorphen Marker. *IRF1* Interferon-regulierender Faktor 1, kodiert einen Transkriptionsaktivator für IFN-α, IFN-β und andere Interferon-induzierbare Gene. *CSF2* Granulozyten-Makrophagen-stimulierender Faktor. *CD14* auf Leukozyten exprimiertes Protein; besonders hohe Expression auf Monozyten. *ADRB2* β_2-adrenerger Rezeptor. *GRL* Lymphozyten-spezifischer Glukokortikoidrezeptor

Kopplung mit dem Chromosomenabschnitt 5q31-q33 untersucht, für den Kopplung zwischen Gesamt-IgE und IL-4-Gencluster wie oben beschrieben nachgewiesen werden konnte. Interessanterweise enthält dieser Chromosomenabschnitt viele Gene, die für bronchiale Entzündung bei Asthma in Frage kommen (Abb. 2.9).

Tatsächlich wurde Kopplung zwischen dem Marker D5S436 in diesem Abschnitt und bronchialer Hyperreagibilität gefunden; die Kopplung war auch dann noch signifikant, wenn Gesamt-IgE als Kovariante hinzugenommen wurde. Es werden also 2 wichtige Komponenten für Asthma – nämlich bronchiale Hyperreagibilität und Gesamt-IgE – gemeinsam innerhalb einer Genregion vererbt. Dies bedeutet, daß ein oder mehrere prädisponierende Gene eng beieinander auf einem Chromosom liegen. Da einerseits BHR und Gesamt-IgE zusammen auftraten, umgekehrt aber Gesamt-IgE nicht notwendig mit BHR einhergeht, mag letzteres Phänomen durch viele verschiedene Faktoren beeinflußt sein, die nicht gemeinsam sind mit BHR. Entsprechend könnte BHR ein spezifischerer Marker für die Prädiktion von allergischem Asthma sein als Gesamt-IgE.

Möglicherweise kommt es zur Ausprägung verschiedener allergischer Phänotypen durch das Zusammenspiel von

- Atopiegenen, die allen Phänotypen gemeinsam sind, und
- Genen, die die jeweiligen Phänotypen bestimmen, für die es bisher keine experimentelle Evidenz gibt.

Spielt man mit den bisher publizierten Daten diese Möglichkeit durch, so ließe sich für allergisches Asthma beispielsweise vorschlagen: IL-4-Cluster plus proinflammatorische Zytokingene (vgl. Tabelle 2.1 und 2.2) plus x, nicht jedoch die kodierende Region 11q für den hochaffinen IgE-Rezeptor; für den Phänotyp Gesamt-IgE und/oder allergenspezifisches IgE, wie ihn Cookson (Shirakawa et al. 1994) definiert hat: IL-4-Cluster plus proinflammatorische Zytokingene plus die kodierende Region 11q für den hochaffinen IgE-Rezeptor plus x. Klarere Vorstellungen sind in den nächsten Jahren speziell durch die Arbeiten im Rahmen des Human Genome Project zu erwarten.

Tabelle 2.2. Assoziation bzw. Kopplung bestimmter Loci mit unterschiedlichen allergischen Phänotypen

Region	Kandidatengen	Phänotyp
6p21.3	MHC Klasse II	spezifisches IgE
6p21.3	TNF-α	Asthma
5q31.1	IL-4 Cluster	Gesamt-IgE
5q32-q33	Glukokortikoidrezeptor	Gesamt-IgE
	β_2-adrenerger Rezeptor	BHR Asthma
5q33	β_2-adrenerger Rezeptor	Asthma
11q13	hochaffiner IgE-Rezeptor	Gesamt-IgE spezifisches IgE

Der aktuelle Kenntnisstand allergiegekoppelter Kandidatengene ist in Tabelle 2.2 zusammengefaßt.

Literatur

Cooke RA, Vander-Veer A (1916) Human sensitisation. J Immunol 1: 201

Daser A, Mitchison H, Mitchison NA, Mueller B (1996) Non-classical MHC genetics of immunological disease in man and mouse. The key role of proinflammatory cytokine genes. Cytokine 8: 593

Lander ES, Schork NJ (1994) Genetic dissection of complex traits. Science 265: 2037

Marsh DG, Neely JD, Breazeale DR, Ghosh B, Freidhoff LR, Ehrlich-Kautzky E, Schou C, Krishnaswamy G, Beaty TH (1994) Linkage analysis of *IL4* and other chromosome 5q31.1 markers and total serum Immunoglobulin E concentrations. Science 264: 1152

Postma DS, Bleecker ER, Amelung PJ, Holroyd KJ, Xu J, Panhuysen CIM, Meyers DA, Levitt RC (1995) Genetic susceptibility to asthma – bronchial hyperresponsiveness coinherited with a major gene for atopy. N Engl J Med 333: 894

Shirakawa T, Li A, Dubowitz M, Dekker JW, Shaw AE, Faux JA, Ra C, Cookson WOCM, Hopkin JM (1994) Association between atopy and variants of the subunit of the high-affinity immunoglobulin E receptor. Nature Genetics 7: 125

Sturtevant AH (1913) The linear arrangement of six sex-linked factors in Drosophila, as shown by their mode of association. J Exp Zool 14: 43

Suarez BK, Hampe CL, Van Eerdewegh P (1994) Problems of replicating linkage claims in psychiatry. In: Gershon ES, Cloninger CR (eds) Genetic approaches to mental disorders. American Psychiatric Press

Wyman M (1872) Autumnal catarrh (hay fever). Hurd & Houghton, Cambridge, p 82

Young RP, Dekker JW, Wordsworth BP, Schou C, Pile KD, Matthiesen F, Rosenberg WMC, Bell JI, Hopkin JM, Cookson WOCM (1994) HLA-DR and HLA-DP genotypes and immunoglobulin E responses to common major allergens. Clin Exp Allergy 24: 431

Kapitel 3

Molekulare und immunologische Grundlagen allergischer Erkrankungen 3

3.1 Immunologische Grundprinzipien der allergischen Entzündung

Harald Renz

Einleitung

Die Entwicklung und der Einsatz neuer Techniken in der Zellbiologie, Immunologie und Genetik hat in den letzten Jahrzehnten zu einer erheblichen Kenntniszunahme geführt, die jetzt in einem besseren Verständnis der zellulären und molekularen Mechanismen immunologischer Erkrankungen ihren Niederschlag findet. Die Anwendung dieser Erkenntnisse auf die Erkrankung des atopischen Formenkreises führen zu einem besseren Verständnis der dynamischen Prozesse, die im Rahmen der Sensibilisierung und der Ausbildung der akuten und chronischen Entzündungsreaktionen ablaufen. Auch die Mechanismen der Früh- und Spätphase der Typ-I-Reaktionen sind heute zu einem großen Teil entschlüsselt. Das folgende Kapitel soll einen Überblick über die wichtigsten Mitspieler in diesem komplexen und dynamischen Geflecht geben. In den Folgeabschnitten werden die wichtigsten Einzelkomponenten im Detail charakterisiert.

3.1.1 Klassifikation von Hypersensitivitätsreaktionen

Die Einteilung der *Hypersensitivitätsreaktionen* geht auf die ursprüngliche Klassifikation von Coombs und Gell zurück (Tabelle 3.1).

Die *Typ-I-Reaktion* beschreibt die klassische Soforttypreaktion, welche durch IgE-Antikörper vermittelt wird. Heute wissen wir, daß sich diese klassische Soforttypreaktion in 2 Phasen unterteilt. In der *frühen Phase* (early phase reaction), die ihr Reaktionsmaximum innerhalb von Minuten erreicht, werden über Kreuzvernetzung der IgE-Moleküle auf der Oberfläche von Effektorzellen Mediatoren freigesetzt, die an der Entwicklung der Quaddelreaktion (Haut) wesentlichen Anteil haben. Eine Folge der Mediatoreffekte ist der Einstrom von weiteren Entzündungszellen an den Ort des Geschehens. Diese Entzündungszellen induzieren die *späte Phase* der Soforttypreaktion (late phase reaction, LPR), welche etwa nach 4–6 h ihr Maximum erreicht. Insbesondere beim Bronchialasthma ist die klinische Relevanz dieser späten Phase der Soforttypreaktion deutlich belegt. Sie ist durch Kortikosteroide unterdrückbar, während die frühe Phase durch Steroide nicht direkt beeinflußbar ist.

Die *Typ-II-Reaktion* beschreibt zytotoxische Reaktionen, die entweder durch Antikörper vermittelt werden, oder durch direktes Einwirken von Killerzellen auf die Zielzellen zustande kommen. Diese Reaktionen können komplementabhängig sein.

Tabelle 3.1. Klassifikation der Hypersensitivitätsreaktionen

Typ	Maximum nach	Immunologische Komponenten	Klinische Beispiele
I	30 min und 4–6 h	IgE-Antikörper Mastzellen biphasischer Verlauf	allergische Rhinokonjunktivitis, allergisches Asthma bronchiale
II	Tage	zytotoxische Reaktion • direkt via Killerzellen, • indirekt via Antikörper und Komplementaktivierung	Tumorabwehr Transplantatabstoßung
III	6–8 h	Antigen-Antikörper-Komplexe Komplementaktivierung Aktivierung der Neutrophilen	Glomerulonephritis Vaskulitis
IV	48–72 h	Antigen-abhängige T-Zell-Aktivierung und Zytokinproduktion	Kontaktallergie/-ekzem

Den *Typ-III-Reaktionen* liegt die Bildung von Antigen-Antikörper-Komplexen zugrunde, welche über Komplementaktivierung chronische Entzündungsreaktionen unterhalten können. Hier spielt auch die Aktivierung von neutrophilen Granulozyten und die Aktivierung des Gerinnungssystems eine wesentliche Rolle.

Die klassische verzögerte zelluläre Immunantwort ist die *Typ-IV-Reaktion*, bei der antigenspezifische T-Zellen eine bedeutende Rolle spielen und die sich z. B. in der Tuberkulinreaktion und dem allergischen Kontaktekzem manifestiert.

Obwohl die Klassifikation von Coombs und Gell eine Zuordnung von Hypersensitivitätssyndromen zu bestimmten Pathomechanismen erlaubt, wird diese Klassifikation den komplexen immunologischen Fehlregulationen bei allergischen Erkrankungen nicht mehr gerecht. So zeigt z. B. die atopische Dermatitis Aspekte der Typ-I-Reaktion (Sofortreaktionen vom IgE-Typ), aber auch deutliche Aspekte vom Typ IV, den T-Zell-vermittelten Kontaktallergien. Auch die biphasische Antwort im Rahmen der Sofortreaktion wird nur unzureichend in dieser Klassifikation berücksichtigt. Im folgenden Abschnitt werden immunpathogenetische Aspekte allergischer Entzündungsreaktionen unter dem Gesichtspunkt der Dynamik dieser Erkrankungen diskutiert.

3.1.2
Kompartimente der allergischen Entzündung

Die klassischen Manifestationsorgane allergischer Erkrankungen sind die Haut und die Mukosa-assoziierten Organe, wie Lunge, Nase und Gastrointestinaltrakt.

Obwohl sich im Rahmen des Atopiesyndroms so unterschiedliche klinische Phänotypen wie die atopische Dermatitis, das Asthma bronchiale, die allergische Rhinokonjunktivitis oder gastrointestinale Manifestationen einordnen lassen, zeigen sich doch eine Reihe von charakteristischen Gemeinsamkeiten. Diese finden sich insbesondere bei (immun-)histopathologischen Untersuchungen.

Das histologische Korrelat allergischer Erkrankungen ist die allergische Entzündungsreaktion, die insbesondere von T-Zellen bestimmt wird.

Die Definition der allergischen Entzündungsreaktion orientiert sich hier an den Kriterien der nordamerikanischen Fachgesellschaften. Diese umfaßt die klassischen Krankheiten des Atopiesyndroms mit den Hauptmanifestationen der allergischen Rhinokonjunktivitis, des Asthma bronchiale und der atopischen Dermatitis. Andere Erkrankungen, wie z. B. das allergische Kontaktekzem, welches mit einer unterschiedlichen Immunpathogenese verknüpft ist, werden an dieser Stelle nicht diskutiert.

Die Detailanalyse hat gezeigt, daß es sich hierbei primär um aktivierte CD-4-positive T-Zellen handelt, die Aktivierungsmarker, wie HLA-DR, IL-2-Rezeptor und CD45Ro exprimieren. Im Gegensatz zu CD45RA-T-Zellen, welche als naive T-Zellen bezeichnet werden und die nach Aktivierung lediglich IL-2 sezernieren und in der Regel keine Hilfe für die Immunglobulinsynthese von B-Zellen leisten, werden CD45Ro-T-Zellen als Effektor-T-Zellen angesehen. Sie können ein breites Spektrum von verschiedenen Interleukinen ausschütten und üben im Zusammenhang mit der Immunglobulinsynthese Helferfunktionen aus. Im Rahmen der allergischen Entzündung stehen einige Zytokine im Mittelpunkt, die an vielen Schnittstellen in der Immunpathogenese allergischer Erkrankungen eingreifen. Es handelt sich hierbei um IL-4, IL-5 und IL-13. Eine vermehrte Produktion dieser Zytokine wurde in Läsionen der Haut bei Patienten mit atopischer Dermatitis und bei allergischen Erkrankungen des Respirationstraktes auf m-RNA und Proteinebene nachgewiesen.

Parallel zur Infiltration mit T-Zellen kommt es auch zu charakteristischen Veränderungen bei Effektorzellen der allergischen Immunantwort. Zu diesen zählen v. a. *Mastzellen* und *eosinophile Granulozyten*. Die biologische Aktivität dieser Zellen läßt sich einerseits über ihren vermehrten Nachweis in der Biopsie oder in der Lavage, andererseits über erhöhte Konzentrationen ihrer Entzündungsmediatoren bestimmen. So findet man bei atopischer Dermatitis vielfach eine Vermehrung der eosinophilen Granulozyten, aber auch eine vermehrte Ablagerung von eosinophilem cationischem Protein (*ECP*). Eine weitere wichtige Zellpopulation im Rahmen des allergischen Geschehens stellen die Antigen-präsentierenden Zellen (*APC*) dar. Diese finden sich in spezialisierter Form in jedem Organ, also auch im Erfolgsorgan der allergischen Entzündung. Ihre Repräsentanten in der Epidermis sind die Langerhans-Zellen, in der Atemwegsmukosa und der Lunge alveolare Makrophagen und intraepitheliale dendritische Zellen. Diese Zellpopulationen sind bei der allergischen Entzündung aktiviert, erkennbar an der vermehrten Expression von HLA-DR-Molekülen und der Heraufregulation von IgE-Rezeptoren.

Ein weiteres wichtiges pathogenetisches Korrelat bei allergischen Erkrankungen ist die *IgE-Erhöhung*.

Die Präsenz von Allergen-spezifischen IgE-Antikörpern – gerichtet gegen eine Vielzahl von Allergenen – bildet die Grundlage positiver Soforttypreaktionen und wird mittels Provokationstests und Verfahren der In-vitro-Diagnostik nachgewiesen.

Im Unterschied zum Nachweis spezifischer IgE-Antikörper ist eine Erhöhung des Gesamt-IgE weniger aussagekräftig, da sie bei Patienten mit Typ-I-Allergien nicht selten fehlt.

Zwischen diesen Eckpfeilern der allergischen Entzündungsreaktion – APC, T-Zellen, Effektorzellen, IgE-Antikörper – spannt sich ein regulatorisches Netzwerk mit vielfältigen zellulären und molekularen Interaktionen, welches in den letzten Jahren zunehmend besser verstanden wurde. Die folgenden Abschnitte beleuchten einzelne Aspekte dieses Netzwerks im Detail.

3.1.3
Die allergische Sensibilisierung

Die Kaskade der allergischen Immunantwort startet mit der *allergischen Sensibilisierung* (Abb. 3.1). Resultat dieses Prozesses ist die Aktivierung und selektive Stimulation von T-Lymphozyten mit einer bestimmten Allergenspezifität, welche dann in der Lage sind, proallergische Zytokine zu sezernieren. Im Mittelpunkt dieses Aktivierungsprozesses steht eine enge Interaktion zwischen APC und ruhenden (naiven) T-Zellen. Den APC kommt hierbei die Aufgabe zu, Allergene zu phagozytieren, prozessieren und kleine Allergenfragmente (T-Zell-Epitope) über Histokompatibilitätsantigene der Klasse II (MHC-Klasse-II) den T-Zellen darzubieten. T-Zell-Epitope sind lineare Peptide mit einer Länge um 15 Aminosäuren, die über einen noch nicht bis ins letzte Detail verstandenen Prozeß unter Zuhilfenahme von proteolytischen Enzymen aus dem Gesamtallergen „herausgeschnitten" werden. Intrazytoplasmatisch werden diese Peptide an MHC-Klasse-II-Moleküle gebunden, die so beladen an die Oberfläche der APC transportiert werden. Dort kann dieser MHC-Peptidkomplex nun von T-Zellen

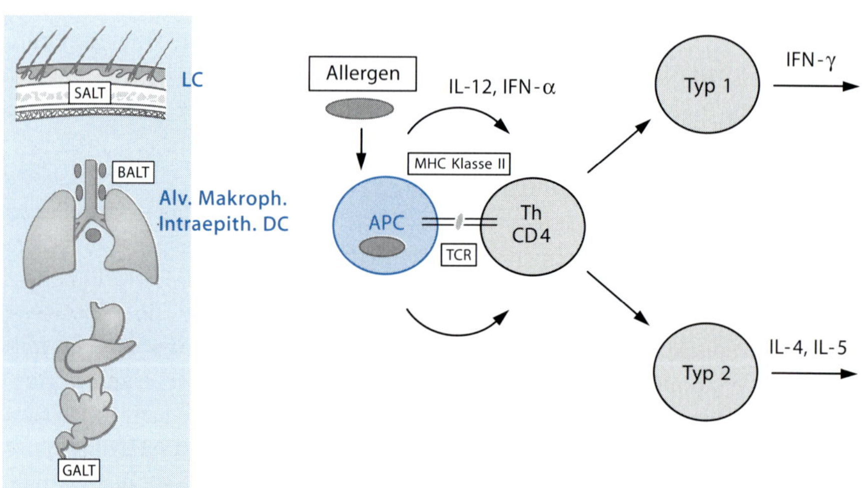

Abb. 3.1. Die Rolle der Antigen-präsentierenden Zellen in der Entwicklung der allergischen T-Zell-Antwort

erkannt werden. T-Zellen haben hierfür einen spezifischen T-Zell-Rezeptor (*TCR*), der sich bei der Mehrzahl der T-Zellen aus je einer α- und β-Kette zusammensetzt. Jede dieser beiden Ketten besteht aus mehreren Elementen, für die wiederum auf der DNA-Ebene eine große Anzahl von Genen vorliegen. Aus der Vielzahl der TZR-Gene wird über einen sog. Rearrangierungsprozeß im Rahmen der T-Zell-Reifung eine individuelle Komposition dieser Elemente für jede T-Zelle selektioniert, so daß als Resultat der T-Zell-Reifung jede T-Zelle einen individuellen T-Zell-Rezeptor auf ihrer Oberfläche exprimiert. Dieser T-Zell-Selektionsprozeß findet im Thymus statt. Es entwickelt sich ein Repertoire an T-Zellen in der Größenordnung von $>10^9$ verschiedenen TZR-Spezifitäten, die jeweils ein bestimmtes T-Zell-Epitop in optimaler Weise erkennen können. Somit ist nur diejenige T-Zelle in der Lage, den MHC-Klasse-II-Peptidkomplex zu erkennen, welche einen für diese Konfiguration „passenden" TCR-Phänotyp auf der Oberfläche trägt.

Die Ausbildung dieses trimolekularen Komplexes (MHC-Klasse-II-Molekül-Peptid-TCR) stellt das erste Signal im Rahmen der T-Zell-Aktivierung dar. Durch die simultane Anwesenheit weiterer costimulatorischer Signale kommt es zur vollständigen Aktivierung ruhender T-Zellen durch APC. Ein wichtiges kostimulatorisches Signal stellt die Interaktion zwischen CD28 (exprimiert auf T-Zellen) und dem Gegenspieler B-7 auf den präsentierenden Zellen dar.

Die vollständig aktivierte T-Zelle zeichnet sich dadurch aus, daß sie in der Lage ist, regulatorische Zytokine zu produzieren.

Auf dieser Ebene konnten in den letzten Jahren 2 klassische Effektortypen differenziert werden. Zunächst wurde gezeigt, daß die CD4-positiven T-Zellen in Populationen mit unterschiedlichen Effektorfunktionen differenzieren können. Diese Zellen entfalten über die von ihnen sezernierten Interleukine ihre unterschiedlichen Funktionen im Rahmen verschiedener immunologischer Prozesse. Zwei Extremvarianten solcher Effektor-T-Zellen können aufgrund des von ihnen sezernierten Zytokinmusters differenziert werden:

- die T-Helfer-(Th-)1-Zellen, welche durch die Interleukine IL-2 und IFN-γ charakterisiert werden, und
- die TH-2-Zellen, welche selektiv IL-4 und IL-5 produzieren.

Es wird in diesem und in anderen Kapiteln auf die Funktion dieser Effektorzellen im Rahmen verschiedener immunologischer Prozesse noch im Detail eingegangen.

Dieses Ende der 80er Jahre entwickelte Konzept wurde zunächst in der Maus entwickelt, dann auf das menschliche Immunsystem übertragen. Heute sind eine Reihe von zusätzlichen Aspekten bekannt, die insbesondere die Entwicklung dieser Effektor-T-Zell-Populationen und die Plastizität der immunologischen Antwort sowie die Übertragung des Konzepts auf weitere T-Zell-Subpopulationen betreffen.

Diese beiden Effektor-T-Zell-Populationen entwickeln sich wahrscheinlich aus einer gemeinsamen naiven Vorläufer-T-Zelle.

Es liegt an der Art und Weise, wie und welche Signale auf die T-Zelle einwirken, ob sich aus der Vorläuferzelle eine proallergische Typ-2-T-Zelle entwickelt oder eine Typ-1-Antwort resultiert.

Verschiedene Konzepte wurden in diesem Zusammenhang entwickelt und untersucht (Abb. 3.2). Eine zentrale Bedeutung kommt der Art der kognitiven Interaktion zwischen APC und T-Zelle auf der Ebene der MHC-Peptid-T-Zell-Rezeptor-Interaktion zu. Zusätzlich können auch bestimmte Zytokine die Entwicklung von T-Zell-Effektoren beeinflussen. So konnte gezeigt werden, daß IL-12 und IFN-α an der Ausbildung einer Typ-1-T-Zell-Antwort beteiligt sind. Ferner wird diskutiert, daß IL-4 nicht nur von Typ-2-T-Zellen sezerniert wird, sondern daß dieses Zytokin auch an der Entwicklung der Typ-2-T-Zelle beteiligt ist. Woher das initiale IL-4 stammt und über welche Mechanismen es freigesetzt wird, ist bis heute ungeklärt. Es erscheint möglich, daß es bestimmte T-Zell-Subpopulationen gibt, die nach initialer Aktivierung direkt IL-4 freisetzen (NK1.1-positive-T-Zelle).

In jüngster Zeit konnte eine ähnliche Differenzierung auch für CD8-T-Zellen gezeigt werden, denen früher ausschließlich zytotoxische und

Abb. 3.2. Die MHC-Peptid-T-Zell-Rezeptor-Interaktion als zentrales Signal für die Entwicklung von verschiedenen T-Zell-Effektorpopulationen

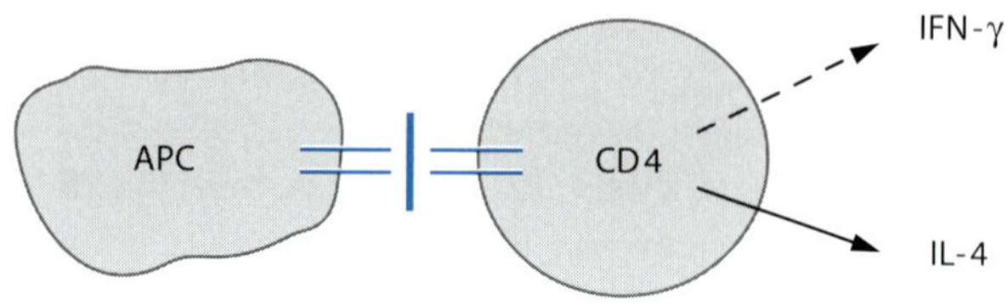

MHC - Peptid	*Peptid - TCR*	*Zytokine*
Beste Bindung		IL-4 + IFN-γ
Hohe Bindung	Hohe Bindung	IFN-γ
Niedrige Bindung	Niedrige Bindung	IL-4

Dichte der MHC- und TCR-Moleküle

Antigendosis	*Zytokine*
hoch	IFN-γ
niedrig	IL-4

Typ der APC	*Zytokine*
Makrophage	IFN-γ
B-Zelle	IL-4

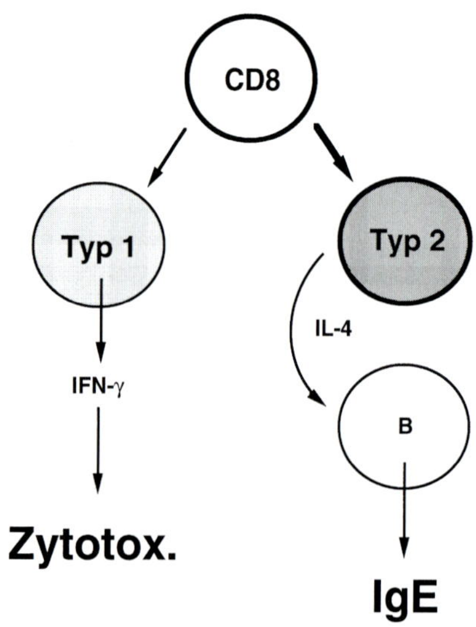

Abb. 3.3. Die differentielle Entwicklung von verschiedenen Effektorpopulationen innerhalb der CD8-T-Zellen

immuninhibitorische Funktionen zugeordnet wurden. Es wird deutlich, daß bei Allergikern nicht nur eine Vermehrung von IL-4 sezernierenden CD4-positiven T-Zellen, sondern auch von CD8-positiven IL-4-sezernierenden T-Zellen bedeutsam ist. Diese Typ-2-CD8-T-Zellen sind in der Lage die IgE-Produktion zu steigern (Abb. 3.3).

3.1.4
Die allergische Entzündung

Eine wesentliche Funktion der proallergischen Typ-2-T-Zellen besteht in der Regulation der allergenspezifischen IgE-Synthese. Hierzu treten aktivierte T-Zellen in eine komplexe Interaktion mit ruhenden (IgM- und IgD-positiven) B-Lymphozyten. B-Zellen sind in der Lage, über ihre Oberflächenimmunglobuline Allergene zu binden, die dann internalisiert und intrazellulär prozessiert werden. Damit kommt es ähnlich wie bei den oben beschriebenen APC zur Präsentation von allergenen Peptiden (T-Zell-Epitopen) auf MHC-Klasse-II-Molekülen. Die von den B-Zellen mittels Oberflächenimmunglobulinen erkannten allergenen Strukturen unterscheiden sich von den T-Zell-Epitopen, die den T-Zellen auf MHC-Klasse-II-Molekülen dargeboten werden. Die Immunglobuline erkennen sog. B-Zell-Epitope, die sich auf der Oberfläche des gefalteten Allergenmoleküls befinden. Dies bedeutet, daß die Allergenerkennung über Immunglobuline eine intakte Tertiär- bzw. Quartärstruktur des Allergenmoleküls voraussetzt. Neben dieser spezifischen T-B-Zell-Kooperation be-

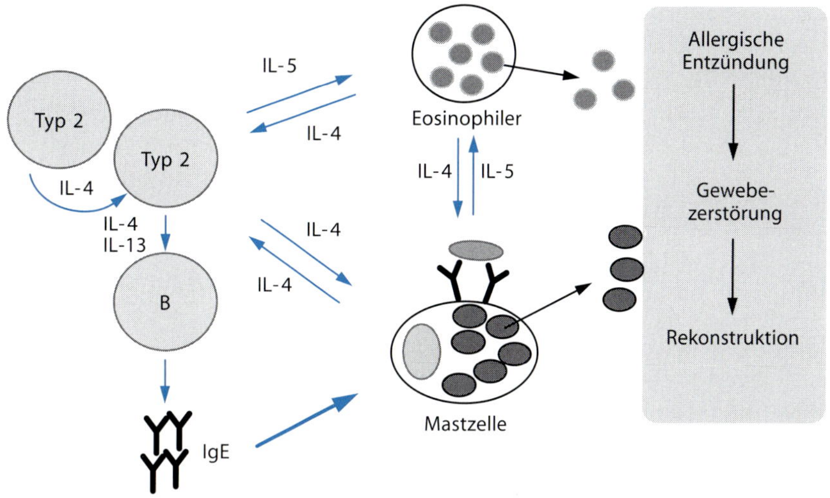

Abb. 3.4. Die Regulation der allergischen Entzündung durch T-Helfer-2-Zellen und deren Zytokine

darf es auch auf dieser Ebene der Immunregulation weiterer kostimulatorischer Signale, die in den B-Zellen das Switchen von IgM- zur IgE-Produktion regulieren und kontrollieren. Zwei wesentliche Signale liefern hierbei die Zytokine IL-4 und IL-13, welche von Typ-2-T-Zellen sezerniert werden, und die Rezeptor-Ligand-Interaktion zwischen CD40 (konstitutiv exprimiert auf B-Zellen) und dem CD40-Liganden (exprimiert auf aktivierten T-Zellen).

Die IgE-Antikörper binden an IgE-Rezeptoren, die in zwei Klassen auf verschiedenen Zellkompartimenten des Immunsystems vorhanden sind. Der hochaffine IgE-Rezeptor (FcεRI) findet sich auf Mastzellen und basophilen Granulozyten sowie auf (aktivierten) Langerhans-Zellen, der niedrigaffine IgE-Rezeptor (FcεRII, CD23) auf einer Vielzahl von aktivierten Immunzellen. Zu diesen zählen aktivierte T-Zellen, B-Zellen und Monozyten/Makrophagen. An die auf der Mastzelloberfläche gebundenen IgE-Antikörper können Allergenmoleküle spezifisch binden. Werden über eine derartige Allergenbindung mehrere IgE-Moleküle kreuzvernetzt, induziert dies die Mastzelldegranulation. Es resultiert eine Mediatorausschüttung, die an der Ausbildung der kinischen Symptomatik der Typ-I-Reaktion unmittelbar beteiligt ist.

Die Mastzelle und der eosinophile Granulozyt als Hauptrepräsentanten der Effektorzellen stehen unter der unmittelbaren Kontrolle der Typ-2-T-Zellen. IL-5 spielt eine wesentliche Rolle in der Aktivierung und Lebensverlängerung der eosinophilen Granulozyten. Neben einer Ausschüttung von Mediatoren, die an den verschiedenen Phasen der Entzündungsreaktion beteiligt sind, sezernieren die Effektorzellen nach Aktivierung auch ihrerseits Interleukine, wie z. B. IL-4 und IL-5. Dies bedeutet, daß Effektorzellen in der Lage sind, sich selbst, aber auch andere Zellgruppen zu beeinflussen (autokrine und parakrine Aktivierung). IL-5, welches von eosinophilen Granulozyten freigesetzt wird, könnte nun seinerseits auf andere Eosinophile in der Nachbarschaft wirken und deren Aktivität erhöhen bzw. die Lebenszeit verlängern. Parallel wäre IL-4, welches von Mastzellen ausgeschüttet wird, in der Lage, die Aktivität von in der Nachbarschaft befindlichen Mastzellen zu beeinflussen (parakrine Aktivierung). Zusätzlich wäre damit ein Regulationsweg aufgezeigt, der zur wechselseitigen positiven Beeinflussung der Effektorzellen untereinander beiträgt (IL-4 freigesetzt aus eosinophilen Granulozyten könnte auch die Aktivität von Mastzellen unterstützen). Zudem würde von eosinophilen Granulozyten und Mastzellen ausgeschüttetes IL-4 im Sinne einer positiven Rückkopplung die Aktivität der Typ-2-Zellen fördern und deren Proliferation unterstützen. Abbildung 3.5 zeigt am Modell IL-4 die Möglichkeit einer solchen wechselseitigen Beeinflussung verschiedener Zellpopulationen. Im Rahmen der primären T-Zell-Aktivierung und Differenzierung in Typ-2-Effektorzellen führt die IL-4-Freisetzung zusammen mit weiteren kostimulatorischen Signalen zur B-Zell-Aktivierung und Differenzierung. Die produzierten IgE-Moleküle können nun an Mastzellen binden und nach Allergenvernetzung neben einer Mediatorfreisetzung eine Sekretion von IL-4 bewirken, wodurch im Sinne einer positiven Rückkopplung die Proliferation weiterer Typ-2-T-Zellen induziert wird.

3.1.5 Chronifizierung der allergischen Entzündung

Wie bei jeder Form der Entzündung, kommt es auch bei der allergischen Entzündung zur lokalen Gewebsschädigung mit in der Folge einsetzenden Reparationsvorgängen. Während akute Entzündungen reversibel sind, kommt es bei schweren chronifizierten Prozessen zu partiell irreversiblen Umbauvorgängen (Abb. 3.6).

An der Reparation des Gewebes sind neben Epithelzellen und Fibroblasten zahlreiche Effektorzellen beteiligt, wie Makrophagen, eosinophile Granulozyten und Mastzellen (vgl. Abb. 3.6).

Die Effektorzellen, die im Rahmen der chronischen Entzündungsreaktion von Bedeutung sind, sind somit dieselben Mitspieler, die auch bei der klassischen allergischen Soforttypreaktion und damit an der Ausbildung der akuten Entzündungsreaktion beteiligt sind.

Hieraus wird deutlich:

Die verschiedenen Phasen der Immunantwort unterliegen einer Plastizität und es kommt somit auf die Art und Dauer der Immunstimulation an, inwieweit eine akute, reversible oder chronisch irreversible Entzündung entsteht.

Im Rahmen der Chronifizierung einer allergischen Entzündung spielen Makrophagen eine entscheidende Rolle. Sie regulieren über die Antigenpräsentation und Aktivierung von T-Zellen die spezifische Immunantwort und stellen darüber hinaus zentrale Vermittler der unspezifischen Entzündungsreaktion dar, die überwiegend durch ihre starke phagozytierende Eigenschaft charakterisiert ist. Mediatoren der unspezifischen Entzündungsreaktion sind die klassischen proinflammatorischen Zytokine IL-1, IL-6 und TNF-α. Im Unterschied zur regenerativen Funktion der Makrophagen, besitzen eosinophile Granulozyten durch ihre freigesetzten basischer Proteine (ECP, EPO, MBP) eine ausgeprägte zyto- und neurotoxische Wirkung. Von untergegangenen Zellen freigesetzte Proteine und Bestandteile der extrazellulären Matrix werden durch eine Vielzahl von spezifischen Proteasen, die aus Effektorzellen, insbesondere den Mastzellen, freigesetzt werden, abgebaut. Zu diesen zählen u. a. Elastase, Metalloproteinasen, Tryptase und Collagenasen.

In der folgenden Phase muß das zugrunde gegangene Gewebe ersetzt und rekonstruiert werden. Wesentliche Vermittler dieses Neuaufbaus sind Fibroblasten und Myofibroblasten. Eine wichtige Rolle spielen auch die Epithelzellen, welche z. B. beim Asthma durch verschiedene Stimuli aktiviert werden können. Hierbei werden Faktoren wie Endothelin, TGF-β, FGF und Fibronektin ausgeschüttet, die eine direkt stimulierende Wirkung auf Fibroblasten und Myofibroblasten besitzen. Diese sezernieren extrazelluläre Matrixproteine, zu denen auch Kollagenfibrillen (Kollagen I, III, IV) zählen. Ein Resultat dieses Prozesses ist u. a. die Verdikkung der Basalmembran, die auf eine Ablagerung von Kollagenfibrillen zurückzuführen ist. Mit dem Ersatz der ursprünglichen extrazellulären Matrixproteine durch Fasern mit hohem Kollagenanteil

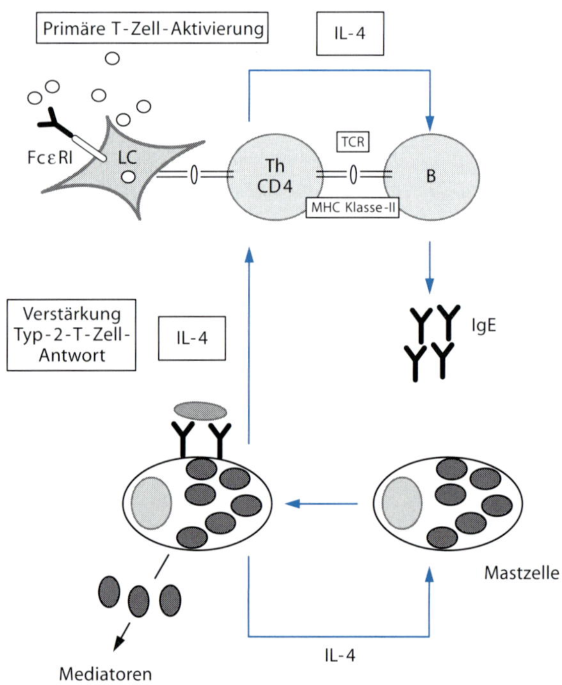

Abb. 3.5. Die zentrale Rolle von IL-4 in der Induktion der Th-2-Antwort, IgE-Produktion und Aufrechterhaltung der Th-2-Immunreaktion

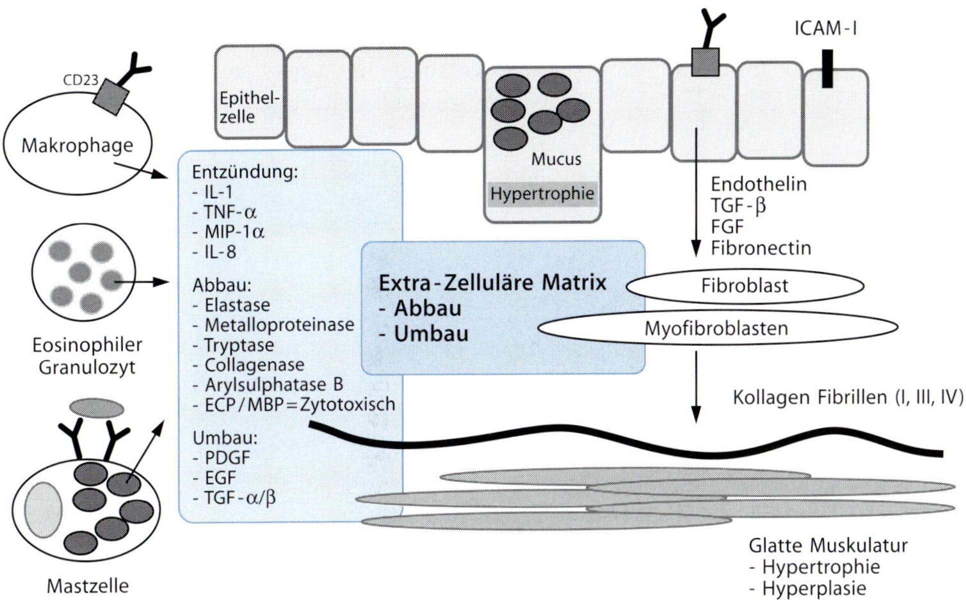

Abb. 3.6. Die chronische Phase der allergischen Entzündungsreaktion mit Ab- und Umbauprozessen an der extrazellulären Matrix

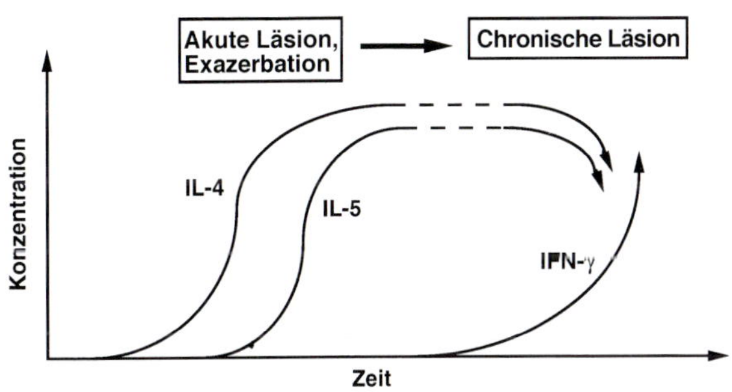

Abb. 3.7. Die differentielle Expression von Th-1- und Th-2-Zytokinen in verschiedenen Phasen der allergischen Entzündungsreaktion

ist ein erheblicher Verlust an Elastizität verbunden. Neben den Epithelzellen sezernieren auch Makrophagen und Effektorzellen eine Reihe von Mediatoren, die über eine Aktivierung von Epithelzellen und Fibroblasten am Gewebeumbau beteiligt sind. Zu diesen zählen z. B. PDGF, EGF und TGF-α/β.

Die Myozyten der glatten Atemwegsmuskulatur stellen eine weitere Zielzelle im Rahmen des Gewebeumbaus dar. Die beim chronischen Asthma bronchiale beobachtete Verdickung der glatten Atemwegsmuskulatur ist einerseits auf eine Vergrößerung der einzelnen Myozyten zurückzuführen; andererseits kommt es aber auch zur Vermehrung von Muskelzellen. Das pathophysiologische Korrelat der parallel ablaufenden Prozesse von Hypertrophie und Hyperplasie zusammen mit Veränderungen der neurophysiologischen Innervation (s. Abschn. 3.10), ist dann der veränderte Muskeltonus der glatten Atemwegsmuskulatur (bronchiale Hyperreagibilität).

Diese Prozesse verdeutlichen, daß im Rahmen der chronischen Entzündung den Typ-2-T-Zellen eine untergeordnete Bedeutung zukommt. Die Zytokine IL-4 und IL-5 spielen v. a. in der Initialphase der allergischen Sensibilisierung und bei der Regulation der akuten Entzündungssituation über die Beeinflussung von Effektorzellen ihre entscheidende Rolle. Daher ist es nicht verwunderlich, daß z. B. in chronischen lichenifizierten Läsionen bei Patienten mit atopischer Dermatitis die Sekretion dieser beiden klassischen Typ-2-Interleukine zurückgedrängt wird und eine Zunahme an Typ-1-Interleukinen zu beobachten ist (Abb. 3.7). Der Wechsel von T-Zell-Populationen und -funktionen wird durch einen Anstieg in der IFN-γ-Produktion verdeutlicht. Es darf dabei aber nicht außer Acht gelassen werden, daß primär den T-Zellen die entscheidende Bedeutung in der Regulation der allergischen Entzündung zukommt: einerseits über eine unmittelbare Regulation der Effektorzellen, andererseits über die Stimulation der IgE-Synthese.

Literatur

Bieber T, Juergens M, De la Salle H, Hanau D, Strobel I (1995) FcRI-mediated activation of human dendritic epidermal Langerhans cells. J Immunol

Bluestone JA (1995) New perspectives of CD28-B7-mediated T cell costimulation. Immunity 2: 555–559

Daser A, Meissner N, Herz U, Renz H (1995) Role and modulation of T-cell cytokines in allergy. Curr Opin Immunol 7: 762–770

Duncan DD, Swain SL (1994) Role of antigen-presenting cells in the polarized development of helper T cell subsets: evidence for differential cytokine production by Tho cells in response to antigen presentation by B cells and macrophages. Eur J Immunol 24: 2506–2514

Hamid Q, Bogunierwicz, Leung DYM (1994) Differential in situ cytokine gene expression in acute versus chronic atopic dermatitis. J Clin Invest 94: 870–876

Leung DYM, Harbeck R, Bina P et al. (1993) Presence of IgE antibodies to staphylococcal exotoxins on the skin of patients with atopic dermatitis. J Clin Invest 92: 1374–1380

McMenamin C, Pimm C, McKersey M, Holt PG (1994) Regulation of IgE responses in mice by antigen-specific $\gamma\delta$ T cells. Science 265: 1869–1871

Paul WE, Seder RA (1994) Lyphocyte responses and cytokines. Cell 76: 241–251

Pfeiffer C, Stein J, Southwood S, Ketelaar H, Sette A, Sottomly K (1995) Altered peptide ligands can control CD4 T lymphocyte differentiation in vivo. J Exp Med 181: 1569–1574

Santamaria LF, Bheekha R, Van Reijsen FC, Perez-Soler MT, Suter M, Bruijnzeel-Koomen CA, Mudde GC (1993) Antigen focusing by specific monomeric immunoglobulin E bound to CD23 on Epstein-Barr virus-transformed B cells. Hum Immunol 37: 23–30

Schmitz J, Assenmacher M, Radbruch A (1993) Regulation of T helper cytokine expression: functional dichotomy of antigen presenting cells. Eur J Immunol 23: 191–199

Schroeder JT, MacGlashan DW, Kagey-Sobotka A, White JM, Lichtenstein LM (1994) IgE-dependent IL-4 secretion by human basophils. J Immunol 153: 1808–1817

Tang MLK, Kemp AS, Thorburn J, Hill DJ (1994) Reduced interferon-gamma secretion in neonates and subsequent atopy. Lancet 344: 983–985

Tsicopoulos A, Hamid Q, Haczku A et al. (1994) Kinetics of cell infiltration and cytokine messenger RNA expression after intradermal challenge with allergen and tuberculin in the same atopic individuals. J Allergy Clin Immunol 4: 764–727

Walker C, Bode E, Boer L, Hansel TT, Blaser K, Virchow JC Jr (1992) Allergic and nonallergic asthmatics have distinct patterns of T cell activation and cytokine production in peripheral blood and bronchoalveolar lavage. Am Rev Respir Dis 146: 109–115

3.2
Mechanismen der Antigenpräsentation am Beispiel der kutanen Immunantwort

GEORG STINGL und DIETER MAURER

Einleitung

Das folgende Kapitel umfaßt die Beschreibung der molekularen Ereignisse und Zellinteraktionen, die für die Auslösung und Regulation von T-Zell-mediierten Immunreaktionen notwendig sind. Im Besonderen werden Entstehung, Reifung und Funktion eines speziellen immunstimulatorischen Zelltyps, der dendritischen Zelle, anhand des Beispiels der epidemischen Langerhans-Zelle erläutert. Die Tatsache, daß seit kurzem dendritische Zellen in großer Zahl in vitro herstellbar sind, eröffnet die faszinierende Möglichkeit, diese Zellen zur Auslösung von protektiver Tumorimmunität und nach entsprechender Funktionsmodulation auch zur Behandlung von allergischen und Autoimmunerkrankungen einzusetzen.

3.2.1
Antigenprozessierung und -präsentation durch professionelle Antigen-präsentierende Zellen

Einleitung

Die Termini Antigenprozessierung und -präsentation beschreiben molekulare Mechanismen. Diese gewährleisten, daß in Zellen aufgenommene oder von Zellen synthetisierte Proteine enzymatisch in Fragmente gespalten werden, die Prozessierung, und die resultierenden Peptide gemeinsam mit vom Haupthistokompatibilitätskomplex (*major histocompatibility complex*, *MHC*) kodierten Antigenen (HLA-Antigene) an der Zelloberfläche in für T-Zell-Rezeptoren (*TCR*) erkennbarer Form exprimiert werden, die Präsentation. Antigen-präsentierende Zellen (*APC*) exprimieren Peptid-MHC-I- oder -MHC-II-Komplexe. Erstere werden durch TZR CD8-positiver, letztere durch TCR CD4-positiver *T-Zellen* erkannt. Aus dieser Definition und der Tatsache, daß nahezu alle kernhaltigen Körperzellen MHC-Klasse-I Moleküle tragen und eine Vielzahl von Zelltypen MHC-Klasse-II-Moleküle in konstitutiver, wie dendritische Zellen, B-Zellen, Monozyten oder induzierbarer (wie Epithel- und Endothelzellen) Form exprimieren, folgt:

Sowohl ektodermale als auch mesenchymale Zellen sind prinzipiell zur Antigenpräsentation befähigt oder können zumindest Antigen-spezifische T-Zell-Effektorfunktionen auslösen.

Die Präsenz von Fremdpeptid-MHC an somatischen Zellen führt jedoch nicht zwangsläufig zur Entstehung einer primären T-Zell-Immunantwort. Denn die Peptid-MHC-Komplex-Erkennung, das Signal 1, durch den TZR stellt einen zwar notwendigen, jedoch alleine nicht ausreichenden Stimulus dar, um eine ruhende „naive" T-Zelle in eine Effektorzelle ausreifen zu lassen. Die alleinige Vermittlung des „Signal 1" bewirkt meist sogar das Gegenteil, nämlich eine langdauernde funktionelle Blockade, die Anergie und Antigen-spezifische Toleranz, oder das Absterben der Antigen-erkennenden T-Zelle.

Die Fähigkeit, entscheidende Zweitsignale bereitzustellen und somit eine produktive T-Zell-Antwort zu generieren, ist eine spezialisierte Funktion von „professionellen" APC.

Dieser Zellkategorie gehören die dendritischen Zellen (*DC*) lymphatischer (interdigitierende DC, Keimzentrums-DC) sowie nichtlymphatischer Gewebe (z. B. Langerhans-Zellen, dermale DC) im engsten und aktivierte B-Zellen und Monozyten/Makrophagen im weiteren Sinne an.

Der exogene Antigen-MHC-Klasse-II-Präsentationsweg

Exogene Antigene erreichen nach makro-, mikropinozytotischer oder Rezeptor-mediierter Aufnahme *frühe Endosomen* (Abb. 3.8). Unter zunehmender Ansäuerung reifen diese zu *späten Endosomen* und fusionieren mit enzymreichen lysosomalen Kompartimenten zu *Endolysosomen*. In diesen zerlegen Proteasen wie Kathepsine mit Wirkoptimum im sauren Milieu das Vollproteinantigen in peptidische Komponenten. In professionellen APC fusionieren diese Vesikel vermutlich mit spezialisierten Kompartimenten, welche von neusynthetisier-

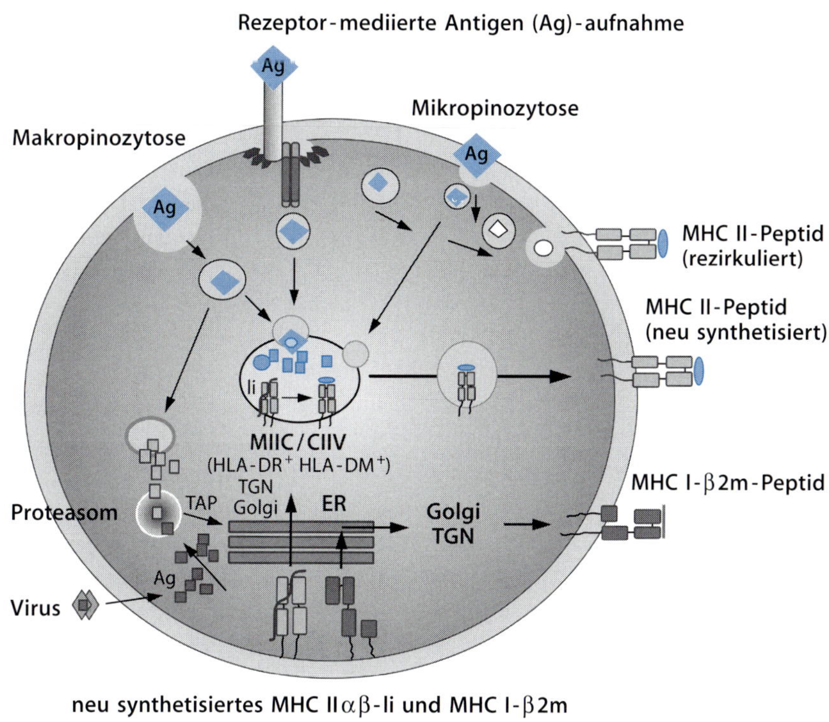

Abb. 3.8. Antigenpräsentationswege professioneller Antigen-präsentierender Zellen. Neben den im Text beschriebenen Antigenprozessierungsmechanismen wird ein alternativer Präsentationsweg dargestellt, bei dem von der Zellmembran stammende rezirkulierende MHC-Klasse-II-Moleküle mit aus exogenen Proteinen entstandenen Peptiden beladen und so in immunologisch relevanter Form reexprimiert werden

ten, nicht-Peptid-beladenen MHC-Klasse-II-Antigenen angesteuert werden.

Unmittelbar nach ihrer Biosynthese reichern sich MHC-Klasse-II-Genprodukte im endoplasmatischen Retikulum (*ER*) an. Dort werden sie durch *Chaperone*, wie Bip oder Calnexin, zum MHC-Klasse-II-Trimer, bestehend aus einer MHC-Klasse-IIα-Kette (Molekulargewicht 34000), einer MHC-Klasse-IIβ-Kette (Molekulargewicht 29000) und einem akzessorischen Molekül, der invarianten Kette (CD74, li), zusammengebaut. Um erfolgreich aus dem ER transportiert zu werden, trimerisieren diese MHC-Klasse-II-Multimere zu nonameren Komplexen, welche via Golgi-Apparat und Trans-Golgi-Netzwerk (*TGN*) in zytoplasmatische Vesikel gelangen. Die invariante Kette erfüllt in diesem Prozeß eine 2fache Rolle:

- der zytoplasmatische, abluminale Anteil steuert die subzelluläre Verteilung,
- der luminale Abschnitt blockiert die Peptidbindungsstelle des MHC-II-Molekülkomplexes, so daß die Wahrscheinlichkeit der Aufnahme endogen entstandener Peptide gering gehalten wird.

Rezente Untersuchungen konnten für die Peptidbeladung spezialisierte, multilamelläre Kompartimente (*class II-containing vesicles, CIIV*; *MHC class II compartments, MIIC*) in APC nachweisen, welche sich in ihrer Antigenzusammensetzung und Dichte von klassischen Endo- und Lysosomen unterscheiden (vgl. Abb. 3.8). Vermutlich erfolgt in diesen subzellulären Strukturen die progressive, Kathepsin-S-mediierte Degradierung der invarianten Kette unter Belassung eines nichtpolymorphen Peptids (*class II-associated Ii peptide, CLIP*) an der Peptidbindungsstelle von MHC-Klasse-II. HLA-DM, ein ebenfalls in der MHC-Klasse-II-Genregion kodiertes Heterodimer, katalysiert die Freisetzung von CLIP unter Begünstigung der Bindung von exogenen, etwa 12–25 Aminosäuren (*AS*) umfassenden Peptiden. Die Bindungsspezifität wird durch die Affinität der zentral gelegenen 9 AS des Peptids für das gegebene MHC-Klasse-IIβ-Allelprodukt determiniert. Das durch die Peptidbindung stabilisierte MHC-Klasse-IIα-β-Peptidtrimer wird nachfolgend an die Zellmembran transportiert, wo es durch Peptid-MHC-spezifische TZR von CD4-positiven T-Zellen erkannt werden kann.

Der endogene Antigen-MHC-Klasse-I Präsentationsweg

Von der Zelle synthetisierte, zytoplasmatisch lokalisierte *Proteine*, sowohl zellulären als auch viralen Ursprungs, können in den MHC-Klasse-I-Präsentationsweg eingeschleust werden (vgl. Abb. 3.8). Die zentrale Schaltstelle der Proteindegradation ist das *Proteasom*, ein zylindrischer Proteinkomplex mit Affinität und Adenosin-Triphosphat(ATP)-abhängiger proteolytischer Aktivität für nichtgefaltete Proteine. Das 20 S-Proteasom eukarionter Zellen setzt sich aus 2 äußeren und 2 inneren Molekülringen zusammen. Die inneren und äußeren Ringstrukturen bestehen aus jeweils 7 verschiedenen β- und α-Untereinheiten. In nichtstimulierten Zellen finden sich in jedem inneren Ring 3 β-Untereinheiten mit gegen Threonin gerichteter Proteaseaktivität. Nach IFN-γ-Stimulation werden diese Moleküle gegen andere katalytische Untereinheiten (LMP-2, LMP-7, MECL 1) ausgetauscht sowie eine neue Proteasom-Untereinheit mit regulatorischer Funktion (PA28; *11 S regulator*) an das 20 S-Proteasom angedockt. Diese strukturelle Modifikation verändert die proteolytische Funktion des Proteasoms quantitativ und qualitativ und begünstigt die Entstehung von MHC-Klasse-I-bindenden, dominanten T-Zell-Epitopen. *Ubiquitinierung* scheint einen zusätzlichen und möglicherweise selektiven Mechanismus darzustellen, um zelluläre Proteine in den MHC-Klasse-I-Präsentationsweg einzuschleusen. Es sei jedoch vermerkt, daß das 20 S-Proteasom die Degradierung ubiquitinierter Proteine nur in Gegenwart einer weiteren Untereinheit, eines 19 S-Molekülkomplexes (19 S CAP), in Form des 26 S-Proteasoms durchführen kann.

Peptidprodukte, welche das Proteasom verlassen, werden von einem heterodimeren Transporterproteinkomplex, bestehend aus TAP- und TAP-2-Untereinheiten, gebunden und zum ER transportiert. In menschlichen Zellen beinhaltet dieser Mechanismus eine Selektion nach Peptidlänge (TAP binden präferentiell kurze Peptide von 7–16 AS) ohne Selektion für bestimmte Peptidsequenzen. Der physischen Bindung von Peptid-tragendem TAP an neusynthetisierte MHC-Klasse-I/β2-Mikroglobulin(β2m)-Komplexe im ER folgt die möglicherweise Chaperon/*heat shock protein*-mediierte Peptidfreisetzung und Bindung von typischerweise nonameren Peptiden an MHC-Klasse-I. Längere

Peptide werden entweder durch Peptidasen im ER verkürzt oder in das Zytosol transportiert und reprozessiert. Vollständig zusammengestellte MHC-I-Moleküle, Peptid/MHC I/β2m, gelangen über den konventionellen Exportweg integraler Transmembranmoleküle an die Zelloberfläche, wo sie durch Peptid/MHC-spezifische TZR von CD8-positiven T-Zellen erkannt werden können.

Variationen eines Themas

Unter homöostatischen oder grenzwertig pathologischen Bedingungen erscheint die strikte Trennung der Klasse-I- und -II-Präsentationswege von Vorteil, d. h. exogene Antigene/Pathogene werden über den MHC-II-Weg präsentiert und rufen eine zumeist protektive T-Helferzell-Antwort hervor; endogene Antigene (*altered self*)/Pathogene, wie virale Proteine, werden über den MHC-I-Weg präsentiert und resultieren in der Bereitstellung einer protektiven zytotoxischen T-Zell-Antwort. In beiden Situationen erscheint die Gefahr der Sensibilisierung durch Autoantigene, welche bisher immunologisch ignoriert wurden bzw. gegen welche Toleranz besteht, als gering. Taucht hingegen ein exogenes Pathogen auf, welches primär nicht suffizient erkannt oder eliminiert werden kann, wäre dessen effiziente Präsentation sowohl über Klasse-I- als auch Klasse-II-Antigene professioneller APC von Vorteil, selbst unter der Gefahr der Autosensibilisierung.

Jüngste Untersuchungen an professionellen APC, Zytokin-aktivierten DC und Makrophagen, zeigen, daß diese Zellen nach phago- oder makropinozytotischer Antigenaufnahme zur Präsentation sowohl über MHC II als auch MHC I fähig sind. Molekular bestehen für einen solchen Präsentationsmodus 2 zumindest teilweise experimentell belegte Möglichkeiten:

- Destabilisierung von mit exogenem Antigen beladenen Transportvesikeln, gefolgt von Antigenübertritt in das Zytosol und Proteasom-abhängige Prozessierung (vgl. Abb. 3.8) sowie
- konventionelle Prozessierung von exogenem Protein in Kompartimenten, welche durch neusynthetisierte/rezirkulierende Klasse-I-Moleküle angesteuert werden.

3.2.2 Die kutane Immunantwort

Die wichtigste Funktion des Immunsystems besteht darin, die Integrität des Wirtsorganismus gegenüber in ihn eindringenden pathogenen Mikroorganismen und in ihm entstehenden neoplastischen Zellen zu schützen.

Die Haut ist eine wirksame Barriere gegenüber einer mikrobiellen Invasion und erfüllt diese Schutzfunktion aufgrund ihrer besonderen physikalischen (Hornschicht), chemischen (Säuremantel) und immunologischen Beschaffenheit.

Sind T-Zellen die Träger dieser immunologischen Schutzfunktion, so sind es aus dem Knochenmark stammende, in Epidermis (Langerhans-Zellen) und Dermis (dermale DC) eingebettete DC, die aufgrund ihrer besonderen Eigenschaften antigene Stimuli in der Haut aufnehmen, verarbeiten und in immunologisch relevanter Weise in den peripheren lymphatischen Organen, den regionären Lymphknoten, an T-Zellen präsentieren und somit eine Immunantwort auslösen.

Langerhans-Zellen und dermale dendritische Zellen

Langerhans-Zellen (*LC*) sind vom Knochenmark abstammende Zellen im geschichteten Plattenepithel der Haut und hautnaher Schleimhäute. Sie sind in diesem Grenzgewebe netzförmig verteilt und an die sie umgebenden Keratinozyten der tieferen Epithelschichten mittels eines E-Cadherin-abhängigen Mechanismus verankert. LC machen etwa 1% aller Epidermalzellen aus und sind in Hämatoxylin-Eosin-gefärbten Schnitten nur schwer oder überhaupt nicht von ihren Symbionten zu unterscheiden. Auf semidünnen bzw. ultradünnen Schnitten erkennt man sie aufgrund ihres stark gelappten Kerns und ihres hellen Zytoplasmas. Im Elektronenmikroskop finden sich die diesen Zellen eigenen Birbeck-Granula. Eine endozytotische Funktion dieser tennisschlägerartigen, pentalaminären zytoplasmatischen Organellen ist wahrscheinlich, jedoch nicht definitiv bewiesen. Die lichtmikroskopische Darstellung von LC normaler

Haut bzw. Schleimhaut erfolgt entweder histochemisch, durch Nachweis einer ATPase-Aktivität, oder immunhistologisch mittels Antikörper gegen an LC – nicht jedoch anderen Epidermalzellen – exprimierte Antigene. Dazu zählen das mit Birbeck-Granula assoziierte Antigen Lag, das CD1a-Antigen, der niedrigaffine Fc-IgG-Rezeptor CD32, der hochaffine Fc-IgE-Rezeptor sowie die vom MHC kodierten Klasse-II-Antigene (HLA-DR, DQ, DP).

Neben epidermalen LC findet sich in der Haut eine zweite Population dendritischer APC, welche sich vorzugsweise um den dermalen Gefäßplexus lokalisiert. Strukturell weisen diese dermalen dendritischen Zellen (*DDC*) lobulierte Zellkerne sowie gefaltete, unregelmäßig konfigurierte Zellmembranen auf. Ihr Zytoplasma erscheint elektronendicht, beinhaltet Organellen für aktiven zellulären Metabolismus, ist aber frei von Birbeck-Granula. Immunphänotypische Charakteristika dieser Zellpopulation sind ihre Positivität für ATPase, CD45, MHC-Klasse-I- und -II-Antigene, CD11b, CD11c, CD36 und Faktor XIIIa. DDC exprimieren CD1a in niedrigerer Dichte als epidermale LC und sind CD14-negativ. Funktionelle Studien zeigten, daß die immunstimulatorische Kapazität von DDC etwa der von kultivierten epidermalen LC entspricht (s. unten). Die Herkunft von DDC ist nicht eindeutig geklärt. Zum Teil handelt es sich wahrscheinlich um aus der Epidermis emigrierende LC (s. unten). Interessanterweise lassen sich Zellen mit dem Immunphänotyp von DDC – im Gegensatz zu LC – aus CD14-positiven Vorläuferzellen generieren. Zumindest eine DDC-Subpopulation scheint somit einer eigenständigen Linie des Systems dendritischer APC der Haut anzugehören.

Ontogenese

So wie auch die übrigen Vertreter der Familie DZ stammen LC von CD34-positiven hämatopoetischen Vorläuferzellen (*HPVZ*) des Knochenmarks ab. Die in vivo eingeschlagenen Reifungs- und Differenzierungsschritte bzw. -wege einer HPVZ zur LC bzw. anderen DC sind nicht genau geklärt. Unter In-vitro-Bedingungen lassen sich LC und andere DC sowohl aus HPVZ als auch aus Monozyten generieren. Aufgrund der dafür erforderlichen Stimuli läßt sich das in Abb. 3.9 dargestellte Konzept der LC/DC-Reifung erstellen.

Werden CD34-positive HPVZ des Knochenmarks oder des peripheren Blutes mit Granulozyten-Makrophagen-Kolonie-stimulierendem Faktor (*GM-CSF*), TNF-α, Stammzellfaktor (*SCF*) und *transforming growth factor-β1* (*TGF-β1*) unter serumfreien Kulturbedingungen stimuliert, so wachsen präferentiell CD1a-positive/HLA-DR-positve Zellen aus, von denen ein Gutteil Birbeck-Granula aufweist, d. h. LC sind. Die In-vitro-Herstellung von LC aus HPVZ ist offenbar strikt an das Vorhandensein von TGF-β1 gebunden und geschieht besonders effizient, wenn als Ausgangspopulation jene CD34-positven Zellen verwendet werden, die

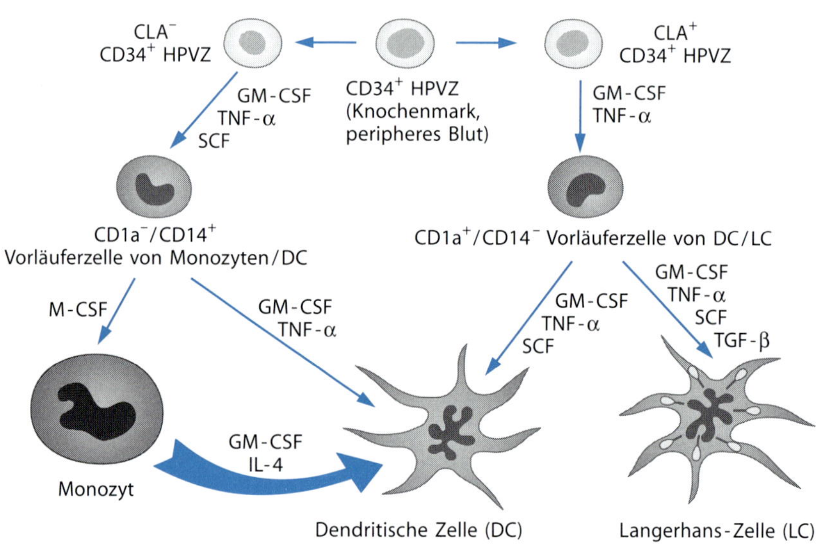

Abb. 3.9. Modell der Zytokin-gesteuerten Entwicklung dendritischer Zellen aus unreifen hämatopoetischen Vorläuferzellen und gereiften Myelozyten

an ihrer Oberfläche das CLA (*cutaneous lymphocyte antigen*)-Antigen exprimieren. Dieses Molekül fehlt den naiven T-Zellen peripherer lymphatischer Organe, wird aber nach antigenem, möglicherweise von der Haut her kommendem Stimulus induziert und weist den so aktivierten T-Zellen den Weg in die Haut zurück. Ob CLA auch als *Homing*-Rezeptor für LC bzw. deren Vorläufer in die Haut fungiert, wird noch zu untersuchen sein.

In vitro aus HPVZ generierte LC bzw. DC weisen im Unterschied zu gewebsständigen LC kostimulierende Moleküle an ihrer Oberfläche auf, wie CD40, CD54, CD80, und fungieren daher auch als potente Stimulatoren nicht nur sensibilisierter, sondern auch naiver T-Zellen.

Die Herstellung großer Mengen DC gelingt besonders leicht und effizient durch kombinierte GM-CSF- und IL-4-Aktivierung CD14-positiver Monozyten des peripheren Blutes (vgl. Abb. 3.9). Nach einer einwöchigen Kultur exprimieren diese Zellen große Mengen an MHC-Antigenen der Klassen I und II, sind durchweg CD1a-, CD4-, CD45RO- und CD11c-positiv, reagieren aber kaum noch mit Anti-CD14-Antikörpern. Sie tragen die kostimulatorischen Moleküle CD40, CD54, CD58, CD80 und CD86 an ihrer Oberfläche und exprimieren – nach zusätzlicher TNF-α(+IL-1β, IL-6)-Stimulation – das DZ-spezifische Molekül CD83. Die klassischen Markermoleküle von T-Zellen (CD3), B-Zellen (CD19, CD20) und NK-Zellen (CD16, CD56) fehlen ihnen. Im Unterschied zu den aus CD34-positven HPVZ mittels GM-CSF/TNF-α/SCF/TGF-β1 generierten CD1a-positiven Zellen sind in den aus Monozyten herstammenden DC Birbeck-Granula nicht oder nur ganz vereinzelt nachweisbar.

Aus Monozyten stammende DC sind potente Stimulatoren primärer und sekundärer T-Zell-Antworten. Sie eignen sich aus diesem Grund und wegen der Möglichkeit, sie in großer Zahl und kurzer Zeit herzustellen, besonders für den klinischen Einsatz. So werden heute Studien vorbereitet bzw. bereits durchgeführt, die klären sollen, ob und, wenn ja, inwieweit mit entsprechenden Antigenen beladene DC imstande sind, antitumorale bzw. antimikrobielle Immunantworten von klinischer Relevanz zu induzieren und/oder zu amplifizieren. Erste ermutigende Ergebnisse solcher Untersuchungen liegen bereits vor. So zeigten sich bei einigen Patienten mit follikulärem B-Zell-Lymphom, die einer mehrmaligen Vakzinierung mit Antigen (dem idiotypischen Antikörper der malignen Zellen) beladenen autologen DC des peripheren Blutes unterzogen worden waren, eindrucksvolle Remissionen der Tumorerkrankung. Die Träger dieser tumorizidalen Abwehrreaktion sind offensichtlich von DC aktivierte MHC-Klasse-I-restringierte zytotoxische T-Zellen. Es sei allerdings bemerkt, daß die für diese Studie verwendeten, frisch aus dem Blut isolierten DC bestimmte Unterschiede, wie CD1a-Negativität, zu den in vitro generierten LC bzw. DC aufweisen und daß daher Rückschlüsse aus klinischen Erfahrungen mit einer bestimmten DC-Population auf den therapeutischen Wert von DC unterschiedlichen Phänotyps nur bedingt zulässig sind.

Phänotyp und Funktion

Wir wissen heute, daß Phänotyp und Funktion von LC durch die von den sie umgebenden Zellen ausgehenden Signale, wie Zytokine, Neuropeptide etc., bestimmt werden. In nicht irritierter Haut residierende bzw. frisch aus dem Gewebsverband herausgelöste menschliche LC sind ATPase^{+++}, CD1a^{+++}, MHC-Klasse-I^{+}- und MHC-Klasse-II^{++}-Zellen mit reichlich Birbeck-Granula. Sie exprimieren den niedrigaffinen Fc-IgG-Rezeptor CD32, den hochaffinen Fc-IgE-Rezeptor, den C3bi-Rezeptor CD11b-CD18 sowie das CD4-Antigen. Frisch isolierte LZ sind ausgezeichnet befähigt, große Proteinantigene im exogenen Präsentationsweg zu prozessieren und den entstandenen HLA-DR/DQ/DP-Peptidkomplex an der Oberfläche zu exprimieren und an aktivierte T-Zellen zu präsentieren. Im Gegensatz dazu sind frisch isolierte LC nur mäßige Stimulatoren einer primären Immunantwort und kaum imstande, naive ruhende T-Zellen zur antigenspezifischen Proliferation anzuregen.

Wird die Homöostase der Epidermis bzw. der Haut gestört, so führen die dabei freigesetzten Mediatoren zu einer dramatischen Veränderung von Phänotyp und Funktion der LC.

Je nach Qualität und Quantität der einwirkenden Noxe kann es zu einer Stärkung oder Schwächung der immunstimulierenden Potenz dieser Zellen kommen.

Nach Einwirkung kontaktsensibilisierender Haptene, nach Hauttransplantation bzw. nach Herauslösung der Epidermalzellen aus ihrem Gewebsverband und anschließender In-vitro-Kultur beginnen Keratinozyten bestimmte Zytokine, wie GM-CSF, TNF-α, IL-1α, verstärkt bzw. neu zu synthetisieren und zu sezernieren, und LC werden zur Produktion von IL-1β, IL-6 und IL-12 angeregt. Werden LC nach mehrtägiger Kultur mit ihren Symbionten bzw. nach Einwirkung von Haptenen untersucht, so zeigen sie ein gegenüber der Ausgangssituation unterschiedliches phänotypisches Profil. Einer Reduktion bzw. einem Verlust mancher Strukturen, wie Fc-IgE-Rezeptor, CD32, ATPase, Birbeck-Granula, steht eine verstärkte Expression von MHC-Antigenen beider Klassen und kostimulatorischer Moleküle, wie CD40, CD54, CD58, CD80, CD86, gegenüber. Durch den Verlust der E-Cadherine büßen sie ihre Verankerung an die umgebenden Keratinozyten ein. Und tatsächlich beobachtet man schon wenige Stunden nach Einwirkung des Kontaktallergens oder nach Ex-vivo-Kultur eines Hautexplants eine Größenzunahme und verstärkte Dendrizität der LC und danach in zunehmendem Maße eine Verschiebung der LC-Population von der Epidermis in die obere Dermis und schließlich in die zu den regionären Lymphknoten führenden afferenten Lymphgefäße.

Die diese Migration induzierenden bzw. begünstigenden Faktoren sind nur teilweise bekannt; IL-1β, TNF-α und bestimmte CD44-Isoformen scheinen wichtig zu sein. Während dieser Wanderschaft machen die LC dieselben phänotypischen Veränderungen durch wie in Epidermalzellkulturen. Diese Metamorphose der LC hat wichtige funktionelle Konsequenzen: nämlich die Umwandlung einer Antigen-prozessierenden Zelle in eine potente Stimulatorzelle der primären Immunantwort. Die für diesen Ausreifungsprozeß der LC verantwortlichen Faktoren sind nicht allesamt bekannt; GM-CSF, IL-1 und CD40-Ligation scheinen jedenfalls eine wichtige Rolle zu spielen. Maximal ausgereifte LC treiben die von ihnen aktivierten naiven T-Zellen in die Typ-1-Richtung, und dies gilt sowohl für MHC-Klasse-II-restringierte CD4-positive Helferzellen (Th1-Zellen) als auch für MHC-Klasse-I-abhängige zytotoxische CD8-positive Zellen (Tz1-Zellen). Am Beispiel des allergischen Kontaktekzems konnte schlüssig gezeigt werden, daß die Produktion von biologisch aktivem, heterodimerem (p40, p35) IL-12 durch ausgereifte LC für die Induktion von T-Zellen vom Typ 1 verantwortlich ist. Die uneingeschränkte, d. h. von keinem Tolerisierungssignal begleitete sensibilisierende Kraft ausgereifter LC und anderer DC ist in Tiermodellen der Transplantations-, Tumor- und Infektionsimmunität eindrucksvoll nachgewiesen worden, und der therapeutische Einsatz solcher bzw. ähnlicher Zellen beim Menschen hat soeben begonnen.

Modulation der Funktion

Aus dem Gesagten soll nicht der Eindruck entstehen, als wäre die über dendritische Antigen-präsentierende Zellen der Haut ausgelöste T-Zell-Antwort stets und ausschließlich vom Typ 1. Schon lange weiß man, daß die kontaktallergische Reaktion Zyklophosphamid-vorbehandelter (Eliminierung von Suppressorzellen) Versuchstiere deutlich stärker ausgeprägt ist als die von unbehandelten Tieren.

Man muß also annehmen, daß bei der Induktion der kutanten Immunantwort oft, vielleicht sogar stets, sowohl sensibilisierende als auch tolerisierende Signale vermittelt werden und daß im Einzelfall die Dominanz eines Signalmusters die Art der klinischen Reaktion determiniert (Abb. 3.10).

Als Prototyp einer tolerisierenden kutanen Immunantwort kann die durch *ultraviolette Strahlung vom Typ B* (UVB) ausgelöste Immunsuppression angesehen werden. Am Mausmodell der Kontaktallergie wurde gezeigt, daß sich bei Tieren, denen ein Kontaktallergen auf ein mit geringen UVB-Dosen bestrahltes Hautareal aufgebracht worden war, die kontaktallergische Reaktion nicht auslösen läßt, ja daß sogar ein erneuter Sensibilisierungsversuch negativ verläuft. Diese Toleranz ist strikt Antigen-spezifisch und läßt sich auf naive Versuchstiere übertragen. Wahrscheinlich handelt es sich bei diesen Antigen-spezifischen Suppressorzellen um T-Zellen vom Typ 2.

Es ist wahrscheinlich, daß dendritische APC der Haut als Induktoren der UVB-bedingten Immuntoleranz fungieren.

Werden UVB-bestrahlten Tieren einige Tage nach epikutaner Immunisierung die regionären Lymphknoten entnommen und die darin enthalte-

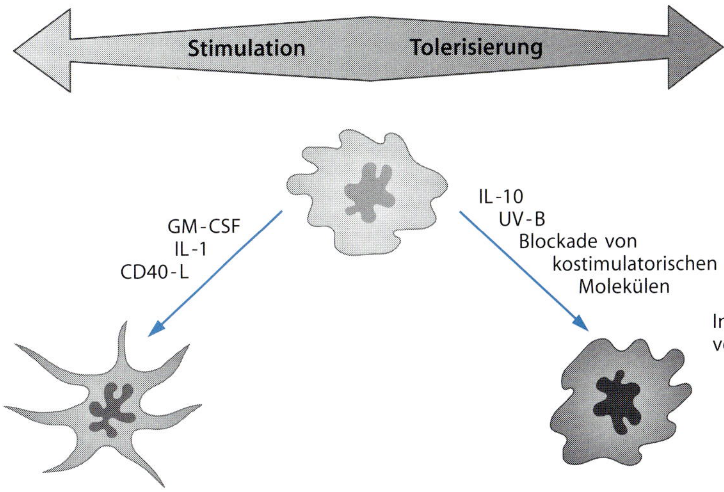

Abb. 3.10. Modulation der immunstimulatorischen und tolerisierenden Funktion dendritischer Zellen

nen DC in angereicherter Form in naive Tiere injiziert, so entwickeln diese Empfängermäuse eine Antigen-spezifische Toleranz. Man muß also annehmen, daß zumindest ein Teil der DC der Haut nach UVB-Bestrahlung die Fähigkeit zur Migration behält, daß aber die Ausreifung der Stimulatorzellen von Typ-1-T-Zell-Antworten unterbleibt. Tatsächlich konnte in vitro gezeigt werden, daß eine UVB-Bestrahlung frisch isolierter Epidermalzellen eine phänotypische und funktionelle Reifung von LC in der Kultur in Dosis-abhängiger Weise inhibiert. Die Aufregulierung von MHC- und kostimulatorischen Molekülen unterbleibt, naive allogene T-Zellen bzw. Antigen-spezifische T-Zell-Klone vom Typ 1 werden nicht oder nur in geringem Maße zur Proliferation bzw. zur Zytokinsynthese (IL-2, IFN-γ) angeregt. Im Gegensatz dazu bleibt jedoch die Fähigkeit zur Aktivierung von T-Zell-Klonen vom Typ 2, zur Sekretion von IL-4 und IL-5 erhalten. Ein wichtiger Faktor für die Konvertierung einer LC zum Tolerogen scheint IL-10 zu sein, ein von UVB-bestrahlten Keratinozyten reichlich produziertes Zytokin. IL-10-behandelte, frisch isolierte LC können T-Zellen vom Typ 2, nicht jedoch solche vom Typ 1 stimulieren und treiben naive T-Zellen in den Zustand klonaler Anergie.

Darüber hinaus sind möglicherweise noch andere Mechanismen für das Zustandekommen einer UVB-induzierten Immuntoleranz verantwortlich, wie beispielsweise die in den oberen Schichten der Epidermis nach UVB-Behandlung entstehende cis-Urokaninsäure sowie der durch UVB verursachte Schaden am Genom. So wurde erst kürzlich gezeigt, daß die Beseitigung von Pyrimidindimeren durch eine in Liposomen verpackte Endonuklease die Antigenpräsentationsfähigkeit von aus UVB-bestrahlter Haut stammenden DC des Lymphknotens wiederherstellt.

Zusammenfassung

Aus dem Gesagten läßt sich unschwer ableiten, daß sich DC vom LC-Typ – je nach Funktionszustand – für unterschiedliche Vakzinierungsstrategien prinzipiell eignen, für die Induktion antitumoraler und antimikrobieller T-Zell-Antworten vom Typ 1 genauso wie für die Ausschaltung Allergen- bzw. autoreaktiver T-Zellen. Es gilt also, unreife, d. h. in Phänotyp und Funktion noch nicht unwiderruflich festgelegte LC/DC selektiv in die eine oder andere Richtung zu treiben, darin zu fixieren und eine Reversion in einen anderen Funktionszustand zu verhindern. Die Tatsache, daß DC verschiedener Provenienz und unterschiedlichen Ausreifungsgrades heute in großer Zahl hergestellt werden können, läßt dieses Vorhaben realistisch erscheinen.

Literatur

Germain RN (1995) MHC-associated antigen processing, presentation, and recognition. Adolescence, maturity, and beyond. The Immunologist 3: 185–190

Hsu FJ, Benike C, Fagnoni F et al. (1996) Vaccination of patients with B-cell lymphoma using autologous antigen-pulsed dendritic cells. Nature Medicine 2: 52–58

Norris DA, Stingl G, Kupper T (eds) (1995) Proceedings of the 43rd Annual Symposium on the Biology of the Skin: „Lymphocytes in Skin Disease: From Activation to Immunodeficiency". J Invest Dermatol 105: 1s–126s
Rammensee HG (1996) Antigen presentation – recent developments. Int Arch Allergy Immunol 110: 299–307
Schuler G, Thurner B, Romani N (1997) Dendritic cells: from ignored cells to major players in T cell-mediated immunity. Int Arch Allergy Immunol 112: 317–322
Steinman RM (1991) The dendritic cell system and its role in immunogenicity. Annu Rev Immunol 9: 271–296
Stingl G, Bergstresser PR (1995) Dendritic cells: a major story unfolds. Immunology Today 16: 330–333
Ullrich SE (1995) The role of epidermal cytokines in the generation of cutaneous immune reactions and ultraviolet radiation-induced immune suppression. Photochem Photobiol 62: 389–401
Watts C (1997) Capture and processing of exogenous antigens for presentation on MHC molecules. Annu Rev Immunol 15: 821–850

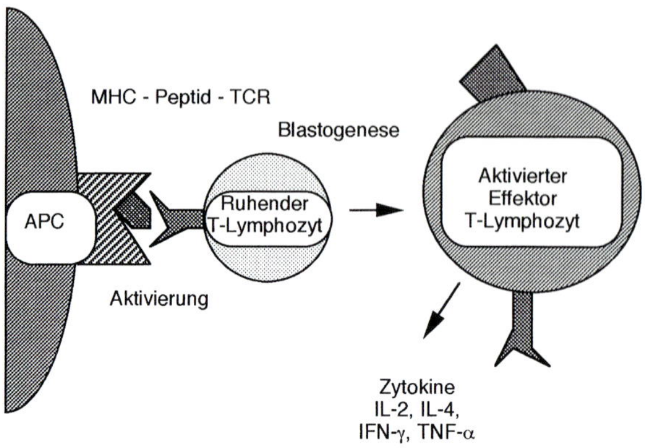

Abb. 3.11. Vorgang der Aktivierung ruhender T-Lymphozyten bis hin zur Zytokinproduktion. *APC* Antigen-präsentierende Zelle; *TCR* T-Zell-Rezeptor; *MHC* Haupthistokompatibilitätskomplex; *TNF-α* Tumornekrosefaktor-α; *Th* T-Helfer-Lymphozyt

3.3 T-Lymphozyten und T-Zell-Zytokine

Martin Röcken

Einleitung

Entwicklung und Auslösung der allergischen Entzündung werden durch T-Lymphozyten gesteuert. Ihre Antigen-spezifischen Rezeptoren bestimmen die Zielstruktur und darüber den Ort der allergischen Entzündung; die Zytokine, die T-Lymphozyten sezernieren, steuern deren Verlauf. Die neuen Erkenntnisse zur Regulation der Zytokinsekretion in T-Lymphozyten erlauben zum einen, den Ablauf der allergischen Entzündung zu verstehen, und zum anderen, pathogenetisch orientierte Therapieansätze zu entwickeln.

3.3.1 T-Lymphozyten, T-Zell-Rezeptor, Antigenerkennung und akzessorische Moleküle

T-Lymphozyten sind funktionell eine heterogene Gruppe von Lymphozyten, die als gemeinsames Merkmal den T-Zell-Rezeptor (*TCR*) tragen.

Der den Immunglobulinen ähnliche TCR erlaubt den T-Lymphozyten die für sie spezifische Antigenstruktur, ein Peptid zu erkennen. Im Gegensatz zu Immunglobulinen erkennt der TCR jedoch nur dann ein Peptid, wenn es ihm vom Haupthistokompatibilitätskomplex (*HLA* oder Major Histocompatibility Complex, *MHC*) präsentiert wird (s. Abschn. 3.2). HLA-A und HLA-B (MHC-Klasse-I) präsentieren Peptide an T-Lymphozyten, die das CD8-Molekül exprimieren und primär als zytotoxische T-Lymphozyten (*Tc*) wirken; HLA-D-Moleküle (MHC-Klasse-II) präsentieren Peptide an T-Lymphozyten, die das CD4-Molekül exprimieren und primär als regulatorische oder T-Helferlymphozyten (*Th*) fungieren.

Damit Th und Tc ein Antigen erkennen und anschließend gegen dieses Antigen eine Immunantwort hervorrufen können, werden mindestens 4 funktionelle Einheiten benötigt:

- der „dreimolekulare" Komplex aus TCR-Peptid-MHC, der die Spezifität und die grundlegenden Bindungsdynamiken bestimmt (Abb. 3.11),
- die funktionelle Stabilisierung des TCR-Peptid-MHC-Komplexes über CD4 oder CD8 und weitere Adhäsionsmoleküle,
- kostimulatorische Moleküle, die unabhängig vom TCR-Peptid-MHC-Komplex Signale übertragen,
- soluble Mediatoren.

Nach heutigen Erkenntnissen besteht die Funktion der Th primär darin, den Verlauf von Immunantworten zu steuern. Die Spezifität wird dadurch gewährt, daß

- immer nur Th aktiviert werden, die ein spezifisches Antigen erkennen, und
- nur aktivierte Th ihre Umgebung meßbar beeinflussen.

Der Einfluß auf die Umgebung, das sind die umgebenden Zellen, ist zum einen durch direkte, Antigen-spezifische Zell-Zell-Interaktionen gegeben, so die Interaktion Antigen-präsentierender Zellen (APC) mit Peptid und Th oder B-Zell-Peptid-Th-Interaktion. Von besonderer Bedeutung scheint aber die Beeinflussung der Umgebung von Th über die von ihnen sezernierten Zytokine oder Lymphokine.

Mit ihren Zytokinen beeinflussen Th nicht nur das Immunglobulinmuster von B-Lymphozyten sondern das biologische Verhalten von APC, Makrophagen, Eosinophilen sowie von Zellen, die nicht der hämatopoetischen Zellreihe zuzuordnen sind.

Da das Zytokinmuster offensichtlich die funktionelle Heterogenität der Th bestimmt, ist die Erforschung der Zytokinregulierung zu einem Schwerpunkt der Immunologie geworden.

Tc scheinen, verglichen mit Th, eher Effektor- als Regulatorfunktionen zu übernehmen. Wichtige Mediatoren, die von diesen Zellen sezerniert werden, sind zytotoxisch und zytolytisch wirkende Proteine. Auch Tc können Zytokine sezernieren; das wichtigste ist nach derzeitigen Kenntnissen IFN-γ. Die physiologische Bedeutung der Produktion anderer Zytokine ist noch nicht gesichert.

3.3.2 T-Zell-Subpopulationen, Schlüsselzytokine mit pro- und antiallergischen Kompetenzen

In der Peripherie bestimmen 4 Faktoren die funktionelle Heterogenität der T-Lymphozyten:

- der TCR,
- die Anwesenheit von CD4 oder CD8,
- der Aktivierungszustand,
- das Zytokinmuster.

Die Aspekte 1 und 2 werden weitgehend während der T-Zell-Entwicklung im Thymus festgelegt und können nicht im Rahmen dieses Buches diskutiert werden. In der Peripherie, hierunter versteht man den Körper jenseits des Thymus, bestimmen Aktivierungszustand und Zytokinmuster die Heterogenität der Th und Tc, die nach heutiger Meinung in einem weitgehend homogenen Aktivierungszustand den Thymus verlassen. Anschließend gehen die Zellen in einen Zustand der Ruhe über, in dem sie als unstimulierte oder naive T-Lymphozyten definiert sind. In diesem Zustand, der sich nur unzureichend durch die An- oder Abwesenheit einiger Oberflächenmoleküle charakterisieren läßt, sind Th oder Tc nur dann aktivierbar, wenn ihnen das für sie zutreffende Peptid von einer professionellen APC, am besten einer dendritischen APC präsentiert wird. Dieser Vorgang findet in der Regel entweder in Lymphknoten oder in der Milz statt.

Während der Aktivierung durch eine professionelle APC (s. Abschn. 3.2) durchlaufen naive Th und Tc eine Reihe von Differenzierungsvorgängen, die nur teilweise kurz angesprochen werden können: Sie werden zu Blasten, teilen sich, gewinnen die Fähigkeit, außer IL-2, das auch naive Th produzieren können, andere Zytokine in großen Mengen zu produzieren, verändern ihre Oberflächenmoleküle, Migrationseigenschaften, Adhäsions- und somit Interaktionseigenschaften (s. Abschn. 3.7, 3.8). Eine Besonderheit von Th und Tc des Menschen ist, daß sie nach Aktivierung auch MHC-Klasse-II exprimieren und somit selbst zu APC für aktivierte Th werden können. Dieser Zustand der Aktivierung, der für einige Stunden, evtl. auch wenige Tage anhalten kann, ist insbesondere dadurch gekennzeichnet, daß die Th Zytokine sezernieren und über diese Zytokine Aktivierung und Differenzierung der umgebenden Zellen hämatopoetischen, aber auch nichthämatopoetischen Ursprungs nachhaltig beeinflussen.

Im Anschluß an die Aktivierung und Expansion stirbt ein Teil der aktivierten T-Lymphozyten, die übrigen gehen in einen Ruhezustand zurück und bilden zusammen den Pool der Gedächtnis-T-Lymphozyten, der Memory Th und Memory Tc, die zusammen mit den voraktivierten B-Lymphozyten für das immunologische Gedächtnis verantwortlich sind. Im Gegensatz zu aktivierten Th/Tc sind sie kleiner, schwerer aktivierbar und sezernieren keine

Tabelle 3.2. Th1-/Th2-Differenzierung: Zelltypen und Zytokine

Zelltyp	Zytokine	Zytokine	Zytokine
Th1	IL-2, IFN-γ, LT	IL-3, GM, TNF, CK	-
Tc1	IL-2, IFN-γ, LT	IL-3, TNF, CK	-
Th0	IL-2, IFN-γ, LT	IL-3, GM, TNF, CK	IL-4, -5, -6, -9, -10, -13
Th2	-	IL-3, GM, TNF, CK	IL-4, -5, -6, -9, -10, -13
Tc2	-	IL-3, GM, TNF, CK	IL-4, -5, -6, -9, -10, -13

CK Chemokine; *GM* granulocyte-macrophage colony-stimulating factor; *LT* Lymphotoxin; *Tc* zytotoxischer T-Lymphozyt; *Th* T-Helferzelle; *TNF* Tumornekrosefaktor; *IL* Interleukin; *IFN* Interferon.

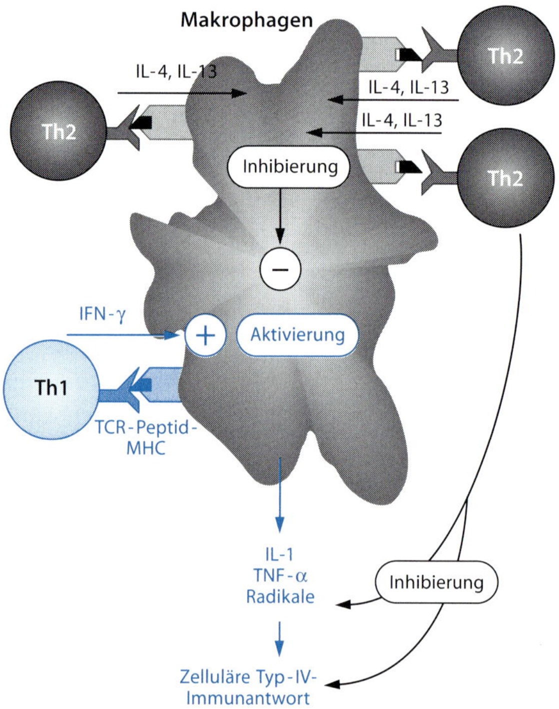

Abb. 3.12. Steuerung der Typ-IV-Immunantwort über aktivierende Th1 und inhibierende Th2. *APC* Antigen-präsentierende Zelle; *TCR* T-Zell-Rezeptor; *MHC* Haupthistokompatibilitätskomplex; *TNF-α* Tumornekrosefaktor-α; *Th* T-Helferzelle

oder deutlich weniger Zytokine (ein bis drei Zehnerpotenzen). Insgesamt ist der Zustand der Gedächtniszellen wenig charakterisiert. Es ist davon auszugehen, daß es sich um einen dynamischen Zustand handelt, der von der Intensität und der Zeit der zurückliegenden Stimulation abhängt. Von naiven Th/Tc unterscheiden sich die Gedächtniszellen in erster Linie dadurch, daß sie leichter und schneller aktivierbar sind, aber ganz besonders dadurch, daß sie auf eine nachfolgende zweite, dritte oder noch spätere Aktivierung hin ein bereits vorbestimmtes Muster an Zytokinen sezernieren. Das Spektrum des Zytokinmusters, das Memory Th während einer zweiten oder späteren Aktivierung sezernieren, wird während der ersten Stimulation weitgehend festgelegt und erfährt in der Folge eine immer weitergehende Differenzierung.

Th können prinzipiell ein großes Spektrum unterschiedlicher Zytokine sezernieren (Tabelle 3.2). Im Laufe ihrer Differenzierung schränkt sich auch das Zytokinmuster immer mehr ein und die Th können sich zu antagonistischen Phänotypen entwickeln, die für die Entstehung allergologischer und entzündlicher Erkrankungen von großer Bedeutung sind. Th können sich einmal zu Th1 entwickeln, T-Lymphozyten, die vorwiegend IL-2 und IFN-γ sezernieren, dafür aber weder IL-4, IL-5, IL-9 noch IL-13. Den funktionellen Gegenpol stellen die Th2, Th, die die Zytokine der IL-4-Familie sezernieren (IL-4, IL-5, IL-9, IL-13), aber weder IL-2 noch IFN-γ (vgl. Tabelle 3.2). Th, die sowohl Th1 als auch Th2 Zytokine sezernieren, bilden das große Spektrum der Th0 (vgl. Tabelle 3.2). Diese Unterteilung hat insofern große Bedeutung, als Th1 und Th2, beziehungsweise Th1- und Th2-ähnliche Zytokinmuster, den Ablauf der Immunantworten in vivo Antigen-spezifisch regulieren können.

Th1 werden als die wichtigsten Promotoren für Immunantworten vom zellulären Typ, die oft wie im Englischen auch *delayed type hypersensitivity reactions* (DTH-Reaktionen) genannt werden, angesehen. Über die Produktion von IL-2 aktivieren sie Tc und unterstützen die Typ-IVb-Reaktion. Über die Produktion von IFN-γ aktivieren sie Makrophagen und verwandte Zellen, initiieren die Sekretion von IL-12 und TNF-α und führen so zur Typ-IVa-Reaktion (Abb. 3.12). Die wichtigsten Gegenspieler sind die Th2. Auf der einen Seite inhibieren sie die Th1-vermittelte Aktivierung der Typ-IVa-Reaktion (vgl. Abb. 3.12). Zum anderen sind die Zytokine der IL-4-Familie synergistisch für die IgE-vermittelten Typ-I-Reaktionen verantwortlich. IL-4 und IL-13 induzieren den IgE-Switch in B-Lymphozyten; IL-5 ist ein wichtiger Mediator für die Freisetzung und Aktivierung von eosinophilen Granulozyten (s. Abschn. 3.1, 3.6).

3.3.3 T-Zell-Aktivierung und -Differenzierung

Die Differenzierung von Th in Richtung Th1 oder Th2 findet während der Aktivierung durch APC statt. Dies gewährleistet, daß der Lymphokinphänotyp einer Immunantwort immer Antigen-spezifisch ist; nur die T-Lymphozyten, die gemeinsam durch ein Antigen aktiviert werden, weisen ein verwandtes Lymphokinmuster auf. Zahlreiche Vorgänge sind in die Differenzierung von Th in Richtung Th1 oder Th2 involviert. Zu diesen Faktoren, die die Entwicklung des Zytokinmusters von Th und Tc während des Vorgangs der Aktivierung beeinflussen, zählen: Die TCR-Peptid-MHC-Interaktion, CD4, CD8 und weitere Adhäsionsmoleküle, kostimulatorische Moleküle, das Zytokinmuster der APC sowie Zytokine, die von Bystanderzellen sezerniert werden (Tabelle 3.3). Bei der Differenzierung von Th in Richtung Th1 oder Th2 kommt insbesondere einigen Zytokinen ein großes Gewicht zu (Abb. 3.13; vgl. Tabelle 3.3).

Wichtig ist, daß die Differenzierung von Th in Richtung Th1 oder Th2 nur während der Stimulation über den TCR erfolgt.

Somit ist für die Induktion von Th1 oder Th2 ein „Zweisignalesystem", das aus Antigenstimulation plus Zytokin besteht, elementar (vgl. Abb. 3.13).

Unter den bisher untersuchten Bedingungen ergab sich immer, daß für die Induktion von IL-4 produzierenden Th die Gegenwart von IL-4 unbedingt erforderlich ist (vgl. Abb. 3.13). Kein weiteres bekanntes Zytokin kann die Gegenwart von IL-4 ersetzen. Die Entwicklung von Th1 während der Stimulation mit Antigen können dagegen 3 Zytokine fördern: IL-12, IFN-α und die Abwesenheit von IL-4 (vgl. Abb. 3.13).

Bei der Induktion von Th1 und Th2 aus naiven T-Lymphozyten handelt es sich nicht, wie ursprünglich vielfach vermutet, um die Expansion prädeterminierter Phänotypen, sondern um ein Phänomen der Differenzierung naiver T-Lymphozyten in Richtung Th1 oder Th2. Da sich gezeigt hat, daß die von Th1 und Th2 sezernierten Zytokine den Verlauf von Immunantworten kritisch beeinflussen, sogar das dominierende Signal darstellen, hat die gezielte Induktion von Th1 oder Th2 – entweder als Prävention im Rahmen von Impfungen oder als Therapie bei bestehenden Erkrankungen – großes medizinisches Interesse erlangt. Ein weiteres wichtiges Forschungsziel, das sich aus dieser Erkenntnis entwickelt hat, gilt der Stabilität und der Flexibilität des Zytokinmusters bei bereits etablierten Immunantworten.

Neben dem in Abb 3.12 dargestellten „Zweisignalesystem" für die gezielte Induktion von Th1

Tabelle 3.3. In die Th1-/Th2-Differenzierung involvierte Signale

Signalstärke	Induktion von	
	Th1	Th2
Stark	Antigen + IL-12 Antigen + IFN-α Antigen + Anti-IL-4	Antigen + IL-4
Schwach	B7.1 (CD80)	B7.2 (CD86) Anti-CD28+IL1-β Steroide
	Prostaglandin E2 → cAMP ↑	
	Hohe Peptidaffinität Hohe Peptidkonzentration Sehr niedrige Peptidkonzentration	Niedrige Peptidaffinität Niedrige Peptidkonzentration

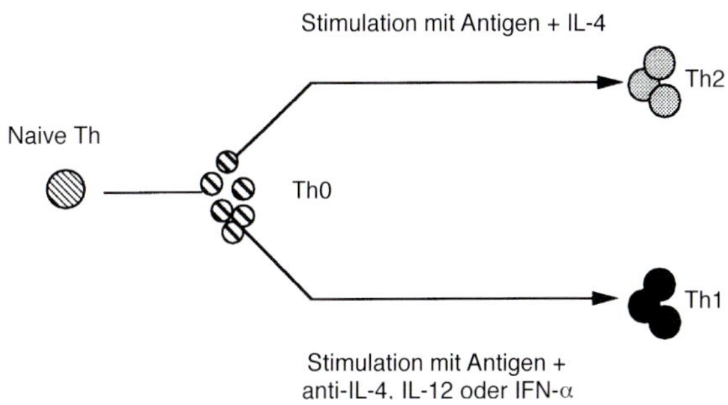

Abb. 3.13. Entwicklung von Th1 und Th2. Periphere CD+-T-Helferlymphozyten (*Th*) sind nicht für den Th1- oder Th2-Phänotyp vorbestimmt. Die Bedingungen der Aktivierung bestimmen, in welche Richtung sich eine naive Th entwikkelt. *IL* Interleukin; *IFN* Interferon; *Th* T-Helfer-Lymphozyt

oder Th2 beeinflussen weitere Signale die Entwicklung von Th1 oder Th2 unter physiologischen Bedingungen (vgl. Tabelle 3.3). Das Gleichgewicht der in Tabelle 3.3 aufgeführten Signale scheint die primären Signale für die In-vivo-Differenzierung von T-Lymphozyten in Th1 oder Th2 unter natürlichen Bedingungen darzustellen. Unter experimentellen und therapeutischen Bedingungen scheint aber die Kombination aus Antigenstimulation plus IL-4 für die Th2-Induktion und die Kombination aus Antigenstimulation plus IL-12/IFN-α für die Th1-Induktion, die übrigen Signale zu dominieren (Abb. 3.13) – ein Aspekt, der für die Entwicklung therapeutischer Strategien wichtig ist und in vivo eine Antigen-spezifische Zytokinregulation erlauben sollte.

3.3.4 Molekulare Regulation

Über die molekulare Regulation von Th1- und Th2-Zytokinen ist bis heute relativ wenig bekannt; insbesondere ist unbekannt über welche Signale der eine oder andere Phänotyp induziert wird. Ein wichtiger Forschritt gelang durch die Aufklärung von 3 intrazellulären Strukturen:

- die Beschreibung der Promotorregionen von IL-4, IFN-γ und anderer Zytokine,
- die Entdeckung der Janus-Kinasen, denen bei der Signalübertragung im Bereich der Zytokinrezeptoren eine wichtige Rolle zukommt, und insbesondere
- die zwischen Janus-Kinasen und Zellkern vermittelnden STAT-Faktoren (Abb. 3.14).

STAT-Faktoren bilden eine Gruppe von Proteinen die als *signal transducers and activators of transcription* bezeichnet werden. Letztere sind insofern für Allergien und DTH-Reaktionen von zentraler Bedeutung, als klar gezeigt werden konnte, daß durch die Ausschaltung von STAT6 (STAT-Faktoren und Janus-Kinasen wurden ihrer Entdeckung folgend durchnumeriert) die Entwicklung von Th2 und durch die Ausschaltung des STAT4 die Entwicklung von Th1 blockiert wird. Passend zu dieser Beobachtung und den oben erläuterten zellulären Daten wurde gezeigt, daß STAT6 durch IL-4 und STAT3 und 4 durch IL-12 und IFN-α aktiviert werden. Die funktionelle Charakterisierung der STAT-Faktoren und vorgeschalteten Janus-Kinasen wird die intrazelluläre und molekulare Regulation der Th1-/Th2-Entwicklung in den kommenden Jahren aufklären. Zum gegenwärtigen Stand kann die molekulare Regulation von IL-4 und IFN-γ wie folgt dargestellt werden:

- IL-12 und IFN-α fördern über die Aktivierung von STAT 3 und 4 die Entwicklung von Th1,
- IL-4 fördert über die Aktivierung von STAT6 die Entwicklung von Th2.

Im Bereich der Effektorfunktionen wird die Th2-Antwort ebenfalls über STAT6 reguliert; für die IFN-γ-mediierten Th1-Antworten ist dagegen STAT1 essentiell.

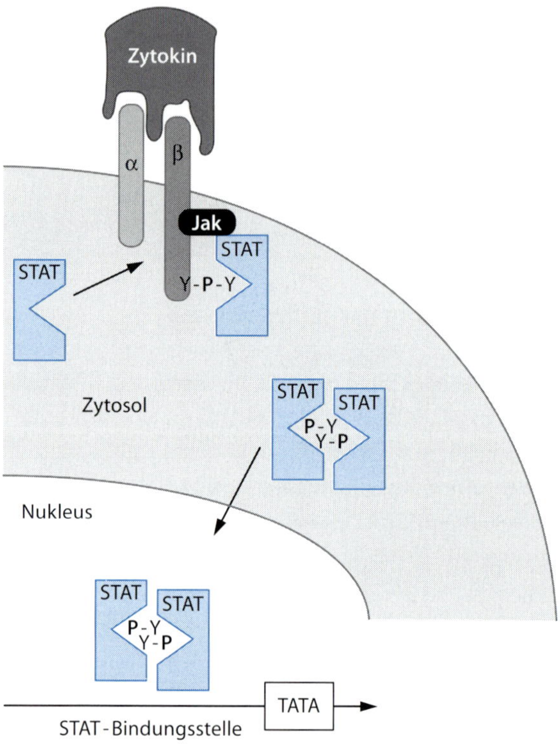

Abb. 3.14. Die Signalkaskade vom Zytokin bis zur DNA. über die Aggregation von 2 Zytokinrezeptoren werden Janus-Kinasen (*Jak*) aktiviert; es kommt zur Phosphorylierung von Tyrosin (*P*-Y). Anschließend erfolgt die Dimerisierung von 2 STAT, die als Homodimer in den Zellkern wandern und dort über die Bindung an Promotorsequenzen zur Genaktivierung führen. *TATA* DNA-Motiv in einer Promotorregion; α- und β-assoziiertes Heterodimer eines Zytokinrezeptors

Literatur

Abbas AK, Murphy KM, Sher A (1996) Functional diversity of helper T lymphocytes. Nature 383: 787–793
Breit S, Steinhoff M, Blaser K, Heusser CH, Seebald W, Levine AD, Röcken M (1996) A strict requirement of interleukin-4 (IL-4) for induction of IL-4 in antigen-stimulated human T cells. Eur J Immunol 26: 1860–1865
Ihle JN (1996) STATs: Signal transducers and activators of transcription. Cell 84: 331–334
Kapsenberg ML, Wierenga EA, Bos JD, Jansen HM (1991) Functional subsets of allergen-reactive human CD4+ T cells. Immunol Today 12: 392–395
Leonard WJ (1996) STATs and cytokine specificity. Nature Med 2: 968–969
Mosmann TR, Sad S (1996) The expanding universe of T-cell subsets: Th1, Th2 and more. Immunol Today 17: 138–146
Paul WE, Seder RA (1994). Lymphocyte responses and cytokines. Cell 76: 241–251
Powerie F, Coffman RL (1993) Cytokine regulation of T-cell function: potential for therapeutic intervention. Immunol Today 14: 270–274
Romagnani S (1994) Lymphokine production by human cells in disease states. Ann Rev Immunol 12: 227–257
Röcken M, Urban JF, Shevach EM (1994) Antigen-specific activation, silencing and reactivation of the IL-4 pathway in vivo. J Exp Med 179: 1885–1893
Röcken M, Shevach EM (1996) Immune deviation the third dimension of functional T cell tolerance. Immunol Rev 149: 175–194

3.4 Haptene und Delayed Type Hypersensitivity

Alexander H. Enk und Jürgen Knop

Einleitung

Die allergische Kontaktdermatitis ist eine durch kleine, chemisch sehr reaktive Moleküle (sog. Haptene) hervorgerufene Erkrankung. Immunologisch wird sie zu den Typ-IV-Reaktionen nach Gell und Coombs gerechnet. Zahlreiche experimentelle Studien haben in den letzten Jahren grundlegende Mechanismen der Entstehung einer solchen Typ-IV-Reaktion erklären können. Vor allem die Natur der initialen Zytokinsignale und die Zusammensetzung der T-Zell-Antwort sind dabei intensiv untersucht worden. Aus den Ergebnissen dieser Arbeiten lassen sich nunmehr auch wertvolle therapeutische Ansätze ableiten.

3.4.1 Zelluläre Grundlagen

Allergische Reaktionen vom verzögerten Typ oder *delayed type hypersensitivity* reactions (*DTH*) unterscheiden sich maßgeblich in 2 Punkten von den übrigen Formen der allergischen Reaktionen. Ein wesentliches Unterscheidungskriterium dieser Typ-IV-Allergie sind die Effektorzellen dieser Reaktionen. Hier dominieren T-Lymphozyten, im Gegensatz zu den übrigen Antikörper-vermittelten Allergieformen. Experimentelle Beweise für die Übertragbarkeit dieser Allergieform durch Zellen wurden bereits zu Anfang dieses Jahrhunderts von Landsteiner erbracht, der zeigte, daß sich Typ-IV-Allergien von Tier zu Tier nur durch Leukozyten, nicht durch Serum übertragen lassen.

Genaue Charakterisierungen definieren die für die Übertragbarkeit dieser Allergieform verantwortlichen Leukozyten, als T-Lymphozyten.

Ein weiteres Kriterium, welches DTH-Reaktionen von den übrigen Allergieformen abgrenzt, ist die verzögerte Zeitkinetik. Wie sich aus ihrer Entstehungsweise herleiten läßt, benötigt das Auftreten der Reaktion 24–48 h.

Haptene

Allergisch bedingte Formen der DTH (abzugrenzen von den durch Proteinantigene bedingten Formen, wie der Tuberkulinreaktion) werden meist durch sog. Haptene hervorgerufen.

Haptene sind Stoffe, die zu klein sind, um selbst vom Immunsystem erkannt werden zu können.

Um „allergen“ zu werden, bedarf es für sie einer Bindung an Peptid- oder Proteinstrukturen, die dann von den T-Lymphozyten bei geeigneter Präsentation durch eine Antigen-präsentierende Zelle (*APC*) erkannt werden können. Beispiele für solche Haptene sind die Metallsalze von Nickel und Chromat sowie Substanzen wie Pentadecylcatechol, das Allergen des Poison ivy, oder 2,4-Dinitrochlorbenzol (*DNCB*). Alle diese Substanzen sind bekannte *Kontaktallergene*. Die allergische Kontaktdermatitis der Haut soll aufgrund ihrer herausragenden klinischen Bedeutung und weiten Verbreitung im folgenden als Beispiel einer DTH verwendet werden.

3.4.2 Induktionsphase einer Delayed Type Hypersensitivity

Haptenbindung

Haptene sind üblicherweise (Metallsalze haben eine Sonderstellung) chemisch sehr reaktive, lipophile Substanzen, die starke, oft kovalente Bindungen mit Peptiden oder Proteinen eingehen können. Beim Auftragen eines Kontaktallergens beispielsweise auf der Haut kommt es daher zu einer starken Bindung des Haptens an alle möglichen Proteinstrukturen auf den verschiedenen Zelltypen der Epidermis und Dermis (Keratinozyten, Langerhans-Zellen, Melanozyten, Fibroblasten), wobei die Aminogruppen des Lysins bevorzugte Bindungsstellen für zahlreiche Allergene zu sein scheinen (Abb. 3.15 und 3.16). Eine Ausnahme bilden Metallsalze, die bevorzugt an Histidinreste binden. Es ist bislang noch nicht endgültig geklärt, welche dieser Bindungen entscheidend für die Entwicklung einer Sensibilisierung ist. Es wird jedoch vermutet, daß es sich um Bindungen an Moleküle des Haupthistokompatibilitätskomplexes (major histocompatibility complex, *MHC*) handeln muß. Arbeiten von Weltzien haben zeigen können, daß Haptene sich an Peptide anlagern können, die in den MHC-Molekülen gebunden sind, wobei der Position der Lysinreste für die Erkennung durch T-Lymphozyten eine besondere Rolle zuzukommen scheint. Es ist aber weiter unklar, ob Haptene auch direkt an MHC-Moleküle binden oder auch andere Moleküle, wie das CD1, zur Präsentation von Haptenen genutzt werden können. Des weiteren ist noch offen, ob Haptene von APC prozessiert werden müssen (Abb. 3.17).

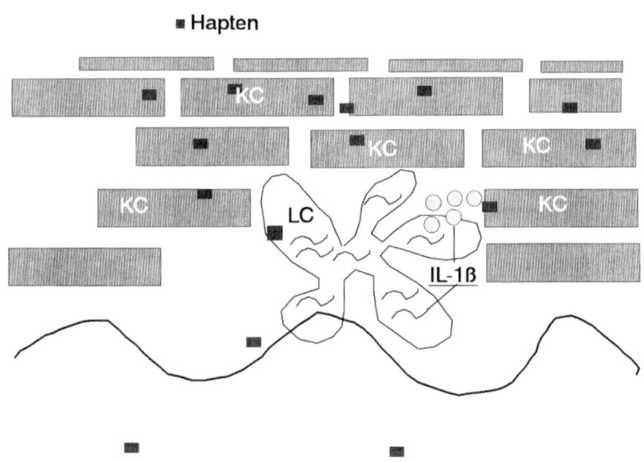

Abb. 3.15. Der Kontakt der Epidermis mit Haptenen führt zur Bindung an unterschiedlichste zelluläre Strukturen (*KC* Keratinozyten, *LC* Langerhans-Zellen). Die Bindung an die LC führt zur frühen Induktion von IL-1β auf mRNA und Proteinebene

Aktivierung der APC

Neben der unspezifischen Bindung der Haptene an zahlreiche zelluläre Strukturen der Epidermis (Keratinozyten, Melanozyten etc.) kommt es auch zur Bindung an epidermale Langerhans-Zellen (*LC*), welche als professionelle APC der Epidermis gelten (Abb. 3.18). Diese Zellen gehören zum System der dendritischen Zellen (*DC*) und sind daher in der Lage, primäre Immunantworten an nichtsensibilisierten Individuen in Gang zu setzen. LC der Epidermis haben die Aufgabe, Antigene in der Peripherie zu erkennen und aufzunehmen und dann über die efferenten Lymphgefäße in die Lymph-

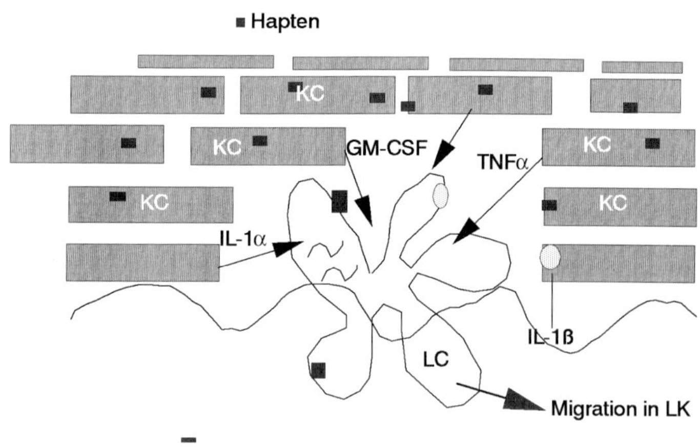

Abb. 3.16. Durch die Freisetzung von IL-1β aus epidermalen Langerhans-Zellen (*LC*) kommt es zur Ausschüttung einer Zytokinkaskade aus den umliegenden Keratinozyten (*KC*), welche zur Reifung und Migration der LC in den regionären Lymphknoten (*LK*) führen

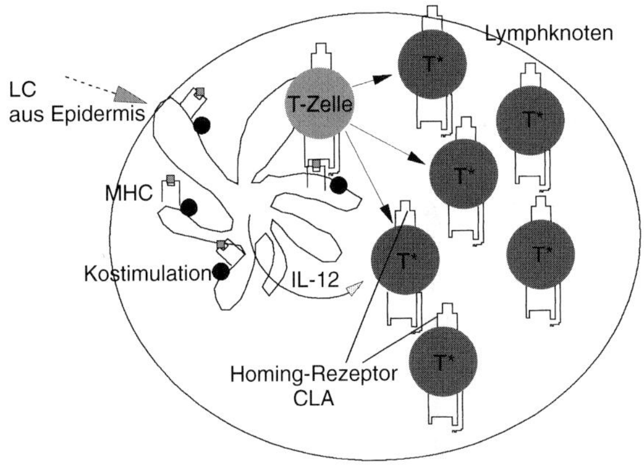

Abb. 3.17. Langerhans-Zellen (*LC*) gelangen über die lymphatischen Gefäße aus der Haut in den regionären Lymphknoten. Dort „finden" sie die passenden T-Lymphozyten und induzieren durch Präsentation von Antigen und Kostimulation die Induktion und Teilung sensibilisierter T-Lymphozyten (*T**). Diese „hautassoziierten" T-Lymphozyten exprimieren den Rezeptor *CLA* (cutaneous leukocyte associated antigen). Es kommt ferner zur Sekretion von IL-12 durch LC und Induktion einer Th1-Immunantwort

knoten zu transportieren. Diese Zellen werden nunmehr durch Kontakt mit den Haptenen, die als Allergene fungieren, aktiviert. Es ist vermutlich, wie oben ausgeführt, die Bindung des Haptens an MHC-Moleküle oder darin gebundene Peptide, die zur Aktivierung der LC führt. Eine Möglichkeit der Aktivierung besteht darin, daß Signaltransduktionsketten direkt über den MHC-Komplex weitergeleitet werden. Diese Signalketten führen u. a. zur Induktion von Zytokingenen, wobei in den LC das IL-1 das erste Signal zu sein scheint, welches nach Allergenkontakt gebildet wird. Diesem Zytokin kommt in der nachfolgend induzierten Zytokinkaskade der Epidermis die Rolle eines Masterzytokins zu. Von der LC gebildetes IL-1 wirkt als Initiator für die Freisetzung von zahlreichen anderen Zytokinen in den umliegenden Keratinozyten (*KC*), die u. a. TNF, IL-1, GM-CSF, IL-6 etc. bilden und dadurch ein Milieu in der Epidermis hervorrufen, welches wiederum auf die LC zurückwirkt und diese zur Reifung (verstärkte Expression von MHC-Klasse-II-Molekülen und Kostimulatoren) und schließlich Migration anregt. In der Tat kann die Injektion eines Anti-IL-1-Antikörpers diesen Prozeß unterbinden und die Entwicklung einer Sensibilisierung verhindern.

Migrationsphase

Wie oben bereits angedeutet, führt die durch IL-1 induzierte Zytokinkaskade der Epidermis zur Induktion eines Reifungsprozesses in der LC. Die Zelle beginnt bereits in der Epidermis nach 8 h, eine verstärkte Expression von MHC-Klasse-II-Molekülen zu zeigen. Kurz darauf läßt sich auch zeigen, daß die LC-Dichte der Epidermis abnimmt, wobei korrespondierend die Anzahl MHC-Klasse-II-positiver DC in afferenten Lymphbahnen und Lymphknoten zunimmt. In Experimenten mit Allotransplantaten hat man ferner das Erscheinen von Hapten-markierten allogenen DC in den regionären Lymphknoten der Empfängertiere nachweisen können. All diese Daten deuten darauf hin, daß LC nach Allergenkontakt in den regionären Lymphknoten auswandern.

Abb. 3.18. Auslösephase einer Kontaktallergie. Im Gewebe liegen bereits zahlreiche sensibilisierte T-Lymphozyten (*T**) bereit, die bei erneutem Antigenkontakt und Antigenpräsentation über lokale *APC* proliferieren können. Diese sensibilisierten T-Lymphozyten haben über den Marker *CLA* und den Rezeptor *E-Selektin* an den Endothelien den Weg in die Haut gefunden. Die Ausschüttung von Zytokinen führt dann unspezifisch zur Infiltration von Neutrophilen (*N*), Eosinophilen (*Eo*) und anderen Entzündungszellen

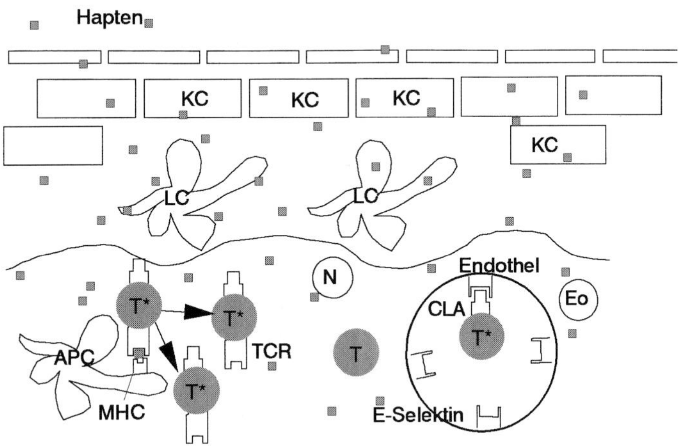

T-Zell-Stimulation im regionären Lymphknoten

Im Rahmen ihrer Migration in den regionären Lymphknoten reift die LC weiter. Dort angekommen exprimieren sie eine hohe Anzahl von MHC-Klasse-II-Molekülen und kostimulatorischen Molekülen wie CD80, CD86 oder HSA. Dieser Reifungsprozeß läßt sich unter Kulturbedingungen sehr gut nachahmen, wie erstmals Arbeiten von Schuler und Mitarbeitern haben zeigen können. LC entwickeln sich dabei von potenten Antigen-prozessierenden Zellen mit wenig MHC-Molekülen und Kostimulatoren zu potenten Antigen-präsentierenden Zellen mit entsprechend vielen MHC-Molekülen, die aber kaum mehr zur Antigenpräsentation in der Lage sind. Diese so gereiften Zellen suchen sich nun die T-Lymphozyten im Lymphknoten, deren T-Zell-Rezeptor (*TCR*) auf die an ihre MHC-Moleküle gebundenen Antigene paßt. Diese T-Lymphozyten werden aktiviert und beginnen sich zu teilen, wobei von den DC IL-12 gebildet wird, das die Entwicklung der T-Lymphozyten zum Th1-Typ bewirkt. Diese Daten bestätigen das klassische Konzept, nach dem DC der Haut präferentiell zur Differenzierung von Th1-Lymphozyten führt, die ihrerseits als die zentralen Mediatoren einer DTH-Immunantwort angesehen werden. Noch schwierig einzuordenen sind kürzlich erschienene Berichte, nach denen unter bestimmten Bedingungen auch Th2-Lymphozyten zur Vermittlung einer DTH-Reaktion in der Lage sind.

3.4.3 Auslösephase

Im sensibilisierten Organismus rezirkulieren nunmehr spezifisch sensibilisierte T-Lymphozyten, die in Folge der „Erziehung" in hautassoziierten lymphatischen Geweben über hautspezifische Adhäsionsmoleküle verfügen. Diese Adhäsionsmoleküle, *cutaneous leukocyte associated antigen* oder *CLA*, binden über E-Selektin an die Endothelzellen der Dermis und finden so leicht den Weg zurück in die Haut. Daher liegen beim erneuten Kontakt des sensibilisierten Organismus bereits zahlreiche sensibilisierte T-Lymphozyten vor, die bei erneuter Stimulation durch Antigen-präsentierende Zellen schnell proliferieren und in die Haut einwandern können. Bei der erneuten Antigenpräsentation werden sowohl durch APC wie auch durch T-Lymphozyten Mediatoren freigesetzt, die entweder, wie IL-15, direkt oder aber indirekt, wie IFN-γ oder IL-4, über Stimulation der Produktion von Chemotaxinen wie IL-8 oder Eotaxin ihrerseits weitere Entzündungszellen anziehen. Neutrophile, Eosinophile oder Th1-und Th2-Lymphozyten besitzen spezifische Rezeptoren für die Chemotaxine, so daß neben dem spezifischen auch ein unspezifisches entzündliches Infiltrat entsteht. In diesem Zusammenhang sei darauf hingewiesen, daß auch die Antigenpräsentation jetzt nicht mehr von LC geleistet werden muß. Neuere Daten weisen darauf hin, daß diese Aufgabe vornehmlich von infiltrierenden Makrophagen geleistet wird, während LC in dieser Phase eher eine inhibitorische Wirkung auf die Entzündungsreaktion zu haben scheinen.

Literatur

Aiba S, Katz SI (1990) Phenotypic and functional characteristics of in vivo-activated Langerhans cells. J Immunol 145: 2791–2798

Cher DJ, Mosmann TR (1987) Two types of murine helper T cell clone. II. Delayed-type hypersensitivity is mediated by TH1 clones. J Immunol 138: 3688–3698

Enk AH, Katz SI (1992) Early molecular events in the induction phase of contact sensitivity. Proc Natl Acad Sci USA 89: 1398–1402

Enk AH, Angeloni VL, Udey MC, Katz SI (1993) An essential role for Langerhans cell-derived IL-1 beta in the initiation of primary immune responses in skin. J Immunol 150: 3698–3703

Hauser C, Katz SI (1988) Activation and expansion of hapten- and protein-specific T helper cells from nonsensitized mice. Proc Natl Acad Sci USA 85: 5625–5632

Kripke ML, Munn CG, Jeevan A, Tang JM, Bucana C (1990) Evidence that cutaneous antigen-presenting cells migrate to regional lymph nodes during contact sensitization. J Immunol 145: 2833–2842

Landsteiner K, Chase M (1942) Experiments on transfer of cutaneous sensitivity to simple compounds. Proc Soc Exp Biol Med 49: 688–695

Macher E, Chase MW (1969) Studies on the sensitization of animals with simple chemical compounds. XII. The influence of excision of allergenic depots on onset of delayed hypersensitivity and tolerance. J Exp Med 129: 103–122

Müller G, Saloga J, Germann T, Schuler G, Knop J, Enk A (1995) IL-12 as a mediator and adjuvant for the induction of contact sensitivity in vivo. J Immunol 155: 4661–4668

Ortmann B, Martin S, Bonin A von, Schultz E, Hoschützky H, Weltzien U (1992) Synthetic peptides anchor T-cell-specific TNP epitopes to MHC antigens. J Immunol 148: 181–204

Schuler G, Steinman R (1984) Murine epidermal Langerhans cells mature into potent immunostimulatory dendritic cells in vitro. J Exp Med 161: 526–536

3.5 B-Lymphozyten und der Antikörperklassenwechsel zu IgE

Matthias Lorenz und
Andreas Radbruch

Einleitung

Beim Klassenwechsel der Antikörper werden die Gensegmente für die konstante, immunologische Funktionen vermittelnde Region der schweren Kette (Klasse) durch Rekombinationen ausgetauscht. Diese Rekombinationen finden bei der Aktivierung von B-Lymphozyten statt. Durch Zytokine werden bestimmte Klassen ausgewählt.

3.5.1 IgE – Schlüsselmolekül der Allergie

Antikörper (Abb. 3.19) binden mit ihren „variablen“ Regionen an Antigene. Das gebundene Antigen wird dann komplexiert und ausgefällt, von Phagozyten gefressen, von Komplement- oder Killerzellen attackiert, oder es veranlaßt Granulozyten zur Entleerung ihrer Granula. Diese unterschiedlichen Effekte werden durch unterschiedliche „konstante“ Regionen des bindenden Antikörpers erzielt, die jeweils spezifisch von zellgebundenen Rezeptoren, den Fc-Rezeptoren, und Serumproteinen erkannt werden. Die *Antikörper* des Menschen werden anhand ihrer *„konstanten“ Regionen* in die Klassen IgM, IgD, IgG3, IgG1, IgA1, IgG2, IgG4, IgE und IgA2 eingeteilt, wobei diese Aufzählung der physikalischen Anordnung der entsprechenden Gene auf dem Chromosom entspricht (vgl. Abb. 3.21). Bevor es selbst Antigen gebunden hat, bindet freies *IgE* mit niedriger Affinität über den Fcε-Rezeptor-II (*Fcε*RII, CD23) an eosinophile Granulozyten und mit hoher Affinität über den FcεRI an basophile Granulozyten und Mastzellen, die so die Fähigkeit erhalten, spezifisch die betreffenden Antigene zu erkennen. Kreuzvernetzung mehrerer, FcεRI-gebundener IgE-Moleküle auf der Oberfläche dieser Zellen durch Allergen führt dann zur Sekretion von Mediatoren der lokalen Gefäßerweiterung, Muskelkontraktion und Schleimsekretion, kurzum: zu den Symptomen der IgE-vermittelten Allergien. Immunreaktionen, bei denen sezerniertes IgE gebildet wird, sind also Voraussetzung und Schlüsselereignis dieser Allergien.

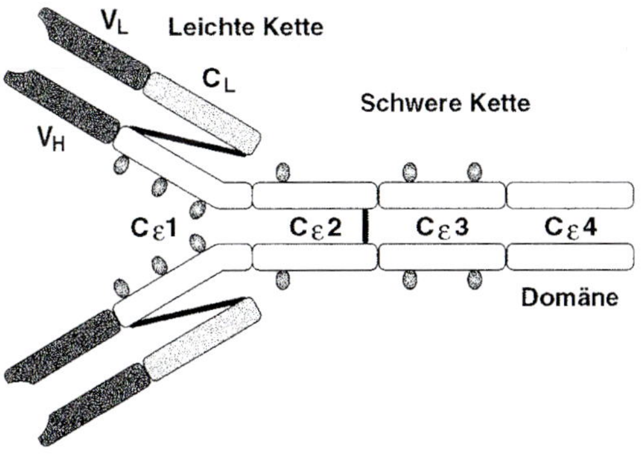

Abb. 3.19. Struktur des menschlichen IgE-Antikörpers. Er besteht aus 2 leichten und 2 schweren Peptidketten, die durch Disulfidbrücken verbunden sind. Die Peptidketten bestehen aus 2 (*VL* und *CL*) bzw. 5 (*VH* und *Cε1–4*) ca. 100 Aminosäuren langen Domänen, die untereinander ähnlich gefaltet sind und auf der DNA-Ebene von getrennten Exons kodiert werden (vgl. Abb. 3.22). VL- und VH-Domänen bilden zusammen die Antigenbindungsstelle des Antikörpers. Die Cε-Domänen 1–4 bilden die konstante Region von IgE; an sie binden die Fcε-Rezeptoren

3.5.2 B-Zell-Aktivierung durch Zellkooperation

Immunreaktionen, bei denen IgE gebildet wird, werden – wie andere zur Antikörperproduktion führende Immunreaktionen auch – durch ein Zusammenspiel verschiedener Zellen eingeleitet (Abb. 3.20). Diese Interaktionen finden in den Keimzentren der Lymphknoten und anderer lymphoider Gewebe statt.

Antigen-präsentierende Zellen prozessieren das Allergen und präsentieren es im Kontext von körpereigenen Gewebeverträglichkeitsmolekülen der Klasse II (MHC-II) den spezifischen T-Helferlymphozyten. Die *T-Helferlymphozyten* benötigen zur Aktivierung außer dem Allergensignal noch das Aktivierungssignal CD80 (B7-1) oder CD86 (B7-2), das sie über CD28 aufnehmen, andernfalls werden sie inaktiviert. Die aktivierten T-Helferlymphozy-

Abb. 3.20.
Zellinteraktionen bei der IgE-Immunreaktion. *APC* Antigen-präsentierende Zelle. *Th* T-Helferlymphozyt. *Th1* T-Helferlymphozyt, der IFN-γ exprimiert. *Th2* T-Helferlymphozyt, der IL-4 exprimiert. *B* B-Lymphozyt. B_m B-Gedächtniszelle. *P* Plasmazelle. *M* Mastzelle und basophiler Granulozyt. *ag* Antigen. Die Zytokine (*IL*) und membrangebundenen Interaktionsmoleküle sind im Text beschrieben

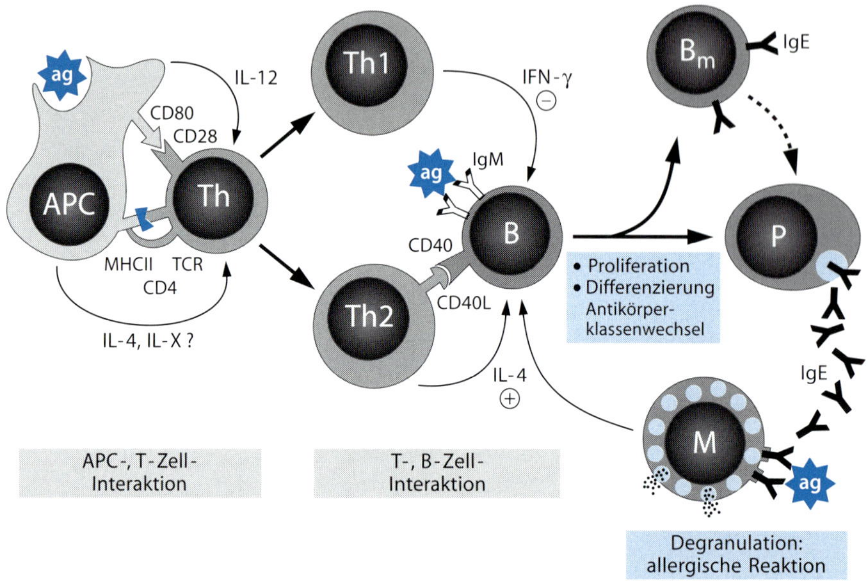

ten erhalten außer den Aktivierungssignalen auch Zytokinsignale von den Antigen-präsentierenden Zellen, so IL-1 oder IL-12, die die IFN-γ-Expression in T-Zellen induzieren, oder aber IL-4 und weitere, bislang noch nicht eindeutig identifizierte Signale, die die T-Zellen zur Expression von IL-4 bringen.

Aktivierte T-Helferlymphozyten aktivieren ihrerseits solche *B-Lymphozyten* durch das Signal CD40Ligand (*CD40L, CD154*), die über ihre Zelloberflächenantikörper spezifisch das Allergen gebunden haben. Ohne das CD154L/CD4-Signal werden die B-Lymphozyten durch Allergene nicht aktiviert. In speziellen In-vitro-Systemen lassen sich B-Lymphozyten auch ohne Antigen aktivieren, z. B. durch Mitogene wie bakterielles Lipopolysaccharid oder durch eine Kombination des CD40-Signals mit dem Zytokin IL-4.

3.5.3 Antikörperklassenwechsel in aktivierten B-Lymphozyten

Aktivierte B-Lymphozyten proliferieren und differenzieren zu *Gedächtniszellen* oder zu Antikörper-sezernierenden *Plasmazellen*, zur *Affinitätsreifung* durch somatische Mutation und zum *Antikörperklassenwechsel* (vgl. Abb. 3.20).

Der Wechsel von der Expression der Antikörper als Membran-gebundene Antigenrezeptoren zur Expression sezernierter Antikörper als Effektormoleküle ist charakteristisch für alle humoralen Immunantworten.

Das Schicksal der Plasmazellen ist weitgehend unklar. Die starke Sekretionsphase von Plasmazellen dauert einige Wochen. Doch noch lange nach der Immunisierung werden spezifische Antikörper sezerniert. Auch Allergen-spezifisches IgE findet sich noch lange nach Allergenkontakt im Serum und auf basophilen Granulozyten. Bei wiederholtem Kontakt mit Allergen werden B-Gedächtniszellen aktiviert, die dann auch zu Plasmazellen ausdifferenzieren. Durch somatische Mutation wird die Affinität der Antikörper erhöht, so daß auch geringe Mengen Antigen gebunden und eliminiert werden, wie sie z. B. in den Endphasen erfolgreicher Immunantworten zu erwarten sind.

Durch den Antikörperklassenwechsel werden Antikörper mit unterschiedlicher Funktion zur Antigenabwehr bereitgestellt.

3.5.4
Zytokine steuern den Antikörperklassenwechsel

Alle B-Lymphozyten exprimieren vor Kontakt mit Antigen Antikörper der Klassen IgM und IgD. Während der Aktivierung durch Antigen schalten dann viele auf die Expression von Antikörpern anderer Klassen um. Die Antikörper binden weiter an das Aktivierungsantigen. Die variable Domäne der schweren Antikörperkette (vgl. Abb. 3.19) ist jedoch nun mit einer neuen konstanten Region verbunden. Dabei ist es kein Zufall, zu welcher neuen Klasse die Plasma- oder Gedächtniszelle wechselt.

Zytokine, die von den ebenfalls durch das Antigen aktivierten T-Helferlymphozyten und anderen an der Immunreaktion beteiligten Zellen sezerniert werden, schreiben den B-Zellen vor, Antikörper welche Klasse Antikörper sie produzieren sollen.

Als Induktoren des Antikörperklassenwechsels zu IgE beim Menschen sind bisher IL-4 und IL-13 beschrieben worden, zwei eng verwandte Zytokine, die wahrscheinlich an den gleichen Rezeptor auf den B-Lymphozyten binden. Gegenspieler und damit Inhibitor des Klassenwechsels zu IgE ist das Zytokin IFN-γ. Bei der Maus ist IL-4 der einzige bekannte Induktor des Klassenwechsels zu IgE. IL-4 defiziente Mäuse haben kein IgE mehr. Auch bei der Maus ist IFN-γ Antagonist von IL-4 und inhibiert den Klassenwechsel zu IgE.

3.5.5
Die Gene für schwere Antikörperketten

Der Aufbau des Genlocus für schwere Antikörperketten (IgH-Locus, Abb. 3.21) macht bereits deutlich, wie von einer B-Zelle gleichzeitig oder nacheinander Antikörper mit gleicher Antigenspezifität, d. h. variabler Region, aber unterschiedlicher Klasse, d. h. konstanter Region der schweren Kette, produziert werden können.

Der IgH-Locus liegt auf dem menschlichen Chromosom 14. In Transkriptionsrichtung unterhalb (3′) von einer Vielzahl von Gensegmenten für variable Teile von schweren Antikörperketten liegen die Gensegmente für die verschiedenen konstanten Regionen, über ca. 300 000 Basenpaare verteilt. In der frühen B-Zellentwicklung wird durch die „VDJ“-Rekombination jeweils eines der variablen (*V*) Gensegmente mit einem *D*- und einem *J*-Segment zu dem aktiven, exprimierten variablen Gensegment (*VDJ*) vereint. Vom Promotor dieses VDJ-Gensegmentes ausgehend wird ein Transkript gebildet, das dieses variable Gensegment und die direkt daran anschließenden Gensegmente der konstanten Region IgM(μ) enthält. Die Gensegmente für konstante Regionen bestehen jeweils aus 3–7 getrennten Teilbereichen (Exons), wie für IgE in Abb. 3.22 dargestellt. Bei entsprechender Rekombination der Gene und Expression einer leichten Antikörperkette entsteht eine „naive“ B-Zelle, die IgM als Antigenrezeptor auf der Zellmembran trägt. Das Umschalten von membrangebundenen auf sezernierte Antikörper erfolgt durch Verkürzung der Transkripte, so daß die Teilbereiche der Gensegmente der konstanten Regionen für die Membranverankerung nicht mehr im Transkript enthalten sind.

3.5.6
IgM und IgD – Klassenwechsel durch differentielle Transkription

Im weiteren Verlauf der Differenzierung wird die B-Zelle durch bislang unbekannte Signale dazu gebracht, vom Promotor des variablen schweren Antikörpergensegments aus auch Transkripte herzustellen, die IgM- und IgD(δ)-Gensegmente enthalten. Aus diesen Transkripten werden die IgM-Gensegmente durch Spleißen entfernt, so daß ein IgD-schwere-Ketten-Transkript entsteht. Die Zelle hat gleichzeitig IgD und IgM auf der Zellmembran. Es ist unklar, welchen Vorteil das IgD bietet. Mäuse, deren IgD-Gensegmente ausgeschaltet wurden, zeigen keine schwerwiegenden Defizite der B-Zell-Aktivierung.

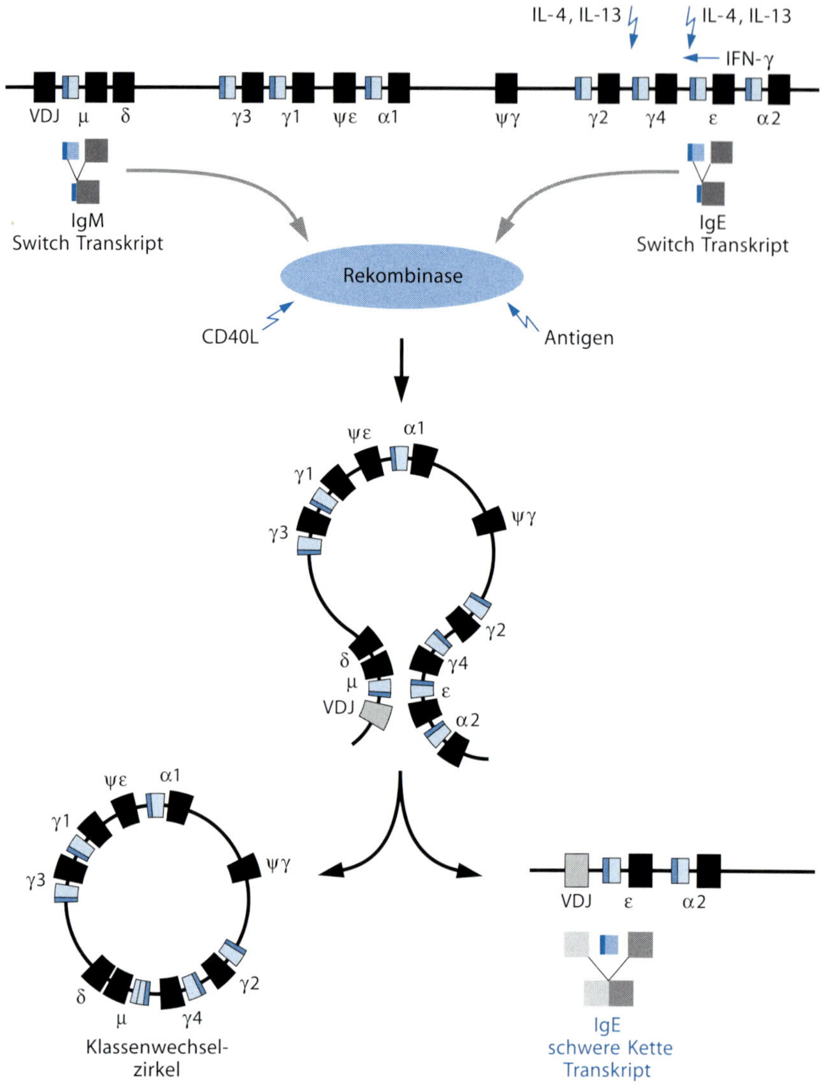

Abb. 3.21. Aufbau des menschlichen Genlocus für schwere Antikörperketten in B-Lymphozyten und Ablauf der IgE-Klassenwechselrekombination, in Transkriptionsrichtung. *VDJ* das exprimierte Gensegment für die variable Region. μ-α2 Gensegmente für die konstanten Regionen der verschiedenen Antikörperklassen; die einzelnen Exons der Gensegmente sind nicht getrennt dargestellt, wie in Abb. 3.22. Die I-Exons der Switch-Transkripte und die Switch-Regionen vor den Gensegmenten sind schraffiert dargestellt

3.5.7 IgG, IgE oder IgA – Klassenwechsel durch Rekombination

Nach einem durch antigene Aktivierung der „naiven" IgM und IgD exprimierenden B-Lymphozyten ausgelösten Klassenwechsel zu IgG, IgA oder IgE stoppen die Plasmazellen nach kurzer Zeit die Produktion von IgM oder IgD. Auch B-Gedächtniszellen exprimieren nur noch Antikörper einer Klasse, entweder ein IgG, IgA oder IgE. Gegenteilige Behauptungen in der älteren Literatur haben sich inzwischen als experimentelle Artefakte herausgestellt. Das Abschalten von IgM und IgD deutet darauf hin, daß der Klassenwechsel zu IgG, IgA oder IgE nicht auf differentieller Transkription beruht.

Die Analyse der IgH-Loci von IgG-, IgA- oder IgE-exprimierenden B-Lymphozyten und Plasmazellen zeigt, daß in solchen Zellen die IgM- und IgD-Gensegmente und auch alle anderen Gensegmente für konstante Regionen, die zwischen VDJ- und exprimiertem Gensegment liegen, vom IgH-Genlocus durch eine Rekombination deletiert werden, die *Klassenwechselrekombination* (vgl. Abb. 3.21). Die deletierten DNA-Bereiche werden durch die Rekombination ausgeschleift und zu einem *„Klassenwechsel"-Zirkel* verbunden, den man noch für einige Zeit in den Zellen nachweisen kann. Die Rekombination findet statt zwischen spezialisierten

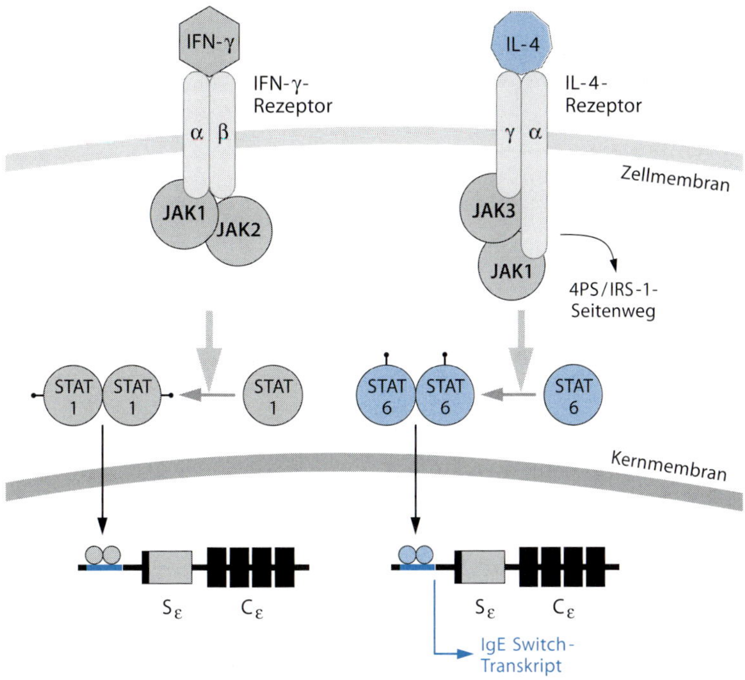

Abb. 3.22.
Signalleitung und Transkriptionskontrolle in B-Lymphozyten durch IL-4 und IFN-γ

DNA-Bereichen, den *„Switch"-Regionen*, die aus vielfach wiederholten, je nach Switch-Region 10–80 Basenpaaren langen Sequenzen bestehen. Switch-Regionen befinden sich vor allen Gensegmenten für konstante Regionen, bis auf IgD- und die Pseudo-IgG($\Psi\gamma$)- und Pseudo-IgE($\Psi\varepsilon$)-Gene, wobei letztere vermutlich deswegen auch nie exprimiert werden.

Die Klassenwechselrekombination findet in B-Lymphozyten während der Aktivierung mit hoher Frequenz statt, in bis zu 10% der aktivierten Zellen pro Generation unter In-vitro-Bedingungen. Sie ist auch kein Einzelereignis, sondern läuft meist in den betroffenen Zellen auf beiden IgH-Loci ab. Ebenso findet man Rekombinationen innerhalb einzelner Switch-Regionen und wiederholte, *sequentielle Klassenwechselrekombinationen*. So schalten viele Zellen unter IL-4-Einfluß zuerst von IgM auf IgG4 und dann auf IgE um.

Der Antikörperklassenwechsel zu IgG, IgA oder IgE ist unumkehrbar, weil die vorher exprimierten Gensegmente durch die Klassenwechselrekombination deletiert wurden.

IgE-exprimierende Lymphozyten können, wenn überhaupt, nur noch zu IgA2 wechseln.

3.5.8 Wie richtet IL-4 die Klassenwechselrekombination auf IgE?

Bis heute ist die *Klassenwechselrekombinase* nicht biochemisch und molekular charakterisiert; ebensowenig weiß man, warum und wie die Switch-Regionen als Substrat funktionieren. Klar ist jedoch inzwischen, wie Zytokine dafür sorgen, daß an der Klassenwechselrekombination nur die Switch-Regionen bestimmter Antikörperklassen teilnehmen können, d. h. wie IL-4 den Klassenwechsel auf IgE richtet.

IL-4 und IFN-γ haben viele Effekte auf die Differenzierung von B- und T-Lymphozyten, die an anderer Stelle dieses Buches ausführlicher beschrieben sind. Sie kontrollieren die Transkription einer Reihe von Genen, so der Gewebeverträglichkeitsantigene, des CD23-Gens und der Antikörpergene. Auch direkt oberhalb der Switch-Regionen liegen Promotoren, die *Switch-Promotoren*, die von denjenigen Zytokinen kontrolliert werden, die die Rekombination dieser Switch-Regionen induzieren oder verhindern (vgl. Abb. 3.21). Unter dem Einfluß der induzierenden Zytokine beginnt von diesen Promotoren aus Transkription über ein nicht-exprimierbares *I-Gensegment*, die benachbarte

Switch-Region und das angrenzende Gensegment. Dieses Transkript wird zu einem *„Switch"-Transkript* gespleißt. Das Switch-Transkript richtet die Klassenwechselrekombination auf die dazugehörige Switch-Region.

Gezeigt wurde dies durch die gezielte *Deletion* des IL-4-Switch-Promotors vor der IgG1-Switch-Region der Maus. Dadurch konnte der Klassenwechsel zu IgG1 in den B-Lymphozyten vollständig verhindert werden. Wurde der IL-4-Switch-Promotor vor IgG1 durch einen Metallothionin-Promotor ersetzt, so richtete dieser heterologe Promotor die Klassenwechselrekombination in den mutierten B-Lymphozyten auf IgG1.

Die Rolle des Switch-Transkriptes bei der Klassenwechselrekombination bleibt im einzelnen unklar, doch haben diese Experimente gezeigt, daß Zytokine die Klassenwechselrekombination auf bestimmte Klassen richten, indem sie Switch-Transkripte dieser Klassen induzieren. IL-4 induziert beim Menschen IgG4- und IgE-Switch-Transkripte, bei der Maus IgG1 und IgE; IFN-γ blockt diese Induktion.

IL-4 richtet die Klassenwechselkombination auf IgE, indem es IgE-Switchtranskripte induziert.

Unklar bleibt, warum die B-Zellen viel häufiger zu IgG4 als zu IgE wechseln, wie es in vivo und in vitro beobachtet wird. IgE ist bei weitem die seltenste Klasse im Serum und in der Frequenz der Klassen der peripheren B-Lymphozyten. Wahrscheinlich werden IgG4-Switch-Transkripte bereits durch *geringe* IL-4-Konzentrationen induziert, IgE-Switch-Transkripte dagegen erst durch bei Immunantworten selten erreichte *hohe* IL-4-Konzentrationen, wie das für IgG1 und IgE bei der Maus bereits gezeigt wurde.

3.5.9 Die IL-4-Signalleitung in B-Lymphozyten

Trotz der vielen Effekte von IL-4 auf die Differenzierung von B-Lymphozyten ist der Weg der Signalweiterleitung vom *IL-4-Rezeptor* zu den Promotoren der betroffenen Gene recht einfach (vgl. Abb. 3.22). Vom Rezeptor wird das IL-4-Signal durch JAK1 und JAK3 (*Ja*nus*k*inasen 1 und 3) aufgenommen und an das Transduktionsmolekül STAT6 (*s*ignal *t*ransducer and *a*ctivator of *t*ranscription) weitergeleitet. Das phosphorylierte und dimerisierte STAT6 geht in den Zellkern, bindet an die IL-4-abhängigen Promotoren und induziert die Transkription.

STAT6 ist für fast alle Effekte von IL-4 auf die Differenzierung von B-Lymphozyten verantwortlich.

Denn in STAT6-defizienten Mäusen sind bis auf die Induktion der Proliferation alle Wirkungen von IL-4 ausgeschaltet. Ähnlich aufgebaut sind die Signaltransduktionswege von IFN-γ, über JAK1/JAK2 und STAT1, und von anderen Zytokinen. Möglicherweise beruht die antagonistische IgE-Klassenwechselkontrolle durch IL-4 und IFN-γ auf der direkten Konkurrenz von STAT6 und STAT1 um Bindungsstellen am IgE-Switch-Promotor.

Literatur

Übersichtsartikel

Banchereau J, Bazan F, Blanchard D et al. (1994) The CD40 antigen and its ligand. Annu Rev Immunol 12: 881–922

Coffman RL, Lebman DA, Rothman P (1993) Mechanism and regulation of immunoglobulin isotype switching. Adv Immunol 54: 229–270

Lorenz M, Radbruch A (1996) Immunoglobulin class switching. In: Snapper CM (ed) Cytokine regulation of humoral immunity: basic and clinical aspects. Wiley & Sons, Chichester

Rajewsky K (1996) Clonal selection and learning in the antibody system. Nature 381: 751–758

Siebenkotten G, Radbruch A (1995) Towards a molecular understanding of immunoglobulin class switching. The Immunologist 3: 141–145

Vercelli D, Geha RS (1992) Regulation of isotype switching. Curr Opin Immunol 4: 794–797

Ausgewählte Originalarbeiten

Bottaro A, Lansford R, Xu L, Zhang J, Rothman P, Alt FW (1994) S region transcription per se promotes basal IgE class switch recombination but additional factors regulate the efficiency of the process. EMBO J 13: 665–674

Gauchat JF, Lebman DA, Coffman RL, Gascan H, de-Vries JE (1990) Structure and expression of germline epsilon transcripts in human B cells induced by interleukin 4 to switch to IgE production. J Exp Med 172: 463–473

Irsch J, Irlenbusch S, Radl J, Burrows PD, Cooper MD, Radbruch A (1994) Switch recombination in normal IgA1 B lymphocytes. Proc Natl Acad Sci USA 91: 1323–1327

Lorenz M, Jung S, Radbruch A (1995) Switch transcripts but not switch transcription direct immunoglobulin class switch recombination. Science 267: 1825–1828

Punnonen J, Aversa G, Cocks BG et al. (1993) Interleukin 13 induces interleukin 4-independent IgG4 and IgE synthesis and CD23 expression by human B cells. Proc Natl Acad Sci USA 90: 3730–3734

Shimoda K, Deursen J van, Sangster MY et al. (1996) Lack of IL-4-induced Th2 response and IgE class switching in mice with disrupted Stat6 gene. Nature 380: 630–633

3.6 Effektorzellen der allergischen Entzündung: Mastzellen, basophile und eosinophile Granulozyten

Thomas Werfel, Jörn Elsner und Alexander Kapp

Einleitung

Mastzellen, basophile und eosinophile Granulozyten stellen im Rahmen von allergischen Entzündungen wichtige Effektorzellen dar. Es ist wahrscheinlich, daß sie auch an anderen chronischen Entzündungs- und Gewebsumbildungsprozessen wie z. B. bei der Wundheilung beteiligt sind. Die Freisetzung von Mediatoren aus Mastzellen, basophilen und eosinophilen Granulozyten wird durch verschiedene Zytokine reguliert. Da die Zellen jedoch im Rahmen von Entzündungen auch selbst Zytokine freisetzen, werden sie von immunkompetenten Zellen wie Lymphozyten nicht nur gesteuert, sondern wirken auf diese auch aktiv ein.

3.6.1 Mastzellen

Mastzellvorstufen stammen aus dem Knochenmark. Sie werden als unreife mononukleäre Zellen über die Blutbahn in die Gewebe, in denen sie ausdifferenzieren, ausgeschwemmt. In der Entwicklung von unreifen Vorstufen und reiferen Stufen ist der c-Kit-Ligand (Stammzellfaktor) als wichtiger Wachstumsfaktor identifiziert worden. Dieser Faktor wird von Fibroblasten und anderen gewebsständigen Zellen sezerniert. Eine negative Beeinflussung des Mastzellwachstums kann u. a. durch Interferone, Kortikosteroide oder UV-Strahlen hervorgerufen werden.

Im Gewebe sind Mastzellen relativ langlebig und noch teilungsfähig. In der Haut findet man Mastzellen um Blutgefäße, Nerven, Haarfollikel und Talgdrüsen. Sie machen 2–8% aller dermalen Zellen aus: Pro mm^2 Haut befinden sich im Durchschnitt 7000 Mastzellen.

Außer der Haut sind Lunge, Gastrointestinaltrakt und Hirn besonders mastzellreich.

Zum *Nachweis der Zellen* sind verschiedene histologische Methoden etabliert: Bei der Toluidinblaufärbung wird ein Farbumschlag nach violett (sog. Metachromasie) durch negativ geladene Glykosaminoglykane bewirkt. Weitere Färbemethoden sind u. a. die Avidin-FITC-Färbung, die Tryptase- oder die Chymasereaktion. Beim Menschen ist allerdings eine Heterogenität der Mastzellen bezüglich der Tryptase und Chymase zu beachten: Während in der Haut die Mehrzahl der Mastzellen Tryptase und Chymase positiv sind, sind Lungenmastzellen zum Großteil Tryptase-positiv, aber Chymase-negativ.

Von den *Membranmolekülen* der Zelle ist der funktionell wichtige hochaffine IgE-Rezeptor besonders detailliert untersucht worden: Für die Zellaktivierung über den IgE-Rezeptor müssen 2 IgE-Moleküle von dem Antigen vernetzt werden, damit die folgenden Schritte der Signaltransduktion eingeleitet werden können. Ein weiterer funktionell wichtiger Rezeptor ist c-Kit (CD117), der den Wachstumsfaktor c-Kit-Ligand bzw. Stammzellfaktor bindet. Der C5a-Rezeptor (CD88) stellt ein Differenzierungsmerkmal von Hautmastzellen dar, da Mastzellen in anderen Organen bis auf wenige Ausnahmen CD88-negativ sind. Mastzellen können verschiedene Adhäsionsmoleküle exprimieren, wie z. B. Rezeptoren für Laminin, Fibronectin oder das Integrin LFA-1. Aktivierte Mastzellen können MHC-Klasse-II-Moleküle exprimieren und hiermit u. U. mit anderen Zellen des Immunsystems interagieren.

Bedingt durch unterschiedliche Stimulationsmechanismen können Mastzellen (und auch basophile

Tabelle 3.4. Formen der Degranulation von Mastzellen und basophilen Granulozyten

	Schrittweise Degranulation	Anaphylaktische Degranulation
Morphologie	leere oder halbleere Granula, nicht miteinander oder mit der Zellmembran verschmolzen	konfluierende Granula, „Riesengranula", mit der Zellmembran verschmolzen
Klinische Beispiele	bullöses Pemphigoid, Hauttransplantation, Konjunktivitiden, chron. entzündliche Darmerkrankungen, Kontaktdermatitis	urtikarielle Sofortreaktion
In-vitro-Stimuli	IL-3	Anti-IgE, C5a

Granulozyten) in unterschiedlicher Weise degranulieren (Tabelle 3.4).

Von den *Mediatoren* der Zellen hat Histamin für Reaktionen vom Soforttyp eine besondere Bedeutung. Es wird in den Granula der Zellen - gebunden an Proteoglykane und Proteine - gespeichert. Die wichtigsten Wirkungen von Histamin sind Vasodilatation und -permeabilisation sowie Kontraktion von glatten Muskelzellen. Es steigert weiterhin die sekretorische Leistungen von Epithelzellen und reguliert den Transport von Elektrolyten. Außerdem wirkt Histamin auf Leukozyten und Nervenzellen. Da es in Sekunden von Enzymen abgebaut wird, ist seine Wirkung lokal begrenzt. Den Hauptanteil an Proteinen in den sekretorischen Granula von humanen Mastzellen stellen neutrale Proteasen (Tryptase, Chymase, Cathepsin-G-ähnliches Enzym und Carboxypeptidase). Weitere Sekretionsprodukte von Mastzellen sind Proteoglykane, die die Metachromasie der Mastzellen bedingen, sowie Heparin und Chondroitinsulfat E. Humane Mastzellen in Lunge, Darm und Haut produzieren auch Prostaglandin D_2, Leukotrien C_4 und kleinere Mengen von Leukotrien B_4 sowie eine Reihe von Zytokinen, die das Mikromilieu im Gewebe in der Entzündungssituation beeinflussen können. Quantitativ auffällig ist eine hohe Produktion von IL-3 und TNF-α. Unter anderem sind auch IL-1, IL-4, IL-6, IL-8 und IL-10 als Mastzellsekretionsprodukte nachgewiesen worden.

Die nach Vernetzung von IgE-Rezeptoren freigesetzten Mediatoren prägen das *klinische Bild* der allergischen Sofortreaktion mit Juckreiz, Ödemen und Rötungen sowie Kontraktionen von glatten Muskeln.

Mastzellen sind in vielen pathologischen Situationen vermehrt (z. B. in chronischen Ekzemen, bei der Psoriasis, bei der Graft-versus-Host-Reaktion oder beim Lichen ruber planus) und spielen eine Rolle bei so verschiedenen Prozessen wie der Fibrose, der Angiogenese oder der Melanogenese.

Exemplarisch für das breite Spektrum von Krankheiten, bei denen Mastzellen eine Rolle spielen, sind in der folgenden Übersicht einige Hautkrankheiten mit Mastzellbeteiligung zusammengefaßt.

Mastzell-assoziierte Hautkrankheiten

Akute Entzündung:
- Urtikaria;

Chronische Entzündung:
- Ekzeme,
- Graft-versus-host-Krankheit,
- Lichen ruber planus,
- Lichen sclerosus et atrophicans,
- Psoriasis,
- Sklerodermie;

Tumoren:
- epidurale Tumoren,
- Fibrome,
- Neurofibrome,
- Mastozytome.

3.6.2 Basophile Granulozyten

Basophile Granulozyten entwickeln sich im Knochenmark aus granulozytären Vorstufen unter dem Einfluß der Wachstumsfaktoren IL-3, IL-5, GM-CSF und NGF. Sie sind mit neutrophilen und insbesondere mit eosinophilen Granulozyten verwandt.

Reife Basophile zirkulieren im Blut, wo sie etwa 0,5–1% der Leukozyten ausmachen. In das Gewebe wandern Basophile nur im Rahmen von Entzündungsreaktionen.

Humane Basophile enthalten Membran-gebundene elektronendichte Speichergranula, in denen die für den *Nachweis der Zellen* charakteristischen Charcot-Leyden-Kristalle sichtbar sein können. Granula, die Histamin und Proteoglykane enthalten, lassen sich metachromatisch anfärben; diese Eigenschaft wird beim lichtmikroskopischen Nachweis der Zellen ausgenützt.

Die Stimulation über den hochaffinen IgE-Rezeptor führt bei basophilen Granulozyten wie bei Mastzellen zur Sekretion von präformierten und de novo generierten *Mediatoren* wie Histamin, Arachidonsäuremetabolite und Zytokine. Für die Einwanderung von basophilen Granulozyten in entzündetes Gewebe sind Chemotaxine wie C5a, GM-CSF, IL-3 oder IL-8 von funktioneller Bedeutung. IL-3 hat einen sog. „Priming-Effekt", indem es eine Sensibilisierung der Zellen für andere Stimuli bewirkt. Interessanterweise reagieren IL-3-behandelte basophile Granulozyten von Menschen, die unter pseudoallergischen Reaktionen auf Acetylsalicylsäure leiden, auf eine C5a-Stimulation mit höherer Leukotrienfreisetzung als Zellen von Normalpersonen.

Eine Reihe von Adhäsionsmolekülen wie CD11a, CD11b und CD54, die eine Anheftung der Zellen vor Emigration aus der Blutbahn vermitteln können, wurden auf aktivierten basophilen Granulozyten beschrieben. Im Gegensatz zu Mastzellen exprimieren Basophile IL-2-Rezeptoren, Histamin-Rezeptoren und fMLP(*formyl methionyl leucyl phenylalanine*)-Rezeptoren mit entsprechenden funktionellen Bezügen.

Die Freisetzung des vasoaktiven Histamins aus aktivierten basophilen Granulozyten (und Mastzellen) prägt das *klinische Bild* der systemischen allergischen Reaktionen vom Soforttyp. In den letzten Jahren wurde die „verzögerte" Sofortreaktion mit ihrem Maximum nach 6–12 h detailliert untersucht, bei der das freigesetzte Histamin wahrscheinlich nicht aus Mastzellen, sondern aus basophilen Granulozyten stammt, die bei dieser Reaktion neben T-Zellen, eosinophilen und neutrophilen Granulozyten im Gewebe anzutreffen sind. Basophile Granulozyten gehören auch zu den ersten Zellen, die nach Allergenkontakt bei der allergischen Kontaktdermatitis in läsionaler Haut anzutreffen sind und womöglich durch ihre Zytokinsekretion das Milieu in der frühen Ekzemphase mitprägen. Basophile Granulozyten findet man auch in DTH(*delayed type hypersensitivity*)-Reaktionen auf Recallantigene. Eine Zellaktivierung erfolgt dort in Form der schrittweisen Degranulation (vgl. Tabelle 3.3). Auch wurden basophile Granulozyten in Epikutantestreaktionen auf Inhalationsallergene bei Patienten mit atopischer Dermatitis nachgewiesen, während Mastzellen eher in chronisch-lichenifizierter Haut bei dieser Erkrankung vermehrt sind.

Basophile Granulozyten spielen mit hoher Wahrscheinlichkeit nicht nur bei allergischen Reaktionen vom Soforttyp, sondern auch bei verzögerten Reaktionen eine wichtige Rolle.

3.6.3 Eosinophile Granulozyten

Eosinophile Granulozyten, die sich durch den Einfluß hämatopoetischer Wachstumsfaktoren wie IL-3, IL-5, und GM-CSF aus granulozytären Vorstufen differenzieren, stellen 2–4% der Leukozyten im peripheren Blut. Mit einem Durchmesser bis zu 16 μm zählen sie zu den größten Blutzellen. Nach Aktivierung wandern eosinophile Granulozyten in das Gewebe und können im Falle von allergischen Erkrankungen durch Freisetzung toxischer Substanzen und Mediatoren zu Gewebsschädigungen führen (Tabelle 3.5).

Der *Nachweis* von eosinophilen Granulozyten ist einfach: Eosinophile Granulozyten weisen eine rundliche Form auf und besitzen einen plumpen, gelappten oder, wenn sie im Gewebe liegen, einen rundlichen Kern. Sie sind durch das Auftreten von zahlreichen groben eosinophilen Granula kugeliger oder länglicher Gestalt (Erdbeertüpfelung) gekennzeichnet. In den aus Proteinen und Lipiden bestehenden Granula befinden sich die für eosinophile Granulozyten charakteristischen basischen Proteine.

Tabelle 3.5. Biologische Effekte der enzymatischen und nichtenzymatischen Proteine aus den zytoplasmatischen Granula des menschlichen eosinophilen Granulozyten

Bezeichnung	Wirkung
Nichtenzymatische Proteine	
Major Basic Protein (MBP)	• helminthotoxisch, zytotoxisch für Tumorzellen und andere Säugetierzellen, • aktiviert Mastzellen, • neutralisiert Heparin
Eosinophil Cationic Protein (ECP)	• helminthotoxisch, neurotoxisch, • aktiviert Mastzellen, • zytotoxisch für verschiedene Säugetierzellen, • RNAse-Aktivität
Eosinophil-Protein X (EPX)	• stark neurotoxisch, helminthotoxisch, • hemmt Lymphozytenkulturen, • RNAse-Aktivität
Enzymatische Proteine	
Eosinophile Peroxidase (EPO)	• toxisch für Mikroorganismen, Tumorzellen und andere Säugetierzellen, • aktiviert Mastzellen
Kollagenase	• hydrolysiert Typ-I- und Typ-III-Kollagen
Arylsulfatase B	• hydrolysiert Sulfatverbindungen
β-Glukoronidase	• hydrolysiert Glykoside

Die *Membranmoleküle* eosinophiler Granulozyten sind teilweise auch auf anderen myeloischen Zellen exprimiert. So treten die Zellen wie Monozyten und neutrophile Granulozyten über Selektin-Rezeptoren mit aktivierten Endothelzellen in Wechselwirkung. Die bei allergischen Reaktionen in die Blutbahn übergetretenen Zytokine (IL-3, IL-5, GM-CSF) wirken aktivierend auf eosinophile Granulozyten. Eine Folge ist die Expression weiterer Adhäsionsantigene (CD11a, CD11c, VLA-4), die mit korrespondierenden Rezeptoren (ICAM-1, VCAM-1) auf aktivierten Endothelzellen eine feste Bindung eingehen. Lokal gebildete chemotaktische *Mediatoren* wie PAF, C5a, RANTES, MCP-3 und Eotaxin bewirken anschließend die Transmigration und die gerichtete Einwanderung der eosinophilen Granulozyten in das Gewebe zum Ort der allergischen Entzündung (Chemotaxis). Der Einfluß von lokal gebildeten Mediatoren und Zytokinen wie C5a, C3a, MCP-3 und Eotaxin veranlaßt eosinophile Granulozyten zur Freisetzung reaktiver Sauerstoffspezies und basischer Proteine wie Major Basic Protein (*MBP*), Eosinophil Cationic Protein (*ECP*) und Eosinophil-Protein X (*EPX* bzw. *EDN*), die im Gewebe zu einer Entzündungsreaktion mit lokaler Gewebszerstörung führen können. Auf der anderen Seite produzieren eosinophile Granulozyten Chemokine und Zytokine wie RANTES, IL-4, IL-5 und IL-16, die zur Einwanderung von T-Lymphozyten führen und zur Unterhaltung der Entzündungsreaktion beitragen.

Eosinophile Granulozyten prägen das klinische Bild im Rahmen allergischer Erkrankungen v. a. beim Asthma bronchiale allergicum, bei der Rhinokonjunktivitis allergica und bei der atopischen Dermatitis mit.

Die Aktivierung von Allergen-spezifischen T-Zellen führt bei diesen Erkrankungen u. a. zur Produktion von IL-5, welches ein bedeutender Stimulus für die Differenzierung und Proliferation, aber auch für die funktionelle Aktivierung von eosinophilen Granulozyten ist.

Eine große Bedeutung haben die toxischen und teilweise immunmodulatorischen Proteine wie z. B. ECP. Ablagerungen dieser Proteine als Zeichen einer vorangegangenen Aktivierung von eosinophilen Granulozyten sind in der Bronchoalveolarlavage bei allergischem Asthma bronchiale und in der ekzematösen Haut von Patienten mit atopischer Dermatitis zu finden. Interessanterweise korrelieren die Serumwerte der ECP signifikant mit der Krankheitsaktivität von atopischen Erkrankungen, was zur Objektivierung allergischer Reaktionen genutzt werden kann.

Literatur

Amon U, Dieckmann D, Nitschke M, Wehrhahn C, Wolff HH (1995) Rolle der basophilen Leukozyten bei entzündlichen Hauterkrankungen. Hautarzt 46: 234–239

Bischoff SC, Manns MP (1995) Effektoren der allergischen Entzündung: Mastzellen und basophile Granulozyten. Die gelben Hefte 35: 112–123

Galli SJ, Costa JJ (1995) Mast-cell-leukocyte cytokine cascades in allergic inflammation. Allergy 50: 851–886

Grabbe J, Haas N, Czarnetzki BM (1994) Die Mastzelle. Hautarzt 45: 55–64

Kapp A (1993) The role of eosinophils in the pathogenesis of atopic dermatitis – eosinophil granule proteins as markers of disease activity. Allergy 48: 1–5

Kroegel C, Kapp A (1993) Effektormechanismen und pathogenetischen Funktionen des eosinophilen Granulozyten. Die gelben Hefte 3: 101–117

Schröder JT, Kagey-Sobotka A, MacGlashan DW, Lichtenstein LM (1995) The interaction of cytokines with human basophils and mast cells. Int Arch Allergy Immunol 107: 79–81

3.7 Adhäsionsmoleküle, zelluläre Interaktionen und Zellmigration

Alf Hamann

Einleitung

Allergien sind fehlregulierte Reaktionen des Immunsystems. Die dabei ablaufenden Prozesse der Rekrutierung und Aktivierung von Zellen und der Induktion von Effektormechanismen entsprechen den verschiedenen Facetten von Entzündungvorgängen, wie sie im Rahmen normaler Abwehrreaktionen auftreten. Die zugrundeliegenden Funktionen werden durch vielfältige Interaktionen zwischen den verschiedenen Zellen des Immunsystems reguliert.

Zur gegenseitigen Erkennung und Signalübermittlung spielen neben den Zytokinen Adhäsionsmoleküle eine wichtige Rolle. Sie ermöglichen einerseits eine Bindung von Zellen *an*einander. In dieser Funktion steuern sie beispielsweise die Interaktionen mit Endothelzellen bei der Einwanderung von Leukozyten ins Gewebe, oder sie sind an der Bindung zytotoxischer T-Zellen oder NK(natural killer)-Zellen an ihre Targetzellen beteiligt. Zum anderen übermitteln sie oft gleichzeitig Signale *in* die Zelle, die die Aktivierung oder Differenzierung steuern oder Effektorfunktionen in Gang setzen. Beispiele hierfür sind Interaktionen zwischen T-Zellen und Antigen-präsentierenden Zellen, oder die Aktivierung von eosinophilen Granulozyten im Gewebe. Manche Adhäsionsmoleküle sind auf bestimmte Mechanismen spezialisiert, andere sind multifunktionell und werden in ganz unterschiedlichen Situationen verwendet.

3.7.1 Zellinteraktionen bei Antigenerkennung und T-Zell-Aktivierung

Wenn T-Zellen ein Antigen auf einem MHC-Molekül erkennen, reicht das vom T-Zell-Rezeptorkomplex produzierte Signal nicht aus, die Zelle zur Proliferation zu bringen und Effektorfunktionen wie Zytokinproduktion oder zytolytische Aktivität in Gang zu setzen. In der Regel wird das Antigen den T-Zellen von spezialisierten Zelltypen wie den dendritischen Zellen präsentiert. Diese exprimieren Oberflächenmoleküle, die über Adhäsion und Kostimulation an der T-Zell-Aktivierung beteiligt sind (Abb. 3.23). Wichtige kostimulatorische Rezeptorpaare sind in Abb. 3.24 aufgeführt. Neben den genannten Oberflächenmolekülen liefern auch Zytokine kostimulatorische Signale.

Das Fehlen eines durch Rezeptorinteraktionen übermittelten Zweitsignals führt trotz Erkennung eines spezifischen Antigens nicht nur zum Ausbleiben eines Aktivierungssignals, sondern häufig auch zu einer funktionellen Ausschaltung (*Anergie*) oder zum programmierten Tod (*Apoptose*) der entsprechenden T-Zelle. Dies ist vermutlich ein wichtiger Mechanismus, mit dem das Immunsystem „harmlose“ (z. B. Selbst-Antigene) von „gefährlichen“, Zell-schädigenden Antigenen unterscheidet. Grundsätzlich werden 2 Wege der T-Zell-Stimulation beschrieben:

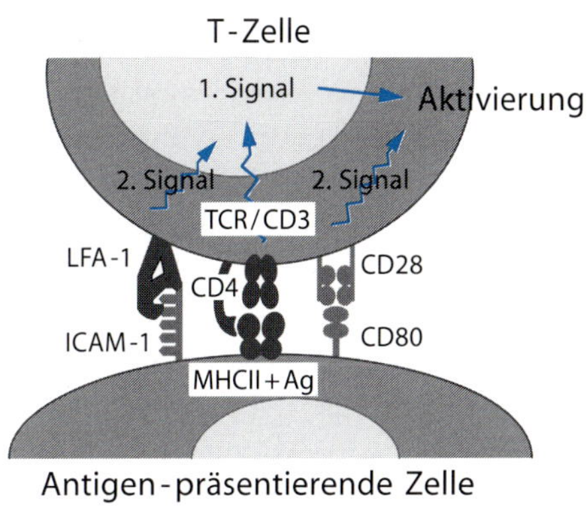

Abb. 3.23. Interaktionen zwischen T-Zellen und Antigen-präsentierenden Zellen. Neben der Erkennung des Antigenpeptids auf dem MHC-Molekül sind Zweitsignale, generiert durch akzessorische Rezeptoren wie CD4, CD28 oder Integrine erforderlich, um eine T-Zelle zur Proliferation und Durchführung von Effektorfunktionen zu veranlassen

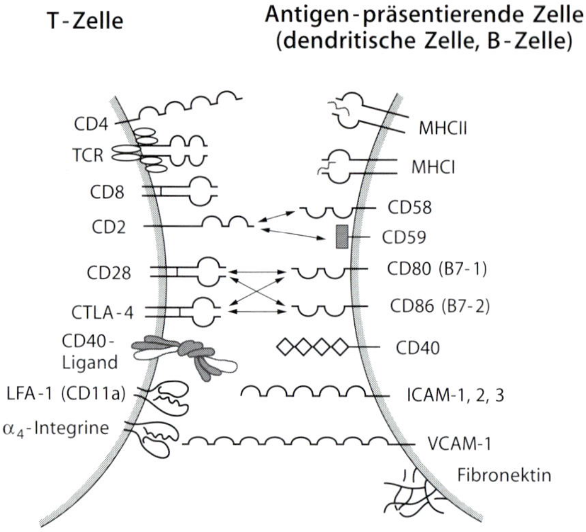

Abb. 3.24. Kostimulatorische Rezeptoren. Eine ganze Reihe verschiedener Adhäsionsmoleküle kommt für die Übermittlung von Zweitsignalen in Frage. Ihre Expression differiert auf verschiedenen Subpopulationen von T-Zellen oder Antigen-präsentierenden Zellen und ist teilweise von einer Aktivierung durch Zytokine abhängig; sie ermöglichen so eine Feinregulation der Immunreaktion

- Antigen auf normalen Gewebezellen oder ruhenden Antigen-präsentierenden Zellen: Inaktivierung von T-Zellen → *Toleranz*,
- Irritation/Infektion/Zellschädigung: → „Streß" → Produktion von Zytokinen → Hochregulation von kostimulatorischen Molekülen und Aktivierung von Antigen-präsentierenden Zellen → Aktivierung von T-Zellen → *Immunreaktion*.

Die Induktion von Zytokinen und kostimulatorischen Molekülen auf Gewebezellen bespielsweise durch Kontaktallergene (z. B. Schwermetalle) kann auf diese Weise zur gestörten Balance und Ausprägung einer allergischen Reaktionen beitragen. Aktuelle Forschungsvorhaben untersuchen die Möglichkeiten einer immunsuppressiven Therapie durch Ausschaltung von Zweitsignalen, z. B. durch Gabe von Antikörpern gegen Zytokine oder kostimulatorische Moleküle.

Die Funktion von Leukozyten wird auch durch ihre *Interaktionen* mit Gewebezellen und extrazellulärer Matrix beeinflußt. Beispiele sind die $\alpha_4\beta_1$-(CD49d/CD29-) und $\alpha_m\beta_2$-(CD11b/CD18-)Integrine, die an der Degranulation von eosinophilen Granulozyten beteiligt sind und ihre Überlebenszeit im Gewebe beeinflussen.

3.7.2 Zellmigration

Die meisten Zellen des Immunsystems zirkulieren kontinuierlich durch die verschiedenen Kompartimente des Körpers; für viele Populationen ist das Blut nur vorübergehendes Transportvehikel, bevor sie endgültig oder in einem ständigen Kreislauf (Rezirkulation) in verschiedene Gewebe oder Orte der Entzündung einwandern. Interaktionen zwischen dem Gefäßendothel und den im Blut zirkulierenden Zellen erlauben die gerichtete Verteilung der Zellpopulationen entsprechend den verschiedenen funktionellen Erfordernissen:

- Die Hochregulation endothelialer Adhäsionsmoleküle durch Zytokine und andere Mediatoren initiiert die *Rekrutierung* von Leukozyten in Entzündungsgebiete;
- die konstitutive Expression bestimmter Rezeptoren auf spezialisiertem Endothel lymphoider Gewebe erlaubt die ständige *Rezirkulation* von naiven Lymphozyten (z. B. Blut → Lymphknoten → Lymphe → Blut);
- die organspezifische Expression endothelialer Adhäsionsmoleküle ermöglicht eine selektive Einwanderung bestimmter Memory- oder Effektorlymphozyten in Gewebe wie Haut oder Darmmukosa („*Homing*").

Wanderungswege verschiedener Zellpopulationen
Allgemein gilt: Wanderungseigenschaften und Zielgewebe der Leukozyten können stark variieren; sie sind abhängig von: Subpopulation, Differenzierungsstadium sowie Aktivierung.

T/B-Lymphozyten:
- differenzieren im Knochenmark (B-Zellen) bzw. im Thymus (T-Zellen) aus; reife, naive Lymphozyten rezirkulieren kontinuierlich zwischen Blut, Lymphe und (insbesondere lymphoiden) Geweben;
- Antigenkontakt und Aktivierung sowie Differenzierung in Effektor- oder Memoryzellen verändern das Wanderungsverhalten der Lymphozyten komplett: → verminderte Rezirkulation, Einwanderung in nichtlymphoide Gewebe und entzündliche Regionen. Organ-spezifisches Homing spezieller Subpopulationen.

Neutrophile Granulozyten:

- reifen im Knochenmark, zirkulieren dann im Blut mit kurzer Lebensdauer. Rasche und massive Einwanderung in Gewebe bei entzündlicher Reaktion. Keine Rezirkulation.

Eosinophile, basophile Granulozyten:

- reifen im Knochenmark, wandern über Blut ins Gewebe. Verstärkte Einwanderung in Gewebe bei allergischen Reaktionen, insbesondere IgE-vermittelten Reaktionen.

Monozyten/Makrophagen:

- verlassen als unreife Zellen das Knochenmark, zirkulieren dann als Monozyten für längere Zeit im Blut. Von dort Besiedlung von Geweben und Weiterdifferenzierung in Makrophagen; ob ein Teil der Zellen langsam rezirkuliert, ist unklar. Verstärkte Einwanderung in entzündliche Regionen.

Antigen-präsentierende Zellen (dendritische/Langerhans-Zellen):

- reifen im Knochenmark, Einwanderung über Blutzirkulation in die Haut (dort als Langerhans-Zellen bezeichnet) und andere Gewebe, von dort Auswanderung mit Lymphe und Eintritt in Lymphknoten/Milz (dort: interdigitierende dendritische Zellen). Ob ein Teil der Zellen zurück in nichtlymphoide Gewebe rezirkuliert, ist unklar.

Rekrutierung von Granulozyten, Monozyten und Lymphozyten in entzündliches Gewebe

Bei einer Allergie oder einer andersartigen Entzündung kommt es initial zur Antigenpräsentation, Interaktion von T-Zellen oder Immunglobulinen mit dem Allergen bzw. Antigen, Produktion von Zytokinen, Aktivierung von Komplement und Freisetzung diverser Mediatoren beispielsweise aus Mastzellen. Darüber hinaus sind toxische oder irritative Agentien in der Lage, Gewebszellen wie residente Leukozyten, Keratinozyten oder Endothelzellen direkt zur Produktion von Zytokinen und Hochregulation von Adhäsionsmolekülen anzuregen. Im Gewebe produzierte Mediatoren wie Histamin und Komplement-Spaltprodukte (C5a) oder

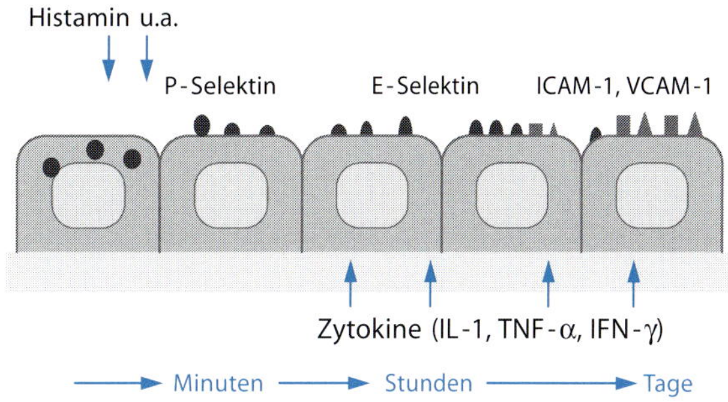

Abb. 3.25. Aktivierung von Endothel. Histamin, andere Mediatoren und inflammatorische Zytokine führen zur Hochregulation von Adhäsionsmolekülen auf der luminalen Oberfläche des Gefäßendothels – teils durch schnelle Translokation der Moleküle aus intrazellulären Pools auf die Zelloberfläche (P-Selektin), teils durch Hochregulation der Proteinsynthese innerhalb von Stunden bis Tagen (andere Moleküle)

Zytokine wie IL-1 oder TNF-α induzieren dann die *Expression von Adhäsionsmolekülen* auf dem Blutgefäßendothel (Abb. 3.25). So wird wenige Minuten nach Allergenprovokation in Atemwegen, Haut oder anderen Geweben P-Selektin, später E-Selektin, ICAM-1 und VCAM-1 hochreguliert. Als Folge kommt es zur *Adhäsion* von Leukozyten an das Endothel und *Auswanderung* aus dem Gefäß. Dadurch wird die Zahl potentiell reaktiver antigenspezifischer T-Zellen oder unspezifischer Effektorzellen am Ort des Geschehens drastisch erhöht; dieser Prozeß der Zellrekrutierung stellt somit einen positiven Feedback-Mechanismus dar. Eine experimentelle Blockade der Auswanderungsmechanismen führt zum Ausbleiben der Gewebereaktion (Schwellung) auf einen entsprechenden Allergenreiz.

Je nach Gewebe und Art der auslösenden Stimuli werden häufig bestimmte Zellpopulationen selektiv rekrutiert. So sind insbesondere die *IgE-abhängigen allergischen Reaktionen* durch ein Überwiegen von *eosinophilen*, manchmal *basophilen Granulozyten*, bei geringer Rekrutierung von Neutrophilen, charakterisiert. Für allergische Reaktionen vom verzögerten Typ (*Typ-IV-Allergien*) ist die Akkumulation von *T-Zellen und Monozyten* im Gewebe charakteristisch.

Darüber hinaus verändert sich meist die Art der einwandernden Populationen mit Stadium und Aktivitätsgrad der Erkrankung (z. B. neutrophile Granulozyten in der Frühphase einer Entzündung, später Monozyten und Lymphozyten). Verantwortlich für die selektive Rekrutierung ist die Induktion bestimmter Adhäsionsmoleküle und das Vorhandensein spezieller Chemokine (s. unten).

Rezirkulation und Homing von Lymphozyten

T- und B-Lymphozyten sind besonders aktiv rezirkulierende Zellen. Durchschnittlich einmal pro Tag wandern sie in ein lymphoides Organ ein (Milz, Lymphknoten, Peyer-Plaques), durchqueren dieses und werden über efferente Lymphbahnen oder das Blut in weitere Organe befördert. In geringerem Maße werden nichtlymphoide Organe wie Lunge, Leber, Darm oder Haut durchwandert.

Rund 98% der gesamten Lymphozyten des Körpers halten sich zu gegebener Zeit in den verschiedenen Organen auf, nur 2% befinden sich im Blut.

Die dort aufzufindenden Subpopulationen sind daher auch nur bedingt repräsentativ für die Zusammensetzung der Lymphozyten des Körpers.

Im Gegensatz zu naiven Lymphozyten rezirkulieren *aktivierte* (z. B. *Effektorzellen*) und *Memorylymphozyten* langsamer und auf anderen Wegen. Der größte Teil dieser Zellen bleibt vermutlich während und nach Aktivierung und Proliferation in den lymphoiden Organen. In die Zirkulation austretende Zellen gelangen anschließend v. a. in nichtlymphoide Gewebe, insbesondere Lunge, Darmschleimhaut oder Leber. Bestimmte Populationen, wie Th1-Zellen, wandern verstärkt in akutentzündliche Regionen.

Interessanterweise zeigen kleine Subpopulationen aktivierter Lymphozyten und Memorylymphozyten eine *Organ-spezifische Wanderung*; so unterscheidet man Mukosa-spezifische (z. B. IgA-produzierende B-Blasten) und Haut-spezifische Subpopulationen. Für diese spezielle Wanderungsverhalten wie für die funktionelle Differenzierung sind vermutlich Zytokine und andere Faktoren des Mikroenvironments (Peyer-Plaques für Darmmukosa-, subkutane Lymphknoten für Haut-spezifische Zellen) während der erstmaligen Aktivierung verantwortlich. Die Rückkehr dieser Zellen in ihr jeweiliges Kompartiment (Lamina propria des Darmes, Haut) wird als „Homing“ bezeichnet. So exprimieren bei der *atopischen Dermatitis*, nicht aber beim allergischem Asthma, Allergen-spezifische T-Zellen bestimmte Oligosaccharidepitope („CLA“, siehe Abschn. „Selektine und ihre Liganden“), die ihnen möglicherweise die Fähigkeit zu *Haut-spezifischem Homing* verleihen.

Molekulare Mechanismen der Leukozyten-Endothel-Interaktion

Die Interaktionen zwischen Leukozyten und Endothel, die zu Adhäsion und Auswanderung führen, stellen eine Sequenz von Ereignissen (Multi-Step-Modell) dar: Vor allem Selektine (s. unten) und ihre Liganden führen zu ersten, reversiblen Bindungen (die Zellen rollen verlangsamt auf der Gefäßwand) an das Endothel (Abb. 3.26). Dadurch werden Kontakte leukozytärer Rezeptoren mit endothelialen Signalmolekülen (z. B. Proteoglykan-gebundenen Chemokinen) ermöglicht, die über G-Proteine eine intrazelluläre Signalkaskade in Gang setzen. Diese führt zur funktionellen Aktivierung von Adhäsionsmolekülen aus der Familie der Integrine, die dadurch die Zelle fest an das Endothel binden. Chemotaktische Gradienten und weitere Adhäsionsmoleküle (CD31) lassen den Leukozyten dann aktiv durch die Endothelschicht ins Gewebe wandern.

Die Selektivität der Migration und Penetration wird durch die Gesamtheit der beteiligten Rezeptoren und Faktoren bestimmt; nur wenn für jeden Schritt entsprechende Rezeptor-Liganden-Paare vorhanden sind, kommt es zur Auswanderung der Zelle aus der Blutbahn.

3.7.3 Die Moleküle: Adhäsionsrezeptoren und chemotaktische Faktoren

Die für Rezirkulation und Rekrutierung in entzündliche Bereiche verantwortlichen Adhäsionsmoleküle gehören unterschiedlichen Proteinfamilien an:

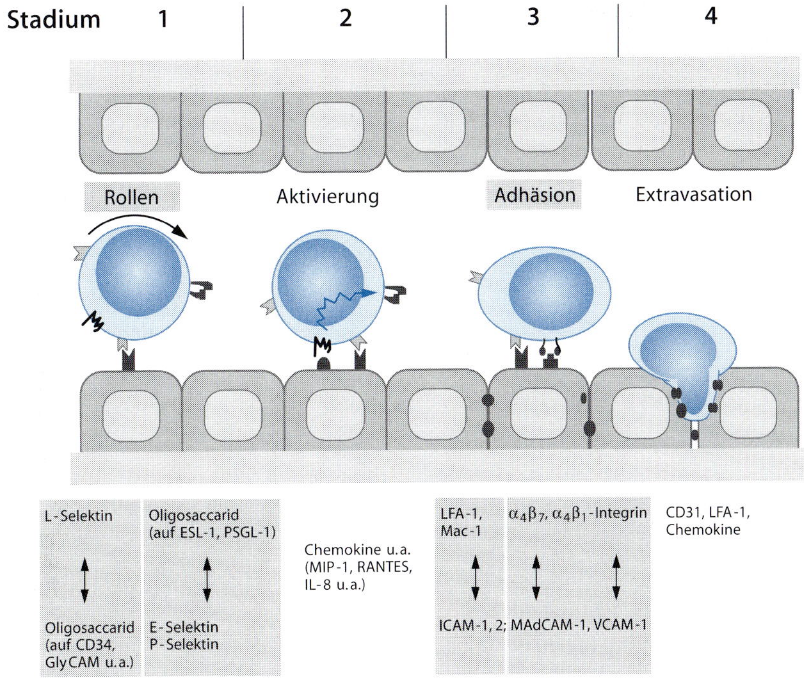

Abb. 3.26. Interaktion von Leukozyten mit Gefäßendothel nach dem Multi-Step-Modell. Die Auswanderung von Lymphozyten und anderen Leukozyten aus dem Blut ins Gewebe vollzieht sich in einer Abfolge verschiedener Rezeptorinteraktionen: Vor allem Selektine bewirken reversible, schwache Bindungen, die zu einem verlangsamten „Rollen" der Zellen auf der Gefäßwand führen; dadurch sind intensivere Kontakte mit weiteren Rezeptoren möglich, die über intrazelluläre Signale Integrine aktivieren. Diese führen zu einer festen Bindung an das Endothel. Weitere Signale durch chemotaktische Faktoren lassen dann die Zellen gerichtet durch das Endothel wandern

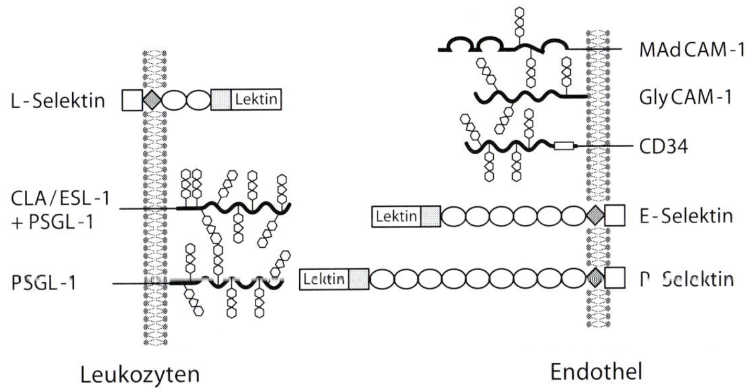

Abb. 3.27. Selektine und ihre Liganden. Selektine auf Leukozyten bzw. Endothel reagieren mit spezifischen Oligosaccharidgruppen auf Trägermolekülen der gegenüberliegenden Zelle; dadurch werden v. a. die initialen Kontakte zwischen zirkulierenden Zellen und Endothel ermöglicht

Selektine und ihre Liganden

Die Selektine (Abb. 3.27) gehören zu einer großen Gruppe von Kalzium-abhängigen (C-Typ-) *Lektinen*, die *Kohlenhydratepitope* erkennen und entweder auf Leukozyten oder auf Endothelzellen exprimiert sind.

- *L-Selektin* ist ausschließlich auf *Leukozyten* exprimiert; wichtig für primäre, *reversible* Kontakte mit Endothel. Auf Lymphozyten dient es als „*Homingrezeptor*" für die Einwanderung in Lymphknoten. L-Selektin kann durch einen speziellen proteolytischen Mechanismus rasch von der Leukozytenmembran abgespalten werden;
- *E-Selektin* wird ausschließlich auf *Endothel* exprimiert, in der Regel erst nach Einwirkung inflammatorischer Stimuli, wie IL-1 oder TNF-α. Dementsprechend besteht seine Hauptrolle in der Rekrutierung von Leukozyten in *entzündliches Gewebe*. Eine besondere Funktion scheint die Expression von E-Selektin in der entzündlichen Haut zu haben: Hier sorgt es gemeinsam mit P-Selektin für die Einwanderung spezifischer Lymphozytensubpopulationen, die entsprechende Oligosaccharidepitope als Liganden exprimieren. Auf einer kleinen Population zirkulierender, aber auf fast allen aus der Haut isolierten T-Zellen lassen sich diese Epitope durch den monoklonalen Antikörper HECA452 nach-

weisen. Das Epitop wird dementsprechend auch CLA (cutaneous lymphocyte antigen) genannt;

- *P-Selektin* ist in Weibel-Palade-Körperchen des *Endothels* und in *Thrombozyten* gespeichert und wird durch Stimuli wie Histamin in Minuten auf die Zelloberfläche gebracht. Vor allem Granulozyten, aber auch Th1-Zellen exprimieren Liganden für P-Selektin (z. B. PSGL-1) und werden bei entzündlichen Reaktionen häufig besonders rasch rekrutiert.

Die *Liganden der Selektine* im engeren Sinne sind noch nicht komplett identifizierte *Oligosaccharidepitope*, die mit der Sialyl-Lewis^x-Gruppe verwandt sind und Neuraminsäure, Fukose, Galaktose und Sulfat als wichtige Komponenten enthalten. Diese Epitope werden posttranslational an ein oder mehrere Proteine geknüpft; dementsprechend können mehrere Proteine bei entsprechender Glykosylierung als Ligand für ein bestimmtes Selektin dienen. Es gibt sowohl monospezifische als auch kreuzreagierende Liganden wie PSGL-1, das sowohl das P- als auch E-Selektin bindet. Viele (aber nicht alle) Selektinliganden weisen Homologien zur Muzinfamilie auf.

Integrine

Die Integrine bilden eine Familie von Rezeptoren, die aus je einer α- und *β-Kette* aufgebaut sind (Abb. 3.28). Sie binden sehr unterschiedliche Liganden, und zwar sowohl membranständige Moleküle aus der Immunglobulinsuperfamilie als auch Proteine der extrazellulären Matrix wie Fibronektin. Sie sind an Zell-Zell-Interaktionen, an Zell-Matrix-Interaktionen und an der Thrombozytenaggregation beteiligt. Bei den Interaktionen von Leukozyten mit Endothel sind Integrine besonders für die zweite Phase, die *irreversible* Bindung an das Endothel, von Bedeutung. In diesem Zusammenhang sind wichtig:

- *LFA-1* ($\alpha_L\beta_2$; CD11a/CD18): auf allen Leukozyten; an Lymphozytenrezirkulation und Rekrutierung von Leukozyten in entzündliches Gewebe beteiligt;
- *Mac-1* ($\alpha_M\beta_2$; CD11b/CD18; CR3): vorwiegend auf Monozyten und Granulozyten exprimiert; auch Funktion als Komplementrezeptor und in der Phagozytose. Wird bei Leukozytenaktivierung schnell hochreguliert und spielt bei der Degranulation von Eosinophilen eine Rolle;
- $\alpha_4\beta_7$ (LPAM-1): auf Lymphozyten, Eosinophilen, Mastzellen; erkennt das speziell in Mukosaregionen exprimierte endotheliale MAdCAM-1 (mukosales Adressin) und ist dadurch für die Immigration dieser Zellen in die Mukosa (insbesondere die Lamina propria des Darmes) von Bedeutung;
- $\alpha_4\beta_1$ (VLA-4, CD29/CD49d): auf Lymphozyten, Monozyten, Eosinophilen; nicht auf Neutrophilen; wichtig für die Rekrutierung von Lymphozyten und Monozyten in entzündliches Gewebe und bei Interaktionen, die zur Degranulation von Eosinophilen führen.

Die Adhäsionsfunktion der Integrine kann durch Signale aus der Zelle gesteuert werden: durch Änderung der Anordnung in der Zellmembran wird die Bindungsstärke für Liganden reguliert. Bei der Interaktion von Leukozyten mit Endothel kann eine derartige Aktivierung der Integrine beispielsweise durch Chemokinsignale erfolgen.

Abb. 3.28.
Integrine und ihre Liganden. Verschiedene Mitglieder der Integrinfamilie, die für Interaktionen im Immunsystem und die Zellmigration bedeutsam sind, sind hier zusammen mit einigen ihrer Liganden aufgeführt. Das Schema zeigt schematisch den Aufbau der Integrine aus den 2 Polypeptidketten α und β

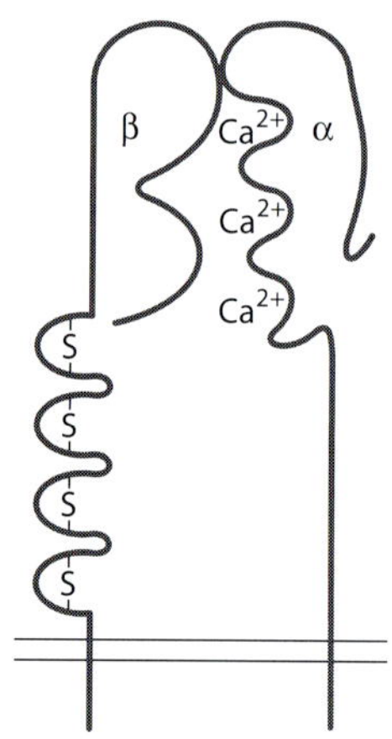

Integrin		Liganden
$\alpha_4\beta_1$	(VLA-4)	VCAM-1, Fibronektin
$\alpha_4\beta_7$	(LPAM-1)	MAdCAM-1, VCAM-1, Fibronektin
$\alpha_E\beta_7$	(HML-1)	E-Cadherin
$\alpha_L\beta_2$	(LFA-1)	ICAM-1, -2, -3
$\alpha_M\beta_2$	(Mac-1)	ICAM-1, Faktor X, Fibrinogen, C3bi, Glukane
$\alpha_X\beta_2$	(p150,95)	Fibrinogen, C3bi
$\alpha_V\beta_3$	(Vitronektin-rezeptor)	PECAM-1, Vitronektin, Fibronektin u.a. extrazelluläre Matrixmoleküle,
$\alpha_5\beta_1$	(VLA-5)	Fibronektin u.a.
$\alpha_6\beta_1$	(VLA-6)	Laminin u.a.

Immunglobulinsuperfamilie

Rezeptoren aus der *Immunglobulinsuperfamilie* (Moleküle mit Sequenz- und Strukturhomologien zu den Immunglobulinen), v. a. MAdCAM-1, ICAM-1, ICAM-2 oder VCAM-1, fungieren als *endotheliale Liganden für Integrine* bei der Migration durch das Gefäßendothel. ICAM-2 ist konstitutiv auf Endothel exprimiert, die anderen sind entweder Gewebs-spezifisch exprimiert oder werden durch inflammatorische Mediatoren hochreguliert. So findet sich eine verstärkte Expression von ICAM-1 und VCAM-1 auf Haut- und Atemwegsendothel bei atopischen Patienten bzw. nach Allergenprovokation; insbesondere die VCAM-1-Expression in den Atemwegen scheint mit der Zahl von eosinophilen Granulozyten zu korrelieren und wird durch das Zytokin IL-4 hochreguliert.

CD31 (PECAM-1), das auf Endothel und auf manchen Leukozyten exprimiert ist, ist für Zellkontakte zwischen Endothelzellen und vermutlich auch für den Vorgang der Transmigration der Leukozyten durch das Endothel von Bedeutung.

Auch die meisten Moleküle, die im Rahmen der *T-Zell-Aktivierung*, z. B. bei Interaktionen zwischen Lymphozyten und Antigen-präsentierenden Zellen (vgl. Abb. 3.24), eine *kostimulative* Funktion besitzen, gehören der Immunglobulinsuperfamilie an (z. B. CD4, CD8, CD2, CD28).

Andere Moleküle

Eine Rolle bei der Einwanderung von Lymphozyten ins Gewebe wird auch CD44 zugeschrieben. CD44 ist ein Rezeptor für Hyaluronsäure; in einigen In-vitro-Tests konnte eine Beteiligung an Lymphozyten-Endothel-Interaktionen sowie in vivo eine Rolle bei der Rekrutierung in entzündliches Gewebe beobachtet werden. Seine exakte Funktion ist aber noch weitgehend unklar.

Tabelle 3.6 zeigt, inwieweit die einzelnen Adhäsionsmechanismen für Subpopulationen bzw. bestimmte Zielorgane spezifisch sind.

Tabelle 3.6. Welche Adhäsionsmechanismen sind für welche Subpopulation und welches Zielorgan relevant? Die Tabelle gibt eine grobe Zuordnung der Adhäsionsmechanismen zu Zellpopulationen und Organen bzw. entzündlich/allergischen Reaktionen. Es wird deutlich, daß es einige Organspezifische, einige Entzündungs-spezifische Adhäsionsmechanismen, aber auch viele Überlappungen in der Funktion der Rezeptoren gibt. Die Angaben zur Expression endothelialer Liganden beziehen sich auf die dominanten Zielgewebe

Zellpopulation	Leukozytäre Rezeptoren/Liganden	Einwanderung in	Endothel Rezeptoren/Liganden	Expression auf Endothel[1] normal	induziert
Neutrophile	Oligosaccharidepitope	entz./allerg.[2]	P- und E-Selektin	±	+++
	β_2-Integrine (LFA-1, Mac-1)	entz./allerg., Lunge	ICAM-1	–/++	+++
	L-Selektin	entz./allerg.	Oligosaccharidepitope	±	?
Eosinophile/ Basophile	$\alpha_4\beta_1$-Integrin	entz./allerg.	VCAM-1	±	+++
	$\alpha_4\beta_7$-Integrin [3]	Darm-Mukosa	MAdCAM-1	++	+++
	Oligosaccharidepitope	entz./allerg.	P- und E-Selektin	±	+++
	β_2-Integrine (LFA-1, Mac-1)	entz./allerg., Lunge	ICAM-1	–/++	+++
	L-Selektin	entz./allerg.	Oligosaccharidepitope	±	?
Monozyten	$\alpha_4\beta_1$-Integrin	entz./allerg.	VCAM-1	±	+++
	β_2-Integrine (LFA-1, Mac-1)	entz./allerg., Lunge	ICAM-1	–/++	+++
	L-Selektin	entz./allerg.	Oligosaccharidepitope	±	?
Lymphozyten[4]	L-Selektin	Lymphknoten	Oligosaccharidepitope	+++	?
	$\alpha_4\beta_7$-Integrin	Darm-Mukosa	MAdCAM-1	++	+++
	β_2-Integrine (LFA-1, Mac-1)	entz./allerg., Lunge	ICAM-1	–/++	+++
	Oligosaccharidepitope	entz./allerg., v. a. Haut	P- und E-Selektin	±	+++
	$\alpha_4\beta_1$-Integrin	entz./allerg	VCAM-1	±	+++

[1] Ungefähre Angaben; auf Endothel ist die normale Expression und die Induzierbarkeit der Adhäsionsmoleküle durch Zytokine von Organ zu Organ stark verschieden.
[2] Entz./allerg.: verschiedene Gewebe bei entzündlich/allergischer Reaktion.
[3] Auch auf Mastzellvorläufern.
[4] Insbesondere bei Lymphozyten weisen verschiedene Subpopulationen und Differenzierungsphasen ein sehr unterschiedliches Expressionsprofil der einzelnen Rezeptoren auf.

Chemotaktische Faktoren

Komplementspaltprodukte (*C5a*), bakterielle Produkte und eine Reihe von *Mediatoren* besitzen *chemotaktische Funktionen*, d. h. sie locken Zellen an.

Mit molekularbiologischen Methoden wurde darüber hinaus in den letzten Jahren eine Familie von Zytokinen identifiziert, die chemotaktische und z. T. auch aktivierende Wirkungen auf verschiedene Leukozytenpopulationen zeigen und deshalb *Chemokine* genannt werden (Tabelle 3.7). Sie tragen zur Rekrutierung von Leukozyten in Entzündungsregionen bei. Es wird vermutet, daß die Chemokine nicht nur im Gewebe wirken, sondern auch an die Oberfläche des Endothels gelangen, dort gebunden werden und Signale an zirkulierende Leukozyten übermitteln, die zur Anschaltung der Integrine und Einwanderung ins Gewebe führen.

Die verschiedenen Mitglieder der Chemokinfamilie unterscheiden sich sowohl hinsichtlich der entsprechenden Rezeptoren und damit der Spezifität für bestimmte Leukozytenpopulationen als auch hinsichtlich des Expressionsmusters. Viele werden durch inflammatorische Reize hochreguliert.

Chemokine präsentieren eine weitere molekulare Ebene, auf der Rekrutierung und Aktivierung verschiedener Zellpopulationen reguliert werden können.

Tabelle 3.7. Chemokine und andere chemotaktische Faktoren. Sowohl Komponenten aus aktiviertem Komplement als auch viele Zytokine (hier eine Auswahl aus der Familie der Chemokine) bewirken eine Chemotaxis und Aktivierung von Leukozyten

Name	Bevorzugte Wirkung auf
Komplementprodukte (C5a)	Neutrophile, Eosinophile, Basophile, Monozyten
IL-8	Neutrophile
NAP-2	Neutrophile
Eotaxin	Eosinophile
MCP-1	Monozyten, T-Zellen
RANTES	Monozyten, T-Lymphozyten, Eosinophile (aktivierend)/Basophile
MIP-1a, b	Monozyten, T-Lymphozyten

3.7.4 Schlußfolgerungen

Zusammen mit den Zytokinen vermitteln Adhäsionsmoleküle Kooperation und Signalaustausch zwischen den Zellen des Immunsystems und sorgen damit für eine fein balancierte Regulation des Immunsystems.

Unter pathologischen Bedingungen gewinnen sie eine wichtige Funktion für die Rekrutierung von Leukozyten in Bereiche einer Entzündung oder allergischen Reaktion. Die Rekrutierung dieser Zellen fokussiert potente Effektormechanismen am Ort des Geschehens. Ihre Wechselwirkung mit Endothel oder anderen Zellen des Gewebes (cross-talk) aktiviert inflammatorische Mechanismen, die dann das pathophysiologische Geschehen prägen.

Experimentelle Studien zeigen, daß in der Blokkade dieser Interaktionen möglicherweise vielversprechende Perspektiven für eine selektive immunsuppressive oder antiinflammatorische Therapie liegen. Dies erfolgt z. Z. noch vorwiegend mit monoklonalen Antikörpern, spezifische niedermolekulare Inhibitoren sind jedoch in Entwicklung.

Weiterführende Literatur

Baggiolini M, Dewald B, Moser B (1997) Human chemokines: An update. Ann Rev Immunol 15:675–705
Butcher EC, Picker LJ (1996) Lymphocyte homing and homeostasis. Science 272: 60–66
Carlos TM, Harlan JM (1994) Leukocyte-endothelial adhesion molecules. Blood 84: 2068–2101
Clark EA, Ledbetter JA (1994) How B and T cells talk to each other. Nature 367: 425–428
Cobbold SP, Adams E, Marshall SE, Davies JD, Waldmann H (1996) Mechanisms of peripheral tolerance and suppression induced by monoclonal antibodies to CD4 and CD8. Immunol Rev 149:5–33
Hamann A (ed) (1997) Adhesion molecules and lymphocyte trafficking. Cell adhesion and communication. Harwood Academic Publishers, Chur
Hynes R (1992) Integrins: versatility, modulation and signaling in cell adhesion. Cell 69: 11–25
Peltz G (ed) (1996) Leucocyte recruitment in inflammatory disease. Molecular Biology Intelligence. Unit Landes Co/ Springer, Austin/Heidelberg
Salmi M, Jalkanen S (1997) How do lymphocytes know where to go: current concepts and enigmas of lymphocyte homing. Adv Immunol 64:139
Wardlaw AJ, Walsh GM, Symon FA (1996) Adhesion interactions involved in eosinophil migration through vascular endothelium. Ann NY Acad Sci 796:124–137

3.8 Skin-associated Lymphoid Tissue

CONRAD HAUSER

Einleitung

Besonders die Haut, das Grenzorgan des Organismus gegen die Außenwelt, bedarf einer effizienten Immunüberwachung. Da die meisten Zellen des Immunsystems sich in spezialisierten Organen wie Lymphknoten und Milz befinden, muß eine Kommunikation mit der Haut stattfinden können. Eine solche immunologische Kommunikation wird in der afferenten Phase einer Immunantwort von dendritischen Zellen gewährleistet. Ihre Vorläufer entstammen dem Knochenmark und gelangen vermutlich über die Blutbahn in die Haut. Dort nehmen sie eingedrungene Antigene auf und wandern über die afferenten Lymphgefäße in die Lymphknoten, wo sie das Antigen naiven T-Lymphozyten präsentieren. T-Lymphozyten, die das Antigen erkennen können, werden aktiviert, proliferieren, erlangen verschiedene Effektorfunktionen und gelangen schließlich in die Blutzirkulation. Erneutes Eindringen von Antigen in die Haut führt über Aktivierung von lokalen Endothelzellen postkapillärer Venolen zu Adhäsion und Gefäßdurchwanderung aktivierter zirkulierender T-Lymphozyten. Auf diese Weise in das Interstitium der Haut gelangte T-Lymphozyten können Antigen erkennen und mittels ihrer Effektorfunktionen zu Entzündung und im Idealfall zur Elimination des Antigens führen. Es scheinen gewisse T-Lymphozyten zur Wanderung in die Haut prädestiniert zu sein. Die Gesamtheit der zellulären Elemente des Immunsystems, das in die Haut wandern kann, wird als *skin-associated lymphoid tissue* bezeichnet.

SALT ist ein Akronym, das vom englischen Ausdruck *skin-associated lymphoid tissue* hergeleitet und von Wayne Streilein im Jahre 1978 geprägt wurde. Hinter diesem Ausdruck steht das Konzept des peripheren Anteiles des Immunsystems in der Haut (Abb. 3.29). Streilein implizierte mit seinem Konzept auch, daß es für die Haut spezialisierte lymphoide Zellen (dendritische Zellen und T-Lymphozyten) gibt. Für eine effiziente Überwachung von *Nicht-Immunorganen* ist die Weiterleitung von dort an die zentralen Immunorgane wie Lymphknoten und Milz, den Orten der Expansion spezifischer B- und T-Lymphozyten und somit einer Antigen-spezifischen Immunantwort, von zentraler Bedeutung.

Für das Immunsystem relevante Ereignisse in Nicht-Immunorganen können Infektionen mit Viren, Bakterien und Parasiten sowie neoplastische Transformation und das Eindringen von Fremdmolekülen umfassen.

Wie gelangt nun die Information über Moleküle und Antigene in die zentralen Lymphorgane? Nur ein kleiner Teil löslicher oder gelöster Antigene erreicht den Lymphknoten über Lymphgefäße und kann von membranständigem Immunglobulin auf B-Lymphozyten direkt gebunden werden. Wie aber erkennen T-Lymphozyten Antigene, da sie lösliches Antigen nicht direkt mit ihren klonalen Rezeptoren binden, und wie erkennen sie z. B. Virus-infizierte Zellen in Organen, die sich in Distanz von zentralen Lymphorganen befinden? Nicht-Immunorgane müssen daher eine Art von Sensorenfunktion besitzen. In Nicht-Immunorganen wie der Haut können ortsständige Zellen proinflammatorische Zytokine sezernieren. So sind Keratinozyten, die 95% der Zellen in der Epidermis (Oberhaut) umfassen, fähig, auf verschiedene Noxen mit Zytokinfreisetzung zu antworten. Solche Noxen umfassen nicht nur Zellschädigung durch Infektionen, sondern auch durch Irritanzien wie z. B. Natrium-Dodecylsulfat (SDS), ein starkes Detergens, Ultraviolettstrahlen und sensibilisierende Haptene. Keratinozyten setzen bei Zellschädigung Zytokine auf 2 Arten frei:

- Einerseits können vorgebildete intrazelluläre Depots von Zytokinen freigesetzt werden, wie dies für IL-1 gezeigt worden ist,
- andererseits kann es zur Neubildung von Zytokinen durch erhöhte Transkription und/oder

Abb. 3.29.
Schematische Darstellung des SALT

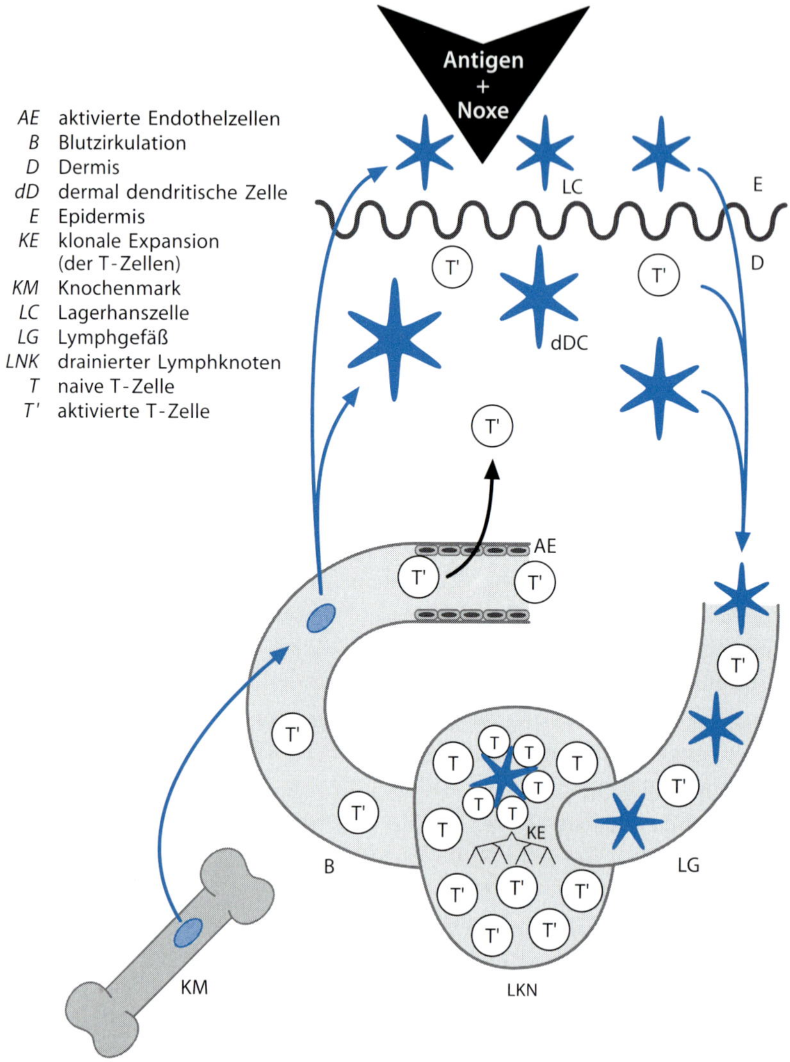

Translation und damit zu einer erhöhten Proteinsynthese kommen.

Die wichtigsten bis heute bekannten Zytokine, die von Keratinozyten gebildet werden können, sind in der folgenden Übersicht aufgeführt. Dabei handelt es sich um eine ganze Kaskade von Zytokinmediatoren. Die beiden in der Regel zuerst gebildeten Zytokine IL-1 und Tumornekrosefaktor-(*TNF-*)α induzieren nachfolgend die Synthese der meisten anderen.

Von Keratinozyten gebildete
Zytokine:

- IL-1α,
- IL-1β,
- TNF-α,
- IL-6,
- IL-7,
- GM-CSF,
- M-CSF,
- IL-10,
- IL-12,
- IL-15.

Chemokine:

- IL-8, MCP-1, MIP-2α, IP-10.

Wie kommt aber die Information bezüglich eines Antigens in die zentralen Lymphorgane? Diese Aufgabe kann nicht von ortsständigen Zellen gelöst werden, sondern von spezialisierten Zellen des

Tabelle 3.8. Oberflächenmoleküle in ruhenden und aktivierten Langerhans-Zellen (*LC*)

Oberflächenmolekül	Ruhende LC	Aktivierte LC
HLA Klasse I	+	++
HLA Klasse II	+	+++
B7-1	+	++
B7-2	+	+++
ICAM-1	+	+++
ICAM-3	+	++
FcγRII (CD32)	+++	+
FcγRI	+/++	-
C3b-Rezeptor (CD11b/CD18)	++	-
CD1a	++	±
E-Cadherin	++	±
CD45	++	++

Immunsystems. Eine Klasse von lymphoiden, vom Knochenmark abstammenden Zellen durchsetzt die meisten Organe. Es sind dies die *dendritischen Zellen*. Sie zeichnen sich u. a. dadurch aus, daß sie konstitutiv HLA-Klasse-II-Moleküle exprimieren und Antigen aufnehmen können. Sie wandern aus der Haut über afferente Lymphgefäße in die Lymphknoten. Dort präsentieren sie den T-Lymphozyten verarbeitetes Antigen. Langerhans-Zellen sind die dendritischen Zellen der Epidermis und damit der äußerste Wachtposten des Immunsystems. Zellen mit ähnlichen Eigenschaften werden aber auch in der Dermis (Lederhaut) gefunden.

Welche Signale sind dafür verantwortlich, daß die dendritischen Zellen aus der Haut wandern? Es ist gezeigt worden, daß Zytokine wie TNF-α und IL-1, aber auch Endotoxin, das von verschiedenen Bakterien gebildet werden kann, die Wanderung von dendritischen Zellen aus der Haut induzieren. *Kontaktallergene* zeichnen sich dadurch aus, daß sie in Langerhans-Zellen IL-1β innerhalb von weniger als einer Stunde nach Auftragen auf die Haut anregen. Die Bedeutung der Kontaktallergen-induzierten IL-1β Produktion ist dadurch belegt, daß dessen Neutralisierung die Wanderung der Langerhans-Zellen verhindert. In diesem Fall kommt es nicht zur Ausbildung einer Kontaktallergie oder einer Antigen-spezifischen Suppression. Auch eine Quervernetzung von MHC-Klasse-II-Molekülen kann die Emigration der dendritischen Zellen aus der Haut induzieren. Dendritische Zellen ändern nicht nur ihre anatomische Lokalisation, sondern erfahren weitere entscheidende Änderungen in ihrer Funktion und im Profil ihrer Oberflächenmarker (Tabelle 3.8). Sie beginnen, MHC-Klasse-I- und II-Moleküle in vermehrter Dichte an ihrer Oberfläche zu exprimieren und entwickeln sich unter dem Einfluß von GM-CSF, das vermutlich von Keratinozyten stammt, zu potenten Antigen-präsentierenden Zellen. Akzessorische und Adhäsionsmoleküle wie ICAM-1, LFA-3, B-7.1, B-7.2 und CD40, die bei der Aktivierung von T-Lymphozyten eine wichtige Rolle spielen, werden induziert oder hochreguliert. Die Expression anderer Moleküle geht verloren, so von CD1a, FcγRII (CD32) und E-Cadherin. Letzteres ist für die Adhäsion von Langerhans-Zellen an Keratinozyten verantwortlich. Mit der verminderten Expression von E-Cadherin wird die Verankerung der Langerhans-Zellen in der Epidermis vermindert und eine Voraussetzung für ihre Emigration aus der Epidermis geschaffen. Vermutlich werden von diesen wandernden Leukozyten auch Proteasen gebildet, die es ihnen erlauben, durch die Basalmembran und die Dermis zu dringen. Eine andere Hauptfunktion der dendritischen Zellen während dieser Aktivierungs- und Migrationsphase ist die Aufnahme und die Verarbeitung von Antigenen (s. Abschn. 3.2). Die dendritischen Zellen gelangen somit in den drainierenden Lymphknoten, wo sie in den parakortikalen Arealen naiven T-Lymphozyten Antigen präsentieren.

Im Gegensatz zur Wanderung von der Haut zum Lymphknoten ist nur wenig über den Mechanismus bekannt, über den Langerhans-Zellen und andere dendritische Zellen in die Haut gelangen. Unreife Vorläuferzellen verlassen vermutlich das Knochenmark, gelangen in die Blutzirkulation und von dort in die Haut. In der Dermis gibt es wahrscheinlich eine zelluläre Reserve, die als unreife Vorstufe vorliegt und während längerer Zeit Epidermis und Dermis mit dendritischen Zellen versorgen kann. Monozyten können in vitro unter dem Einfluß von GM-CSF und IL-4 in dendritische Zellen differenzieren. Ob auch Histiozyten in der Haut einem solchen Vorgang unterliegen können, ist nicht bekannt.

Eine weitere Voraussetzung für eine erfolgreiche Überwachung und Elimination von Erregern in Nicht-Immunorganen ist die *Immunerkennung* und *Effektorfunktion an Ort und Stelle*. Für lösliche Immunglobuline ist dies kein Problem. Sie erreichen die Stelle der Antigenbildung oder Deposition mittels Diffusion. T-Lymphozyten jedoch besitzen membranständige Antigenrezeptoren, die T-Zell-Rezeptoren. Daraus läßt sich herleiten:

T-Lymphozyten müssen in Nicht-Immunorgane wandern, um ihre Funktion ausüben zu können.

Wie gelangen T-Lymphozyten in die Haut und wie finden sie die anatomische Lokalisation der Antigenbildung oder -deposition? Der entscheidende Kontrollpunkt dafür ist die postkapilläre Venole. Die Zytokinfreisetzung, die in der Haut durch Stimuli wie z. B. Infektion oder Kontaktallergene induziert werden kann, bewirkt die Aktivierung von Endothelzellen in diesem Gefäßabschnitt mit nachfolgender Gefäßerweiterung. Durch den verminderten Fluß können aktivierte („memory") T-Lymphozyten in adhäsive Interaktion mit den aktivierten Endothelzellen treten. Man unterscheidet eine niederaffine, reversible Interaktion, die sich morphologisch als ein Rollen der Zellen manifestieren kann, von einer zweiten, höher affinen und irreversiblen adhäsiven Interaktion. Schließlich kommt es zur *Diapedese* der Gefäßwand und zum Austreten in das interstitielle Gewebe der Dermis. Dort angelangt können T-Lymphozyten mit Antigen-präsentierenden Zellen interagieren und daraufhin Lymphokine bilden, weitere Leukozyten rekrutieren und diese aktivieren. Zytotoxische T-Lymphozyten können Antigene auf ortsständigen Zellen erkennen und sie mittels Perforin- oder Fas-abhängigen Mechanismen eliminieren. Als Folge entsteht eine makroskopisch erkennbare Gewebealteration wie Entzündung oder Nekrose.

Tabelle 3.9. Adhäsionsmoleküle und Chemokine in ruhenden und aktivierten Endothelzellen (*EC*)

Adhäsionsmolekül	Expression in ruhenden EC	Expression in aktivierten EC	Liganden auf T-Zellen
ICAM-1	+	+++	LFA-1
VCAM-1	–	++	VLA-4
E-Selektin	–	++	CLA
IL-8, GRO-α, RANTES, MCP-1	–	++	versch. Chemokinrezeptoren[1]

[1] Können auf extrazellulärer Matrix immobilisiert werden und so bei Zell-zu-Zell-Kontakt wirksam werden.

Der im Augenblick molekular am besten charakterisierte Schritt betreffend der Extravasation von T-Lymphozyten ist die *adhäsive Interaktion mit aktivierten Endothelzellen*, die sich von ruhenden Endothelzellen durch zahlreiche Charakteristika, einschließlich der Expression anderer Adhäsionsmoleküle unterscheiden (Tabelle 3.9). Bakterielle Produkte wie Endotoxine und endogene Signale wie IL-1 und TNF-α führen u. a. zu einer Induktion von Adhäsionsmolekülen in Endothelzellen. Intercellular adhesion molecule-(*ICAM-*)1 wird hochreguliert und Moleküle wie E-Selektin und vascular cell adhesion molecule-(*VCAM-*)1 induziert. Aktivierte T-Lymphozyten exprimieren die entsprechenden Gegenrezeptoren: leucocyte function-associated antigen-(*LFA-*)1, cutaneous lymphocyte-associated antigen (*CLA*) und very late antigen-(*VLA-*)4. Dies erklärt, weshalb fast ausschließlich aktivierte T-Lymphozyten die Haut infiltrieren. Neben den bereits erwähnten Adhäsionsmolekülen spielt auch P-Selektin bei T-Zell-abhängigen Immunantworten in der Haut eine Rolle. P-Selektin liegt in der ruhenden Endothelzelle in den Weibel-Palade-Körperchen vor und wird bei Aktivierung an die Zelloberfläche transportiert.

Die Klasse der Chemokine, eine Familie von chemotaktischen Zytokinen, scheinen neben den Adhäsionsmolekülen bei der Extravasation von T-Lymphozyten von Bedeutung zu sein. Es gibt offenbar auch T-Lymphozyten, die zur Wanderung in die Haut prädestiniert sind. Es sind dies die CLA-positiven T-Lymphozyten, die nur eine Subpopulation der aktivierten im Blut zirkulierenden T-Lymphozyten ausmachen. Bei der Untersuchung verschiedener entzündlicher, T-Zell-abhängiger Hautkrankheiten zeigt sich, daß die Haut fast ausschließlich von CLA-positiven T-Lymphozyten infiltriert wird. Dagegen werden CLA-positive T-Lymphozyten nur in einem sehr geringem Prozentsatz in anderen Organen angetroffen, die bei entsprechenden Krankheiten, z. B. Hepatitis oder Pneumonitis, von T-Lymphozyten infiltriert werden. Es gibt Hinweise, daß CLA bei der Aktivierung von T-Lymphozyten in hautnahen Lymphknoten induziert wird. Diese CLA-exprimierenden aktivierten T-Lymphozyten gelangen in die Blutbahn und von dort in Endzündungsfoci der Haut.

Hier werden sie wiederum aktiviert, wenn sie Antigenen auf Antigen-präsentierenden Zellen begegnen, und gelangen dann über die afferenten Lymphgefäße wiederum in die Lymphknoten. Nach heutiger Auffassung ist dies ein dynamischer Vorgang, bei dem ein T-Lymphozyt mehrere dieser Wanderungszyklen durchlaufen kann. Es wird angenommen, daß die CLA-Oberflächendichte bei jeder erneuten Aktivierung in der Haut oder im hautnahen Lymphknoten zunimmt und damit auch die Bereitschaft der T-Lymphozyten selektiv in die Haut einzuwandern.

SALT ist somit ein Konzept, das das Immunsystem der Haut mit seinen verschiedenen Induktions- (dendritische Zellen) und Effektorzelltypen (T-Lymphozyten) unter Berücksichtigung ihrer Funktionsmechanismen wie der Zellwanderung beschreibt. Die Verbindung zwischen den zentralen Immunorganen, Lymphknoten und Milz, und den peripheren Immunorganen stellen die Lymph- und Blutgefäße dar.

Weiterführende Literatur

Picker LJ (1994) Control of lymphocyte homing. Curr Opin Immunol 394–406

Stingl G, Hauser C, Wolff K (1993) The epidermis: an immunologic environment. In: Fitzpatrick TB et al. (eds) Dermatology in general medicine, 4th edn. McGraw-Hill, New York, pp 172–197

3.9 Mukosaimmunologie, sekretorische Immunität und Allergie

Christian Rieger

Einleitung

Die mikrobielle Besiedelung der Schleimhäute des oberen Respirationstraktes und des Darmes nach der Geburt liefert den frühesten Antigenreiz des Menschen. Bei Kuhmilch-ernährten Säuglingen – und bei gestillten Säuglingen mit dem Beginn der Zufütterung – entwickelt sich eine zusätzliche Exposition durch Nahrungsantigene. Aus der Luft eingeatmete Partikel wie Pollen, Schimmelpilzsporen oder Bestandteile des Hausstaubes werden teilweise in der Nase ausfiltriert, teilweise gelangen sie auf die Schleimhaut des Tracheobronchialbaumes. Auf der Schleimhaut treten sie mit dem lymphatischen System in Kontakt. Dieses System stellt von Lebensbeginn an nicht nur eine Barriere für Antigene dar, sondern repräsentiert das wichtigste Instrument des Immunsystems für die Ausbildung einer wirksamen Abwehr gegen die unterschiedlichsten Umweltantigene.

3.9.1 Aufgaben und Besonderheiten der Schleimhautimmunität

Der Schutz der Schleimhaut gegen das Eindringen von pathogenen Keimen oder gegen andere schädliche Substanzen erfolgt unspezifisch durch Schleim und Zilientransport, daneben durch die Wirkung antibakterieller Substanzen wie Lysozym, Lactoferrin und Peptide. Die spezifische Abwehr erfolgt durch die Bildung von Antikörpern und sensibilisierten T-Zellen sowie durch deren Kooperation mit Neutrophilen und Makrophagen.

Das Besondere bei der Induktion einer Immunantwort in der Schleimhaut besteht darin, daß nicht nur sekretorische Immunglobuline (SIgM, SIgA) und sensibilisierte T-Zellen für die lokale

Abwehr ausdifferenziert werden. Vielmehr wandern Antigen-spezifische B- und T-Zellen auch in andere Drüsensysteme wie das Bronchialsystem, in den Urogenitaltrakt oder in die Brustdrüsen der Frau. Ebenso besiedeln sie lymphatische Organe innerhalb des Körpers wie die Milz, so daß einer lokalen Immunisierung normalerweise eine humorale und zelluläre Immunität im Bereich des zirkulierenden Blutes folgen.

Ebenso wie Krankheitserreger induzieren Antigene aus der Nahrung lokal produzierte sekretorische Immunglobuline und systemische IgG-Antikörper innerhalb von 14 Tagen nach Exposition. Bemerkenswert bei der Immunantwort gegen Nahrungsproteine ist, daß sie bereits durch geringste Mengen induziert werden kann, z. B. durch die in der Muttermilch in Mikrogramm vorhandenen Mengen Kuhmilchprotein oder Hühnereiweißprotein, deren Antigenität durch die Verdauung noch weiter reduziert wird. Andererseits führen auch große Mengen von Fremdeiweiß, etwa literweise genossene Milch nicht zu einer Hyperimmunisierung, wie sie nach mehrfachen parenteralen Injektionen eines Antigens zu erreichen ist. Das Gegenteil kann der Fall sein: In den Magen-Darm-Trakt gebrachte Fremdproteine können zur Toleranz führen, d. h. zu einem Nichtansprechen des Immunsystems auf das betreffende Antigen. Eine systemische Toleranz, d. h. ein Nichtansprechen zirkulierender B- und T-Zellen kann dabei mit der Existenz spezifischer sekretorischer Antikörper gegen das betreffende Antigen verbunden sein.

Die wichtigste Funktion der Schleimhautimmunität besteht in der Vorbereitung des Organismus auf die Auseinandersetzung mit pathogenen Keimen.

Diese Keime, z. B. kapselhaltige Bakterien wie Meningokokken, Pneumokokken oder Haemophilus influenzae kreuzreagieren mit nichtpathogenen Keimen, die die Darmschleimhaut physiologisch besiedeln, v. a. Escherichia coli. Gegen diese nichtpathogenen Keime produziert das Immunsystem bereits innerhalb der ersten 2–3 Wochen nach der Geburt sekretorische und zirkulierende Antikörper und ist dadurch auf die Konfrontation mit pathogenen Erregern vorbereitet. Dieser Schutz ist so wirksam, daß auch vor der Zeit der Hämophilus-B-Impfung die Häufigkeit der Hämophilus-Typ-B-Meningitis nur etwa 5–10 Fälle pro 100 000 Kinder betrug.

3.9.2
Anatomie

Das lymphatische Gewebe des Darmes, das v. a. im Bereich des terminalen Ileums ausgeprägt vorhanden ist, wird als Darm-assoziiertes lymphatisches Gewebe (*GALT*/gut associated lymphoid tissue) bezeichnet. Man versteht darunter organisiertes, also in Lymphfollikeln vorhandenes Gewebe, das von der Submukosa bis zum Schleimhautepithel reicht und von den Peyer-Plaques bedeckt ist. Im Bereich dieser Plaques finden sich einzelne Zellen, die sog. Membran-(*M*-)Zellen, die weder Zotten tragen noch Becherzellen enthalten und für die Aufnahme von Antigen aus dem Darmlumen spezialisiert sind. In vergleichbarer Weise organisiertes lymphatische Gewebe gibt es auch im Bereich der Speicheldrüsen, der Tränendrüsen, des Urogenitaltraktes und der Bronchien. Unter physiologischen Bedingungen finden sich jedoch in all diesen Geweben keine M-Zellen. Bronchus-assoziiertes lymphatisches Gewebe (*BALT*) scheint beim normalen Erwachsenen nicht zu existieren, sondern nur unter kontinuierlicher Stimulation wie z. B. bei Zigarettenrauchern oder Patienten mit Emphysembronchitis. Bei Kindern dagegen bildet sich BALT zwischen Geburt und dem 2. bis 3. Lebensjahr regelmäßig aus, so daß man für das lymphatische Gewebe des kindlichen Bronchialsystems eine besondere und vorübergehende Rolle in der Antigenverarbeitung vermutet, die später vielleicht von den dendritischen Zellen übernommen wird.

3.9.3
Kooperation zwischen den Mukosa-assoziierten lymphatischen Geweben

GALT, BALT und die übrigen Drüsen-assoziierten lymphatischen Gewebe werden als Mukosa-assoziiertes lymphatisches Gewebe (*MALT*) zusammengefaßt. Die Bedeutung dieser Einheit besteht darin,

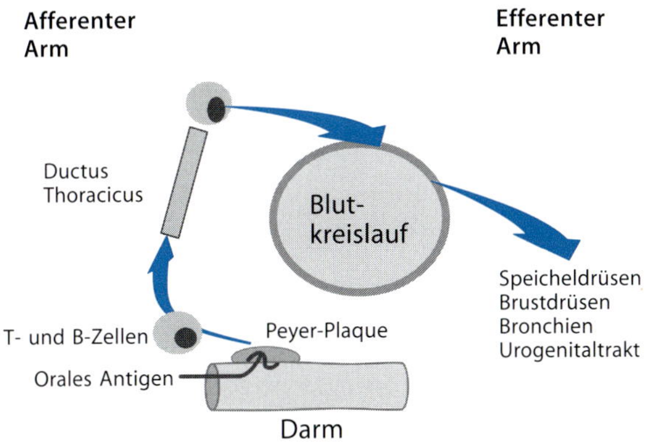

Abb. 3.30. Schematische Darstellung der Kooperation zwischen GALT und den übrigen Schleimhaut-assoziierten Immunsystemen. B- und T-Zellen werden in den Peyer-Plaques sensibilisiert und wandern über die Mesenteriallymphknoten und den Ductus thoracicus ins Blut. Von dort aus erkennen sie mit Hilfe spezifischer „Homing"-Rezeptoren das Gewebe, für das sie bestimmt sind

daß das GALT v. a. als afferente Einheit dient, d. h. für die primäre Antigenaufnahme und die Sensibilisierung von B- und T-Lymphozyten zuständig ist. Die anderen Systeme haben eine vorwiegend efferente Funktion, d. h. sie werden vom GALT mit sensibilisierten B- und T-Zellen beliefert und besetzen damit ihre lokale Abwehr (Abb. 3.30).

Besonderheiten des Mukosa-assoziierten Immunsystems (MALT)

Das Mukosa-assoziierte Immunsystem

- induziert von Geburt an lokale und systemische Immunantworten gegen Mukosaantigene,
- induziert lokale und systemische Immunität gegen pathogene Keime durch Immunität gegen kreuzreagierende nichtpathogene Keime,
- verhindert oder begrenzt den Einstrom von Antigenen über die Schleimhaut,
- reguliert die Höhe einer Immunantwort gegen Schleimhautantigene,
- ist in der Lage, Toleranz zu induzieren.

3.9.4 Aufbau der Schleimhautabwehr

Für den Aufbau der Schleimhautabwehr im Bereich des Respirationstraktes wurde ein Dreikomponentenmodell entwickelt, das sich als nützlich erwiesen hat und in modifizierter Form wahrscheinlich auf alle Schleimhautsysteme anwendbar ist (Abb. 3.31):

- Die meisten Antigene, die auf die Schleimhautoberfläche gelangen, werden durch Schleim und spezifische Substanzen, SIgA oder IgG neutralisiert und abtransportiert, ohne in die Schleimhaut einzudringen und ohne eine Immunität zu hinterlassen (Immunausschluß);
- eingedrungene Antigene können von IgA neutralisiert werden, ohne eine Entzündung in Gang zu setzen. Häufig werden sie aber auch von IgG gebunden und führen über dessen Komplement-aktivierende Wirkung zur Schleimhautentzündung (Immunelimination);
- die Antigenpräsentation durch gebundenes Antigen sowie die Regulation der Immunantwort

Abb. 3.31. Schematische Abbildung der 1. und 2. Verteidigungslinie des Respirationstraktes. SIgM spielt wahrscheinlich nur bei Neugeborenen und IgA-Mangelpatienten eine Rolle. SIgA und SIgM werden von den Drüsen des Respirationstraktes aktiv sezerniert, IgG diffundiert passiv

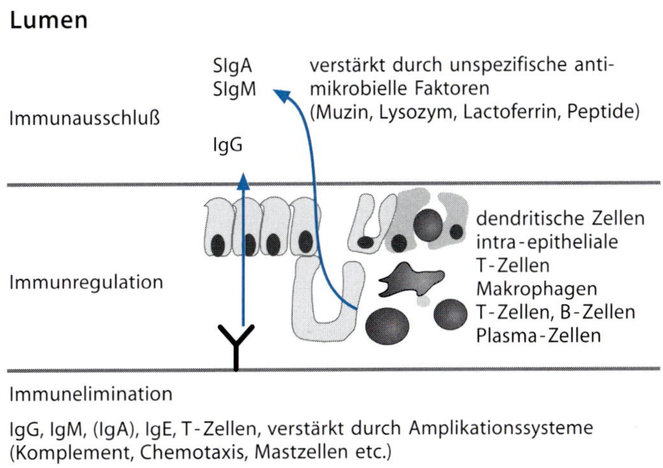

erfolgt durch intra- und subepithelial gelegene dendritische Zellen und T-Lymphozyten (Immunregulation).

Sekretorisches IgA wird von subepithelialen Plasmazellen synthetisiert und durch eine J-(joint-) Kette zu einem Dimer verbunden. Diese Dimere werden auf Drüsenepithelzellen an das dort als Rezeptor fungierende Sekretionsstück fixiert, zusammen mit diesem durch die Zelle hindurch geschleust und als SIgA ausgeschieden.

Sekretorisches IgA
Molekulargewicht: 385 000,
Produktionsort: subepitheliale Plasmazellen,
Produktionsmenge: 24 mg/kg Körpergewicht/Tag,
Subklassen:

- IgA1 (vorherrschend im Respirationstrakt, kann durch Bakterienproteasen gespalten werden),
- IgA2 (vorherrschend im Dünndarm, resistent gegen Bakterienproteasen),

Funktion:

- im Gewebe und in den Epithelzellen Neutralisation von Toxinen und pathogenen Erregern,
- im Sekret Auschluß von Toxinen, Erregern und Fremdproteinen,
- in Aggregatform Aktivierung von Komplement auf dem alternativen Weg.

3.9.5 Schleimhautimmunität und Allergie

Die große Mehrzahl menschlicher Allergien betreffen die Schleimhäute des Respirationstraktes und des Gastrointestinaltraktes. Die Frage nach einem Zusammenhang zwischen Allergie und Schleimhautimmunität liegt daher nahe. In der Tat gibt es viele Hinweise darauf, daß Antigenpräsentation, Effektorfunktionen und Schleimhautregulation mit der Entstehung von Allergien und deren spontanem Verschwinden verknüpft sind.

Folgende Beobachtungen sprechen dafür, daß besondere Aspekte der Antigenpräsentation auf Schleimhäuten zur Allergie führen können:

- Es besteht ein enger Zusammenhang zwischen einer frühen Antigenexposition und dem Auftreten von Allergien (nachgewiesen für Katze, Hund, Milbe);
- es besteht ein enger Zusammenhang zwischen Antigenkonzentration und dem Auftreten von Allergien (nachgewiesen für Milbe);
- Antigene in schadstoffhaltiger Luft führen häufiger zu Allergien (gezeigt u. a. am Beispiel der Birkenpollenallergien in schadstoffbelasteten Gegenden Schwedens).

Folgende Beobachtungen weisen auf einen Zusammenhang zwischen Effektorfunktionen des sekretorischen Immunsystems und dem Auftreten von Allergien hin:

- Muttermilch bewirkt v. a. eine Verbesserung der Schleimhautabwehr des Neugeborenen, sie ist gleichzeitig mit einer Reduktion allergischer Erkrankungen verbunden;
- ein sekretorischer IgA-Mangel findet sich bei Asthmatikern etwa 3- bis 4mal häufiger als in der Normalpopulation;
- Schleimhautschäden, z. B. gastrointestinale Infekte können zum Auftreten von Nahrungsmittelallergien führen.

Für einen Zusammenhang zwischen der Regulation der Schleimhautabwehr und dem Auftreten von Allergien sprechen folgende Beobachtungen:

- Bei gleichbleibender Antigenpräsentation und intakten Effektorfunktionen können Allergien wieder verschwinden. Dies geschieht am häufigsten bei Überempfindlichkeit gegen Nahrungsmittel wie Milch und Ei, dagegen kaum bei Überempfindlichkeit gegen Fisch und Nüsse;
- eine respiratorische Allergie, die in der Pubertät verschwunden ist, tritt oft zwei Jahrzehnte später in gleicher Form wieder auf;
- Allergien können nach hormonellen Umstellungen, z. B. einer Schwangerschaft erstmals auftreten.

Der wichtigste Faktor, der zu der enormen Häufigkeitszunahme allergischer Erkrankungen geführt hat, ist die westliche Kultur.

Es ist allerdings nicht klar, ob die Schadstoffbelastung der Luft hierbei der wichtigste Faktor ist, die hohe Konzentration bestimmter Antigene wie der Milbe oder möglicherweise die hygienischen

Lebensbedingungen, welche zu einem fast vollständigen Verschwinden parasitärer Erkrankungen und zu einer ausgeprägten Verminderung anderer Schleimhautinfektionen geführt haben. Sicher ist, daß IgE, Mastzellen und Eosinophile die wichtigsten Elemente der Immunabwehr gegen Parasiten darstellen. Dieses System ist unter den modernen Lebensbedingungen kaum gefordert. Auch die übrige Schleimhautimmunität muß im Vergleich zu früher oder zu Ländern der Dritten Welt viel geringeren Ansprüchen genügen.

3.9.6 Ausblick

Das Mukosa-assoziierte Immunsystem ist der Ort der frühen lokalen und systemischen Immunisierung des Neugeborenen gegen pathogene Keime und stellt die wichtigste Verteidigunglinie des Körpers gegen die Außenwelt dar. Gleichzeitig reguliert es die zellulären und humoralen Immunreaktionen gegen nicht replizierende Antigene, wie beispielsweise Nahrungsproteine, und ist für allergische Erkrankungen verantwortlich. Ein besseres Verständnis der Mechanismen der Toleranzinduktion durch lokale Immunisierungen verspricht Erfolge in der Behandlung allergischer und auch rheumatischer Erkrankungen. Der besondere Einfluß, den das Stillen auf die Entwicklung der Schleimhautimmunität hat und das seltenere Auftreten von Erkrankungen wie Lymphomen, Morbus Crohn und Diabetes mellitus bei gestillten Kindern zeigt das enorme Potential, das die Mukosaimmunologie für die Medizin birgt.

Literatur

Brandtzaeg P (1992) Humoral immune response patterns of human mucosae: induction and relation to bacterial respiratory tract infections. J Infect Dis 165 (Suppl 1): 167–176

Brandtzaeg P (1995) Molecular and cellular aspects of the secretory immunoglobulin system. APMIS 103: 1–19

Dunkley M, Pabst R, Cripps A (1995) An important role for intestinally derived T cells in respiratory defence. Immunol Today 16, 5: 231–236

Holt PG (1993) Regulation of antigen-presenting cell function(s) in lung and airway tissues. Eur Respir J 6: 120–129

Kolls JK, Nelson S, Summer WR (1993) Recombinant cytokines and pulmonary host defense. Am J Med Sci 306, 5: 330–335

Pabst R (1995) Mucosa-associated lymphoid tissue: only one part of the dynamic lung lymphoid system. In: Busse WW, Holgate ST (eds) Asthma and rhinitis. Blackwell Scientific, Cambridge/MA, pp 415–425

Reynolds HY (1994) Respiratory host defenses – surface immunity. Immunobiol 191: 402–412

Rieger CHL (1995) Allergy in childhood asthma. Baillieres Clin Paediatrics 3, 2: 399–412

Rieger CHL, Groothuis J (1996) The immunology of non-viral respiratory tract infection. Pediatr Allergy Immunol 7 (Suppl 9): 91–94

Tschernig T, Kleemann WJ, Pabst R (1995) Bronchus-associated lymphoid tissue (BALT) in the lungs of children who had died from sudden infant death syndrome and other causes. Thorax 50: 658–660

3.10 Pathomechanismus der bronchialen Hyperreaktivität unter besonderer Berücksichtigung der neuroimmunologischen Komponente der allergischen Entzündung

Jörg Kleine-Tebbe und Gert Kunkel

Einleitung

Die bronchiale Hyperreaktivität ist ein wichtiges Merkmal des Asthma bronchiale. Als unspezifische Überempfindlichkeit der Bronchialschleimhaut auf pharmakologische Reize kann sie quantitativ erfaßt und zur Diagnostik eingesetzt werden und korreliert mit dem Schweregrad der Erkrankung. Zugrunde liegt wahrscheinlich eine persistierende Entzündung der unteren Atemwege mit zellulärer Infiltration, Ödem und Destruktion des Bronchialepithels; lokale Axonreflexe und eine veränderte Funktion der Bronchialmuskelzelle sind ebenfalls beteiligt. Die neurogene Entzündung bezeichnet Wechselwirkungen zwischen dem Nervensystem und dem Immunsystem bei der Entzündungsregulation. Dabei werden Neuropeptide als Co-Transmitter freigesetzt, die nicht nur der lokalen Reizübertragung dienen, sondern auch gegenläufig die asthmatische Entzündung modulieren. Umgekehrt können Immun- und Entzündungszellen durch lokal wirksame Mediatoren die Erregbarkeit afferenter Neurone beeinflussen. Da zahlreiche Erkenntnisse mit Hilfe von Tiermodellen erarbeitet worden sind, wird erst die Entwicklung spezifischer Rezeptorantagonisten eine vollständige Charakterisierung der neurogenen Entzündung beim Menschen als Grundlage der bronchialen Hyperreaktivität und des Asthma bronchiale möglich machen.

3.10.1 Begriffsbestimmung

Als bronchiale Hyperreaktivität (*BHR*) wird die verstärkte Verengung der Atemwege nach Inhalation von pharmakologisch aktiven Substanzen (Histamin, parasympathisch wirksame Mediatoren und Pharmaka) bezeichnet.

Sie besteht nicht nur in einer Steigerung der maximalen, individuellen Bronchialobstruktion, sondern auch in einer gesteigerten Überempfindlichkeit gegenüber bronchokonstriktorisch wirksamen Reizen (Abb. 3.32). Ausgelöst werden kann die BHR durch Inhalation neuraler Rezeptoragonisten (Azetylcholin, Methacholin, Carbachol) und entzündliche Mediatoren (Histamin, Kinine, Leukotriene, PAF und Prostaglandine). Physikalische Stimuli wie Anstrengungen, kalte, trockene Luft und die Inhalation hypo- und hypertonischer Lösungen sind – vermutlich durch Freisetzung von Entzündungsmediatoren – ebenfalls in der Lage bei BHR indirekt eine Bronchokonstriktion auszulösen. Liegt eine Überempfindlichkeit auf eine Vielzahl

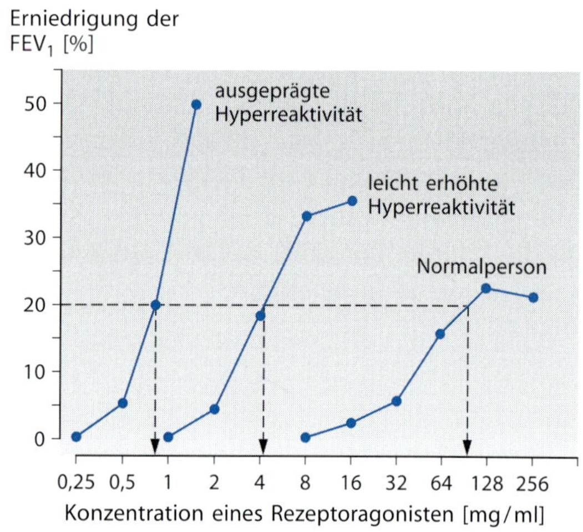

Abb. 3.32. Dosiswirkungskurven bei bronchialer Hyperreaktivität. Die Dosiswirkungsbeziehung eines bronchokonstriktorischen Rezeptoragonisten zeigt unterschiedliche Verläufe bei einer Normalperson und bei einem Asthmatiker mit leichter bzw. mit schwerer BHR. Die Überempfindlichkeit kann wie in diesem Beispiel als Provokationsdosis für einen 20%igen Rückgang (PD20) der Einsekundenkapazität (*FEV_1*) oder als Dosis für einen 100%igen Anstieg des bronchialen Widerstandes ausgedrückt werden

unterschiedlicher Stimuli vor, spricht man von *unspezifischer bronchialer Hyperreaktivität*, ist sie auf spezielle Stimuli begrenzt von *spezifischer bronchialer Hyperreaktivität*. Da pharmakologisch wirksame Substanzen und physikalische Reize durch direkte oder indirekte Aktivierung unterschiedlicher Rezeptoren eine Verengung der Atemwege induzieren und daher entgegen der klinischen Erfahrung nicht von einem einheitlichen Mechanismus der BHR ausgegangen werden kann, müssen die zur Beurteilung der BHR verwendeten Stimuli angegeben werden.

3.10.2 Stellenwert der bronchialen Hyperreaktivität für das Asthma bronchiale

Bei den meisten Patienten mit symptomatischem Asthma im Erwachsenenalter liegt eine BHR vor, die in vielen Fällen mit dem Schweregrad der Erkrankung korreliert. Dennoch läßt sich für die BHR keine einheitliche Schwellendosis definieren, mit deren Hilfe Asthmatiker von Nichtasthmatikern unterschieden werden können (Abb. 3.33). Die BHR kann über viele Jahre stabil bleiben, aber unter bestimmten Einflüssen, wie bei verstärkter Allergenexposition oder Infekten, zusammen mit den Asthmabeschwerden zunehmen. Provokationstests mit pharmakologisch aktiven Substanzen zum Nachweis einer BHR sind zumindest bei Erwachsenen außerordentlich empfindlich und bei asymptomatischen Asthmatikern für die Sicherung der Diagnose geeignet. Die klinische Diagnose eines Asthma bronchiale beruht auf der typischen Krankengeschichte und dem Nachweis einer reversiblen Atemwegsobstruktion z. B. durch eine Lungenfunktionsprüfung vor und nach Inhalation eines β_2-Sympathomimetikums. Ist der Patient beschwerdefrei, ist ein induzierter Bronchospasmus durch Provokation mit einem rezeptoraktiven Stimulus für die Bestätigung der Diagnose oftmals hilfreich. Bei beruflich bedingtem Asthma und zur Validierung neuartiger Therapien wird die BHR häufig zur Verlaufskontrolle herangezogen.

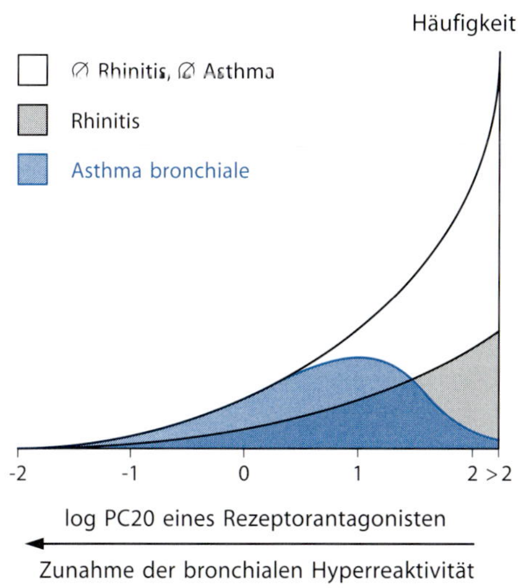

Abb. 3.33. Kontinuierliche unimodale Verteilung der BHR. Eine klare Unterscheidung von Asthmatikern und Nichtasthmatikern mit Hilfe einer definierten Schwellendosis zur Auslösung der BHR ist durch die beobachtete Überlappung der Kollektive häufig nicht möglich. Die logarithmisch aufgetragene PD20 bezeichnet die Provokationsdosis für einen 20%igen Rückgang der Einsekundenkapazität

3.10.3 Pathogenese der bronchialen Hyperreaktivität

Verschiedene Theorien wurden für die Entstehung der BHR diskutiert. Da nach heutigem Wissensstand dem Asthma eine chronische Entzündung zugrundeliegt, wird die BHR als *eine* Manifestation der inflammatorischen Veränderungen der Atemwege angesehen. Sie kann durch exogene Faktoren

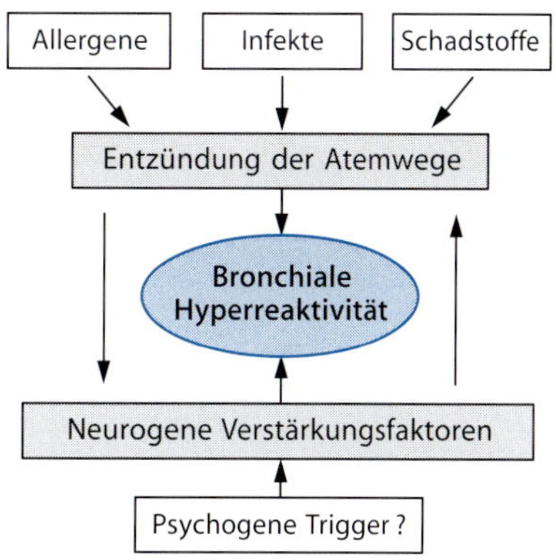

Abb. 3.34. Einflußgrößen bei der Entstehung der BHR. Der BHR liegt vermutlich eine persistierende Entzündung der Atemwege zugrunde, die durch Allergenexposition, Infekte und Schadstoffbelastungen unterhalten werden kann. Neurogene Faktoren modulieren den Entzündungsprozeß und spielen für die Entstehung der BHR eine zusätzliche Rolle

wie Allergene, Infekte und Umweltschadstoffe ausgelöst werden und wird durch endogene Faktoren wie die nervale Innervation moduliert (Abb. 3.34; s. Abschn. 3.10.4). In zahlreichen Studien konnte eine Korrelation zwischen der Zahl und dem Aktivierungszustand von Entzündungszellen (Mastzellen, eosinophile Granulozyten, T-Lymphozyten) und dem Grad der BHR gezeigt werden. Selbst bei leichtem, stabilem Asthma mit geringer klinischer Symptomatik ist eine persistierende Entzündung der Atemwege vorhanden, die die BHR unterhält. Der Mechanismus, durch den Entzündungszellen und/oder ihre Mediatoren die Überempfindlichkeit der Atemwege induzieren, ist unklar. Diskutiert werden Kaliberveränderungen der Atemwege, eine Destruktion des Bronchialepithels, ein Ödem der Atemwege, Veränderungen der präsynaptischen Kontrolle der Azetylcholinfreisetzung, eine Aktivierung von lokalen Axonreflexen und eine veränderte Funktion der Bronchialmuskulatur.

3.10.4 Kenntnisse zur neurogenen Komponente der Entzündung beim Asthma

Grundlage der „neurogenen Entzündung" beim Asthma ist die Tatsache, daß zwischen dem Nervensystem und dem Immunsystem komplexe Wechselwirkungen bestehen. Zytokine und Mediatoren aus immunkompetenten Zellen vermitteln Signale an neurogene Zellen; umgekehrt werden durch Aktivierung von Nervenzellen rezeptorspezifische Effekte an Zellen des Immunsystems ausgelöst. Diese Effekte beruhen auf Neuropeptiden, die als Kotransmitter von Nerven des autonomen Nervensystems und afferenten C-Fasern, dem nicht-adrenergen-nichtcholinergen (*NANC*) System, freigesetzt werden. Neuropeptide regulieren nicht nur die lokale Reizübertragung, sondern besitzen je nach Rezeptorverteilung an den Atemwegen unterschiedliche Wirkungen. Das vasointestinale Peptid (*VIP*), neben Stickmonoxid (NO) ein Transmitter des inhibitorischen NANC-Systems, wirkt bronchodilatatorisch, steigert die Mukussekretion und reguliert die Durchblutung der Bronchien. Bei Asthmatikern zeigt sich in Abhängigkeit akuter Exazerbationen eine reversible Erniedrigung des VIP-Spiegels im Plasma. Bei einem Vergleich von Asthmatikern mit gesunden Kontrollpersonen waren allerdings in der Trachea und im Lungenparenchym keine Unterschiede im Gehalt an VIP-reaktiven Fasern nachweisbar.

Substanz P (*SP*) und Neurokinin A (*NKA*), Peptide aus der Gruppe der Tachykinine und Vertreter des exzitatorischen NANC-Systems, vermitteln ihre proinflammatorischen Wirkungen in den Atemwegen über Neurokinin-(*NK*-)Rezeptoren; SP vorwiegend über einen NK_1- und NKA vorwiegend über den NK_2-Rezeptor. Erhöhte Konzentrationen von SP und v. a. NKA wirken beim Menschen bronchokonstriktorisch; SP steigert außerdem die Mukussekretion, die Durchblutung der Bronchialgefäße und ihre Permeabilität. Im Meerschweinchenmodell spielen diese Tachykinine bei der Entstehung einer BHR durch Ozon oder Isozyanate eine wichtige Rolle. Beim Menschen finden sich nur vereinzelte sensorische Nervenenden mit SP-Aktivität, aber Hinweise auf eine verstärkte NK_1-Rezeptorexpression und eine vermehrte C-sensorische Faserdichte beim Asthmatiker. Während das Lungenparenchym bei Probanden mit oder ohne Asthma keine Unterschiede im Gehalt an SP-reaktiven Fasern zeigt, wurde im Trachealgewebe von Asthmatikern ein erniedrigter Gehalt an SP-reaktiven Fasern gefunden, möglicherweise als Folge einer verstärkten Freisetzung und raschen Inaktivierung von SP. Tatsächlich können im Sputum von Patienten mit Asthma und chronischer Bronchitis erhöhte SP-Konzentrationen nachgewiesen werden, die mit der Einsekundenkapazität (FEV_1) und bei den Asthmatikern mit der Anzahl der eosinophilen Leukozyten im Sputum korrelierten. Eine erhöhte SP-Konzentration, verstärkt nach Allergenprovokation, wurde in der Bronchiallavageflüssigkeit von Asthmatikern nachgewiesen. Ein ähnlicher Anstieg ist auch bei der allergischen Rhinitis gezeigt worden.

Bei Patienten mit idiopathischem chronischen Husten wurden vermehrt Nervenfasern nachgewiesen, die das Kalzitonin-Gen-ähnliche Peptid (*CGRP*) enthalten, ein Tachykinin, welches ebenfalls exzitatorisch auf den Bronchialtrakt wirkt. Capsaicin, das die Neuropeptidspeicher von C-Fasern entleert und eine unspezifische Freisetzung von Tachykininen induziert, führt möglicherweise deshalb bei diesen Patienten zu verstärktem Husten. CGRP ist bei akuten Exazerbationen im Plasma von Asthmatikern erhöht und mit einer schlechteren Reversibilität der bronchialen Obstruktion verknüpft.

Als wichtigstes Tachykinin-abbauendes Enzym im Gewebe spielt die neutrale Endopeptidase (*NEP*) für die Wirkungsdauer der Neuropeptide eine zentrale Rolle. Es wird diskutiert, ob eine durch inflammatorische Stimuli verminderte NEP-Aktivität den Abbau der Tachykinine beim Asthma verzögert und zu einem protrahierten Wirkungsverlauf beiträgt. Normalpersonen reagieren nach Inhalation von Thiorphan, einem Inhibitor der NEP, auf die bronchiale Provokation mit dem Lipidmediator Leukotrien-D4 mit einer gesteigerten Obstruktion. Die Dosiswirkungskurve von Leukotrien-D4 bleibt dabei unbeeinflußt.

3.10.5 Das Konzept der neuroimmunologischen Entzündung und seine pharmakologische Modulation

Das Konzept der neurogenen Entzündung beruht auf der Beobachtung, daß sensorische Nerven in Form eines Axonreflexes auf antidromem Wege Neuropeptide aus sog. C-Fasern freisetzen, die proinflammatorische Effekte auf andere Entzündungszellen und Gewebestrukturen ausüben (Abb. 3.35). So ist gezeigt worden, daß SP die Proliferation und IL-2-Expression von peripheren mononukleären Zellen und die Immunglobulinsynthese von B-Lymphozyten steigern kann. Chemotaktische Eigenschaften und ein Einfluß auf die Produktion der Zytokine IL-1, IL-6 und TNF-α durch SP sind bei Makrophagen beobachtet worden. Eine gesteigerte Rekrutierung von eosinophilen und neutrophilen Leukozyten durch SP beruht vermutlich auf einer verstärkten Expression von gefäßständigen Adhäsionsmolekülen. SP induziert dosisabhängig die Freisetzung von Histamin aus humanen Mastzellen, die aus bronchioalveolären Lavagen gewonnen werden. Dieser Befund ist insofern bedeutsam, da Mastzellen in engem Kontakt mit sensorischen Nervenfasern stehen und eine Kommunikation zwischen beiden Zelltypen über Neuropeptide anzunehmen ist.

Umgekehrt können inflammatorische Produkte aus Entzündungs- und Gewebezellen die Aktivierbarkeit der sensorischen Nerven steigern. Tatsächlich konnte im Tiermodell gezeigt werden, daß das major basic protein (*MBP*) aus Eosinophilen aufgrund seiner elektrischen Ladung *indirekt* über die Produktion von Kininen eine BHR induziert, die durch Bradykininantagonisten verhindert werden kann. In einem anderen Tiermodell wurde gezeigt, daß kationische Proteine wie MBP eine BHR und eine Steigerung der Gefäßpermeabilität induzieren, die durch NK_1-Antagonisten gehemmt werden kann. Neben einer raschen Bronchokonstriktion nach Inhalation steigert Bradykinin vorübergehend die BHR auf Histamin bei Asthmatikern; da diese Veränderungen nur mit empfindlichen Meßparametern nachweisbar sind, wird angenommen, daß vorwiegend die peripheren Atemwege davon betroffen sind. Verschiedene Stimuli und Mediatoren, Kinine und Leukotriene, kommen für die Aktivierung der Neuropeptid-haltigen Nerven in Frage. Eine Modulation dieser Vorgänge ist an verschiedenen Angriffspunkten denkbar (Abb. 3.36). Phar-

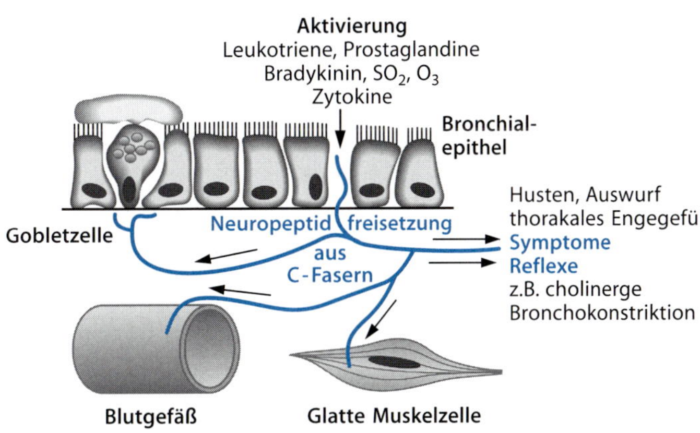

Abb. 3.35. Konzept der neurogenen Entzündung beim Asthma bronchiale. Eine Stimulation und Aktivierung sensorischer Nerven beim Asthma induziert neben Atemwegssymptomen und lokalen Reflexen (*nach rechts gerichtete Pfeile*) eine neurogene Entzündung durch antidrome Freisetzung von Neuropeptiden (*nach links gerichtete Pfeile*)

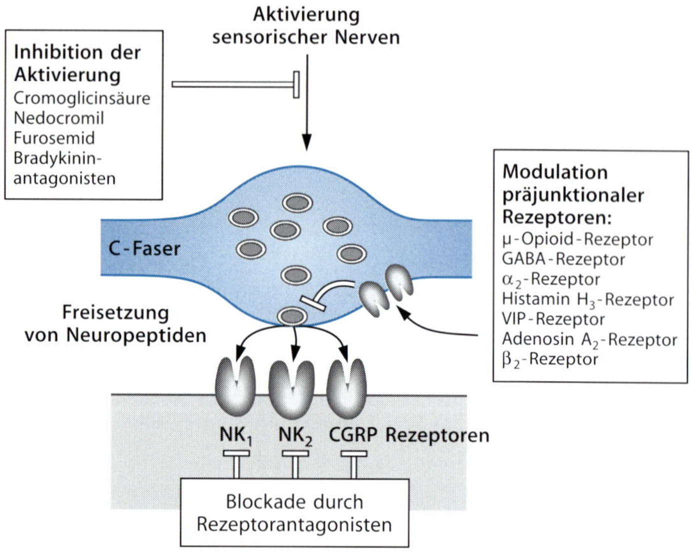

Abb. 3.36. Angriffspunkte zur Modulation der neurogenen Entzündung. Eine Hemmung der Aktivierung sensibler Nerven (*Kasten links oben*) bzw. Modulation der Freisetzung diverser Neuropeptide (*Kasten rechts*) stehen neben der spezifischen Rezeptorblockade (*Kasten unten*) als potentielle Möglichkeiten zur Verfügung, die neurogene Entzündung pharmakologisch zu beeinflussen

maka, die eine Aktivierung der C-Fasern verhindern, und Substanzen, die die Regulation über präjunktionale Rezeptoren beeinflussen, bremsen vermutlich die Freisetzung von Neuropeptiden. Zur ersten Gruppe gehören möglicherweise die „Mastzellstabilisatoren" Cromoglicinsäure und Nedocromil, das Schleifendiuretikum Furosemid und Bradykininrezeptorantagonisten. Eine Substanz der zweiten Gruppe, ein an präjunktionale Rezeptoren bindender μ-Opioidrezeptoragonist, zeigte allerdings keinen Einfluß auf die Bronchokonstriktion. Mit der Entwicklung spezifischer Antagonisten, die die Wirkung der Tachykinine an ihren Rezeptoren zuverlässig blockieren, ist in Zukunft ein näherer Aufschluß über ihre Bedeutung für die asthmatische Entzündung und Entwicklung der BHR zu erwarten.

3.10.6 Zukunftsperspektiven

Nachdem deutlich geworden ist, daß das Immunsystem mit dem Nervensystem in enger Beziehung steht, sind interessante Wechselwirkungen aufgedeckt worden, die für das zukünftige Verständnis von allergischen und immunologischen Erkrankungen eine wichtige Rolle spielen. Dieser „crosstalk" ist in beiden Richtung nachweisbar: Immun- und Entzündungszellen modulieren mit ihren Mediatoren die Erregbarkeit afferenter Neurone, die ihrerseits durch retrograde Freisetzung von Tachykininen und Neurotransmittern das Immun- und Entzündungsgeschehen regulieren. Dabei handelt es sich, ähnlich wie bei der Immunregulation durch Zytokine, um lokale Prozesse, die durch ein Netzwerk zahlreicher Transmitter und Mediatoren gesteuert werden. Die Ergebnisse dieser Forschungsrichtung werden zukünftig die Grundlage für ein besseres Verständnis der Beziehung psychischer Vorgänge auf emotionaler und kognitiver Ebene und der Regulation des Immunsystems bilden. Die Entwicklung spezifischer Antagonisten für die Mediatoren der neurogenen Entzündung wird ein wichtiger Schritt sein, um die physiologische und pathophysiologische Rolle der Wechselwirkungen zwischen Nerven- und Immunsystem beim Menschen aufzuklären. Die neuronale Beeinflussung der BHR, der nach heutigem Verständnis häufig eine immunologisch vermittelte Entzündung zugrundeliegt, wird sich mit diesen Antagonisten systematisch untersuchen lassen. Darüber hinaus sind diese Substanzen potentiell geeignet, therapeutisch eingesetzt zu werden.

Literatur

Cheung D, Veen H van der, Hartigh J den, Dijkman JH, Sterk PJ (1994) Effects of inhaled substance P on airway responsiveness to metacholine in asthmatic subjects in vivo. J Appl Physiol 77: 1325–1332

Baumgarten CR, Witzel A, Kleine-Tebbe J, Kunkel G (1996) Substance P enhances antigen-evoked mediator release from human nasal mucosa. Peptides 17: 25–30
Goetzl EJ, Sreedharan SP (1992) Mediators of communication and adaptation in the neuro endocrine and immune system. FASEB J 6: 2646–2652
Joos GF, Germonpre PR, Kips JC, Peleman RA, Pauwels RA (1994) Sensory neuropeptides and the human lower airways: present state and future directions. Eur Respir J 7: 1161–1171
Kaliner MA, Barnes PJ, Kunkel GHH, Baraniuk JN (eds) (1994) Neuropeptides in respiratory medicine. Marcel Dekker, New York Basel Hong Kong
Nieber K, Baumgarten CR, Rathsack R, Furkert J, Oehme P, Kunkel G (1992) Substance P and beta endorphine like immunoreactivity in lavage fluids of subjects with and without allergic asthma. J Allergy Clin Immunol 90: 646–652
O'Byrne PM (1993) Airway hyperresponsiveness. In: Middleton Jr E, Ellis EF, Adkinson Jr NF, Yunginger JW, Busse WW (eds) Allergy, principles and practice, vol II: Clinical science, 4th edn. Mosby, St. Louis, pp 1203–1213
Pattemore PK, Holgate ST (1993) Bronchial hyperresponsiveness and its relationship to asthma in childhood. Clin Exp Allergy 23: 886–900

3.11 Pathogenetische Grundlagen pseudoallergischer Reaktionen

Hans F. Merk

Einleitung

Neben der IgE-abhängigen Freisetzung von Entzündungsmediatoren aus Mastzellen und Basophilen können viele Chemikalien und Medikamente diese Wirkungen über pharmakologische oder toxikologische Mechanismen auslösen. Weiterhin können Intoleranzreaktionen aufgrund individueller Faktoren der Patienten, die nicht durch eine spezifische Sensibilisierung gegeben sind und die bislang nicht in allen Einzelheiten bekannt sind, die Freisetzung von Entzündungsmediatoren begünstigen. Aus allen diesen Reaktionen können klinische Krankheitsbilder wie Urtikaria, Angioödem, Asthma oder Schock resultieren.

Aufgrund der Klinik können diese Reaktionen nicht von solchen unterschieden werden, die durch eine spezifische Sensibilisierung und IgE-Bildung bedingt sind. Deshalb spricht man von *pseudoallergischen Reaktionen*.

3.11.1 Intoleranzreaktionen

Intoleranzreaktionen oder Pseudoallergien spielen v. a. in der *Differentialdiagnose allergischer Arzneimittel- und Nahrungsmittelreaktionen* eine Rolle. Bei Arzneimitteln diskutiert man sie bei Unverträglichkeiten auf Acetylsalicylsäure und andere nichtsteroidale Antiphlogistika (*NSAID*), Muskelrelaxantien, Kontrastmittel und Lokalanästhetika. Sowohl bei Arzneimitteln als auch bei Nahrungsmittelreaktionen können überdies Unverträglichkeiten auf Additiva wie Benzoate, Parabene, Sulfite, Azofarbstoffe einschließlich Tartrazin, Salicylate oder Propinate diese Reaktionen hervorrufen (Tabelle 3.10). Daneben kann Glutamat als Geschmacksverstärker zum *Chinese restaurant syndrome* führen. Zwischen diesen Intoleranzreaktionen und Intoxikationen stehen pseudoallergische Reaktionen auf Histamin und andere biogene Amine wie Tyramin oder Serotonin, die als Histaminintoleranz oder Histaminose diskutiert werden.

Die Prävalenz dieser Reaktionen wird sehr unterschiedlich angegeben. Nach Unterlagen der Europäischen Kommission werden 0,03–0,15% aller Nahrungsmittelunverträglichkeiten auf allergische und pseudoallergische Reaktionen zurückgeführt. Bei NSAID sind es 0,3–0,9% der unerwünschten Reaktionen (Czech et al. 1996; Wüthrich 1993). Sehr viel häufiger können sie bei oralen Provokationen im Rahmen einer chronischen Urtikaria nachgewiesen werden (Tabelle 3.11) (Ehlers et al. 1996; Merk u. Goerz 1983).

Patienten mit pseudoallergischen Reaktionen auf NSAID reagieren potentiell auf alle Medikamente dieser Gruppe mit Urtikaria, Angioödem, Asthma oder sogar anaphylaktoidem Schock. Ein wesentliches Argument gegen die allergische Verursachung dieser Reaktion ist, daß zu dieser Pharmakagruppe chemisch unterschiedliche Substanzen gehören wie

- Salicylsäurederivate (Acetylsalicylsäure, Natriumsalicylat),
- Propionsäurederivate (Ibuprofen, Ketoprofen),
- Anilinderivate (Phenacetin, Paracetamol),
- Essigsäurederivate (Diclofenac, Indometacin),
- Oxicame (Proxicam, Tenoxicam),

Tabelle 3.10. Auslöser von Intoleranzreaktionen bei Nahrungsmittelunverträglichkeiten

Stoffgruppe	Name	E-Nummer	Dosierung bei oraler Provokation (in mg)
Farbstoffe			
Azofarbstoffe	Gelborange S	E110	5, 10, 50
	Azorubin	E122	5, 10, 50
	Amaranth	E123	5, 10, 50
	Ponceau 4 R	E124	5, 10, 50
	Brillantschwarz	E151	5, 10, 50
	Tartrazin	E102	1, 5, 10, 50
Andere synthetische Farbstoffe	Chinolingelb	E104	5, 10, 50
	Erythrosin	E127	5, 10, 50
	Patentblau	E131	5, 10, 50
	Indigokarmin	E132	5, 10, 50
Naturfarbstoffe	Eisen-III-oxid, rot	E172	5, 10, 50
	Cochenille/Karmin	E120	1, 5, 10, 50
Konservierungsstoffe			
	Sorbinsäure	E200	5, 10, 50
	Natriumbenzoat	E211	1, 5, 10, 50
	p-Hydroxybenzoesäureester	E214–19	1, 5, 10, 50
	Natriummetabisulfit	E223	1, 5, 10, 50
	Natriumnitrat	E251	5, 10, 50
Antioxidantien			
	Butylhydroxyanisol (BHA)	E320	5, 10, 50
	Butylhydroxytoluol (BHT)	E321	5, 10, 50
	Propylgallate	E310	–
	Tocopherol	E306–9	–
Geschmacksverstärker	Natriumglutamat	E621	50, 100, 2500
Biogene Amine	Histamin	–	1,5/kg KG

- Fenaminsäurederivate (Mefanamsäure, Meclofenamsäure) und
- Pyralazone (Phenylbutazon, Oxyphenbutazon) (Czech et al. 1996).

Arachidonsäuremetabolismus

Schon lange wird vermutet, daß die Hemmung von Stoffwechselwegen der Arachidonsäure zu Prostaglandinen durch NSAID eine Schlüsselstellung in der Pathophysiologie dieser Reaktionen (s. oben) einnehmen. Ältere Vorstellungen, die davon ausgingen, daß es zu einem Wechsel von der Prostaglandinsynthese zur vermehrten Synthese von Leukotrienen kommt, konnten allerdings nicht erklären, warum nur einige Patienten eine Intoleranzreaktion auf NSAID aufweisen, da dies ein generelles pharmakologisches Prinzip dieser Medikamente ist. Neuere Untersuchungen haben nun gezeigt, daß Patienten mit einer Analgetikaintoleranz

- eine erhöhte basale Leukotrien-E_4-Ausscheidung im Urin haben,
- bei oraler, nasaler und bronchialer Provokation mit Acetylsalicylsäure oder Lysin-Aspirin in vitro vermehrt Leukotrienderivate bilden,
- bei Inkubation ihrer Basophilen mit IL-3 oder der aktivierten Komplementkomponente C5a in vitro vermehrt Leukotrienderivate bilden und
- die Vorbehandlung mit spezifischen Leukotrienrezeptorantagonisten zu einer Unterdrückung der Asthmareaktion auf Acetylsalicylsäure führt (Dahlen u. Dahlen 1995; O'Sullivan et al. 1996; Wedi et al. 1996).

Diese Befunde zusammen führen zu der Annahme (Dahlen u. Dahlen 1995; Kowalski 1996):

Die Bildung von Prostaglandin E_2 neben den Leukotrienen stellt einen Schutzmechanismus dar, der bei Einnahme von NSAID in einer Situation erhöhter Leukotrienbildung wegfällt und dadurch die Manifestation der Analgetikaintoleranz begünstigt.

Tabelle 3.11. Intoleranzreaktionen bei chronischer Urtikaria. (Nach Ehlers et al. 1996)

Autoren	Anzahl der Testpersonen	Reaktionen auf Zusatzstoffe inkl. ASS (in %)	Provokationsmethode	Ansprechen auf Diät (in %)
Michaelsson u. Juhlin 1973	52	75	einfachblind	81,3 symptomfrei 6,3 erhebliche Besserung
Thune u. Granhold 1975	100	62	einfachblind	19,4 symptomfrei 80,6 erhebliche Besserung
Warin u. Smith 1976	111	59,5	einfachblind, plazebokontrolliert unter Antihistaminika	75
Ros et al. 1976	75	nur Angaben zur Nachfolgeuntersuchung		24 symptomfrei 57 erhebliche Besserung
Rudzki 1980	158	31,6		keine Angaben
Wüthrich u. Fabro 1981	620	26,6	einfachblind	>60 Besserung
Juhlin 1981	330	31	einfachblind	keine Angaben
Kirchhof et al. 1982	100	39	doppelblind, plazebokontrolliert	44
Merk u. Goerz 1983	37	68	einfachblind	keine Angaben
Verschave et al. 1983	67	keine Expositionen		55 Besserung
Ortolani et al. 1984	70	59,6	einfachblind, plazebokontrolliert	keine Angaben
Genton et al. 1985	17	88,2	einfachblind	93,3
Supramaniam u. Warner 1986	43	24	doppelblind, plazebokontrolliert	87,5
Ehlers et al. 1996	67	19	doppelblind, plazebokontrolliert	73

Besonders betroffen sind Patienten mit Asthma bronchiale und chronischer Urtikaria, bei denen man die Reaktionen in bis zu 20% bzw. bei Urtikaria in bis zur Hälfte der Patienten nachweisen kann (vgl. Tabelle 3.11). Gelegentlich werden familiäre Häufungen mit einem autosomal rezessiven Erbgang beschrieben. Auch Assoziationen zwischen Analgetikaintoleranz und HLA-DQw2 wurden beschrieben, konnten aber bislang nicht bestätigt werden (Mullarkey et al. 1986).

Bislang erfordert die Diagnostik dieses Krankheitsbildes die nicht immer risikolose orale Exposition des Patienten mit den verdächtigten Substanzen. Kürzlich wurde beschrieben, daß bei den von diesem Krankheitsbild betroffenen Patienten eine erhöhte *Reaktionsbereitschaft* verschiedener Effektormechanismen des Immunsystems besteht, wie eine vermehrte Bildung von Sauerstoffradikalen der Eosinophilen oder Freisetzung von Leukotrienen aus Basophilen nach Stimulation mit IL-3 und C5a (Wedi et al. 1996). Diese Beobachtung könnte zu einem verbesserten Verständnis der Pathophysiologie der Reaktionen führen und auch zur Entwicklung neuer In-vitro-Tests zum objektiven Nachweis dieses Krankheitsbildes.

Histamine und biogene Amine

Nahrungsmittelunverträglichkeiten in Form einer pseudoallergischen Reaktion können direkt auftreten als Folge einer *Intoxikation mit Histamin*. So können zu lang oder ungünstig gelagerte Fische aus der Gruppe des Scombroidea wie etwa Thunfisch oder Makrelen bei zu langer oder ungünstiger Lagerung aus der Aminosäure Histidin so hohe Konzentrationen Histamin bilden, daß der Verzehr mit einer entsprechenden Intoxikation einhergeht (Morrow 1991). Jedoch kann diese Reaktion auch durch unterschiedliche Metabolisierungskapazitäten des Histamins begünstigt werden. Ein Mangel an Diaminoxidase, einem Enzym, das Histamin zu unwirksamen Metaboliten verstoffwechseln kann und v. a. in der Darmwand nachgewiesen wird, könnte dafür die Ursache sein (Götz et al. 1996). Patienten mit einem solchen als *Histaminintoleranz* aufzufassenden Krankheitsbild reagieren vornehmlich auf Käse, Rotwein, Fisch und geräucherte Produkte, da hier vergleichsweise hohe Histaminkonzentrationen vorkommen können. Tyramin und Serotonin als weitere biogene Amine können durch Hemmung der DAO entstehen und indirekt Histaminintoleranzreaktionen begünstigen (Tabelle 3.12). Weiterhin können verschiedene Medikamente, wie Dihydralazin, Aminoglykoside, Pentamidin, Prometazin, Isoniazit, Clavulansäure, Methoclobramit, Ambroxol oder Chloroquin zumindest unter In-vitro-Bedingungen die Aktivität der DAO hemmen (Melnik et al. 1997; Schmutzler 1997).

Tabelle 3.12. Vorkommen und Gehalt biogener Amine in Lebensmitteln. (Nach Melnik et al. 1997)

Biogenes Amin	Lebensmittel	Amingehalt (mg/kg)
Histamin	Hefeextrakt	260–2830
	Fisch	0–4640
	Sauerkraut	6–200
	Spinat	38
	Tomaten	22
	Wurst	2–4
	Wein	0–30
	Käse (besonders Emmentaler)	0–1300
Tyramin	Fisch	0–500
	Hefeextrakt	66–2256
	Wurst	85–244
	Sauerkraut	20–95
	Avocado	23
	Himbeeren	13–93
	Bananen	7–11
	Chianti-Wein	2–25
	Bier	2
	Käse	0–953
	Orangen	0–25
Serotonin	Walnüsse	170–340
	Bananen	23–78
	Ananas	17–65
	Tomaten	12
	Pflaumen	8–10

β-Blocker

β-Rezeptorenblocker können ebenfalls allergische Soforttypreaktionen verstärken, da normalerweise durch *β*-Rezeptorenaktivierung die Freisetzung von Entzündungsmediatoren aus den Mastzellen gehemmt wird. Durch Hemmung dieser Rezeptoren werden umgekehrt anaphylaktische Reaktionen potenziert. Hinzu kommt, daß bei der Manifestation eines anaphylaktischen Schocks die Behandlung mit Adrenalin erschwert ist, da durch die Besetzung der *β*-Rezeptoren paradoxe Effekte des Adrenalins auftreten können. Daran sollte man insbesondere bei Patienten mit bekannten Sensibilisierungen gegenüber Nahrungsmitteln, Gewürzmitteln oder Bienen- und Wespengift denken sowie bei Patienten, die wegen Rhinitis allergica oder Asthma bronchiale mit einer spezifischen Hyposensibilisierung behandelt werden.

ACE-Hemmung

Ebenfalls über nichtallergische Mechanismen lösen in ca. einem von 3000 Fällen ACE-Hemmer wie Captopril und Enalapril pseudoallergische Angioödeme aus. Sie hemmen nicht nur das Angiotensinsystem, sondern auch die Inaktivierung des für Entzündungsreaktionen bedeutungsvollen Bradykinins und der Substanz P. Da diese Reaktionen an die pharmakologische Eigenwirkung der Substanz gebunden sind, läßt sich hier nicht ein ACE-Hemmer gegen einen anderen austauschen, man muß in diesem Falle auf eine andere pharmakologische Substanzgruppe ausweichen (Merk 1993). Allerdings sind nicht alle Captopril-bedingten Hautreaktionen an diesen Angiotensin-hemmenden Mechanismus gebunden. Ein Beispiel dafür sind die Pemphigus-artigen Reaktionen auf Captopril (Merk 1993). Bislang sind vorwiegend Arzneimittel mit freier SH-Gruppe bekannt geworden, die Pemphigus-artige Krankheitsbilder bei einzelnen Patienten auslösen können. Aus diesem Grunde kann man bei diesen Hautsymptomen auf alternative ACE-Hemmer wie Enalapril ausweichen, ohne mit einer Kreuzreaktion rechnen zu müssen. Dieses Beispiel zeigt, daß eine genaue Kenntnis des zugrundeliegenden Pathomechanismus wünschenswert ist, um die für den Patienten richtige Schlußfolgerung für die weitere Applikation von Medikamenten nach unerwarteten Reaktionen bereits aufgrund des klinisch-dermatologischen Symptoms zu ziehen.

3.11.2 Kontrastmittel

Das Beispiel der Kontrastmittelintoleranz illustriert die Notwendigkeit der rechtzeitigen Prophylaxe (Ring u. Brockow 1996).

Intoleranzreaktionen werden bei bis zu 18% aller Anwendungen von Kontrastmitteln beobachtet.

Entsprechend wichtig ist die Prävention dieser Ereignisse durch Erkennen der Risikopatienten und entsprechende Vorbereitung des Patienten im Hinblick auf medizinische Maßnahmen. Bei medizinischen Eingriffen, die eine Kontrastmittelgabe erfordern, ist die Patientenaufklärung und -befragung zur Ermittlung von sog. Risikopatienten sinnvoll. Hat ein Patient bereits bei einer Kontrastmitteluntersuchung in der Vergangenheit eine möglicherweise anaphylaktoide Reaktion gezeigt, ist die prophylaktische Gabe von H_1- und H_2-Antihistaminika und Glukokortikoiden vor einer erneuten Untersuchung sinnvoll, und es sollten nach Möglichkeit niedrigosmolare Kontrastmittel verwendet werden (Ring u. Brockow 1996).

Bislang ging man von der hohen hypertonen wie auch hyperosmolaren Eigenschaft dieser Mittel als Ursache für die Intoleranzreaktionen aus. Die Einführung sowohl von nichtionischen und isotonischen, dimeren Kontrastmitteln hat zwar zur Reduktion dieser unerwünschten Reaktionen geführt, aber sie wurden auch mit diesen Lösungen beobachtet. Vermehrt findet man allerdings besonders gefürchtete späte Reaktionen, die erst Stunden nach der Anwendung auftreten (Panto u. Davies 1986). Bei einigen Patienten mit solchen Spätreaktionen konnten im Epikutan- und Intrakutantest positive Reaktionen auf diese Substanzen nachgewiesen werden (Ring u. Brockow 1996).

3.11.3 Lokalanästhetikaunverträglichkeit

Unverträglichkeitsreaktionen auf Lokalanästhetika können durch allergische Reaktionen zumeist auf Estercaine – nach Sensibilisierung auf in Para-Stellung zu NH_2-Gruppen substituierten Substanzen – entstehen. Intoleranzreaktionen jedoch sind in ihrem Pathomechanismus noch wenig bekannt; bei ihnen können auch psychische Überlagerungen eine Rolle spielen (Schatz 1984). Nur gelegentlich werden allergische Reaktionen auf Amidcaine berichtet (Cuesta-Herranz et al. 1997); dabei müssen auch in der Differentialdiagnose Reaktionen auf Konservierungsmittel aus der Gruppe der para-Benzoesäure-Derivate und Sulfit-Intoleranzen bedacht werden. Schließlich sind toxische Wirkungen auf das Herzreizleitungssystem und bei Patienten mit Epilepsie zu bedenken. Die Testung erfolgt mittels Prick- und Intrakutantest (Verdünnung 1:100) und mittels Epikutantest bei Verdacht auf Sensibilisierungen gegen in para-Stellung zu NH_2-Gruppen substituierten Substanzen. Abschließend läßt sich ein Provokationstest in der Regel durch subkutane Applikation des Lokalanästhetikums bis 0,3 ml durchführen.

Zur Objektivierung des Resultats werden Plazebokontrollierte Testmethoden wie die reverse Plazeboprovokation vorgeschlagen (Ruzicka et al. 1987; Schatz 1984). Bei letzterem Verfahren werden Verumpräparate, die für den Patienten als Plazebo und vice versum zu erkennen sind, verwendet. Nach Aufklärung des Patienten wird am nächsten Tag eine offene Testung wiederholt (Ruzicka et al. 1987).

3.11.4 Volumenersatzmittel und Allgemeinanästhesie

Über eine Immunkomplexanaphylaxie durch Bindung von IgG an Dextran kann dieses Volumenersatzmittel zu Anaphylaxien führen. Dies kann durch das Immunglobulin-bindende Monomer Promit verhindert werden (Merk 1993). Auch Immunglobulin- und Gelatinelösungen können neben allergischen Reaktionen pseudoallergische Reaktionen auslösen.

Sehr komplex sind Reaktionen auf Muskelrelaxantien und Protamin, bei denen verschiedene konkurrierende Pathomechanismen auftreten wie

- eine echte Sensibilisierung mit Bildung von IgE-Antikörpern,
- Komplementaktivierungen durch Protamin-IgG-Komplexe oder Protamin-Heparin-Komplexe und
- die direkte, pharmakologisch erklärbare Histaminfreisetzung (Weiss 1992).

Gerade dieses im Einzelfall schwer vorhersehbare Zusammenspiel diverser, zu anaphylaktoiden Reaktionen führenden Mechanismen deutet die Schwierigkeit an, geeignete In-vitro-Tests zu entwickeln, die das individuelle Risiko des Patienten angeben.

Literatur

Chandler MJ, Grammer L, Patterson R (1987) Provocative challenge with local anesthetics in patients with a prior history of reactions. J Allergy Clin Immunol 79: 883–886

Cuesta-Herranz J, Heras M de las, Fernandes M, Lluch M, Figueredo E, Umpierrez A, Lahoz C (1997) Allergic reaction caused by local anesthetic agents belonging to the amide group. J Allergy Clin Immunol 99: 427–428

Czech W, Busse A, Wedi B, Kapp A (1996) Nahrungsmitteladditiva und nicht-steroidale Antiphlogistika – Auslöser von pseudoallergischen Reaktionen. Allergologie 19: 442–448

Dahlen B, Dahlen SE (1995) Intolerance reactions to NSAIDs. In: Basomba A, Sastre J (eds) Proceedings of XVIth European Congress of Allergology and Clinical Immunology. Monduzzi Editore, Bologna, pp 821–828

Ehlers I, Henz B, Zuberbier T (1996) Diagnose und Therapie pseudo-allergischer Reaktionen der Haut durch Nahrungsmittel. Allergologie 19: 270–276

Gall H, Kaufmann R, Kalveram CM (1996) Adverse reactions to local anesthetics; analysis of 197 cases. J Allergy Clin Immunol 97: 933–937

Götz M, Wantke F, Focke M, Wolf-Abdolvahab S, Jarisch R (1996) Histaminintoleranz und Diaminoxidasemangel. Allergologie 19: 394–398

Jäger L, Merk HF (1996) Arzneimittel-Allergie. G. Fischer, Stuttgart

Kowalski ML (1996) Aspirin-sensitive rhinosinusitis/Asthma syndrome – pathophysiology and management. ACI 8: 49–56

Melnik B, Szliska C, Nöhle M, Schwanitz HJ (1997) Nahrungsmittelunverträglichkeiten. Allergologie 19: 163–167

Merk H (1993) Allergische Arzneimittelreaktionen der Haut. In: Merk H (Hrsg) Allergische und pseudoallergische Arzneimittelreaktionen. Blackwell, Berlin, S 2–18

Merk H, Goerz G (1983) Analgetika-Intoleranz. Z Hautkr 58: 535–542

Morrow JD (1991) Evidence that histamine is the causative toxin of scombroidfish poisoning. N Engl J Med 324: 716–720

Mullarkey MF, Thomas PC, Hansen JA (1986) Association of aspirin-sensitive asthma with HLA-DQw2. Am Rev Respir Dis 133: 261–264

O'Sullivan S, Dahlen B, Dahlen SE, Kumlin M (1996) Increased urinary excretion of the prostaglandin D2 metabolite $9\alpha,11\beta$-prostaglandin F2 after aspirin challenge supports mast cell activation in aspirin-induced airway obstruction. J Allergy Clin Immunol 98: 421–432

Panto PN, Davies P (1986) Delayed reactions to urographic contrast media. Br J Radiol 59: 41–44

Ring J, Brockow K (1996) Mechanisms of pseudoallergic reactions due to radiographic contrast media. ACI 8: 123–125

Ruzicka T, Gerstmeier M, Przybilla B, Ring J (1987) Allergy to local anesthetics: comparison of patch test with prick and intradermal test results. J Am Acad Derm 16: 1202–1208

Sampson AP, Cowburn AS, Sladek K et al. (1997) Profound overexpression of leukotriene C4 synthase in bronchial biopsies from aspirin-intolerant asthmatic patients. Int Arch Allergy Immunol 113: 355–357

Schatz M (1984) Skin testing and incremental challenge in the evaluation of adverse reactions to local anesthetics. J Allergy Clin Immunol 74: 606–645

Schlumberger HD (1993) Pseudoallergische Reaktionen gegen Arzneimittel. In: Merk H (Hrsg) Allergische und pseudoallergische Arzneimittelreaktionen. Blackwell, Berlin, S 77–86

Schmutzler W (1997) Wie sicher ist Fisch? Allergo J 6: 118–119

Settipane RA, Schrank PJ, Simon RA, Mathison DA, Christiansen SC, Stevenson DD (1995) Prevalence of cross-sensitivity with acetaminophen in aspirin-sensitive asthmatic subjects. J Allergy Clin Immunol 96: 480–485

Wedi B, Elsner J, Kapp A (1996) In vitro diagnosis of pseudoallergic reactions – new aspects. ACI 8: 113–115

Weiss ME (1992) Drug allergy. Med Clin North Am 76: 857–882

Wüthrich B (1993) Adverse reactions to food additives. Ann Allergy 71: 379–384

Allergene

4

Christof Ebner

Einleitung

Bei der Entstehung einer Allergie spielen viele Faktoren eine Rolle. Natürlich stehen für den Mediziner eher Phänomene im Vordergrund, die das Immunsystem des Menschen und den Patienten an und für sich betreffen. Bei der allergischen Sensibilisierung spielt jedoch auch das Allergen eine bedeutende Rolle. Schließlich besitzen diese Proteine auch biologische Funktionen, die für die Interaktion mit dem menschlichen Immunsystem von Bedeutung sein können. Nur die genaue Charakterisierung der Allergie-auslösenden Substanzen kann den Aufbau experimenteller Systeme ermöglichen, in denen die Pathogenese erforscht werden kann und in denen schließlich auch therapeutische Vorgehensweisen entwickelt und getestet werden können. Moderne molekularbiologische Methoden werden in der Zukunft sicher helfen zu klären, welche speziellen Eigenschaften ein Protein zu einem Allergen machen. Diese Erkenntnis wird für das Verständnis der allergischen Erkrankungen von entscheidender Bedeutung sein.

4.1 Grundlagen

4.1.1 Definition

Ein Antigen, das potentiell zu einer Sensibilisierung mit nachfolgender Überempfindlichkeit führen kann, heißt *Allergen*. Allergene, die bei genetisch prädisponierten Individuen (Atopikern) die Bildung spezifischer IgE-Antikörper induzieren und bei Kontakt zu Überempfindlichkeitsreaktionen vom Soforttyp (Typ I nach Coombs und Gell) führen, nennt man *atopische Allergene*. Die Sensibilisierung kann über verschiedene Wege stattfinden, meist erfolgt sie inhalativ. Es gibt auch Typ-I-Allergien, die nicht präferenziell von Atopikern akquiriert werden („nichtatopische Allergien"). Beispielsweise können Bienengift oder Penizillin bei entsprechendem Kontakt (mehrmalige Injektionen in bestimmter Zeitfolge, kutane Applikation) bei jedem Menschen zu einer allergischen Sensibilisierung führen.

4.1.2 Eigenschaften von Allergenen

Die für atopische Allergene charakteristischen physikalischen und chemischen Eigenschaften treffen auch auf viele Moleküle zu, die keine allergene Potenz besitzen. Allergene sind mit wenigen Ausnahmen Proteine. Das Molekulargewicht dieser Eiweiße beträgt zwischen 5000 und 100000. Allergene sind wasserlöslich und müssen, um zu einer allergischen Sensibilisierung führen zu können, mit dem Immunsystem in Kontakt treten. Voraussetzung hierfür ist, daß sie von den Zellen der spezifischen Immunabwehr, den Lymphozyten, als abzuwehrendes Fremdantigen erkannt werden. Die für eine Sensibilisierung notwendigen Allergendosen sind nicht bekannt, wahrscheinlich aber sehr niedrig.

4.1.3 Nomenklatur von Allergenen

Entsprechend einer Veröffentlichung des *WHO/IUIS Allergen Nomenclature Subcommittees* (World Health Organization/International Union of Immunological Societies) werden Allergene wie folgt entsprechend ihrer biologischen Taxonomie benannt: die ersten 3 Buchstaben der Gattung (Genus), gefolgt vom ersten Buchstaben der Art (Spezies) und einer arabischen Zahl (Beispiel: Fel d 1, Allergen von Felis domesticus = Hauskatze). Die Nummern werden den entsprechenden Allergenen in der Reihenfolge ihrer Identifizierung erteilt und spiegeln daher nicht immer die Relevanz eines Allergens wider.

Als Hauptallergen bezeichnet man ein Protein, gegen das über 50% aller gegen diese Allergenquelle allergischen Patienten spezifische IgE-Antikörper besitzen.

Korrespondierende Allergene aus verschiedenen Extrakten verwandter Herkunft (oft kreuzreagierend; s. Abschn. 4.1.6) werden mit derselben Nummer gekennzeichnet. Poa p 1 ist also z. B. das Gruppe-1-Allergen des Wiesenrispengrases (Poa pratensis), das starke Ähnlichkeit mit Phl p 1 (Wiesenlieschgras), Lol p 1 (Raygras, Lolch) usw. besitzt.

4.1.4 Allergencharakterisierung

Charakterisierung durch biochemische und physikalische Methoden

- Molekulargewicht, isoelektrischer Punkt, Glykosylierung, Stabilität des Moleküls;

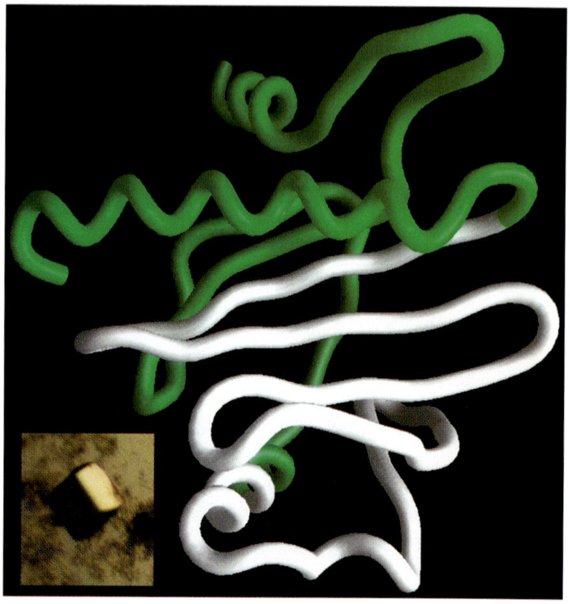

Abb 4.1. Darstellung der dreidimensionalen Struktur von rekombinantem Birkenprofilin durch Röntgen-Kristall-Analyse (*links unten:* kristallisiertes Profilin). Durch Fragmentexpression identifizierte IgE-Epitope sind grün dargestellt. (Zur Verfügung gestellt von S. Almo, Einstein College of Medicine/NY)

- Sequenzanalyse: Die Methode der cDNA-Klonierung ermöglicht es, die Nukleotidsequenz einer zur mRNA (aus der Allergenquelle isoliert) komplementären DNA (cDNA) zu ermitteln. Von dieser Sequenz kann dann die Aminosäuresequenz des Allergens abgeleitet werden (vgl. Abb. 4.6);
- Funktion: Manchmal kann durch Sequenzvergleich mit bereits bekannten Nukleotid- bzw. Proteinsequenzen ein Rückschluß auf die Funktion des Moleküls gezogen werden (Tabelle 4.1);
- Strukturanalyse: Spezielle Magnetresonanztechniken und Röntgenstrukturanalysen kristallisierter Allergene können nicht nur Aufschluß über die dreidimensionale Struktur eines Moleküls geben, mit diesen Techniken können auch Konformationsepitope (B-Zell-Epitope) sichtbar gemacht werden (Abb. 4.1).

Charakterisierung durch immunologische Methoden

- Bindungstests mit monoklonalen Antikörpern: Durch Verwendung monoklonaler Antikörper können Allergene identifiziert und Allergen-

Tabelle 4.1. Bedeutende Allergene

Allergenquelle	Allergen	Molekulargewicht [kD]	Funktion
Inhalative Antigene (saisonale)			
Baumpollen			
Birke (Betula verrucosa)	Bet v 1	17	Pathogenese-assoziiertes (PR-)Protein
	Bet v 2	14	Profilin
	Bet v 3	24	Ca-bindendes Protein
Erle (Alnus glutinosa)	Aln g 1	17	PR-Protein
Hasel (Corylus avellana)	Cor a 1	17	PR-Protein
Eiche (Quercus alba)	Que a 1	17	PR-Protein
Gräserpollen			
Lieschgras (Phleum pratense)	Phl p 1	34	–
	Phl p 2	11	–
	Phl p 3	11	–
	Phl p 4	50–60	–
	Phl p 5	31	–
	Phl p 6	11	–
	Phl p 11	14	Profilin
Lolchgras (Lolium perenne)	Lol p 1-11		
Knäuelgras (Dactylis glomerata)	Dac g 1-11		
Wiesenrispengras (Poa pratensis)	Poa p 1-11		
Roggen (Secale cereale)	Sec c 1-11		
Unkrautpollen			
Beifuß (Artemisia vulgaris)	Art v 1	47	–
	Art v 2	20, 35	–
Ragweed (Ambrosia artemisiifoilia)	Amb a 1	38	–
	Amb a 5	5	–
Inhalative Allergene (perenniale)			
Milben			
Hausstaubmilbe (Dermatophagoides pteronyssinus)	Der p 1	25	Cystein-Protease
	Der p 2	14	–
	Der p 3	29	Serin-Protease
	Der p 4	60	Amylase
Mehlstaubmilbe (Dermatophagoides farinae)	Der f 1	25	Cystein-Protease
Haustiere			
Katze (Felis domesticus)	Fel d 1	35	–
	Albumin	69	Serumprotein
Hund (Canis familiaris)	Can f 1	27	-
	Albumin	69	Serumprotein
Schimmelpilze			
Alternaria alternata	Alt a 1	30	–
	Alt a 10	53	Aldehyd-Dehydrogenase
Cladosporium herbarum	Cla h 1	30	–
	Cla h 6	48	Enolase
Aspergillus fumigatus	Asp f 1	18	Mitogillin
Nahrungsmittel			
Kuhmilch	Caseine	25–35	
	β-Laktoglobulin	18	
	α-Lactalbumin	14	
	Serum Albumin	67	

Tabelle 4.1 (Fortsetzung)

Allergenquelle	Allergen	Molekulargewicht [kD]	Funktion
Hühnereiweiß	Ovalbumin	43	
	Ovomucoid	77	
Apfel (Malus domesticus)	Mal d 1	17	PR-Protein
Sellerie (Apium graveolens)	Api g 1	15	PR-Protein
Insektengiftallergene			
Biene (Apis mellifera)	Api m 1	19	Phospholipase A2
	Api m 2	45	Hyaluronidase
	Api m 3	2,8	Mellitin
	Api m 4	49	Saure Phosphatase
Wespe (Vespula germanica)	Ves g 1	35	Phospholipase A1/B
	Ves g 2	45	Hyaluronidase

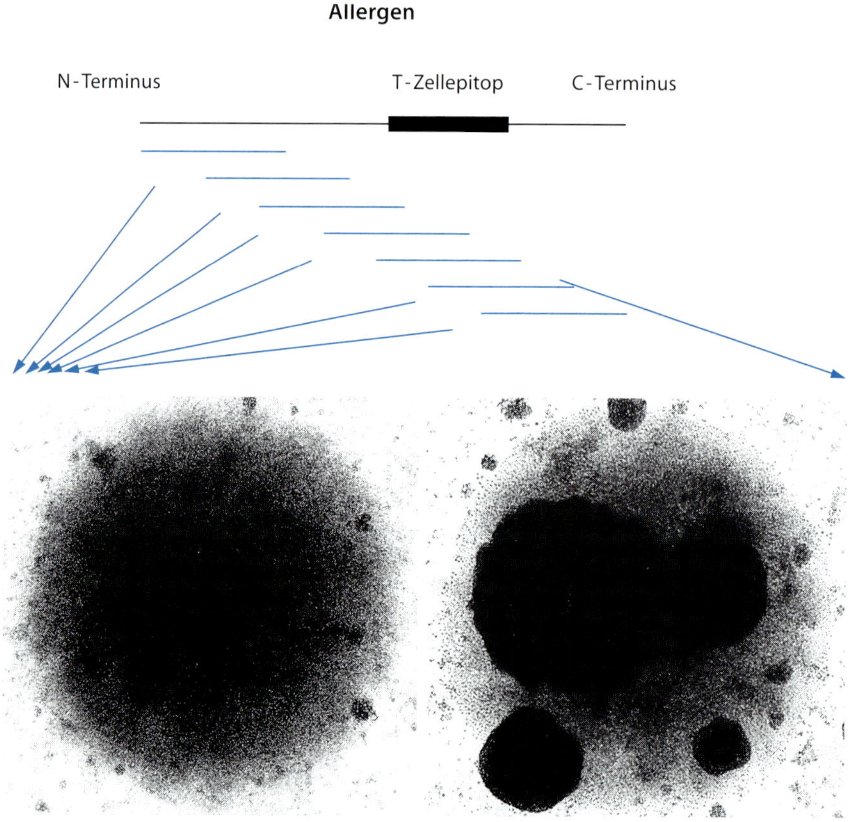

Abb. 4.2. Charakterisierung von T-Zell-Epitopen auf Allergenen. T-Lymphozyten reagieren mit Peptidfragmenten von Allergenen, die von Antigen-präsentierenden Zellen in Assoziation mit MHC-Molekülen der Klasse II präsentiert werden (s. Abschn. 3.3). Die Kartierung der Epitope erfolgt durch Testung von Lymphozytenkulturen mit überlappenden Peptiden, die die gesamte Aminosäuresequenz des Allergens repräsentieren. Peptide, die T-Zell-Epitope repräsentieren, induzieren Aktivierung (Proliferation, Zytokinproduktion) in Allergen-spezifischen T-Lymphozyten (*rechts*)

extrakte standardisiert werden (s. Abschn. 4.1.5). Außerdem können Rückschlüsse über B-Zell-Epitope getroffen und Kreuzreaktivitäten bewiesen werden;

- IgE-Reaktivität: Das Wesen eines Allergens besteht in seiner Reaktivität mit humanen IgE-Antikörpern. Daher muß die Charakterisierung eines Allergens Bindungsstudien mit Seren allergischer Patienten enthalten. Reihenuntersuchungen können Aufschluß über die Relevanz eines Allergens erbringen (Hauptallergene, s. Abschn. 4.1.3);

- T-Lymphozyten: Die Produktion Allergen-spezifischer IgE-Antikörper erfordert die Erkennung eines Allergens durch Allergen-spezifische T-Lymphozyten. Wie bereits in Abschn. 3.3 ausgeführt, spielen T-Helferlymphozyten in der Pathogenese allergischer Erkrankungen eine bedeutsame Rolle. Eine Epitopkartierung liefert Aufschluß über immundominante T-Zell-Epitope (Abb. 4.2).

4.1.5 Standardisierung von Allergenen

Da die meisten Allergenextrakte Gemische von Molekülen mit verschiedener allergener Potenz und Antigenität sind, ist es wichtig, im Rahmen der Standardisierung den Gehalt aller relevanten Allergene im Extrakt zu bestimmen. Der Extrakt sollte alle potentiellen Allergene im richtigen Verhältnis zueinander und in wirksamer Form enthalten. Im Idealfall sollte der Extrakt keine irrelevanten Bestandteile enthalten. Für die wichtigsten Inhalationsallergene gibt es als Referenzprodukte sog. „internationale Standards", an denen sich die interne Qualitätskontrolle der Hersteller orientiert. Es sind Bestrebungen im Gange, alle Allergenextrakte sowohl hinsichtlich ihrer biologischen Aktivität (biologischen Einheiten) als auch ihrer genauen Zusammensetzung (Mengenverhältnisse der einzelnen Allergene zueinander) zu definieren. Die Standardisierung ist eine Voraussetzung dafür, daß die Diagnostik reproduzierbar durchgeführt werden kann. Im Rahmen der Verwendung von Gesamtextrakten für die spezifische Immuntherapie (Hyposensibilisierung) stellen Standardisierung und Qualitätskontrolle auch einen Sicherheitsfaktor dar.

Kriterien für die Standardisierung

- Qualitativ: Charakterisierung des Ausgangsprodukts: genaue Analyse der Inhaltsstoffe und deren Stabilität (s. Abschn. 4.1.4), detaillierte Identifizierung des Ausgangsmaterials (Spezies), Vermeidung von kontaminierenden Substanzen (z. B. Pilzsporen in Pollenpräparationen, Milben in Tierhaarextrakten); IgE-Reaktivität mit be-

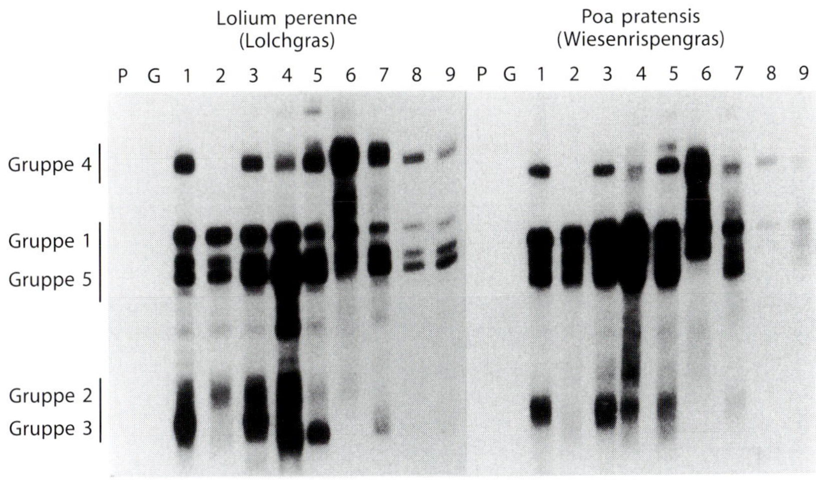

Abb. 4.3. IgE-Immunoblot. Proteinextrakte von Lolium perenne und Poa pratensis wurden mittels Elektrophorese nach dem Molekulargewicht getrennt. Die Proteine wurden anschließend auf Nitrozellulose transferiert und mit dem Serum von Gräserpollenallergikern inkubiert. IgE-Bindung wurde mit Anti-IgE-Antikörpern detektiert. Beide Gräserpollenextrakte enthalten viele IgE-bindende Moleküle (Allergene) verschiedener Größe. Die IgE-Bindungsmuster der einzelnen Patienten (*Spur 1–9*) sind bei beiden Extrakten qualitativ und quantitativ ähnlich (korrespondierende, kreuzreagierende Allergene der Gräser). *P* Pufferkontrolle. *G* Serum eines Nicht-Allergikers

kannten Seren oder Serumpools (RAST, ELISA, Immunoblot; Abb. 4.3); Hauttests;
- quantitativ: Bestimmung der allergischen Potenz des Gesamtextrakts und der individuellen Allergenkomponenten (RAST-Inhibition, ELISA, SDS-PAGE, CRIE).

Die qualitative und quantitative Zusammensetzung eines Allergenextrakts hängt von vielen Faktoren ab (z. B. Pollen: individuelle Eigenschaften der Pflanze, Reife, Alter der Pflanze, klimatische Situation, Jahreszeit, Zeitraum und Methode der Sammlung u. v. a.). Daher ist eine Standardisierung klinisch verwendeter Allergenextrakte notwendig.

4.1.6 Kreuzreaktivitäten

Wie molekularbiologisch gezeigt werden konnte, besitzen manche Allergene, insbesondere solche, die von verwandten Allergenquellen stammen, große Ähnlichkeit in Aufbau und Struktur. IgE-Antikörper, die gegen solche Allergene gerichtet sind, erkennen daher ihr Epitop auf allen diesen verwandten Molekülen. Für den Patienten bedeutet dies, daß er gegen eine große Zahl kreuzreagierender allergieauslösender Proteine allergisch ist. So sind z. B die Hauptallergene in Gräserpollen jeder Art in gewisser Menge vorhanden. Ein Gräserpollenallergiker ist deswegen gegen Pollen aller Gras- und Getreidesorten allergisch, sogar wenn es sich um solche handelt, die in seinem Lebensraum nicht heimisch sind (vgl. Abb. 4.3). Eine ähnlich große Gruppe kreuzreagierender Allergene stellen die Baumpollenallergene dar, insbesondere die der Ordnung Fagales, zu denen Birke, Erle, Hasel und andere Vertreter zählen. Seltener sind Kreuzallergien, die auf Antigengemeinschaften beruhen, die zwischen botanisch entfernt verwandten Allergenen existieren. So ist z. B. bei Baumpollenallergikern eine assoziierte Nahrungsmittelallergie gegen verschiedene Obst-/Gemüsesorten und Nüsse häufig (Tabelle 4.2), bei Beifußallergikern kommt oft eine Überempfindlichkeit gegen Sellerie und verschiedene Gewürze vor (Beifuß-Sellerie-Gewürz-Syndrom). Es gibt Proteine, die in pflanzlichen und tierischen Zellen ubiquitär vorkommen (Panallergene) und allergische Sensibilisierungen hervorrufen können. Patienten, die gegen solche Moleküle allergisch sind, sind daher typischerweise – auf Basis der Kreuzreaktivität – polyvalent sensibilisiert.

4.2 Allergenquellen

In den nachfolgend aufgeführten pflanzlichen und tierischen Geweben befinden sich Proteine mit allergener Potenz. Rohe Extrakte aus pflanzlichen und tierischen Produkten beinhalten viele verschiedene Proteine und zusätzlich andere organische Verbindungen. Innerhalb dieses Gemischs besitzen normalerweise mehrere Proteine eine relevante Antigenität und Allergenizität (vgl. Abb. 4.3).

4.2.1 Pollen

Die Pflanzen, die im Zusammenhang mit Pollenallergie von Bedeutung sind, gehören zu den Wind-

Tabelle 4.2. Sequenzhomologie von Allergenen als Basis für Kreuzreaktivität. Die Sequenzhomologie (Aminosäuren in %) zwischen den Hauptallergenen von Birke (Bet v 1), Hasel (Cor a 1) und Erle (Aln g 1) und den Nahrungsmittelallergenen Mal d 1 (Apfel) und Api g 1 (Sellerie)

Bet v 1	Aln g 1	Cor a 1	Mal d 1	Api g 1	
100	81,1	72,3	56,3	41,8	Bet v 1
	100	76,1	55,1	41,8	Aln g 1
		100	55,1	38,6	Cor a 1
			100	38,8	Mal d 1
				100	Api g 1

blütlern (anemophile Pflanzen). Das Prinzip der Windblütigkeit erfordert, daß Pollen in großen Mengen produziert und an die Luft abgegeben wird. Der Pollen hat bei allen höheren Pflanzen die Aufgabe, das männliche Erbgut bei der sexuellen Vermehrung auf die Eizelle zu übertragen. Pollenkörner sind zwischen 15 und 75 μm groß. Sie verfügen über eine widerstandsfähige Hülle, die den Schutz des Erbguts gewährleistet. Diese Hülle besteht aus 2 Schichten, der sog. Exine und der Intine. In der Hülle befinden sich Aperturen, die für die Morphologie des Pollenkorns und daher die Identifizierung der Pflanzenspezies von Bedeutung sind. Aus den geographischen Verhältnissen und den spezifischen Blüteperioden der einzelnen Pflanzen, die allergieauslösende Pollen produzieren, ergibt sich, daß Pollenallergien einen typischen saisonalen Verlauf haben.

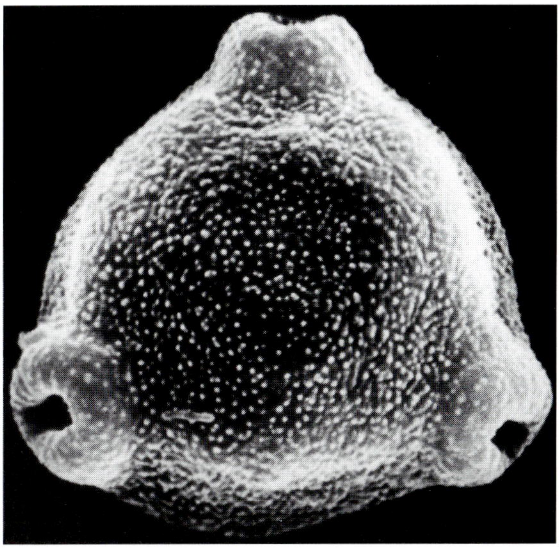

Abb 4.4. Birkenpollen. Charakteristische Form eines Birkenpollen (3 Aperturen)

Pollinosen können bei Kenntnis des Blühkalenders durch ihren streng saisonalen Verlauf oft schon durch gründliche Anamnesearbeit diagnostiziert werden.

■ **Gräserpollen.** Ein großer Teil der Erdoberfläche ist von Gräsern bedeckt. Es existieren schätzungsweise 9 000 verschiedene Spezies; viele Sorten, inklusive Getreidesorten, werden seit Jahrtausenden kultiviert. Die Gräserblüte findet in der Sommerzeit statt. Die aus allergologischer Sicht wichtigsten Gräserarten in Mitteleuropa sind: Wiesenlieschgras (Phleum pratense), Wiesenrispengras (Poa pratensis), Lolchgras (Lolium perenne), Knäuelgras (Dactylis glomerata) und der besonders aggressive Roggen (Secale cereale). Es besteht eine ausgeprägte immunologische Kreuzreaktivität zwischen den Hauptallergenen der verschiedenen Gräsersorten (s. Abschn. 4.1.6; vgl. Abb. 4.3).

■ **Baumpollen.** Einige Bäume produzieren große Mengen an Pollen, die Inhalationsallergien auslösen können. In Mittel- und Nordeuropa sind die häufigsten Allergieerreger die Pollen der Vertreter der Ordnung Fagales. Hervorstechend sind die dominierenden Hauptallergene (Gruppe-1-Allergene) Bet v 1 (Birke) (Abb. 4.4), Cor a 1 (Hasel), Aln g 1 (Erle) und homologe Proteine von anderen Spezies dieser Ordnung. Gegen diese Proteine sind die IgE-Antikörper von über 95% aller Baumpollenallergiker gerichtet sind; über 60% dieser Patienten reagieren ausschließlich mit dieser Molekülgruppe. Da die allergieauslösenden Proteine sehr ähnlich sind, besteht eine ausgeprägte Kreuzreaktivität (s. Abschn. 4.1.6). Eine Belastung mit Baumpollen ist im Frühjahr zu erwarten. Da viele dieser Baumsorten aus klimatischen Gründen unterschiedlich dicht verbreitet sind, ist die Relevanz von Baumpollenallergien abhängig von der geographischen Lage. In Skandinavien und Rußland ist z. B. die Birkenpollenallergie die wichtigste saisonale Allergie überhaupt, während in Südeuropa Allergien auf Pollen von Oliven oder Zypressen von Bedeutung sind.

■ **Unkrautpollen.** Nur wenige Unkräuter sind Windblütler. Die wichtigsten Allergieerreger sind Mitglieder der Familie der Compositae. Während auf dem amerikanischen Kontinent Ragweed (Traubenkraut, Ambrosia) das aggressivste Unkraut darstellt, ist es in Europa der gemeine Beifuß (Artemisia vulgaris). Die Blüteperiode erreicht im Spätsommer und Herbst ihren Höhepunkt. In Südeuropa stellen die verschiedenen Sorten von Parietaria die aus allergologischer Sicht wichtigsten Unkräuter dar.

4.2.2 Milben

Die Allergene der Hausstaubmilben (Abb. 4.5) sind die klinisch wichtigsten ganzjährigen Allergieauslöser. Insbesondere beim perennialen allergischen Asthma bronchiale spielt die Hausstaubmilbenallergie eine dominierende Rolle. Hausstaubmilben sind Spinnentiere. Aufgrund ihrer geringen Größe (ca. 0,3 mm) sind sie mit freiem Auge nicht sichtbar. Sie leben im Wohnbereich des Menschen. Hohe Luftfeuchtigkeit und warme Raumtemperaturen schaffen für die Hausstaubmilben optimale Lebens- und Vermehrungsbedingungen. Milben zählen nicht zu den Ungeziefern; trotz größter Reinlichkeit sind sie in textilen Einrichtungsgegenständen (Polstermöbel, Teppiche, Betten usw.) vorhanden. Abgesehen von der Allergie sind Staubmilben völlig unschädlich.

Die Hauptquelle der Allergene sind die Exkremente der Milbe. Die Kotbällchen haben einen Durchmesser von 10–25 μm und sind in der Größe mit Pollen vergleichbar. Es konnte wissenschaftlich ein Zusammenhang zwischen Allergengehalt im Hausstaub (Hausstaubmilbenexposition) und Sensibilisierung bewiesen werden. Die Hausstaubmilbenbelastung sollte daher bei atopischer Disposition – und natürlich bei manifester Allergie – durch geeignete Maßnahmen (Senkung der Luftfeuchtigkeit unter 50%, Sanierung und Planung des Wohn- und Schlafbereichs) reduziert werden. Die allergologisch wichtigen Staubmilben im Wohnbereich sind Vetreter der Familie Pyroglyphidae: Dermatophagoides pteronyssinus, Dermatophagoides farinae, Dermatophagoides microceras und Euroglyphus maynei. Das wohl am besten charakterisierte Milbenallergen ist Der p 1, ein Enzym aus dem Verdauungstrakt der Milbe. Das Gruppe-2-Allergen der Milben (Der p 2, Der f 2 u. a.) ist allerdings das dominante Hauptallergen, da über 95% aller Milbenallergiker IgE gegen diese Molekülgruppe besitzen. Unter dem Begriff Speichermilben faßt man Milbenarten zusammen, die besonders im ländlichen Bereich anzutreffen sind. Als wichtige Vertreter wären Lepidoglyphus destructor und Acarus siro zu nennen. Partielle Kreuzreaktivitäten zwischen Hausstaub- und Speichermilben sind beschrieben.

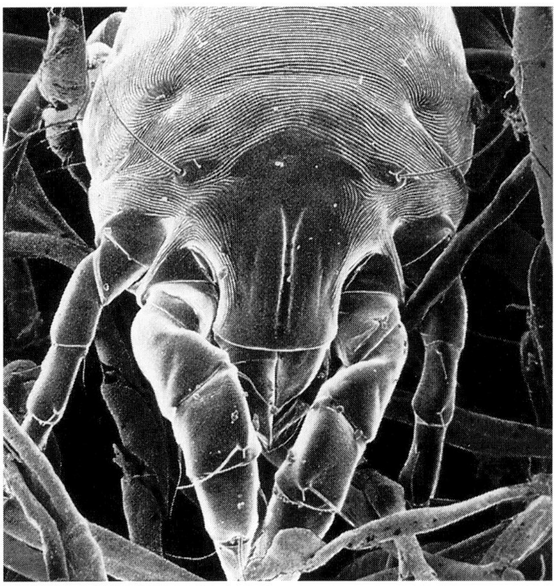

Abb. 4.5. Die Hausstaubmilbe (Dermatophagoides pteronyssinus)

4.2.3 Tierprodukte

Tierische Produkte, die Allergien auslösen können, befinden sich in Fell, Epithel, Speichel, Serum, Urin und anderen Geweben. Sie fließen in den Hausstaub ein und führen so zur inhalativen Sensibilisierung. Wir finden sowohl artspezifische Allergene (z. B. Fel d 1 – Katze, Can f 1 – Hund; vgl. Tabelle 4.1.) als auch breit kreuzreagierende Komponenten wie z. B. die tierischen Albumine. Prinzipiell kann bei geeigneter Exposition jedes felltragende Tier Allergien auslösen. Daher stehen die bei uns gebräuchlichsten Haustiere im Vordergrund: Katze, Hund, Meerschweinchen.

4.2.4 Pilzprodukte

Die Zahl der Pilzarten in unserer Umwelt wird auf über 100 000 geschätzt. Obwohl die meisten dieser Pilze Sporen produzieren, die über den Luftweg transportiert werden, sind nur 10–20 Pilzarten als Allergieauslöser bekannt. In gemäßigten Klimazo-

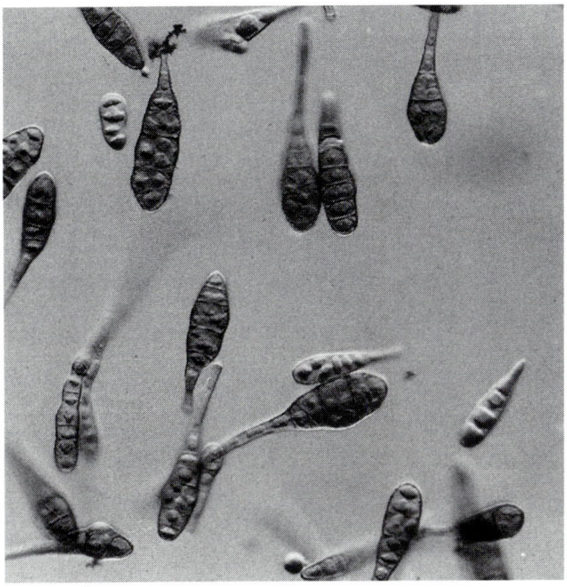

Abb. 4.6. Alternaria alternata, das häufigste Schimmelpilzallergen

nen sind große Sporenkonzentrationen im Sommer und Herbst feststellbar, im Winter ist die Außenluft praktisch sporenfrei, wodurch Pilzallergien manchmal saisonale Charakteristik haben können. Die Sporen der Deuteromyceten (Fungi imperfecti), Alternaria (Abb. 4.6) und Cladosporium sind aufgrund ihres ubiquitären Vorkommens von Bedeutung. Die Sporen von Aspergillus und Penicillium werden vor allem perennial und „indoor" gefunden (schlecht gelüftete Wohnungen, kontaminierte Luftbefeuchter usw.). Für das Wachstum benötigen Pilze Sauerstoff, Wasser und geeignete Temperaturen. Um einen Pilzbefall zu verhindern, sind ähnliche Maßnahmen wie bei der Milbenreduktion erforderlich. Pilze sind äußerst komplexe Allergenquellen, da in Pilzextrakten viele IgE-bindende Moleküle gefunden werden. In diesem Zusammenhang muß darauf hingewiesen werden, daß die Inhalation von Pilzsporen nicht nur IgE-vermittelte (Typ-I-), sondern auch Immunkomplex-vermittelte (Typ-III-)Allergien auslösen kann.

4.2.5 Nahrungsmittel

Die häufigsten Nahrungsmittel, die im Kleinkindalter eine Typ-I-Allergie auslösen sind Kuhmilch, Hühnereiweiß, Nuß- und Getreidesorten. Diese Form der Überempfindlichkeit verschwindet normalerweise wieder. Im Erwachsenenalter sind Nahrungsmittelallergien selten; die Allergene sind Obst/Gemüse, Milch/Milchprodukte, Hühnereiweiß, Fisch/Krebstiere/Muscheln, Fleisch, Gewürze, Nüsse/Samen, Getreide u. a. Die Routinediagnostik ist bei Nahrungsmittelallergien häufig frustran, weil die natürliche Substanz oft nicht das IgE-reaktive Allergen repräsentiert. Zur Sicherung einer Nahrungsmittelallergie sind Provokationstests notwendig (s. Abschn. 5.5). Nahrungsmittelallergien können auch aufgrund von Kreuzreaktivitäten im Gefolge einer Pollinose auftreten (s. Abschn. 4.1.6).

4.2.6 Insektenprodukte

Die aus allergologischer Sicht wichtigen Insektengifte sind das Bienengift und das Wespengift. Das Hauptallergen dieser Gifte ist das Enzym Phospholipase. Sie enthalten aber auch andere Allergene (vgl. Tabelle 4.1). Da das Allergen injiziert wird, werden besonders häufig anaphylaktische Systemreaktionen beobachtet (s. Abschn. 7.7). Von geringerer Bedeutung sind die Gifte der Hornissen, Ameisen und Moskitos. Besonders auf den amerikanischen Kontinenten findet man häufig inhalative Sensibilisierungen auf Küchenschabenallergene.

4.2.7 Medikamente

Penizillin. Der Penizilloyl-Rest ist die wichtigste IgE-bindende antigene Determinante des Penizillin (Majordeterminante). Viele gebräuchliche Penizilline haben die notwendige chemische Struktur um als Vorläufer für Penizilloyl zu dienen. Penizilloyl ist ein Hapten und kann nur an Serumproteine gebunden als Vollantigen wirken. Für bedrohliche klinische Manifestationen scheinen jedoch oft Minordeterminanten verantwortlich zu sein. Cephalosporine (besonders der 2. und 3. Generation) zeigen zu ca. 2–4% Kreuzreaktivität mit Penizillin. Auch für andere Nicht-Lactam-Antibiotika sind allergische Reaktionen beschrieben.

■ **Andere Medikamente.** Andere Medikamente, die zu allergischen Sensiblisierungen führen können, sind: Analgetika (z. B. Propyphenazon), nichtsteroidale Antiphlogistika, Lokalanästhetika, Narkosemittel, Muskelrelaxantien, Hormone u. a. Leider gibt es für die meisten Medikamentenallergien keine etablierten In-vitro-Testmethoden, so daß hier ein Provokationstest (z. B. Hauttest) zur Diagnostik verwendet werden muß (s. Abschn. 5.6).

Medikamente und Nahrungsmittel können prinzipiell zu allen nach Coombs und Gell eingeteilten allergischen Überempfindlichkeitsreaktionen führen. Darüber hinaus sind sie aber auch häufig Auslöser nichtimmunologischer, pseudoallergischer Intoleranzreaktionen.

4.2.8 Seltene Allergene

■ **Latex.** Wasserlösliche Proteine aus Naturlatex führen bei exponierten Personen zu Allergien. Dazu gehören Angehörige medizinischer Berufe (Handschuhe!), Arbeiter in der Gummiindustrie und Personen (besonders Kinder), die mehrfach operiert wurden. An eine Latexallergie kann eine Überempfindlichkeit gegen Nahrungsmittel (Banane, Avocado) assoziiert sein.

■ **Ficus Benjamina.** Diese Zimmerpflanze erfreut sich zunehmender Beliebtheit. Allergene des Ficus werden über die Blätter ausgeschieden, fließen in den Staub ein und führen so inhalativ zu einer allergischen Sensibilisierung.

■ **Papain.** Papain ist ein proteolytisches Enzym. Es kann inhalativ zu einer Sensibiliserung führen (pharmazeutische Industrie), aber auch Nahrungsmittelallergien hervorrufen, wenn Papayafrüchte oder mit Papain behandeltes Fleisch („meat tenderizer“) verzehrt werden.

■ **Wildseide.** Das auslösende Allergen ist Sericin (Seidenbast oder -leim). Betroffen sind nicht nur Arbeiter in der Seidenindustrie, es kann auch durch Seidendecken bzw. mit Seidenabfällen gefüllten Polstern u. ä. zu einer Sensibilisierung kommen.

■ **Chironomiden.** Chironomiden sind nichtbeißende Mücken. Ihre Larve („rote Mückenlarve“) wird häufig als Bestandteil von Fischfutter verwendet. Das Allergen (ein Hämoglobinbestandteil) führt dann bei Zierfischhaltern zu Inhalationsallergien, weswegen der Terminus „Aquariumallergie“ geprägt wurde.

■ **Rizinus.** Rizinusbohnen enthalten hochpotente Allergene, die nach dem Pressen im Rizinusschrot verbleiben. Gefährdet sind Personen, die in Rizinusöl-produzierenden Fabriken arbeiten, oder Kontakt mit Düngemitteln haben.

■ **Chemische Allergene.** Niedrigmolekulare Chemikalien wie Isozyanate können an Serumproteine gebunden als Vollantigene wirken und IgE-Antikörper induzieren. Betroffen sind praktisch nur beruflich exponierte Personen. Isozyanate werden beispielsweise in der Herstellung von Kunststoffen und Plastik verwendet. Als andere chemische Allergene wären Ethylenoxid (Sterilisation), Phthalsäure Anhydrid (Plastikindustrie) oder Formal-dehyd (Konservierung, Medizin) zu nennen.

4.3 Zukunftsaspekte

Unter Verwendung verschiedener molekularbiologischer Methoden ist es in den letzten Jahren gelungen, eine Anzahl atopischer Allergene zu klonieren und in rekombinanter Form herzustellen (Abb. 4.7). Dies hat zu neuen wissenschaftlichen Erkenntnissen betreffend Struktur und Funktion von Allergenen geführt. Besonders interessant erscheinen rekombinante Allergene zukünftig auch für die Diagnostik und Therapie allergischer Erkrankungen. Sie sind in geeigneten Expressionssystemen (Bakterien, Hefen) in unbegrenzter Menge herstellbar und wesentlich leichter zu standardisieren als die heute verwendeten Gesamtextrakte. Es konnte bereits gezeigt werden, daß Allergene, die nach dem Kriterium der IgE-Bindungsfähigkeit ausgewählt wurden (vgl. Abb. 4.7), für eine sensitive Allergiediagnostik geeignet sind. Ein Nachteil

Abb. 4.7.
Klonierung eines Allergens. Die Selektion Allergen-produzierender Bakterienklone erfolgt durch Testung der in der Genbank exprimierten Genprodukte mit Allergikerseren

Isolation von mRNA aus einer Allergenquelle
(Pollen, Milben, Schimmelpilze usw.)

Erzeugung einzelsträngiger cDNA durch Reverse-Transkriptase

Herstellung einer Expressionsbank durch Infektion von E. coli
mit Bakteriophagen, die cDNA enthalten

Induktion von Proteinsynthese in der Expressionsbank

Screening positiver Bakterienklone (produzieren das gewünschte Allergen)
mit Patienten-IgE oder monoklonalen Antikörpern

Subklonierung und Sequenzierung der DNA-Klone,
Ableitung der Aminosäuresequenz, Sequenzvergleiche

Expression rekombinanter Allergene und immunologische Charakterisierung

für den Einsatz von rekombinanten Molekülen für therapeutische Zwecke könnte darin liegen, daß natürliche Hauptallergene in diversen Formen vorkommen (Isoformvariabilität). Isoformen von Allergenen können unterschiedliche Allergenizität und Antigenität besitzen. Die im Rahmen der spezifischen Immuntherapie mögliche Verwendung von Peptiden, die T-Zell-Epitopen entsprechen, ist in Abschn. 6.4 beschrieben.

Literatur

Allergen Nomenclature (1994) WHO/IUIS Subcommittee. Bull World Health Organ 72: 797–806

Chua KY, Steward GA, Thomas WR, Simpson RJ, Dilworth RJ, Plozza TM, Turner KJ (1988) Sequence analysis of cDNA coding for a major house dust mite allergen, Der p I. J Exp Med 167: 175–182

D'Amato G, Spieksma FTM (1995) Aerobiologic and clinical aspects of mould allergy in Europe. Allergy 50: 870–877

Kraft D, Sehon A (eds) (1992) Molecular biology and immunology of allergens. CRC, Boca Raton

Kurth H, Haustein D (eds) (1994) Regulatory control and standardization of allergenic extracts. Gustav Fischer, Stuttgart

Scheiner O, Kraft D (1995) Basic and practical aspects of recombinant allergens. Allergy 50: 384–391

Schou C (1993) Defining allergens of mammalian origin. Clin Exp Allergy 23: 7–14

Yman L (ed) (1985) Allergy: which allergens. Pharmacia Press, Uppsala

Kapitel 5

Diagnostik

5

5.1 Hauttestungen: Typ-I- und Typ-IV-Allergien

Martin Röcken

Einleitung

Zur Bestätigung einer anamnestisch vermuteten Allergie wurden Provokationstests an den Schockorganen der allergischen Entzündung entwickelt. Prinzipiell können sie an Haut, Nase, Bronchien, Gastrointestinaltrakt und Auge durchgeführt werden. Unter all den Verfahren besitzen die In-vivo-Testungen an der Haut die größte Bedeutung. Sie sind gut standardisiert, einfach durchführbar und aufgrund der großen Erfahrung auch relativ sicher zu interpretieren.

5.1.1 Vorbedingungen

Vor Testbeginn muß die Indikation streng gestellt werden und geklärt sein, ob die gesuchte immunologische Reaktion durch einen In-vivo-Test erfaßt werden kann oder darf (Abb. 5.1, Tabelle 5.1).

Tabelle 5.1. Möglichkeiten der Allergiediagnostik

	Typ-I-Allergie	Typ-IV-Allergie
Klinischer Befund	+	+
Anamnese	+	+
In-vivo-Test	Prick-/Intrakutantest	Epikutantest
In-vitro-Test	RAST/PRIST	–
Provokationstest	Spezialindikation	Spezialindikation

Bei in-vivo-Tests muß der erwartete Nutzen gegen eine Reihe möglicher Risiken abgewogen werden:

- Es besteht das Risiko, anaphylaktische Reaktionen und schwere Arzneimittelreaktionen auszulösen. Besonders bei anamnestisch bekannten schweren anaphylaktischen Reaktionen kann nur nach sorgfältiger Indikationsstellung und in Gegenwart entsprechender Notfallvorkehrungen getestet werden;
- In-vivo-Testungen, insbesondere die Epikutantestungen, bergen das Risiko, die Testperson zu sensibilisieren;
- Testungen können zu falsch-positiven und falsch-negativen Reaktionen führen (Tabellen 5.2 und 5.3). Insbesondere allergische Reaktionen gegen Medikamente manifestieren sich oft erst dann, wenn gleichzeitig noch eine Infektion vorliegt oder gleichzeitig andere Medikamente gegeben werden.

In-vivo-Testverfahren an der Haut zur Diagnostik von Typ-I- und Typ-IV-Allergien

Typ-I-Reaktion

- Klassisch: Pricktest, Intrakutantest,
- Sonderform: Scratchtest, Reibetest;

Typ-IV-Reaktion

- Klassisch: Epikutantest, Intradermaltest, Photopatchtest,
- Sonderform: Patchtest in der Effloreszenz, offener Epikutantest, Atopiepatchtest.

Abb. 5.1. a Vorgehen bei Verdacht auf Typ-I-Allergie. Prick-, Intrakutan-, Scratch- oder Reibetest

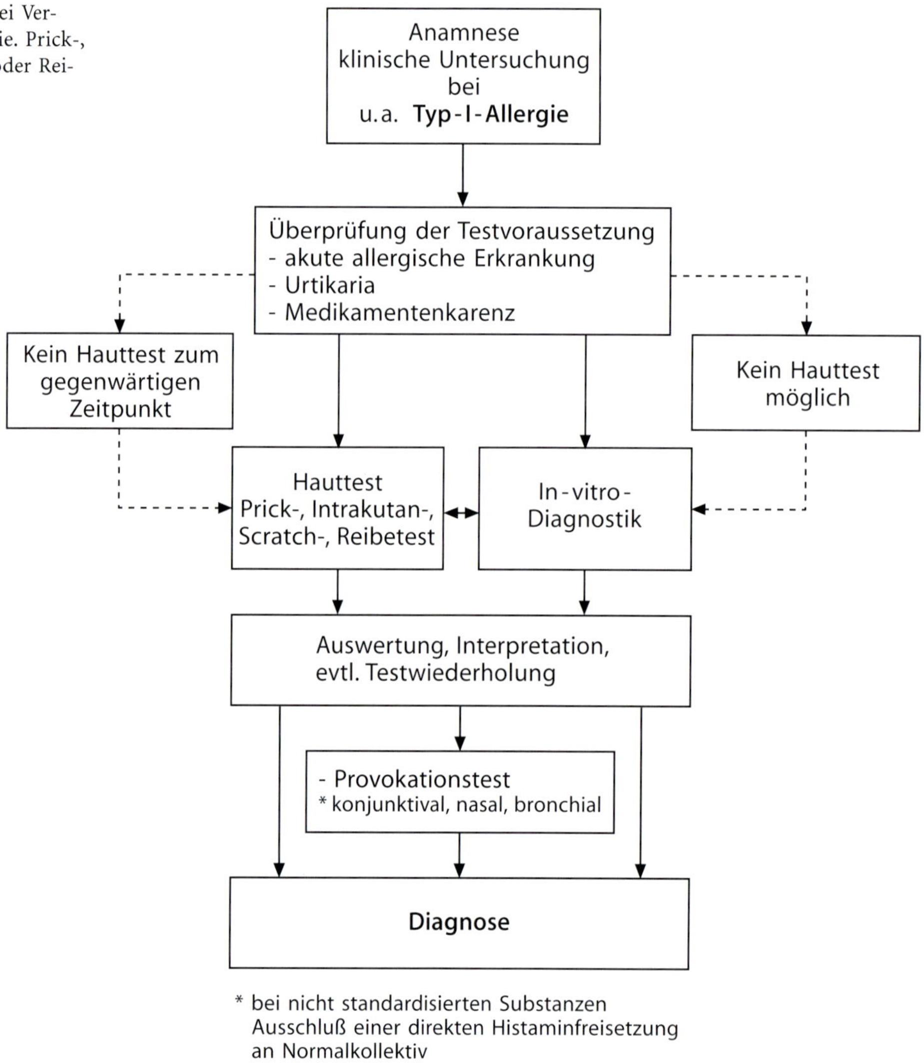

Sie sind zum Nachweis immunologischer Typ-II- oder CD8-vermittelter Typ-IVb-Reaktionen ungeeignet und bei Typ-III-Reaktionen oft unzuverlässig oder wegen der Schwere der möglichen Reaktion unangemessen. So ist eine Testung von möglichen Auslösern eines Lyell-Syndroms in der Regel obsolet.

Voraussetzung für die Durchführung und Interpretation der In-vivo-Allergiediagnostik sind fundierte Kenntnisse in Allergologie und Notfalltherapie.

5.1.2 Hauttestung bei Typ-I-Allergien

Indikationen

Häufige Indikationen für Hauttests sind:

- Nachweis der Sensibilisierung gegen ein verdächtigtes Allergen,
- Unterscheidung zwischen allergischen und pseudoallergischen Reaktionen,
- Abklärung einer atopischen Diathese.

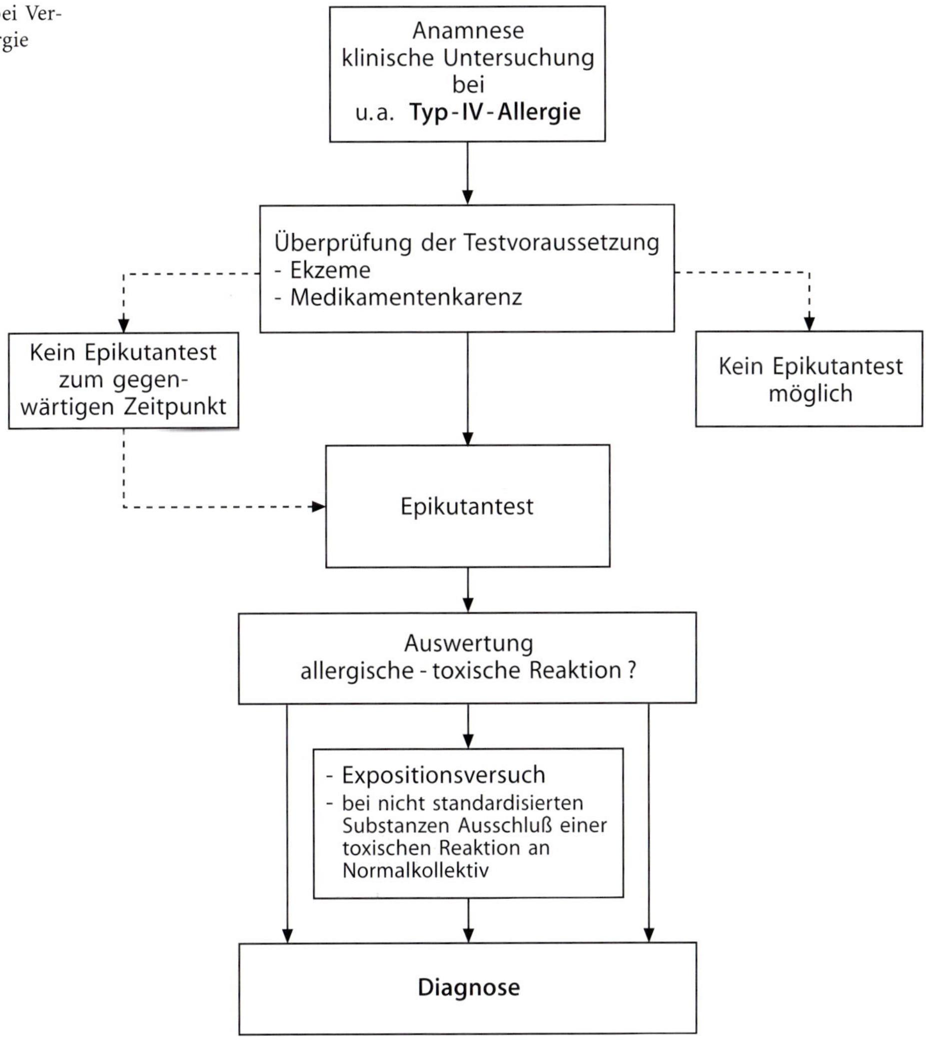

Abb. 5.1. b Vorgehen bei Verdacht auf Typ-IV-Allergie

Tabelle 5.2. Häufige Ursachen für falsch-negative Testreaktionen

Ursache	Epikutantest	Prick-, Intrakutantest
Applikation unzureichender Mengen	+	+
Insuffiziente Okklusion	+	–
Allergenkontakt zu kurz	+	–
Falsches Pricken	–	+
Zu niedrige Allergenkonzentration	+	+
Unzureichende Allergenfreisetzung	+	+
Falsches Vehikel	+	+
Falscher Applikationsort	+	+
Allergen in inaktiver Form	+	+
Falscher Zeitpunkt beim Ablesen	+	+
Immunsuppressive/antientzündliche Therapie	+[1]	+[1]
Starke Bräunung, Sonnenexposition	+	NR
Antihistaminikaeinnahme	NR	+

NR = nicht relevant
[1] < 15 mg Prednisolonäquivalent.

Tabelle 5.3. Häufige Ursachen für falsch-positive Testreaktionen

Ursache	Epikutantest	Prick-, Intrakutantest
Zu hohe Haptenkonzentration/Menge	+	–
Direkter Histaminliberator	–	+
Unreines Substanzgemisch	+	+
Irritatives Vehikel	+	–
Unregelmäßige Verteilung des Haptens	+	–
Nichtabgeheilte Dermatitis (angry back)	+	–
Chronische Urtikaria, Urticaria factitia	–	+
Druckartefakt, mechanische Irritation	+	+
Reaktion mit dem Pflaster oder Aluminium	+	–
Artefakte	+	–

Voraussetzungen

Bei jeder Typ-I-Testung muß ein Notfallbesteck für die Schockbehandlung vorhanden sein (s. Abschn. 6.2). Bei berechtigtem Verdacht auf eine systemische Reaktion in der Anamnese darf nur bei liegender Infusion getestet werden. Während der Testung dürfen die Patienten den Testort nicht verlassen. Wegen der Gefahr der *verzögerten* Typ-I-Reaktion sollten bei speziellen Testverfahren, wie der Abklärung einer Hymenopterengiftallergie, die Patienten 24 h stationär überwacht werden.

Die Testungen werden, soweit möglich, nicht zu Zeiten der natürlichen Allergenexposition durchgeführt. Daher erfolgt die Abklärung einer Rhinitis saisonalis in der pollenfreien Jahreszeit. Die Patienten dürfen nicht unter akuten Erscheinungen einer Typ-I-Allergie der Haut wie einer Urtikaria oder einer akuten Infektion leiden. Des weiteren muß eine antiallergische Therapie abgesetzt sein (Tabelle 5.4).

Testverfahren

Pricktest

An einer oder beiden Unterarminnenseiten wird, nach entsprechender Markierung in 1–2 Reihen, je 1 Tropfen der allergenhaltigen Lösung in 3–5 cm Abstand aufgetragen. Die zu testenden Allergene müssen vor Testbeginn ausgewählt und klar definiert sein. Alle häufig relevanten Allergene sind in adäquater Konzentration kommerziell erhältlich. Nicht kommerziell erhältliche Lösungen sollten nur von spezialisierten Zentren getestet werden.

Tabelle 5.4. Empfohlene Karenzzeiten vor kutaner Testung. Die Angaben stellen eine nicht bindende Zusammenfassung verschiedener Quellen dar und müssen im Einzelfall überprüft werden

Stoffgruppe	Zeit (Tage)
Antihistaminika (meist)	3
Wichtige Ausnahmen	
• Bamipin	4
• Cetirizin	4
• Mequitazin	7
• Astemizol	42–56
Ketotifen	1
DNCG[1]	0
Nedocromil	2
Sympathomimetika, Bronchodilatatoren	
• Inhalative	<1
• Injizierbare	<1
• Orale	1–2
Anticholinergika	<1
Trizyklische Antidepressiva	
• Despramin	1–2
• Doxepin	7
Kortikoide, systemisch	
• <15 mg	0
• >15 mg, Versuch der Dosisreduktion	(Halbwertszeit)[2]

[1] Cromoglicinsäure
[2] Je nach Halbwertszeit

Zusätzlich zu den potentiellen Allergenen erfolgt zum Ausschluß einer Urticaria factitia eine Testung mit physiologischer Kochsalzlösung als Negativkontrolle und, zur Beurteilung der Reaktionsfähigkeit, eine Positivkontrolle mit Histaminhydrochlorid (10 mg/ml).

Nach dem Auftragen werden die Tropfen mit einer Lanzette durchstochen, wobei die Haut so angeritzt wird, daß kein Blut austritt (Abb. 5.2). Seitliches Hochziehen der Haut ermöglicht einen besseren Allergeneintritt. Die Ablesung erfolgt 20 min nach dem Test.

Intrakutantest

Im Unterschied zum Pricktest werden beim Intrakutantest ≤50μl einer allergenhaltigen Lösung streng intrakutan injiziert (Abb. 5.3 und 5.4). Der Test beginnt mit der niedrigsten Allergenkonzentration; bei vorangegangenem Pricktest mit 1% der im Pricktest negativen Allergenlösung.

Dieser Test ist sensitiver als der Pricktest; er wird vor Hyposensibilisierungen und zur Quantifizierung einer Sensibilisierung, beispielsweise bei Verdacht auf Hymenopterengiftallergie angewandt. Zur Bestimmung des Sensibilisierungsgrades wird eine Titration alle 20 min mit 3- bis 10fach höheren Konzentrationen durchgeführt, bis eine eindeutig positive Reaktion eintritt (Abb. 5.4) oder der Test negativ ausfällt.

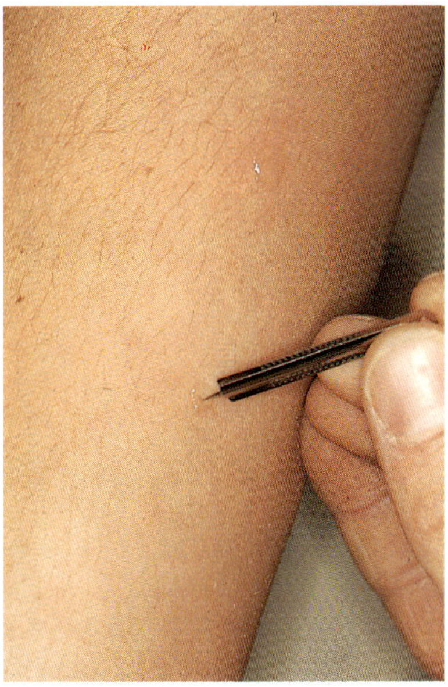

Abb. 5.2. Pricktestung

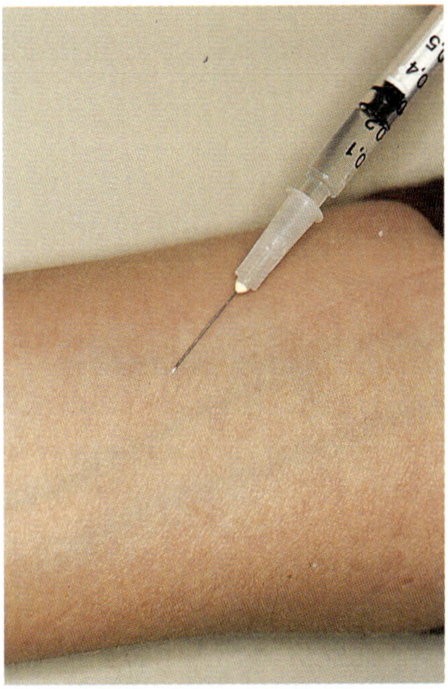

Abb. 5.3. Intrakutantestung

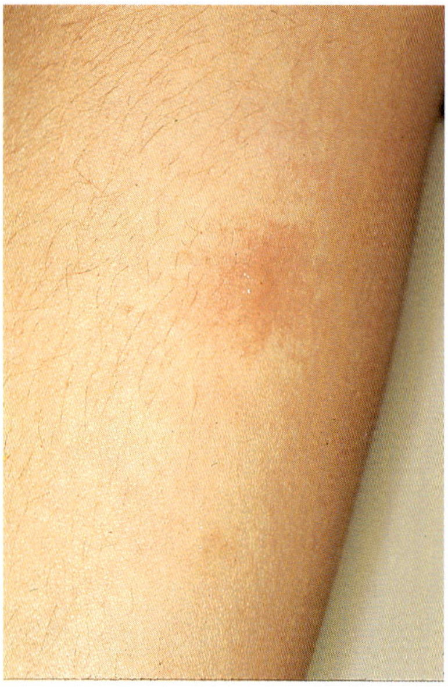

Abb. 5.4. Positiver Intrakutantest

Tabelle 5.5. Interpretation und Wertung von Prick- und Intrakutantest. (Modifiziert nach Yuninger 1997)

Reaktion		Wertung
Quaddel (mm)	Erythem (mm)	
≤3	≤5	0
3–5	5–10	(+) fraglich
5–10	11–20	+
5–10	21–30	++
10–15[1]	31–40	+++
>15[2]	40	++++

[1] oder Pseudopodien
[2] oder ausgeprägte Pseudopodien

Sonderformen

Skarifikationstest, Scratchtest

Vom Prinzip her gleicht dieser Test dem Pricktest. Die Haut wird mit einer Impflanzette über 5 mm skarifiziert und die allergenhaltige Lösung wird strichförmig aufgetragen. Da er aber schwerer standardisierbar ist als der Pricktest, ist der Scratchtest – wie auch der verdeckte Skarifikationstest – besonderen Fragestellungen vorbehalten; so wird er insbesondere bei Verdacht auf Nahrungsmittelunverträglichkeit mit nativen Allergenen durchgeführt.

Reibetest

Bei einigen Substanzen, wie Tierepithelien oder Latex, kann der Kontakt der Haut mit der allergenhaltigen Substanz ausreichen, um eine Quaddel auszulösen. In diesen Situationen werden die verdächtigten Stoffe eingerieben, offen oder geschlossen auf der Haut fixiert. Nach 20 min wird die Quaddelbildung beurteilt. Als Negativkontrolle dient der Reibetest mit einer Mullkompresse.

Auswertung der Hauttests

Die Auswertung erfolgt in der Regel nach 20 min. Als positive Reaktion werden nur eindeutige Quaddeln von mehr als 3 mm Durchmesser gewertet (Tabelle 5.5). In der Regel besteht auch ein Reflexerythem (vgl. Abb. 5.4).

Pseudopodien weisen auf eine ausgeprägte Sensibilisierung hin.

Die Negativkontrolle darf nicht zu einer Quaddel führen. Ursachen für falsch-positive und falsch-negative Testergebnisse sind in den Tabellen 5.2 und 5.3 zusammengefaßt. Ein positiver Kutantest kann nicht isoliert zur Diagnostik verwendet werden, sondern muß immer zusammen mit Klinik und spezifischem IgE interpretiert werden (vgl. Abb. 5.1).

Risiko der kutanen Testverfahren

Bei jeder In-vivo-Diagnostik IgE-vermittelter Immunantworten besteht das Risiko einer anaphylaktischen Reaktion, vom lokalen Schockfragment bis hin zum allergischen Schock. Das geringste Risiko besteht beim Reibetest und im Rahmen einer Atopieabklärung, das höchste beim Intrakutantest und einem anaphylaktischen Schock in der Anamnese.

Im Verlauf einer Testung kann es zu anaphylaktischen Reaktionen kommen, die umgehend adäquater Gegenmaßnahmen bedürfen (s. Abschn. 6.3).

Wichtig ist, daß Patienten mit Reaktionen im Stadium I mehrstündig ärztlich beobachtet werden, um biphasische Verläufe und später einsetzende Reaktionen, die bei etwa 5% der Patienten auftreten, rechtzeitig behandeln zu können.

5.1.3 Hauttestung bei Typ-IV-Allergien

Indikationen

Bei Verdacht auf eine Typ-IV-Allergie, die sich in Form eines Ekzems manifestiert, wird eine Sensibilisierung mittels Epikutantest abgeklärt (vgl. Abb. 5.1 und Tabelle 5.1). Eine Sonderform stellt die *Photokontaktallergie* dar, die mit einem Photopatchtest abgeklärt wird.

Durch die intradermale Applikation von Proteinantigenen kann eine Typ-IV-Allergie oder die Immunitätslage gegenüber bakteriellen, mykotischen, viralen oder parasitären Glykoproteinen bestimmt werden.

Testort

Epikutan- und Photopatchtest werden wegen der Sensitivität am oberen Rücken und in Ausnahmefällen am seitlichen Oberarm durchgeführt, der Intradermaltest an der Unterarminnenseite.

Testverfahren

Epikutantest
Beim Epikutantest werden standardisierte Allergenaufbereitungen entweder in weißer Vaseline oder in Wasser gelöst für 48 h unter einer Aluminiumkammer, der Finn-Chamber, auf die Haut aufgetragen. Die Fixierung erfolgt mit einem Acrylkleber; gegen beide Substanzen sind Kontaktallergien sehr selten. Die Reaktion auf die Testsubstanzen wird sofort sowie nach 48 und 72 h abgelesen (Abb. 5.5). Neben dem von der *International Contact Dermatitis Research Group* etablierten Standardtest, der die 20–30 häufigsten Kontaktallergene zusammenfaßt, stehen zahlreiche Testblöcke für spezielle Fragestellungen und Risikogruppen kommerziell zur Verfügung. Die Testung nichtnormierter Substanzen ist spezifischen Zentren vorbehalten.

Voraussetzungen für einen Epikutantest sind:

- Eine ekzemfreie Haut im Bereich des Rückens ist obligat und am übrigen Körper dringend empfohlen (vgl. Tabelle 5.3);
- eine nicht zu stark gebräunte Haut, da nach Sonnenexposition und bei starker Bräune Tests vermehrt falsch-negativ ausfallen (vgl. Tabelle 5.2);
- eine Substanz soll nur im Epikutantest getestet werden, wenn sie nicht im Verdacht steht, eine Typ-I-Allergie auszulösen. Dieser Verdacht soll bei Substanzen wie Latex, die sowohl zur Typ-I-

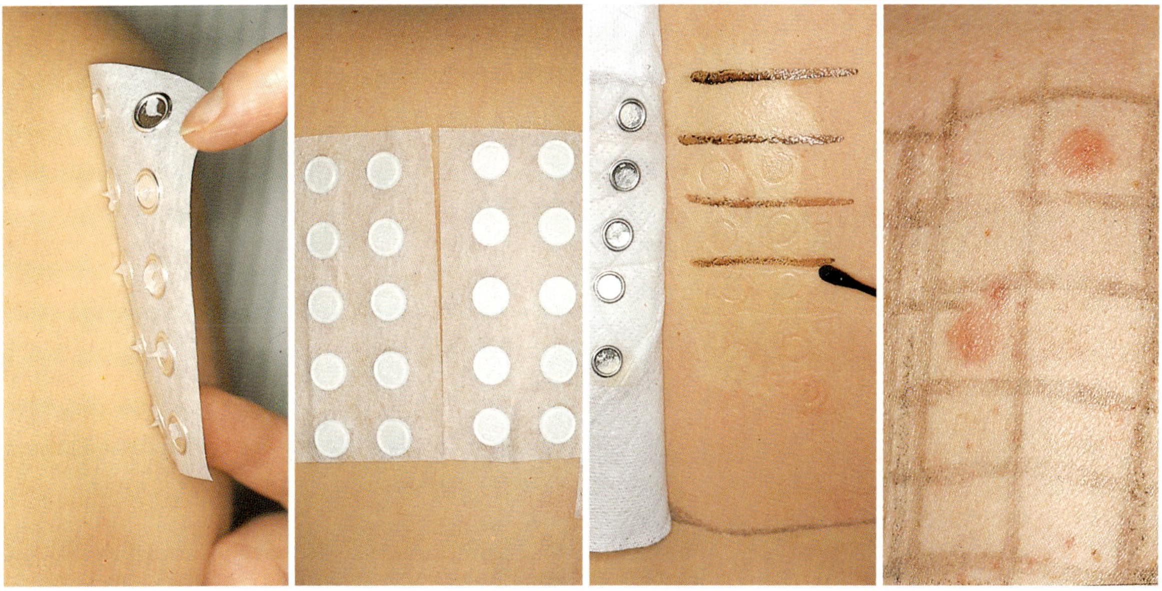

a b c d

Abb. 5.5 a–d. Epikutantest. **a** Aufkleben der Teststreifen. **b** Fixierte Teststreifen auf der Haut. **c** Abnahme der Teststreifen nach 48 h, Markierung der Festfelder. **d** 2 positive Epikutantests

als auch Typ-IV-Reaktionen führen können, vor einem Epikutantest ausgeschlossen sein;
- native Substanzen, wie Arbeitsmaterialien, bergen das Risiko, starke toxische Schäden hervorzurufen oder zu falsch-negativen Reaktionen zu führen.

■ **Auswertung.** Nur eindeutige Ekzemreaktionen mit Papeln werden als positiv gewertet (vgl. Abb. 5.5 d). Die genaue Wertung der Reaktionen ist Tabelle 5.5 zu entnehmen. Schwierigkeiten kann die Differenzierung zwischen toxischen und allergischen Reaktionen bereiten, insbesondere bei Substanzen, die nahe der toxischen Schwelle getestet werden (vgl. Tabelle 5.3), und es kann eine Nachtestung mit einer genauen Titration erforderlich werden. Neben Anamnese und Befund kann der Verlauf der Testreaktion bei der Einordnung helfen:

Reaktionen, die in den Tagen nach der Pflasterabnahme zunehmen, sind hochverdächtig auf eine allergische Reaktion, jene, die schnell abklingen, sind nicht selten irritativer Natur.

Sonderformen des Epikutantests

- Bei einem fixen toxischen Arzneiexanthem wird das angeschuldigte Medikament in einer geeigneten Grundlage direkt am Ort der Läsion okklusiv aufgetragen. Im weiteren wird wie beim Patchtest verfahren.
- Offener Epikutantest und „use"-Test:
  - Im offenen Test werden zum einen Substanzen aufgetragen, die alternativ eine Typ-I-Reaktion hervorrufen können, sowie Substanzen, die schlecht definiert sind und auch toxische Reaktionen hervorrufen können. Sie müssen während der ersten 60 min genau verfolgt und nach 3 und 4 Tagen abgelesen werden. Testort ist die Unterarminnenseite. Fällt der Test negativ aus, folgt ein konventioneller Patchtest;
  - beim „use"-Test wird nach festgestellter Kontaktallergie die angeschuldigte allergenhaltige Substanz, meistens wie beim wiederholt offenen Epikutantest, aufgetragen, um die Relevanz des Testergebnisses zu überprüfen.
- Der wiederholt offene Epikutantest kann zur Testung bestimmter Umweltallergene in besonderen Situationen herangezogen werden. Hierbei wird in der Regel das Allergen 2mal täglich auf einem ca. 5×5 cm großen Hautareal für bis zu 5 Tage aufgetragen.

Tabelle 5.6. Interpretation und Wertung von Patchtestreaktionen

	Epikutantest	Photopatchtest
Reaktion		
Keine	–	–
Erythem	(+) fraglich	+
Erythem, Infiltrat, diskrete Papeln	+	++
Erythem, Infiltrat, Papulovesikel	++	+++
Dichtstehende Papulovesikel, Blasen	+++	+++
Irritative, toxische Reaktion	IR[1]	IR[1]

[1] Irritant Reaction.

Photopatchtest

Das Allergen wird für 24 h aufgetragen und anschließend mit 5 oder 10 J/cm² UVA bestrahlt. Parallel muß ein konventioneller Patchtest mit dem gleichen Kontaktallergen erfolgen. Die Ablesung erfolgt an Tag 2–5, sowie an Tag 7, da photoallergische Reaktionen besonders spät auftreten können.

■ **Auswertung.** Im Gegensatz zum klassischen Patchtest werden beim Photopatchtest bereits deutliche Erytheme als einfach-positive Reaktion gewertet (vgl. Tabelle 5.6).

Atopiepatchtest

Beim Atopiepatchtest werden in einem klassischen Epikutantestverfahren Aeroallergene getestet, die als „Atopene" bei Atopikern häufig Typ-I-Allergien auslösen. Der Testablauf erfolgt wie beim klassischen Epikutantest. Die dem Test zugrundeliegende Theorie geht davon aus, daß bei Patienten mit Dermatitis atopica spezifische T-Lymphozyten durch die Präsentation von Aeroallergenen im Patchtest in die Haut eindringen und so Ekzeme auslösen können.

■ **Auswertung.** Die Bewertung erfolgt wie beim Epikutantest. Der Test ist aber noch nicht standardisiert, seine Bedeutung wird kontrovers diskutiert.

Risiko

Die Epikutantestung beinhaltet 2 Risiken:

- Es kann sehr selten zu einer streuenden Ekzemreaktion kommen;
- es kann, ebenfalls sehr selten, durch den Test zu einer Sensibilisierung kommen.

Eine durch einen Epikutantest bedingte Sensibilisierung ist dann anzunehmen, wenn die Ablesung negativ verläuft und 10–20 Tage später in einem Testareal eine positive Reaktion auftritt.

Obwohl diese Komplikation sehr selten ist, kann sie für den im Test sensibilisierten Patienten schwerwiegende Folgen haben, da bestimmte Kontaktsensibilisierungen zu beruflichen Beeinträchtigungen mit einer entsprechenden Minderung der Erwerbsfähigkeit führen können.

Intradermale Spätreaktion (delayed type hypersensitivity/*DTH*) und Tuberkulintest

Dieser Test wird in der Regel durchgeführt, um zu analysieren, ob gegen länger zurückliegende oder akut bestehende Infektionen eine normale Immunitätslage besteht. Bei speziellen Indikationen kann er dazu dienen, den Verdacht auf bestimmte Infektionen zu erhärten.

Technik

Der Nachweis erfolgt im Intrakutantest, bei dem $\leq$50 µl einer definierten Lösung an Glykoproteinen von potentiellen Krankheitserregern streng intradermal injiziert werden, so daß kein Blut austritt. Alternativ dazu werden diese mit einem „Stempel“ in die Haut eingebracht (Tuberkulintest, Multitest Mérieux). Bei vorangegangener Immunisierung im Rahmen einer Infektion oder Impfung tritt an der Einstichstelle eine Papel von mindestens 5 mm Größe auf.

Ablesung

Die Ablesung erfolgt nach 48 und 72 h. Nur eine eindeutige Papel wird als positiv gewertet. Bei manchen kommerziellen Tests wird entweder der Durchmesser oder der Umfang bestimmt. Der Test sagt nur aus, ob eine Immunität vorliegt. Er kann nicht zwischen einer frischen und einer alten, ausgeheilten Infektion oder dem Zustand nach Impfung unterscheiden. Wichtiger noch: Eine wiederholt negative Reaktion sagt nichts darüber aus, ob jemals eine Immunisierung stattgefunden hat oder ob die Immunität als Folge einer Immunschwäche wie Aids verlorenging.

Nur der eindeutige Verlust einer positiven Reaktion oder negative Tests im Anschluß an eine vorangegangene Immunisierung können als Hinweis auf eine Störung der Typ-IV-Immunantwort gewertet werden.

Literatur

Adams RM (1995) Occupational skin disease. Grune & Stratton, New York

Bandmann HJ, Fregert S (1982) Epicutantestung, 2. Aufl. Springer, Berlin Heidelberg New York

Braun-Falco O, Plewig G, Wolff HH (1996) Dermatologie und Venerologie, 4. Aufl. Springer, Berlin Heidelberg New York Tokyo

Czarnetzki BM, Grabbe J (1993) Urtikaria, 2. Aufl. Springer, Berlin Heidelberg New York Tokyo

Darsow U, Vieluf D, Ring J (1996) The atopy patch test: an increased rate of reactivity in patients who have an air-exposed pattern of atopic eczema. Br J Dermatol 135: 182–186

Hölzle E, Rowold J, Peper S et al. (1989) Die belichtete Epikutantestung. Allergologie 12: 13–20

Patterson R, Grammer LG, Greenberger PA, Zeiss CR (1993) Allergic diseases. Diagnosis and management, 4th edn. Lippincott, Philadelphia

Ring J, Braun-Falco O (1987) Allergie-Diät: Verfahren zur Diagnostik und Therapie von Nahrungsmittel-Allergien und Pseudo-Allergien. Hautarzt 38: 198–205

Rycroft RJG, Menné T, Frosch PJ, Benezra C (1992) Textbook of contact dermatitis, 2nd edn. Springer, Berlin Heidelberg New York Tokyo

Schulz KH, Fuchs T (1990) Der Epikutantest. In: Fuchs E, Schulz KH (Hrsg) Manuale Allergologicum, Bd IV, 4. Dustri, Deisenhofen, S 1–24

Wennersten G, Thume P, Jansen CT et al. (1986) Photocontact dermatitis: current status with emphasis on allergic contact photosensitivity (CPS) occurrence, allergens, and practical phototesting. Semin Dermatol 5: 277–289

Yuninger JW (1997) Diagnostic testing. In: Kaplan AP (ed) Allergy, 2nd edn. Saunders, Philadelphia, pp 326–333

5.2 Nasaler und konjunktivaler Provokationstest

Werner Heppt

Einleitung

Der nasale Provokationstest dient zum Nachweis einer allergischen Rhinokonjunktivitis und ist besonders bei perennialen Inhalationsallergien gegen Schimmelpilze und Milben sowie bei gutachterlichen Fragestellungen wie der Bäckerrhinitis (BK 4301) indiziert. Er gibt Aufschluß über die klinische Relevanz von Inhalationsallergien und liefert bei unklaren Befundkonstellationen, wie negativer Anamnese und positivem Hauttest oder positiver Anamnese und negativem Hauttest oder RAST, wichtige Zusatzinformationen. Der nasale Provokationstest stellt ein Ausweichverfahren bei Kontraindikationen gegen Hauttests beispielsweise Urticaria factitia dar und ermöglicht in ausgewählten Fällen die Beurteilung inhalativ ausgelöster Fernreaktionen der Haut.

Der konjunktivale Provokationstest ist kein Suchtest, sondern speziellen Fragestellungen vorbehalten. Er dient dem Nachweis einer allergischen Sofortreaktion des Auges und wird als hochempfindlicher Test eingestuft, der auch bei negativem Hauttest oder RAST beweisend ist. Es gibt in der Literatur bislang weder Hinweise für bleibende Schäden, systemische Allgemeinerscheinungen oder anaphylaktische Reaktionen noch für eine Steigerung der allergischen Reaktionsbereitschaft nach konjunktivaler Provokation. Aufgrund der sehr starken Resorption sollte auch bei der konjunktivalen Provokation dennoch prinzipiell mit einer systemischen Reaktion gerechnet werden.

5.2.1 Nasaler Provokationstest

Die *Indikationen* zur Durchführung des nasalen Provokationstests bestehen im Nachweis klinisch relevanter, IgE-vermittelter Soforttypreaktionen an der Nase. Darüber hinaus dient er zur Diagnostik pseudoallergischer Phänomene an der Nasenschleimhaut, beispielsweise bei Verdacht auf Aspirinunverträglichkeit. Für den nasalen Provokationstest existieren eine Reihe von *Kontraindikationen* wie akute allergische oder mikrobielle Entzündungen der Nasenschleimhaut oder anderer „allergischer Schockorgane“ wie Haut, Lunge und Darm. In Anbetracht der mehrwöchigen Regenerationszeit der Schleimhaut sind Testungen frühestens 4 Wochen nach einer akuten Rhinosinusitis bzw. 8 Wochen nach einem operativen Eingriff an der Nase durchzuführen. Zusätzlich müssen Karenzvorschriften für Medikamente beachtet werden (Tabelle 5.7). Weitere Kontraindikationen stellen schwere und konsumierende Allgemeinerkrankungen, immunsuppressive Therapien sowie das Vorliegen einer Schwangerschaft dar. Kinder unter 5 Jahren sollten nur in Ausnahmefällen getestet werden. Besondere Vorsicht ist bei hochgradiger Sensibilisierung und nicht standardisierten nativen Extrakten geboten.

Die *Durchführung* des nasalen Provokationstests sollte ebenso wie andere Provokationen im beschwerdefreien oder zumindest beschwerdearmen Intervall erfolgen. Sie setzt eine Rhinoskopie zur Beurteilung der Durchführbarkeit einer Provokati-

Tabelle 5.7. Karenzvorschriften für den nasalen Provokationstest

Medikament	Karenzzeit (Tage)
DNCG nasal	1
Nedocromil nasal	1
Glukokortikoide	
– nasal	14
– oral (<10 mg Prednisolon)	–
– oral (>10 mg Prednisolon)	7
α-Sympathomimetika nasal	1
β-Sympathomimetika inhalativ	6–8 h
Injizierbare Bronchospasmolytika	0–2
Antihistaminika	
– nasal	1–3
– oral	1,5–28

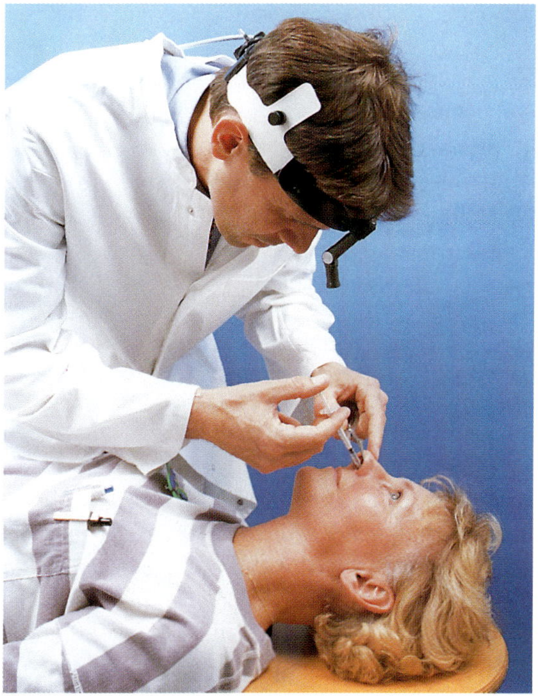

Abb. 5.6. Allergenapplikation bei nasaler Provokation

on voraus und basiert auf der Applikation von Allergenen auf die Nasenschleimhaut mit nachfolgender Objektivierung der Testreaktion durch Rhinoskopie, Messung des nasalen Atemwiderstandes (Rhinomanometrie), Erhebung des Symptomscores und ggf. Nachweis des lokalen Eosinophileneinstroms als Bestätigung einer Spätphasenreaktion (nach 4–6 h). Zur Testung eignen sich am besten kommerzielle standardisierte Lösungen, die isoton, gepuffert, von neutralem pH und Glyzerin-frei sind. Selten werden native Stäube oder Pulver wie Mehl oder Holzstaub verwendet. Die allergenhaltige Lösung wird mittels Pump-Dosierspray am sitzenden oder besser mittels Tuberkulinspritze oder Pipette am liegenden Patienten aufgebracht. Nach tiefer Inspiration und Anhalten des Atems werden 2 Sprühstöße (0,08–0,1 ml) Richtung untere Nasenmuschel gerichtet oder unter rhinoskopischer Kontrolle 0,1 ml des Allergens auf den Kopf der unteren Muschel getropft (Abb. 5.5).

Abb. 5.7. Anleitung zur nasalen Provokation

30 Minuten Akklimatisation an Raumtemperatur

↓

Eingangsuntersuchung:
Symptomscore, Rhinoskopie, Rhinomanometrie, Zytologie

↓

Lösungsmittelgabe (besser durchgängige Nasenseite)

↓

Nach 15 min Leerwertmessung (=Ausgangswert) mittels aktiver anteriorer Rhinomanometrie
zulässiger Flowabfall max. 20%

↓

0	Provokation (1. Allergen): gleiche Seite ↓	
10 min	1. Messung (Rhinomanometrie, Symptomscore) ↓	
20 min	2. Messung (wenn 1. Messung negativ) ↓	
30 min	3. Messung (wenn 2. Messung negativ)	Provokation (2. Allergen): Gegenseite (wenn 1. Allergenprovokation negativ) ↓
40 min		1. Messung ↓
50 min		2. Messung (wenn 1. Messung negativ) ↓
60 min	↓	3. Messung (wenn 2. Messung negativ) ↓
Test negativ	Histaminprobe (0,1 mg/ml) (Überprüfung der Reaktionsfähigkeit der Schleimhaut)	

Vor der Allergenapplikation muß getestet werden, ob die Nasenschleimhaut bereits auf die Kontrollösung des allergenfreien Lösungsmittels reagiert (Negativkontrolle). Beträgt nach Lösungsmittelgabe der Flowabfall bei der aktiven anterioren Rhinomanometrie höchstens 20% bzw. der Anstieg des nasalen Atemwiderstandes höchstens 30% ist der Test auswertbar. Bestehen Zweifel über die Reaktionsfähigkeit nach negativer nasaler Provokation empfiehlt sich am Ende der Provokation als Positivkontrolle die Gabe von Histamin (0,1 mg/ml, 0,4% Phenol) in Form einer wässrig gepufferten Lösung. Um unspezifische Reizungen zu vermeiden, sind alle zur nasalen Provokation verwendeten Lösungen vor Gebrauch auf Raumtemperatur zu erwärmen.

Die Testungen mit Allergenen sollten prinzipiell immer an der besser durchgängigen Nasenseite erfolgen. Pro Tag können maximal 2 Allergene getestet werden (Abb. 5.7).

Liegt eine positive Reaktion vor, ist vor der nächsten Provokation ein zeitlicher Abstand von mindestens 48 h einzuhalten. Fragliche Testreaktionen erfordern gelegentlich eine Wiederholung mit titrierter Provokation.

Die Auswertung des nasalen Provokationstests orientiert sich an der Rhinoskopie, der aktiven anterioren Rhinomanometrie sowie dem Symptomscore (Tabelle 5.8). Spätreaktionen der Nasenschleimhaut auf ein bestimmtes Allergen sind durch zytologische Untersuchungen von Nasensekret zum Nachweis eines Eosinophileneinstroms erkennbar. Der nasale Provokationstest ist positiv, wenn der Flowabfall >40% des Ausgangswertes beträgt (Resistance-Anstieg um >60%) *oder* der Symptomscore positiv ist (≥3 Punkte). Eine positive Spätphasenreaktion liegt vor, wenn 6 h nach Provokation zytologisch ein deutlicher Eosinophileneinstrom erkennbar ist (>10% Eosinophile, normal <5% aller Leukozyten).

Tabelle 5.8. Symptomscore bei nasaler Provokation

Symptome		Bewertung (Punkte)
Nasal:		
Sekretion	keine	0
	wenig	1
	viel	2
Niesen	3- bis 5mal	1
	>5mal	2
Fernsymptome:		
Tränenfluß		1
Gaumenjucken		1
Chemosis		2
Hustenreiz		2
Urtikaria		2

5.2.2 Konjunktivaler Provokationstest

Die konjunktivale Provokation, der Ophthalmotest, ist in der täglichen Allergiediagnostik speziellen *Indikationen* vorbehalten. Das Verfahren ist einfach und normalerweise risikolos. Es dient dem Nachweis einer allergischen Reaktion vom Soforttyp des Auges und ist indiziert, wenn kutane und nasale Provokationen nicht möglich oder deren Ergebnisse unklar sind.

Als *Kontraindikationen* sind v. a. akute oder chronische Konjunktivitisformen sowie nicht eingehaltene Karenzfristen für antiallergische Medikamente zu beachten. Die Testung sollte darüber hinaus nicht in der akuten Beschwerdephase, sondern im beschwerdefreien Intervall erfolgen.

Die *Durchführung* des konjunktivalen Provokationstests geschieht unter Verwendung einer 1:10 verdünnten Pricklösung oder der für die nasale Provokation verwendeten Lösung. Bei anamnestisch hohem Sensibilisierungsgrad sollte die Lösung initial stärker verdünnt werden (1:1000). Als

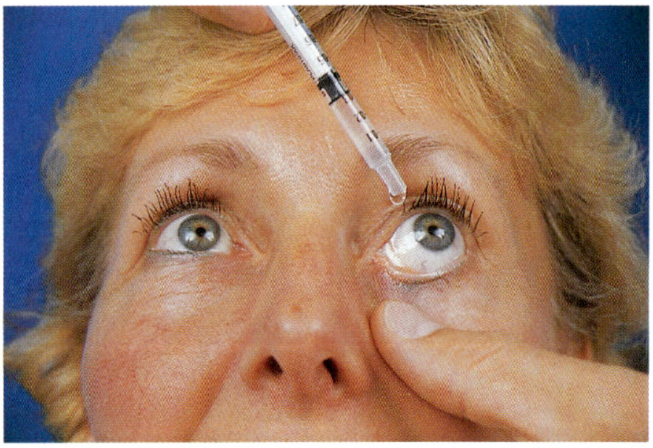

Abb. 5.8. Technik der konjunktivalen Provokation

Tabelle 5.9. Auswertungskriterien des konjunktivalen Provokationstests

Bewertung	Klinische Reaktion
–	keine Reaktion
+	Juckreiz, Rötung der Konjunktiva, Fremdkörpergefühl
++	zusätzlich Tränenfluß, Injektion der Konjunktiva bulbi
+++	zusätzlich Blepharospasmus (Lidkrampf)
++++	zusätzlich Chemosis (Ödem der Konjunktiva), Lidschwellung

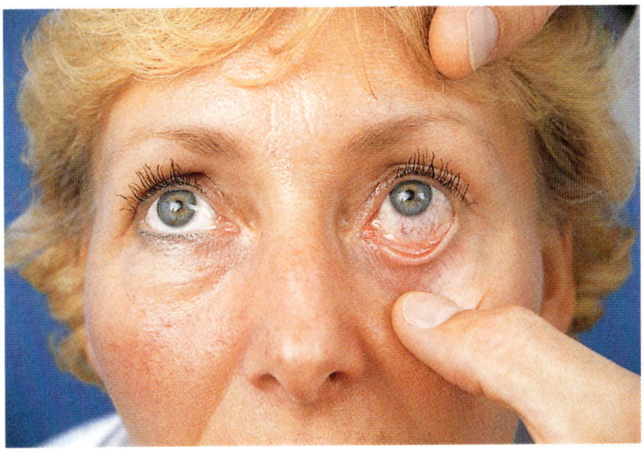

Abb. 5.9. Positive Reaktion im konjunktivalen Provokationstest

Kontrolle dient eine allergenfreie Testlösung, die lediglich die in der Provokationslösung vorhandenen Konservierungsmittel wie Phenol in entsprechender Verdünnung enthält. Bei der Testung wird je ein Tropfen der Kontroll- sowie Provokationslösung in den linken bzw. rechten unteren Konjunktivalsack geträufelt (Abb. 5.8).

Die *Auswertung* erfolgt durch Beurteilung der Schleimhautreaktion nach 10–15 min (Tabelle 5.9) und ergibt ein eindeutig positives Ergebnis, wenn eine ++-Reaktion vorliegt (Abb. 5.9). In diesem Fall sollten Tränenfluß und Injektion der Konjunktiva bulbi durch Spülen mit physiologischer NaCl-Lösung, vasokonstriktorischen, Antihistaminikum- oder Kortison-haltigen Augentropfen abgeblockt werden. Ist das Testergebnis negativ, können stärkere Lösungen bis hin zur Prickkonzentration verwendet werden.

Die Spätphase der allergischen Entzündungsreaktion ist auch beim konjunktivalen Provokationstest am Eosinophileneinstrom in der konjunktivalen Spülflüssigkeit 4–6 h nach der Provokation erkennbar.

Weiterführende Literatur

Arbeitskreis bronchiale und nasale Provokationstests der deutschen Gesellschaft für Allergie- und Immunitätsforschung (1990) Richtlinien für die Durchführung von nasalen Provokationstests mit Allergenen bei Erkrankungen der oberen Luftwege. Allergologie 13: 53–56

BenEzra D, Bonini S, Carreras B et al. (1994) Ocular immunology and inflammation. Guidelines on the diagnosis and treatment of conjunctivitis, vol 2 Suppl. Aeolus Press

Bonini S, Bucci MG, Berruto A et al. (1990) Allergen dose response and late symptoms in a human model of ocular allergy. J Allergy Clin Immunol 86/6: 869–876

Donshik PC (1988) Allergic conjunctivitis. Int Ophthalmol Clin 28/4: 324–328

Dreborg S (1985) Conjunctival provocation test. Allergy 40 Suppl 4: 66–67

Gronemeyer U (1994) Der konjunktivale Provokationstest. In: Fuchs E, Schulz KH (Hrsg) Manuale allergologicum. Dustri, Deisenhofen, IV/6: 1–6

Müller C, Dreborg S (1985) The precision of the conjunctival provocation test. Allergy 40 Suppl 4: 68–69

Okuda M (1977) Basic study of nasal provocation test. Arch Otorhinolaryngol Suppl 214: 241–246

Schlenter WW (1990) Die nasale Provokationstestung. Allergologie 13: 44–52

Togias A (1996) The role of environmental allergens in rhinitis. In: Busse WW, Holgate ST (eds) Asthma and rhinitis. Blackwell, Oxford, pp 1011–1020

5.3 Lungenfunktionsprüfung

Jürgen Seidenberg

Einleitung

Die primäre Funktion der Lunge besteht in der Versorgung des venösen Blutes mit Sauerstoff (O_2) und der Entsorgung des aus dem Stoffwechsel anfallenden Kohlendioxids (CO_2). Hierzu muß ein ausreichender Gasaustausch zwischen der Umgebungsluft und den Alveolen stattfinden (*Ventilation*), der Transport der Gase durch das Interstitium zwischen Alveole und Lungengefäßen gewährleistet sein (*Diffusion*) und der Blutaustausch zwischen den Gefäßen der belüfteten Alveole und der systemischen Zirkulation funktionieren (*Perfusion*). Eine Erkrankung der Lunge kann jede dieser Teilfunktionen in unterschiedlicher, meist charakteristischer Ausprägung beeinträchtigen und erfordert somit eine differenzierende Diagnostik. Die klinische Untersuchung allein ist nicht ausreichend sensitiv und macht eine Lungenfunktionsuntersuchung selbst bei bekannter Diagnose für die Verlaufsbeurteilung unerläßlich.

5.3.1 Indikationen zur Lungenfunktionsdiagnostik

Die hohe Inzidenz von Lungenfunktionsstörungen bei Neurodermitis, allergischer Rhinokonjunktivitis und Autoimmunerkrankungen erfordert von einem allergologisch tätigen Arzt, bei den meisten seiner Patienten mindestens einmal eine Lungenfunktionsprüfung durchzuführen. Diese dient der

- Erfassung einer häufig vorkommenden *klinisch stummen Lungenventilationsstörung* bei Symptomfreiheit oder unspezifischen Symptomen wie rezidivierendem Husten oder Belastungsdyspnoe,
- Einschätzung des *Schweregrads* einer Lungenfunktionsstörung,
- Einteilung in *obstruktive* oder *restriktive Ventilationsstörung*, *Diffusions-* oder *Perfusionsstörung* und somit Hilfe in der Diagnosestellung der allergischen Grunderkrankung (z. B. Asthma bronchiale vs. allergische Alveolitis),
- Einschätzung der *Lokalisation einer Obstruktion*, z. B. in den zentralen oder peripheren Atemwegen,
- Beurteilung der *Reversibilität einer Obstruktion*, z. B. durch Bronchospasmolyseversuch,
- Nachweis einer *Hyperreagibilität des Bronchialsystems* durch Serienmessungen (z. B. Peakflow-Protokoll) oder Provokation, entweder mittels unspezifischer Methoden als indirekter Nachweis einer bronchialen Entzündung oder nach spezifischer Allergeninhalation,
- Überprüfung eines ausreichenden *Therapieeffekts* im Verlauf oder nach Therapiereduktion.

5.3.2 Voraussetzungen

Patient
Verschiedene Faktoren beeinflussen die Aussagekraft der Lungenfunktionsprüfung:

■ **Kooperation.** Der Patient muß in der Lage sein, maximal ein- und auszuatmen und die Lippen dicht um ein Mundstück zu schließen. Üblicherweise können diese Fähigkeiten ab dem 6. Lebensjahr erwartet werden. Bei guter Anleitung und Kooperation können verwertbare Ergebnisse bereits von 3jährigen Kindern gewonnen werden. Bei starker Atemnot oder bei Hustenanfällen sind verlässliche Kurven nur schwer zu gewinnen. Bei nichtkooperativen Säuglingen und Kleinkindern können die Untersuchungen in Sedierung oder Kurznarkose durchgeführt werden, wozu bestimmte Hilfstechniken notwendig sind (s. Abschn. 5.3.5).

■ **Infektionen.** Akute respiratorische Infekte verschlechtern die Lungenfunktion und können eine passagere bronchiale Hyperreagibilität für 4–6 Wochen bewirken, die nicht auf ein Asthma bronchiale zurückzuführen ist. Patienten mit Immunschwäche oder infektiösen Erkrankungen (z. B. HIV, Tuberkulose, Mukoviszidose etc.) benötigen spezielle hygienische Maßnahmen (Siebwechsel, Bakterienfilter), während sonst bei offenen Meßsystemen ein neues Mundstück mit Krümmer für jeden Patienten und die Grundreinigung einmal täglich für hygienisch ausreichend angesehen werden.

■ **Medikamente.** Zur sicheren Beurteilung eines *Bronchospasmolysetests* sind folgende Medikamente auszusetzen:

- kurzwirksame β-2-Mimetika 8 h,
- langwirksame β-2-Mimetika 12 h,
- Ipratropiumbromid 12 h,
- Retardtheophylline 24 h.

Vor einer *inhalativen Provokationstestung* sind zusätzlich folgende Medikamente auszusetzen (falls nicht Überprüfung eines Therapieeffekts erwünscht):

- Cromoglicinsäure (DNCG) 2 Tage,
- inhalative und systemische Steroide 14 Tage,
- Antihistaminika (außer Astemizol 14–21 Tage) 7 Tage.

■ **Tageszeit.** Aufgrund meist schlechterer Lungenfunktionswerte morgens im Vergleich zu abends sollte bei Verlaufskontrollen möglichst die gleiche Tageszeit gewählt werden.

Untersucher und apparative Ausstattung

Die Lungenfunktionsprüfung erzielt physiologische Daten, die eine Dysfunktion korrekt diagnostizieren und einer adäquaten Therapie zuführen soll. Eine nicht erkannte technische Störung, nicht korrekt angeleitete Atemmanöver oder eine falsche Interpretation der gewonnenen Daten führen unweigerlich zu einer Fehltherapie, z. B. in Form hochdosierter Steroide bei irrtümlich diagnostizierter Restriktion. Kommerziell angebotene automatische Auswerteprogramme produzieren überwiegend Fehldiagnosen, da elementare Fehler in der Durchführung der Atemmanöver nicht berücksichtigt werden. Als Anforderung an die Qualifikation eines Untersuchers empfiehlt die *ATS* (American Thoracic Society) eine minimale Ausbildungszeit von 6–12 Monaten für das Lungenfunktionspersonal und 2–4 Jahre für den verantwortlichen Laborleiter.

In Anbetracht der hohen Prävalenz von Atemwegserkrankungen allgemein und insbesonders bei allergiekranken Patienten erscheint es allerdings sinnvoll, eine flächendeckende Versorgung mit einer Basisdiagnostik (Spirometrie und Pulsoximetrie) in *Schwerpunktpraxen* oder *-kliniken* anzustreben. Hiermit könnten ca. 80% aller Lungenfunktionsstörungen diagnostiziert und im Verlauf der Therapie überwacht werden. Zusätzlich sollte in regionalen *pneumologischen Zentren* die Möglichkeit existieren, die weitergehenden diagnostischen und therapeutischen Maßnahmen (z. B. Bodyplethysmographie, Messung der Lungendehnbarkeit, Diffusionskapazität, Blutgasanalyse, Ergospirometrie, inhalative Provokation, Bronchoskopie, bronchoalveoläre Lavage, Lungenbiopsie) qualifiziert durchzuführen.

5.3.3 Einzelne Untersuchungsverfahren und Beispiele

Spirometrie

Die Spirometer sind kleiner, leistungsfähiger, weniger störanfällig und auch für eine Praxis erschwinglich geworden. Sie bestehen meistens aus einem Pneumotachographen, einem Computer und entsprechender Software, die die atemsynchrone Darstellung der Volumen-Zeit-Kurve und der Fluß-Volumen-Kurve ermöglicht (Abb. 5.10 und 5.11).

Die Messung beginnt nach Stabilisierung der Ruheatmung mit der maximalen Ausatmung bis

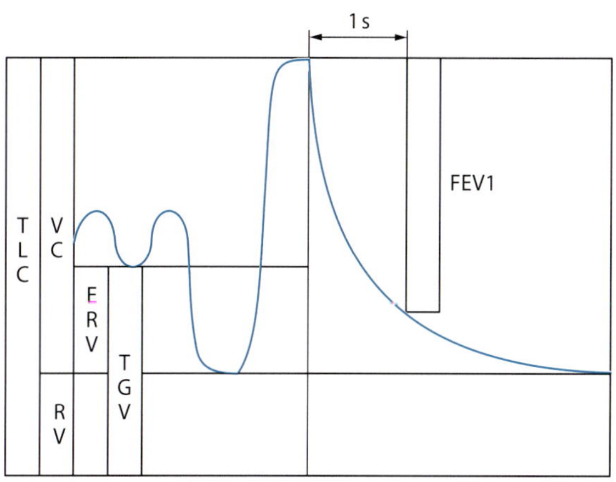

Abb. 5.10. Volumen-Zeit-Kurve zur Darstellung der statischen Lungenvolumina und des Einsekundenvolumens. (Zu den Abkürzungen innerhalb der Abbildungen vgl. Tabelle 5.10)

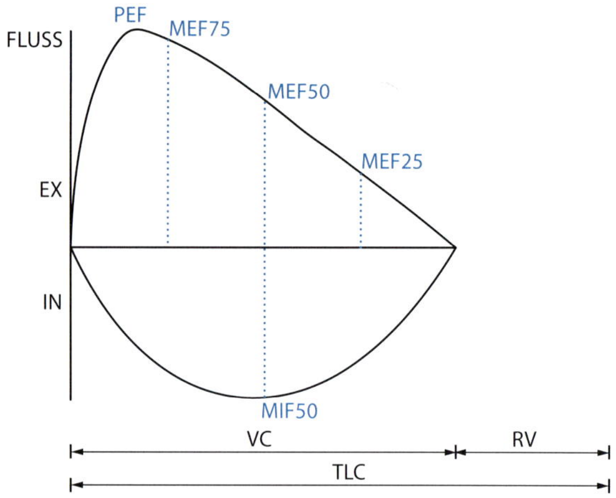

Abb. 5.11. Fluß-Volumen-Kurve zur Überwachung der forcierten Spirometrie mit den wichtigsten Parametern

zur Plateaubildung. Anschließend wird langsam weitestmöglich eingeatmet zur Bestimmung der inspiratorischen Vitalkapazität (*IVC*). Es folgt eine maximal forcierte Ausatmung zur Errechnung des Einsekundenvolumens (*FEV_1*) und der wichtigsten Parameter der (mit der Volumenachse um 90° nach links gedrehten) Fluß-Volumen-Kurve (FVC, PEF, $MEF_{75,50,25}$, MIF_{50}, zu den Abkürzungen siehe Tabelle 5.10).

Der Patient muß zur maximalen Ein- und Ausatmung besonders stark motiviert werden, da eine zuverlässig gemessene Vitalkapazität Voraussetzung für die korrekte Berechnung der maximalen Flußwerte ist (z. B. MEF_{50} bei 50% der FVC). Zur Beurteilung einer technisch optimal durchgeführten forcierten Exspiration und der zugrundeliegenden Ventilationsstörung eignet sich am besten die graphische Darstellung der Fluß-Volumen-Kurve. Die forcierten Manöver sollten mindestens 3mal durchgeführt und auf dem Bildschirm überlagernd dargestellt werden, um eine ausreichende Reproduzierbarkeit erkennen zu können. Zu achten ist auf einen frühen und spitz dargestellten Peak-Flow, einen kontinuierlich harmonischen Verlauf der Exspirationskurve ohne Artefakte bis zum Flußnullpunkt und eine möglichst große FVC entsprechend der IVC (vgl. Abb. 5.11). Typische Meßartefakte sind in Abb. 5.12 a–d dargestellt. Zur Analyse wird die Kurve mit der höchsten Summe aus FVC und FEV_1 gewählt. Die Verwendung einer Hüllkurve aus mehreren Atemmanövern ist wegen der Artefaktüberlagerungen nicht zu empfehlen.

Tabelle 5.10. Abkürzungen und Einheiten der gebräuchlichsten Lungenfunktionsparameter (in Anlehnung an die Empfehlung der European Respiratory Society 1993)

Abkürzung	Einheit	Lungenfunktionsparameter
VC	l	Vitalkapazität
IVC	l	Inspiratorische Vitalkapazität
RV	l	Residualvolumen
TLC	l	Totale Lungenkapazität
TGV	l	Thorakales Gasvolumen
FRC	l	Funktionelle Residualkapazität
FVC	l	Forcierte exspiratorische Vitalkapazität
FEV_1	l	Forciertes exspiratorisches Volumen in der 1. Sekunde
FEV_1/FVC	%	Relative Einsekundenkapazität, Tiffeneau-Index
PEF	$l\ s^{-1}$	Peak expiratory flow = exspiratorischer Spitzenfluß
MEF_{75}	$l\ s^{-1}$	Maximaler exspiratorischer Fluß, wenn 75% der FVC noch auszuatmen sind
MEF_{50}	$l\ s^{-1}$	Maximaler exspiratorischer Fluß, wenn 50% der FVC noch auszuatmen sind
MEF_{25}	$l\ s^{-1}$	Maximaler exspiratorischer Fluß, wenn 25% der FVC noch auszuatmen sind
MIF_{50}	$l\ s^{-1}$	Maximaler inspiratorischer Fluß bei 50% der IVC
$\mathring{V}max_{FRC}$	$ml\ s^{-1}$	Maximaler Fluß über FRC
R_{aw}	$kPa\ l^{-1}\ s$	Atemwegswiderstand (airway resistance)
sG_{aw}	$s^{-1}\ kPa^{-1}$	Spezifische Atemwegsleitfähigkeit (spezifische Conductance)
C_l	$kPa^{-1}\ l$	Dehnbarkeit (Compliance) der Lunge
C_{rs}	$kPa^{-1}\ l$	Dehnbarkeit des respiratorischen Systems (Lunge und Thoraxwand)
T_LCO	$mmol\ min^{-1}\ kPa^{-1}$	Transferfaktor der Lunge (CO-Diffusion)

Bei einer *Obstruktion* verändert sich die Fluß-Volumen-Kurve je nach Lage und Ausprägung der Verengung:

- Eine milde Stenose der großen *extrathorakalen* Atemwege (z. B. leichte subglottische Stenose) wird nur während der forcierten Inspiration zu einer Abflachung der Kurve führen (Abb. 5.13 a),
- eine milde Stenose der großen *intrathorakalen* Atemwege (z. B. Tracheomalazie) wird nur wäh-

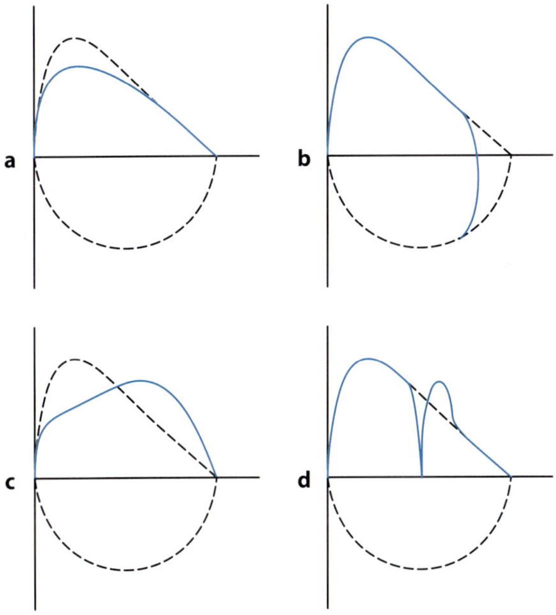

Abb. 5.12 a–d. Typische Meßartefakte erkennbar an der Fluß-Volumen-Kurve. **a** Mangelhaft forcierte Exspiration mit runder Kurve und PEF = MEF_{75}. **b** Abbrechen der Kurvenkontinuität durch vorzeitige Einatmung. **c** Initiales Flußplateau mit verspätetem Peak Flow durch funktionellen Glottisspasmus oder Kompression des Mundstücks. **d** Abrupter Flußabfall mit anschließender Erhöhung durch Husten

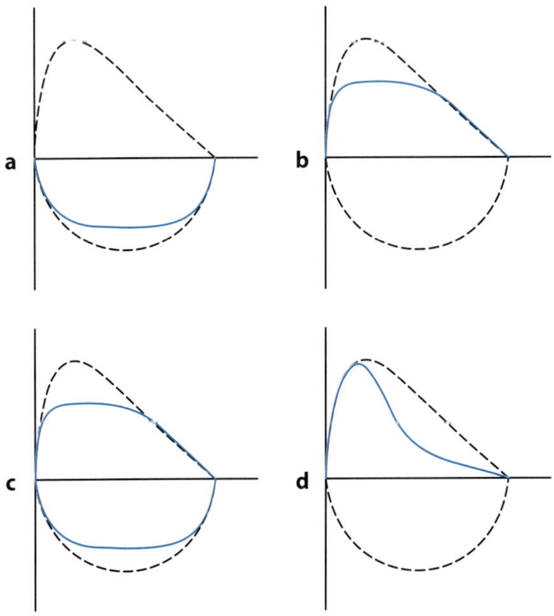

Abb. 5.13 a–d. Typische Veränderungen der Fluß-Volumen-Kurve je nach Lage und Ausprägung der Obstruktion (s. Text)

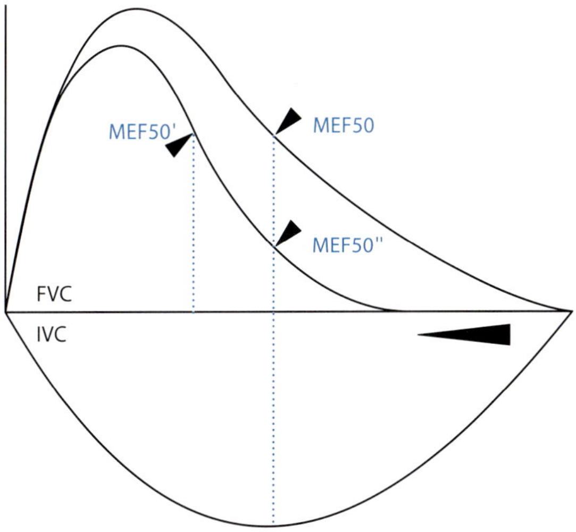

Abb. 5.14. Verringerung der FVC und damit verbundene Verschiebung der MEF_{50}-Werte nach links bei obstruktionsbedingter Pseudorestriktion (s.Text)

rend der forcierten Exspiration zu einer Abflachung im Peak-flow-Bereich führen (Abb. 5.13 b),

- eine ausgeprägtere Stenose der großen *intra-* oder *extrathorakalen* Atemwege (z. B. fixierte obere oder untere Trachealstenose) wird zu einer Abflachung der maximalen Flüsse in- und exspiratorisch führen (Abb. 5.13 c),
- eine Obstruktion in den kleinen *peripheren* Atemwegen (z. B. Asthma, COLD, Emphysem) wird unter Schonung des Peak Flows zu einem schnell abfallenden, konkaven Kurvenverlauf mit niedrigen $MEF_{50,25}$-Werten führen (Abb. 5.13 d).

Der komplette Verschluß kleiner obstruierter Bronchien während der forcierten Ausatmung verhindert die Entleerung der dahinterliegenden Alveolen und führt somit zu einer Reduktion der FVC (*Pseudorestriktion*) im Vergleich zur langsam gemessenen IVC (Abb. 5.14). Dadurch verschiebt sich auch der Meßpunkt der abhängig von der FVC abgeleiteten MEF-Werte nach links. $MEF_{50'}$ wird somit höher gemessen als über dem Mittelpunkt der inspiratorischen Vitalkapazität ($MEF_{50''}$). Die Absolutwerte für MEF_{50} können aufgrund dieser Verschiebung trotz deutlicher Obstruktion normwertig bleiben ($MEF_{50'} = MEF_{50}$). Entsprechend kann auch der Tiffeneau-Index (FEV_1/FVC) falsch-normale Werte ergeben, da ähnlich wie die FEV_1 auch die FVC stark erniedrigt ist. Bei der Be-

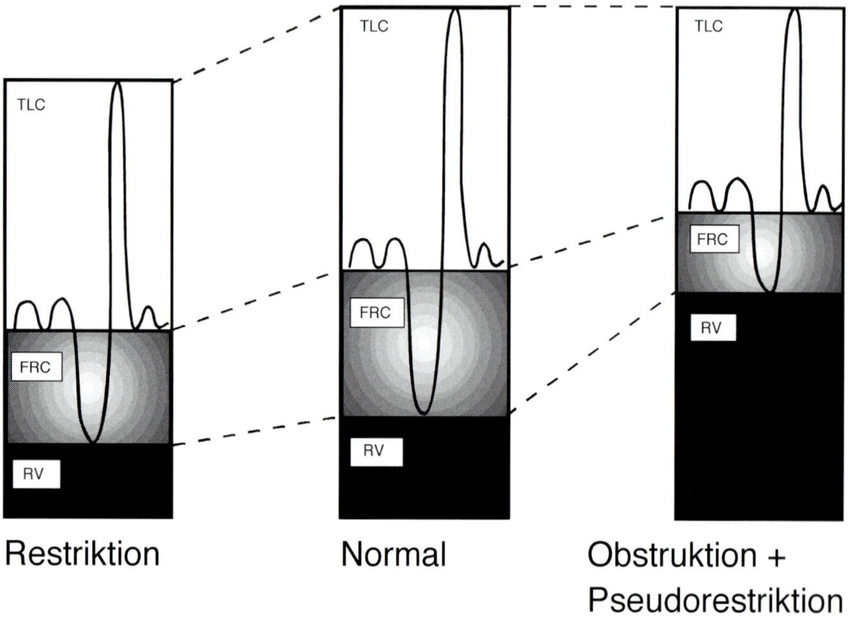

Abb. 5.15. Veränderung der Lungenvolumina bei Restriktion und Obstruktion mit Pseudorestriktion. (Modifiziert nach Ruppel 1991)

urteilung der dynamischen Lungenfunktionsparameter ist deshalb zunächst darauf zu achten, ob die FVC normwertig ist. Verbessert sich eine reduzierte FVC nach einem Bronchospasmolysetest, spricht dies ebenso für eine obstruktionsbedingte Pseudorestriktion.

Bleibt die VC auch nach Bronchospasmolyse erniedrigt, muß eine Bodyplethysmographie durchgeführt werden zur *Unterscheidung zwischen Pseudorestriktion und echter Restriktion* (Abb. 5.15). Bei der Pseudorestriktion findet sich aufgrund der Obstruktion der kleinen Bronchien eine deutliche Erhöhung von RV und TGV. Da sich die TLC aufgrund der anatomischen Gegebenheiten (Thoraxwand, Kompression des Abdominalraums) nicht sehr viel erhöhen läßt, führt diese Überblähung zu einer kompensatorischen Reduktion der VC.

Bei einer *echten Restriktion* sind sämtliche Lungenvolumina (VC, TGV, RV, TLC) erniedrigt (vgl. Abb. 5.15) und die Lungenfunktion zeigt einen geraden, nicht konkav veränderten Verlauf (Abb. 5.16 a, b). Man unterscheidet bei der Restriktion zwischen Erkrankungen

- mit alleinigem Volumenverlust bei *normaler Lungendehnbarkeit* und somit unverändertem Winkel der Fluß-Volumen-Kurve (vgl. Abb. 5.16 a; z. B. bei Lappenresektion, Atelektase, Lobärpneumonie, mangelnder Lungenentfaltung bei Atemmuskelschwäche, Zwerchfellhochstand oder Kyphoskoliose) und Erkrankungen

Abb. 5.16 a–c. Veränderung der Fluß-Volumen-Kurve bei restriktiven Erkrankungen. **a** Restriktion mit normaler Lungendehnbarkeit. **b** Restriktion mit verminderter Lungendehnbarkeit und dadurch beschleunigter Entleerung der Lunge. **c** Gemischt restriktiv-obstruktive Erkrankung (z. B. zystische Fibrose)

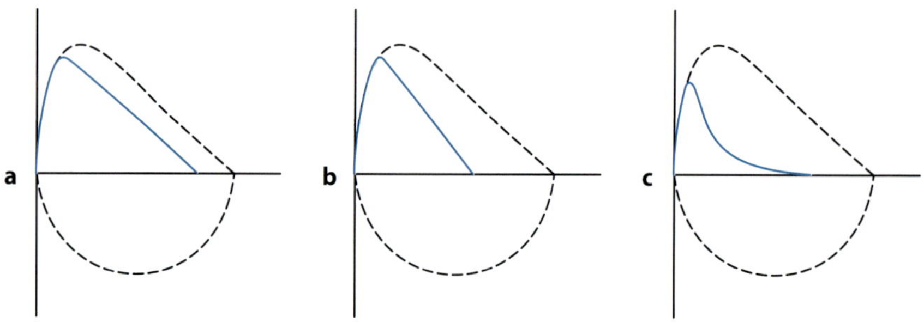

- mit Volumenverlust durch *verminderte Lungendehnbarkeit* und dadurch beschleunigter Lungenentleerung, erkennbar an einem steileren Winkel der Fluß-Volumen-Kurve (vgl. Abb. 5.16 b; z. B. bei interstitiellen Erkrankungen wie allergische Alveolitis, interstitielle Pneumonie, Lungenödem, Lungenfibrose). Bei diesen Erkrankungen ist der Tiffeneau-Index (FEV_1/FVC) meist deutlich vergrößert (>0,9).
- *Kombiniert obstruktiv-restriktive Lungenerkrankungen*, z. B. zystische Fibrose, zeigen ein Mischbild von konkaver Fluß-Volumen-Kurve und stark erniedrigter VC (Abb. 5.16 c). Überwiegt die Pseudorestriktion (TLC normal, TGV und RV erhöht), so kann eine zusätzliche restriktive Störung vermutet werden, wenn die

  gemessene VC + (gemessenes RV – Norm-RV)

  eine immer noch erniedrigte VC ergibt.

Bodyplethysmographie

Eine komplette Erfassung der statischen Lungenvolumina erfordert die Bestimmung des Residualvolumens (*RV*). Dies gelingt nur indirekt durch die Substraktion des ERV von dem bodyplethysmographisch gemessenen thorakalen Gasvolumen (*TGV*) während eines Atemwegsverschlusses am Ende der entspannten normalen Ausatmung (vgl. Abb. 5.10). Die Errechnung des TGV gelingt nach dem Boyle-Marriot-Gesetz, welches für ein luftdicht abgeschlossenes Gassystem feststellt, daß das Produkt $V \times P$ immer konstant bleibt. Bei der Messung befindet sich der Patient mit seinem unbekannten Lungenvolumen TGV in einem abgeschlossenen Bodyplethysmograph mit bekanntem Kammervolumen (Abb. 5.17). Bei Einatmung gegen ein geschlossenes Klappenventil entsteht eine Zunahme des TGV (ΔV) und ein Druckabfall am Mund (ΔP_M). Die Zunahme des TGV bewirkt gleichzeitig eine Kompression des Kammervolumens (bei volumenkonstanter Kammer), welche anhand des Anstieg des Kammerdrucks ($\Delta P_K \times$Eichfaktor) erfaßt wird. Der resultierende Winkel Mund- zu Kammerdruck wird graphisch erfaßt und dient der Errechnung des TGV:

$$\text{TGV} = (\Delta P_K/\Delta P_M) \times (\text{Luftdruck} - \text{Wasserdampfdruck}) \times \text{Eichkonstante}.$$

Zeitnah zu dem TGV-Manöver sollte die maximale Ausatmung zur Messung der ERV durchgeführt werden, damit die vorausgegangenen Atemruhelagen sich entsprechen und somit RV und TLC korrekt errechnet werden.

Während der Atemwegsokklusion findet kein Atemfluß statt, so daß der gemessene Munddruck dem Alveolardruck entspricht, und dieser nun zu der Änderung des Kammerdrucks P_K korreliert werden kann. Mißt man nun bei geöffneten Ventil den Atemfluß $\mathring{V}$ gleichzeitig mit dem Kammerdruck P_K, so ergeben sich daraus typische Fluß-Druck-Schleifen (Abb. 5.18 a–c). Je nach Anlegen des Winkels an den interessierenden Kurventeil (z. B. nur in- oder exspiratorisch) errechnet sich der hierfür relevante Atemwegswiderstand (Resistance)

$$R_{aw} = \text{Palv}/\mathring{V}.$$

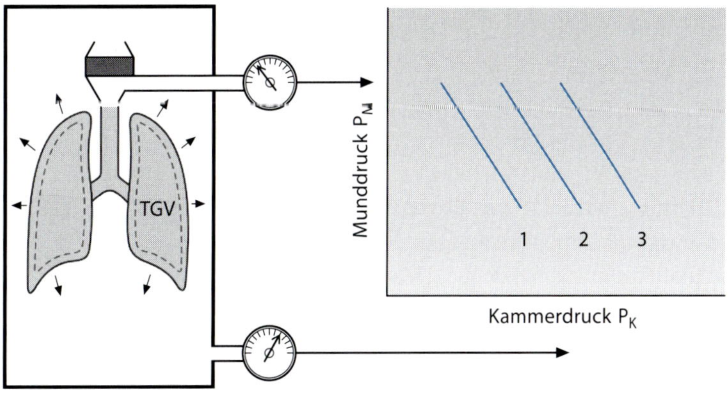

Abb. 5.17. Prinzip der Bodyplethysmographie: In einer abgeschlossenen Kammer atmet der Patient gegen ein geschlossenes Ventil und erzeugt dadurch Druckschwankungen am Mund (ΔP_M) und in der Kammer (ΔP_K). Überwacht werden ca. 3 Manöver anhand der graphischen Darstellung der resultierenden Winkel. TGV errechnet sich aus ($\Delta P_K/\Delta P_M$)×(Luftdruck – Wasserdampfdruck)×Eichkonstante. (Modifiziert nach Ruppel 1991)

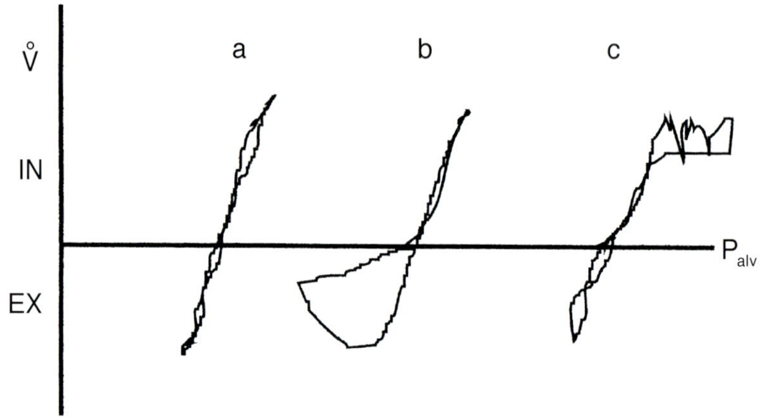

Abb. 5.18 a–c. Typische Fluß-Druck-Schleifen zur Berechnung des Atemwegswiderstands. **a** Normale Resistanceschleife. **b** Erhöhter exspiratorischer Widerstand mit fehlender Flußerhöhung trotz zunehmendem Exspirationsdruck. Diese Flußlimitierung ist erkennbar an einem „Looping" der Exspirationskurve und ist zu beobachten bei Asthma bronchiale oder Lungenemphysem. **c** Erhöhter inspiratorischer Widerstand mit hahnenkammähnlicher Verformung der inspiratorischen Resistanceschleife. Dieser Befund ist typisch bei einer variablen, extrathorakalen Stenose, z. B. dem infantilen Larynx (weiche Epiglottis) des Säuglings

Heliumverdünnungsmethode

Eine prinzipiell andere Methode zur Bestimmung des endexspiratorisch in der Lunge verbleibenden Gasvolumens ist die Fremdgasverdünnung mittels Helium. Eine definierte Konzentration $C_{1_{Helium}}$ wird in ein Glockenspirometer mit bekanntem Volumen V_1 gefüllt und am Ende der Exspiration freigegeben zur Rückatmung und somit Verdünnung durch das hinzugewonnene Lungenvolumen. Die abfallende Konzentration des Heliums wird kontinuierlich gemessen und erreicht nach ca. 1–2 min ein Plateau. Aus der initialen und der neuen Konzentration C_2 läßt sich nach der Formel

$$C_1 \times V_1 = C_2 \times V_2$$

das neue Verteilungsvolumen V_2 und somit (nach Abzug von V_1 und Totraum) das Lungenvolumen errechnen, welches im Gegensatz zum bodyplethysmographisch gemessenen TGV als *funktionelle Residualkapazität* (FRC_{Helium}) bezeichnet wird. Es sollte der Mittelwert aus 2 Meßwerten gewonnen werden, die sich um weniger als 10% unterscheiden. Zwischen den Messungen muß eine Auswaschzeit von ca. 6–8 min liegen, damit nicht in der Lunge verbleibendes Helium den Zweitwert verfälscht.

Trapped Gas

Während beim Lungengesunden TGV und FRC_{Helium} annähernd gleich groß sind ($\Delta V<15\%$), kommt es bei zunehmender Atemwegsobstruktion zu höheren Werten für TGV. Dies erklärt sich durch die Eigenschaft der Bodyplethysmographie, sämtliche intrathorakale Luft zu messen (eventuell auch etwas zu überschätzen), während Helium nur die gut ventilierten Alveolen erreicht und somit die hinter der Obstruktion gefangene Luft (trapped gas) nicht erfaßt.

Trapped gas = (TGV–FRC) in Prozent von TGV.

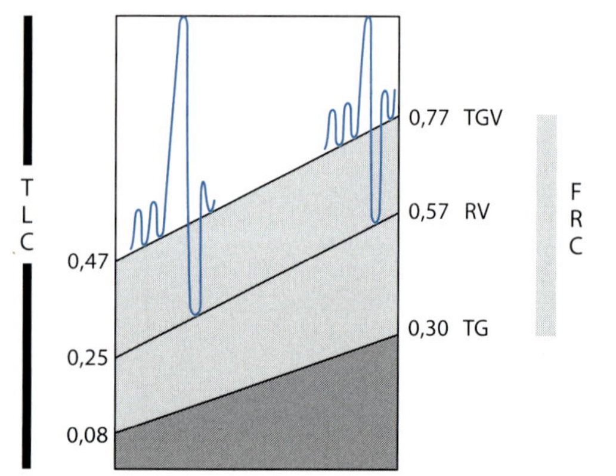

Abb. 5.19. Trapped gas (*TG*) korrelieren sehr gut mit dem Anstieg des TGV. Hingegen müßte FRC_{Helium} aufgrund reduzierter Alveolarventilation abnehmen. FRC_{Helium} steigt aber gering an wegen der gleichzeitig zunehmenden Überblähung (eigene Messungen bei 43 Asthmatikern)

Dadurch nimmt der Absolutwert für FRC trotz zunehmender Obstruktion und Überblähung nur unwesentlich zu, während der Anstieg der trapped gase streng mit der Erhöhung des TGV korreliert (Abb. 5.19).

Diffusionskapazität

Die Durchlässigkeit der alveolokapillären Membran für Gase wird anhand der Diffusion für Kohlenmonoxid (CO) erfaßt, die sich aus der Abklingrate der CO-Konzentration im Alveolargas errechnen läßt. Hierzu stehen mehrere Verfahren zur Verfügung. Bei der Einatemzugmethode atmet der Patient eine vorgegebene Konzentration von CO maximal bis zur TLC ein und verharrt für 10 s in Inspirationsstellung. Bei der Rückatemmethode atmet der Patient kontinuierlich in Ruheatmung aus einem Glockenspirometer. Aus der Abklingrate des CO in der ausgeatmeten Alveolarluft bzw. im Glokkenspirometer errechnet sich die Transferrate des CO und somit die Diffusionskapazität. Die Ruheatmungsmethode eignet sich besser für Kinder und Patienten mit Dyspnoe. Die Normwerte beider Verfahren sind aufgrund der unterschiedlichen Inspirationsstellung nicht miteinander vergleichbar. Die Messung der CO-Diffusion ist indiziert bei interstitiellen Lungenerkrankungen und Hinweisen für eine Erniedrigung des O_2-Partialdrucks im Blut.

Messung der Lungendehnbarkeit

Interstitielle Prozesse beeinflussen die Lungendehnbarkeit (Compliance C_L) und somit den notwendigen intrapleuralen Druck ΔP zur Einatmung eines bestimmten Lungenvolumens ΔV ($C_L = \Delta V / \Delta P$). ΔP wird annäherungsweise mittels eines Ösophagusballons im unteren Ösophagusdrittel abgeleitet (Abb. 5.20). Vor der Messung ist die korrekte Druckerfassung des Ballons während Atembewegungen bei geschlossenem Ventil am Mundstück (Okklusionstest) zu kontrollieren. Während der Okklusion und somit ohne Atemfluß muß die Ballondruckdifferenz der Munddruckdifferenz entsprechen, andernfalls ist die Lage des Ballons zu korrigieren.

Während der Ruheatmung wird die *dynamische Lungendehnbarkeit* gemessen, die allerdings durch eine starke Atemwegsobstruktion negativ beeinflußt wird. Die *statische Lungendehnbarkeit* wird während einer sehr langsamen Ausatmung von TLC oder während kurzer Atempausen auf verschiedenen Lungenvolumina durch Interpolation der ermittelten Meßwerte erfaßt. Die Messung der Lungendehnbarkeit bei größerer Lungenvordehnung ist empfindlicher für beginnende Erkrankungen des Lungengerüsts.

Ergospirometrie

Unter erhöhten Anforderungen durch eine körperliche Belastung kann eine in Ruhe noch kompensierte Ventilations- oder Diffusionsstörung dekompensieren. Außerdem spielt auch der O_2-Transport durch den Blutkreislauf (vermindert bei Anämie, reduziertem Herzzeitvolumen) und die O_2-Verwertung in den peripheren Zellen (reduziert bei untrainiertem Muskelgewebe) eine entscheidende

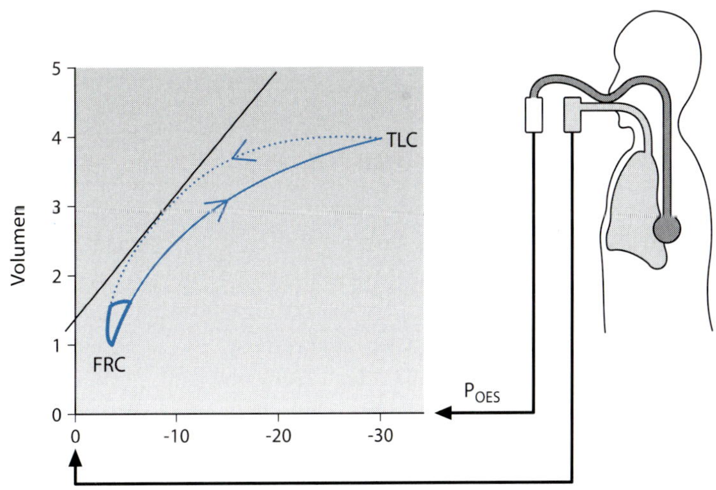

Abb. 5.20. Messung der Lungendehnbarkeit mittels Ösophagusballon. Aus der Steigung der Volumen-Druck-Kurve ergibt sich die Compliance $C_L = \Delta V/\Delta P$. (Modifiziert nach Ruppert 1991)

Rolle für den Ventilationsbedarf. Hierüber gibt die stufenförmige Belastungsteigerung (Rampenprotokoll) unter gleichzeitiger Messung der Aufnahme von O_2 und der Abgabe von CO_2 Auskunft. Nach Ausschluß von Kontraindikationen (s. die folgende Übersicht) wird auf einem Fahrradergometer z. B. jede Minute die Belastung um ca. 16 W (abhängig vom Körpergewicht) gesteigert, bis die anaerobe Schwelle (respiratorischer Quotient >1 oder überproportionale Zunahme der CO_2-Abatmung) erreicht ist und/oder der Proband die geforderte Leistung nicht mehr erbringen kann (Protokoll nach Jones).

Kontraindikationen für einen Belastungstest

- Akute Erkrankung,
- instabile Angina pectoris,
- Z. n. frischem Myokardinfarkt (<4 Wochen),
- ausgeprägte Herzrhythmusstörungen,
- Herzinsuffizienz,
- Stenosen des linksventrikulären Ausflußtrakts,
- ausgeprägte arterielle Hypertonie,
- Embolieneigung,
- eingeschränkte Lungenfunktion FEV_1<50%, O_2-Sättigung < 90%,
- instabiler Diabetes mellitus.

Der Patient muß während der Belastung ständig überwacht und die Belastung ggf. abgebrochen werden (s. Übersicht unten). Anhand der Veränderungen der Blutgase, der maximal erreichten O_2-Aufnahme, der maximalen Ventilation, der notwendigen Ventilation für eine definierte O_2-Aufnahme, dem Wert der anaeroben Schwelle und der Art der leistungsbezogenen Kreislaufreaktion können Rückschlüsse auf die Ursachen einer Belastungsinsuffizienz gewonnen werden.

Abbruchkriterien bei einem Belastungstest

- Starke Atemnot, Zyanose,
- Blässe, Kaltschweißigkeit,
- Schwindelgefühl, Übelkeit, Verwirrtheit, Kopfschmerzen,
- Herz- oder Armschmerzen, Muskelkrämpfe,
- ventrikuläre Extrasystolen oder Tachykardien, Vorhofflimmern,
- AV-Block 2.–3. Grades, Schenkelblock,
- ST-Senkung, T-Wellenumkehrung, Q-Wellen,
- Blutdruck systolisch >250 mmHg, diastolisch >120 mmHg,
- fehlender Blutdruckanstieg oder sogar -abfall.

5.3.4 Untersuchungen zur bronchialen Reagibilität

Jede Messung einer Lungenfunktion ist immer nur eine Momentaufnahme. Dies lehrt am besten der Asthmatiker, der kurz nach einem normalen Lungenfunktionstest im Status asthmaticus notfallmäßig stationär aufgenommen werden muß. Die Beurteilung eines Asthmatikers sollte deshalb neben einer Basislungenfunktion immer auch eine Untersuchung der bronchialen Reagibilität beinhalten. Dies kann durch Serienmessungen der Lungenfunktion geschehen, z. B. auch vor und nach einer medikamentösen Bronchodilatation oder mittels verschiedener Bronchoprovokationen.

Peak-flow-Protokoll

Das regelmäßige Messen des Peak-Flows morgens und abends, vor und nach Medikamenteninhalation, vor und nach körperlicher Belastung, zu verschiedenen Blühperioden oder an verschiedenen Aufenthaltsorten gibt mehr Information über die Reagibilität der Lungenfunktion und mögliche Auslösefaktoren als eine Messung im Lungenfunktionslabor. Voraussetzung ist eine in der Spirometrie nachgewiesene repräsentative Mitreaktion des Peak-Flows bei einer Zunahme der Obstruktion. Einige Patienten zeigen nur einen Abfall der peripheren Flußwerte oder des O_2-Partialdrucks und können somit nicht mittels eines Peak-flow-Protokolls eingeschätzt werden. Außerdem trägt der relativ große Normbereich sowie die geringe Zuverlässigkeit der Peak-flow-Meter dazu bei, daß aufgrund eines Peak-flow-Meßwerts keine Aussage über eine normale oder nicht normale Lungenfunktion zu treffen ist. Hierzu ist eine ordnungsgemäß durchgeführte Spirometrie erforderlich.

Bei sehr variablen Peak-flow-Werten sollte zunächst die Meßtechnik überprüft werden, da der Peak flow im Gegensatz zu MEF_{50} und MEF_{25} stark mitarbeitsabhängig ist. Häufig umschließen die Lippen nicht vollständig das Mundstück oder es werden zu hohe Werte durch ein „Hineinspucken“

in das Mundstück produziert. Gefordert werden mindestens 3 möglichst schnelle Ausatemmanöver (nicht bis zur maximalen Exspiration), deren Peak-flow-Werte innerhalb 10% liegen. Hiervon wird dann der höchste Wert notiert. Liegt die Differenz der so gemessenen Maximalwerte z. B. vor oder nach einer körperlichen Belastung über 20% des höheren Wertes, so liegt eine pathologische bronchiale Hyperreagibilität vor. Kritisch hinterfragt werden sollten Peak-flow-Protokolle, die sehr gleichförmige Eintragungen aufweisen. Diese sprechen mehr für ein phantasievolles Nachtragen kurz vor der Sprechstunde als für reale Meßwerte.

Bronchospasmolysetest

Auch bei normalen Lungenfunktionswerten sollte ein Bronchospasmolysetest durchgeführt werden, da der individuelle Bestwert des Patienten im oberen Normbereich liegen kann und für ihn ein 100% normaler Wert (entsprechend der 50er Perzentile) bereits eine Obstruktion darstellt. Nach Inhalation eines hochdosierten betamimetisch wirkenden Präparates wird ca. 5–10 min später die Lungenfunktionstestung wiederholt. Aufgrund unterschiedlicher Variabilität der Meßwerte werden folgende Veränderungen *in Prozent des Sollwerts* als signifikanter Spasmolyse- oder Provokationseffekt angegeben:

- PEF 20%,
- FEV_1 12,5%,
- FVC 12,5%,
- R_{aw} 50%,
- TGV 25%,
- sG_{aw} 35%.

Bezieht man die Veränderungen auf den Ausgangswert, müssen etwas höhere Prozentwerte zugelassen werden. Allerdings kann selbst bei geringeren Veränderungen bereits eine klinische Besserung beobachtet werden. Veränderungen bei den MEF-Werten können unterschätzt werden, da sie sehr stark von einer Veränderung der FVC abhängig sind (vgl. Abb. 5.14).

Unspezifische Provokationstests

Durch verschiedene unspezifische Stimuli kann bei hyperreagiblem Bronchialsystem eine Obstruktion hervorgerufen werden. Man unterscheidet:

- direkte Stimuli (am Bronchialmuskel oder -nerv angreifend)
  - Histamin,
  - Metacholin, Azetylcholin, Carbachol;
- indirekte Stimuli (über Freisetzung von Mediatoren)
  - Kaltlufthyperventilation,
  - körperliche Belastung (Laufband, freies Laufen, Fahrrad),
  - hyper-/hypotone Aerosole.

Direkte Stimuli. Histamin, Metacholin, Azetylcholin oder Carbachol werden in steigendenden Konzentrationen entweder in einer definierten Zeit (z. B. 2 min) oder aus einem vorgefüllten Reservoir mit definiertem Volumen (z. B. 10 l) inhaliert. Vorausgehend ist eine Inhalation mit physiologischer Kochsalzlösung bzw. dem jeweiligen Lösungsmittel. Zwischen den einzelnen Stufen erfolgt die Messung z. B. der FEV_1 oder von R_{aw} und TGV zur Errechnung der sG_{aw} ($=R_{aw}^{-1}\ TGV^{-1}$). Letztere Parameter können in Ruheatmung gewonnen werden und erfassen auch eine Veränderung der Atemmittellage durch eine zunehmende Überblähung.

Das Mehrstufentestverfahren ist sehr zeitaufwendig. Die Reaktion verläuft nicht immer proportional zur Dosissteigerung; eine exponentielle Verschlechterung mit der nächsten Konzentrationssteigerung ist möglich. Direkte Stimuli erfassen eine bronchiale Reagibilität sehr sensitiv, allerdings nicht sehr spezifisch. Es besteht nur eine sehr grobe Korrelation zwischen der PD_{20} (provozierende Dosis, die einen 20%igen Abfall der FEV_1 bewirkt) und den klinischen Asthmasymptomen (Beispiel s. Abschn. 3.10.1, Abb. 3.32). Andere Auswerteverfahren, wie die Berechnung der Steigung oder der Fläche unter der Kurve, haben zu keiner Verbesserung dieser Korrelation geführt.

Indirekte Stimuli. Bei den indirekten Stimuli diskutiert man die Freisetzung präformierter Mediatoren aus den leicht reagiblen Mast- und Epithelzellen durch die Verschiebung der Schleimhautosmolarität entweder zur hyper- oder hypotonen Richtung. Die indirekten Provokationsmethoden entsprechen mehr den physiologischen Stimuli und sind sehr spezifisch für eine klinisch relevante bronchiale Hyperreagibilität. Die Sensitivität ist hierbei jedoch geringer, so daß einige milder erkrankte Asthmatiker nicht reagieren. Provokationen mit indirekten Stimuli werden häufig als Einstufentests durchgeführt und sind deshalb auch in der Routineversorgung leicht anwendbar.

Beispiel Lauftest: Entweder als freies Laufen oder auf dem Laufband wird nach vorsichtiger Steigerung eine zügige Laufleistung über insgesamt 6–8 min angestrebt. Hierbei sollte eine submaximale Belastung, gemessen an 75% der maximalen Herzfrequenz (HFmax = 220/min – Alter in Jahren), erreicht werden. Auf Kontraindikationen (vgl. Übersicht „Kontraindikationen"), Frühsymptome oder Überforderung (vgl. Übersicht „Abbruchkriterien") ist stets zu achten. Da üblicherweise die maximale Atemwegsobstruktion erst ca. 3–10 min nach Ende der Belastung eintritt, kann vor der erneuten Lungenfunktionstestung eine Ruhepause von ca. 2 min erlaubt werden. Abschließend erfolgt immer ein Bronchospasmolysetest.

Spezifische Provokationstests

Sie weisen die bronchokonstriktorische Reaktion nach auf Einzelallergene (z. B. Milben), Pseudoallergene (z. B. Azetylsalizylsäure) oder belastende Faktoren aus dem beruflichen Umfeld (z. B. Isozyanate). Auch hierbei erfolgt ein Mehrstufentest wie bei den direkten Stimuli der unspezifischen Provokation. Im Gegensatz hierzu ist jedoch bei bestimmten Allergenen (Hausstaubmilben, Schimmelpilze) neben einer Frühreaktion nach 10–30 min auch eine Spätreaktion nach 3–8 h zu erwarten (Abb. 5.21). Diese ist nicht mehr auf eine vorwiegend histaminbedingte Bronchokonstriktion, sondern auf eine zelluläre Entzündungsreaktion in der Schleimhaut zurückzuführen, welche Stunden bis Tage anhalten kann. Entsprechend kann auch die unspezifische Reagibilität (auf direkte Stimuli) nach einer positiven Allergenprovokation für 5–7 Tage gesteigert sein. Die Spätreaktion kommt auch ohne eine Frühreaktion vor. Aufgrund dieser oft verzögert auftretenden Verschlechterung der Lungenfunktion sollte bei einer eindeutig positiven Reaktion keine Dosissteigerung mehr vorgenommen werden, auch wenn die PD_{20} noch nicht erreicht ist. Eine engmaschige Überwachung des Patienten über 24 h in Notfallbereitschaft ist nach jeder Allergeninhalation obligat.

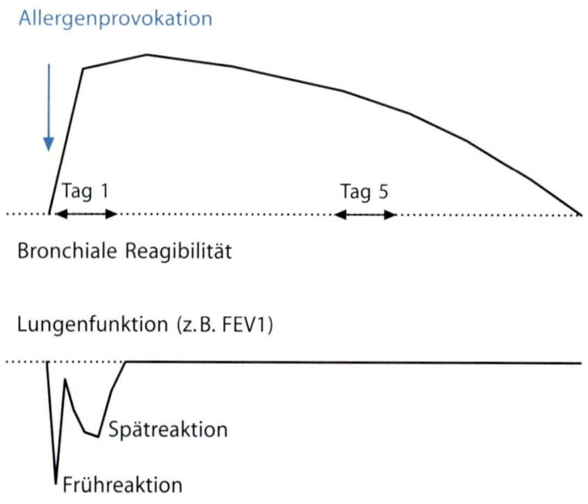

Abb. 5.21. Verlauf der Lungenfunktion nach Allergenprovokation. Einer Frühreaktion nach 10–30 min folgt gelegentlich eine entzündungsbedingte Spätreaktion nach 3–8 h. Die unspezifische bronchiale Hyperreagibilität kann dadurch für 5–7 Tage erhöht sein

Die Indikation zu einer Allergenprovokation wird aufgrund dieses nicht unerheblichen Aufwands und des im Vergleich zur unspezifischen Provokation höheren Risikos zunehmend enger gestellt, z. B.

- zur Sicherung eines Zusammenhangs zwischen Allergenexposition und möglicher Berufskrankheit,
- bei Diskrepanz zwischen Anamnese, Prick- und RAST-Testung zur Entscheidung über relevante therapeutische Konsequenzen, z. B. sehr aufwendige Allergenelimination oder Hyposensibilisierungstherapie.

5.3.5 Säuglingslungenfunktionsprüfung

Die Untersuchung des Säuglings und Kleinkinds ist bisher nur wenigen spezialisierten Einrichtungen vorbehalten aufgrund gesondert angefertigter und dadurch teurer Untersuchungsgeräte, spezieller Untersuchungstechniken und zeitaufwendiger Sedierungs- und Überwachungsmaßnahmen. Die Sedierung erfolgt bei Säuglingen bis zum 12. Lebensmonat durch 80 mg/kg KG Chloralhydrat oral und bei älteren Kindern durch intravenöse Sedierung mit einem kurz wirksamen Barbiturat (z. B. 1–2 mg/kg KG Methohexital). Voraussetzung für

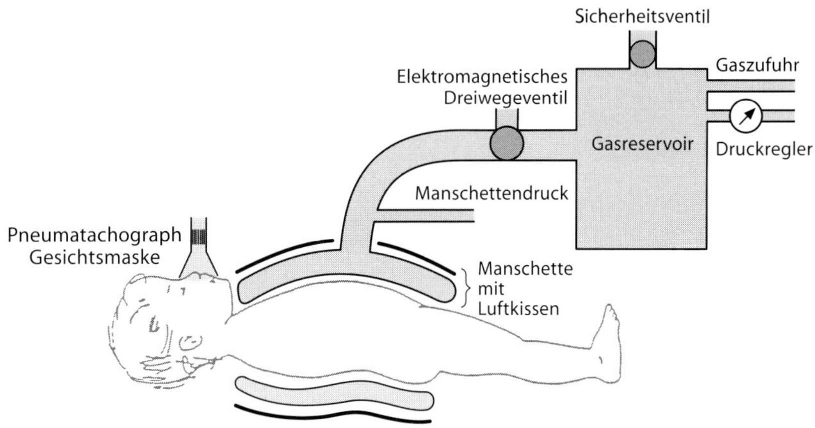

Abb. 5.22. Thoraxkompressionsmethode zur Erzeugung partieller forcierter Fluß-Volumen-Kurven beim Säugling. Vorkomprimierte Luft wird rasch endinspiratorisch aus einem Reservoir in eine doppelwandige Manschette um Thorax und Abdomen gefüllt und erzeugt dadurch eine forcierte Exspiration

die Durchführung dieser Untersuchung ist ein Notfallset mit Absaugeinheit, Beatmungsbeutel, Sauerstoffzufuhr und eine in der Intensivmedizin ausgebildeten Fachkraft. Diese beobachtet das Kind während der Untersuchung fortlaufend unter Zuhilfenahme der Pulsoximetrie.

Beim Säugling werden die Bodyplethysmographie und die Messung der Lungendehnbarkeit mittels Ösophagusballon prinzipiell ebenso wie bei Erwachsenen durchgeführt. Sowohl Bronchospasmolysetests als auch inhalative Provokationen sind im Säuglingsalter möglich. Durch besondere Adaptierung an die physiologischen Besonderheiten des Säuglings erhält man auch forcierte Fluß-Volumen-Kurven (Thoraxkompressionsmethode) und kann nichtinvasiv die respiratorische Compliance (Okklusionsmethode) bestimmen.

Thoraxkompressionsmethode

Der Säugling erhält eine doppelwandige Weste um Thorax und Abdomen, in die endinspiratorisch rasch aus einem Reservoir vorkomprimierte Luft gefüllt und somit der Brustkorb komprimiert wird (Abb. 5.22). Aufgrund des noch sehr weichen Thoraxskeletts genügt ein relativ geringer Druck in der Weste von ca. 80 cm H_2O, um den notwendigen Pleuraldruck (ca. 30–35 cm H_2O) für eine gut reproduzierbare partielle Fluß-Volumen-Kurve zu erzielen. Die Unterscheidung zwischen zentraler und peripherer Stenose sowie die Erfassung einer latenten Obstruktion bei unauffälligem Auskultationsbefund wird dadurch ermöglicht (Abb. 5.23 a und b).

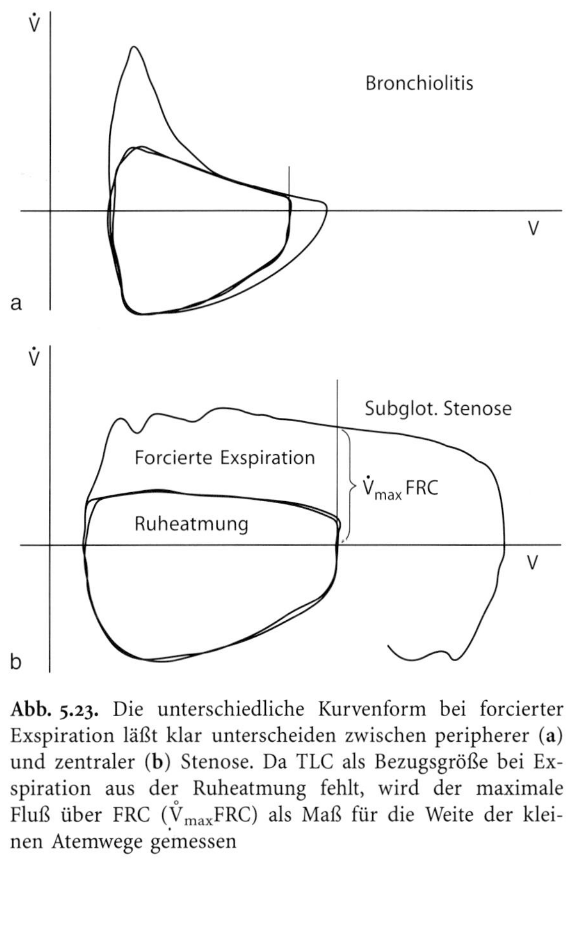

Abb. 5.23. Die unterschiedliche Kurvenform bei forcierter Exspiration läßt klar unterscheiden zwischen peripherer (**a**) und zentraler (**b**) Stenose. Da TLC als Bezugsgröße bei Exspiration aus der Ruheatmung fehlt, wird der maximale Fluß über FRC ($\dot{V}_{max}$FRC) als Maß für die Weite der kleinen Atemwege gemessen

Okklusionsmethode

Eine kurze Atemwegsokklusion (300 ms) am Ende der Inspiration aktiviert den bis zum ersten Lebensjahr aktiven Hering-Breuer-Reflex. Dabei inaktivieren Dehnungsrezeptoren der Lunge für kurze Zeit die In- und Exspirationsmuskulatur, so daß die nachfolgende Exspiration vollständig passiv ist. Die exspiratorische Fluß-Volumen-Kurve ist somit

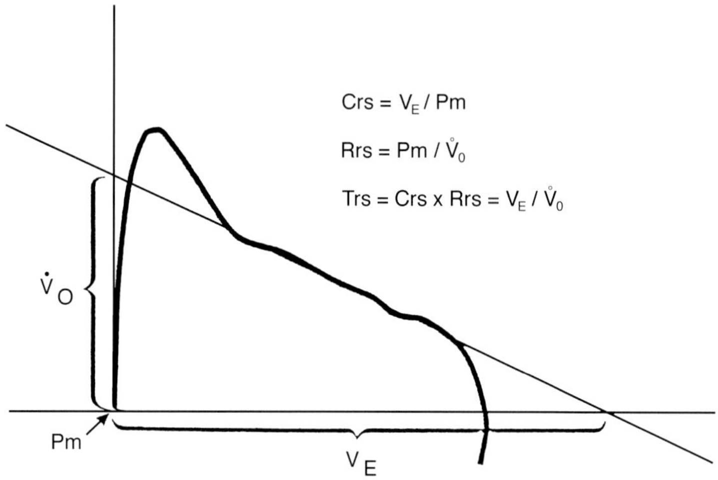

Abb. 5.24. Okklusionsmethode: Nach einer kurzen Atemwegsokklusion endinspiratorisch folgt eine reflektorische Muskelrelaxation während der anschließenden entspannten Exspiration. Nach Verlängerung des geraden Kurvenanteils zu beiden Achsen läßt sich R_{rs} (Gesamtwiderstand), C_{rs} (Compliance) und T_{rs} (Zeitkonstante der Entleerung) errechnen

nur auf die elastischen Eigenschaften der respiratorischen Systems (Lunge und Thoraxwand) sowie den Widerstand in den Atemwegen zurückzuführen. Erfaßt werden die Zeitkonstante der Entleerung (T_{rs}), die Compliance (C_{rs}) und der Gesamtwiderstand (R_{rs}) (Abb. 5.24). Eine zweite oder dritte Okklusion im Verlauf der Exspiration (*MOT* = multipler Okklusionstest) präzisiert die Messungen insbesondere bei obstruktiven Patienten und somit konkavem Kurvenverlauf. Aufgrund der im Säuglingsalter extrem guten Dehnbarkeit der Thoraxwand beruhen die C_{rs}-Werte überwiegend auf der Compliance der Lunge (C_l).

Diese wenig invasiven Methoden können bei Neugeborenen auch im Schlaf und ohne Sedierung durchgeführt werden. Dadurch erschließt sich die Möglichkeit, in Zukunft mehr Neugeborene auch ohne Grunderkrankung untersuchen zu können und somit die Frage zu klären, welche Bedeutung pränatale (z. B. mütterliche Atopie, Rauchen in der Schwangerschaft) oder postnatale Faktoren (z. B. Allergenexposition, Infekte) für eine spätere Lungenerkrankung (z. B. Asthma bronchiale, COPD) haben könnten.

Weiterführende Literatur

European Respiratory Society (1993) Standardized lung function testing. Eur Respir J 6 (Suppl. 16)

Magnussen H, Bonnet R (1989) Lungenfunktionsuntersuchungen. In: Fabel H (Hrsg) Pneumologie. Urban & Schwarzenberg, München Wien Baltimore, S 48–85

Niggemann B (1992) Lungenfunktionsdiagnostik in der Praxis. Monatsschr Kinderheilkd 140: F45–F57

Niggemann B, Riedl-Seifert R, Seidenberg J (1995) Rahmenempfehlungen zu Lungenfunktionsuntersuchungen im Kindesalter. Der Kinderarzt 26: 1154–1160

Ruppel G (1991) Manual of pulmonary function testing, 5th edn. Mosby, St. Louis Baltimore Boston

Seidenberg J, Pauly E, Hardt H von der (1991) Lungenfunktionsgeräte für die pädiatrische Praxis. Monatsschr Kinderheilkd 139: 307–309

Stocks J, Sly PD, Tepper RS, Morgan WJ (eds) (1996) Infant respiratory function testing. Wiley-Liss, New York Chichester Brisbane Toronto Singapore

Working Group „Paediatrics“ SEPCR (1989) Standardization of lung function tests in paediatrics. Eur Resp J 2 (Suppl 4)

5.4 Arbeitsplatzbezogene inhalative Provokation

Thomas Rothe

Einleitung

Berufsinduzierte Atemwegserkrankungen nehmen immer mehr an Bedeutung zu. Als Auslöser kommen dafür sowohl echte Allergene, die zu einer Reaktion vom IgE-Typ führen, wie auch chemisch-irritative Noxen in Frage. Eine möglichst frühzeitige Diagnosestellung ist wichtig, um die Entwicklung einer persistierenden bronchialen Hyperreaktivität zu verhindern. Die genaue Identifikation des auslösenden Agens ist nötig, damit die weitere Exposition unterbunden und die Berufsgenossenschaft in die Pflicht genommen werden kann.

Als Goldstandard für die Diagnose berufsinduzierter Atemwegserkrankungen ist die arbeitsplatzbezogene inhalative Provokation anzusehen. Diese Untersuchung sollte aufgrund ihrer Komplexizität entsprechenden Fachkliniken bzw. Fachpraxen vorbehalten bleiben.

5.4.1 Vorgehensweise

In verschiedenen Berufen besteht aufgrund des Kontaktes mit bestimmten Arbeitsstoffen ein erhöhtes Asthmarisiko, beispielsweise bei Bäckern (Mehl, α-Amylase), Friseuren (Blondiermittel), Lackierern sowie Arbeitern in der Kunststoffindustrie (Isozyanate). Bei Verdacht auf arbeitsplatzassoziierte Atembeschwerden empfiehlt sich folgendes Vorgehen:

1. Peak-flow-Kontrollen am Arbeitsplatz und am freien Wochenende zu Hause. Regelmäßige Verschlechterung während der Arbeit und langsame, spontane Besserung am Wochenende sprechen für eine arbeitsplatzabhängige Ursache.
   Neuerdings existieren sog. „Pocket-Spirometer" (Fa. Jaeger, Würzburg), die mittels einer Turbine Peak-Flow und FEV_1 messen und speichern. Die Daten können unmittelbar auf den PC des Arztes übertragen werden. Hierdurch wird ausgeschlossen, daß seitens der Patienten nicht-reelle Werte im Protokollblatt eingetragen werden. Zusätzlich läßt sich auch die Qualität der Messung kontrollieren, da für jeden Meßwert am Bildschirm die entsprechende Fluß-Volumen-Kurve angezeigt werden kann.
2. Bei Verdacht auf arbeitsplatzassoziierte Symptomatik sollte eine Besichtigung des Arbeitsplatzes durch einen Arbeitsmediziner erfolgen. Dadurch läßt sich die Art und das Ausmaß einer Exposition gegen potentielle inhalative Noxen beurteilen. Die Berufsgenossenschaften haben Zugang zu allen Inhaltsstoffen der am Arbeitsplatz verwendeten Materialien.
3. Zur Messung potentieller Noxen am Arbeitsplatz existieren z. B. von der Fa. 3M sog. „Sampling-Monitore", kleine Behälter, die im Raum oder an der Berufsbekleidung befestigt und nach einer gewissen Sammelzeit zur Mikroanalyse eingeschickt werden. Je nach verwendetem Sampler erhält man ein genaues Ergebnis, welche und wieviele organische Dämpfe (Benzol, Xylol usw.) bzw. Formaldehyd in der Luft enthalten sind.
4. Zum Nachweis der Exposition gegenüber organischen Säuren ist auch die Messung von Urinmetaboliten möglich.
5. Hat sich der Verdacht erhärtet, daß am Arbeitsplatz eine Exposition mit Allergie auslösenden inhalativen Noxen besteht, muß beim Patienten der Nachweis der Sensibilisierung erbracht werden. Dazu dient bei IgE-vermittelten Reaktionen der Hauttest und Nachweis allergenspezifischer IgE-Antikörper im Serum (RAST, CAP), bei Typ-III-Allergien der Nachweis allergenspezifischer Präzipitine im Serum.
6. Eine inhalative Provokation ist dann indiziert, wenn nach Erhebung der Anamnese und Durchführung der Hauttestung die Frage einer Sensibilisierung weiter unklar ist oder bei Noxen, die ein chemisch-irritatives Asthma auslösen können, eine Allergiediagnostik nicht möglich ist. Darüber hinaus wird bei gutachterlicher Fragestellung die inhalative Provokation gelegentlich von der Berufsgenossenschaft gefordert. Bei klar definierten Noxen und Allergenen ist es manchmal möglich, diese Substanzen mit einem

Elektroaerosolgerät zu vernebeln und damit direkt inhalativ zu provozieren. Kommen verschiedene auslösende Allergene oder chemisch-irritative Substanzen in Frage, ist eine Arbeitsplatz-bezogene inhalative Provokation sinnvoll. Der Patient arbeitet dabei in einem kleinen Raum (Größe einer Telefonzelle) mit den angeschuldigten Materialien in der gleichen Weise, wie dies am Arbeitsplatz geschieht. Vor und in bestimmten Zeitabständen nach der ca. 20- bis 30minütigen Provokation werden verschiedene Parameter, wie die Lungenfunktion, gemessen.

5.4.2
Provokation bei Berufsasthma

Indikation
Nachweis der klinischen Aktualität einer vorhandenen Sensibilisierung und der Kausalität zwischen Symptomen und Exposition bei Substanzen, die zu einem chemisch-irritativen Asthma führen können (z. B. Isozyanate).

Kontraindikationen

- Instabiles Asthma mit einer Variabilität der FEV_1 im Laufe eines Tages von mehr als 10% (Ausdruck einer deutlichen bronchialen Hyperreaktivität);
- FEV_1-Wert <1,5 l oder <70% des Normwertes;
- Schwangerschaft;
- Cor pulmonale;
- symptomatische koronare Herzkrankheit;
- Therapie mit einem β-Blocker.

Durchführung
Kurzwirksame β-Stimulatoren sowie Cromoglicinsäure/Nedrocromil müssen 12 h vor der Provokation abgesetzt werden. Bei langwirkenden β-Stimulatoren (Salmeterol, Formoterol) beträgt diese Zeitspanne 24 h. Die Provokation wird entweder mit einer Reinsubstanz (Elektroaerosolgerät) oder mit Substanzmischungen, wie sie bei der Arbeit eingesetzt werden, durchgeführt (Arbeitsplatz-bezogene Provokation in der Provokationskammer). Vor der Untersuchung erfolgt die Auskultation sowie die Messung der Lungenfunktion (FVC, FEV_1, evtl. auch Resistance und RV). Bei Provokationen mit dem Elektrovernebler erfolgt zuerst eine Inhalation mit 0,9%iger NaCl-Lösung. Die nachfolgende Provokation wird über 15–30 min durchgeführt. Sollte der Patient bereits während der Provokation Dyspnoe verspüren, muß sie vorzeitig abgebrochen werden. Parallel zur Provokation ist ein Monitoring mit einem Pulsoximeter sinnvoll. Nach der Provokation müssen Auskultation und Lungenfunktionsparameter sofort, nach 5, 10, 15, 30 und evtl. 60 min wiederholt werden. Parallel zu den Messungen ist auf Reaktionen der Haut und der Schleimhäute zu achten. Die Provokation ist positiv, wenn die FEV_1 bei ausreichender Mitarbeit des Patienten um mehr als 20% abfällt. Sie kann auch dann als positiv gewertet werden, wenn der Abfall nur 15% beträgt und bei der Auskultation nach Provokation typische trockene Rasselgeräusche auftreten. Kommt es zu einer bronchospastischen Reaktion, wird ein inhalativer β-Stimulator verabreicht. Eine Notfallausrüstung und Kenntnisse in Reanimation müssen vorhanden sein.

5.4.3
Provokation bei exogen-allergischer Alveolitis

Exogen-allergische Alveolitiden (*EAA*) entstehen durch die Einatmung organischer Stäube, die aufgrund ihrer Feinheit alveolengängig sind.

Es handelt sich dabei u. a. um Schimmelpilzsporen und Vogelproteine. Je nach Intensität der Exposition und individueller Disposition kann die Inhalation organischer Stäube vom menschlichen Organismus unterschiedlich beantwortet werden:

- keine Reaktion;
- toxische Reaktion im Sinne eines ODTS (organic dust toxic syndrome), wie beim Drescherfieber. Die Patienten entwickeln ca. 5–8 h nach Exposition Husten, Dyspnoe und Fieber. Nach 24 h sind die Symptome spontan abgeklungen. Eine längerdauernde immunologische Reaktion läßt sich nicht nachweisen;
- allergische Sensibilisierung mit Nachweis allergenspezifischer Immunpräzipitine. Bei bis zu 30% aller Milchbauern werden Präzipitine ge-

funden; die meisten sind allerdings bezüglich einer EAA asymptomatisch;
- positive BAL (bronchioloalveoläre Lavage). Die typischen Befunde einer EAA sind in der BAL bereits nachweisbar (starke Lymphozytose, Verhältnis von CD4- zu CD8-Lymphozyten <0,8). Die Patienten sind jedoch noch asymptomatisch;
- klinische Symptomatik der EAA;
- Lungenfibrose auf der Basis einer EAA.

Die Symptomatik der EAA hängt von der Intensität und Häufigkeit des Allergenkontakts ab. Bei chronischer Exposition entwickeln die Patienten die Symptomatik einer konsumierenden Erkrankung: Gewichtsverlust, subfebrile Temperaturen und Belastungsdyspnoe. Besteht nur ein gelegentlicher Allergenkontakt, tritt die typische Reaktion mit Fieber und Dyspnoe meist ca. 5–8 h nach Exposition auf. Bei diesen Patienten besteht häufig kurz nach der Provokation zusätzlich eine obstruktive Reaktion, die bei vorzeitigem Abbruch der Provokation zur Fehldiagnose „allergisches Asthma" führen kann. Im Rahmen der Allergenprovokation bei exogener allergischer Alveolitis werden unter anderem folgende Parameter gemessen: Körpertemperatur, Leukozytenzahl im Blut, Sauerstoffpartialdruck im arteriellen Blut, TLC, FVC und Erhebung des Auskultationsbefundes. Die typischen Veränderungen in der BAL stellen sich bei der EAA erst nach 48 h ein. Die Empfehlungen zur Durchführung einer inhalativen Provokation bei Verdacht auf EAA sind von der Arbeitsgemeinschaft Exogen-Allergische Alveolitis der Deutschen Gesellschaft für Allergie- und Immunitätsforschung und der Deutschen Gesellschaft für Pneumologie publiziert (1998).

Literatur

Arbeitsgemeinschaft Exogen-Allergische Alveolitis der Deutschen Gesellschaft für Allergie- und Immunitätsforschung und der Deutschen Gesellschaft für Pneumologie (1998) Empfehlungen zur inhalativen Provokationstestung bei exogen-allegischer Alveolitis. Pneumologie (in Druck)

Empfehlungen zur Diagnosestellung einer exogen-allergischen Alveolitits der Arbeitsgruppe Exogen-Allergische Alveolitis (1990) Allergologie 13: 111–112

Frolund L (1996) Bronchial allergen challenge. Methodological studies. Allergy 51 (Suppl 29): 11–41

5.5 Nahrungsmittelprovokationen

Bodo Niggemann

Einleitung

Nach Ausschöpfung der klassischen diagnostischen Parameter, wie Anamnese, Hauttestung und dem Nachweis von spezifischem IgE gegen Nahrungsmittel, sind orale, doppel-blind und Plazebo-kontrolliert durchgeführte Nahrungsmittelprovokationen als „Goldstandard" anzusehen. Nach Durchführung einer oligoallergenen Basisdiät werden – in randomisierter Reihenfolge – verdächtige Nahrungsmittel oder Plazebo in titrierter Weise doppelblind bis zur Höchstdosis oder klinischen Reaktion verabreicht. Entscheidend ist ein gleichbleibendes Monitoring der klinischen Reaktionen. Die sich aus den Provokationen ergebenden Diätempfehlungen werden für 12 Monate ausgesprochen. Der relativ große Aufwand, der durch die *doppelblind plazebokontrolliert durchgeführte orale Nahrungsmittelprovokation (DBPCFC)* entsteht, ist in vielen Fällen notwendig, um einerseits bestimmte Nahrungsmittel zu vermeiden, die klinisch manifeste Reaktionen hervorrufen, und andererseits, um die Patienten vor ungesicherten und potentiell gefährlichen Diäten zu schützen.

Nach Ausnutzen der diagnostischen Möglichkeiten der IgE-vermittelten Sensibilisierung durch einen nativen Pricktest oder die Bestimmung des spezifischen IgE im Serum, ist als „Goldstandard" der Nahrungsmittelallergiediagnostik nach wie vor die DBPCFC anzusehen (Anderson 1994; Bock u. Atkins 1990; Bock et al. 1988; Metcalfe u. Sampson 1990; Niggemann et al. 1991, 1994, 1996; Sampson 1988). Nur mit diesem Testverfahren kann – unabhängig von subjektiven Faktoren – die klinische Aktualität von beschriebenen Sensibilisierungen oder vermeintlich beobachteten Symptomen gesichert werden. Patienten mit klar zuordenbaren anaphylaktischen Reaktionen auf Nahrungsmittel werden keiner Provokationstestung unterzogen (Bahna 1994; May 1985). DBPCFC können in jedem Alter unternommen werden – also bereits bei Säuglingen.

Generell verfolgen Nahrungsmittelprovokationen 2 Ziele:

- einerseits verursachende Allergene zu entdecken und in der Folgezeit zu meiden oder andererseits
- zu beweisen, daß Nahrungsmittel für die Symptome keine Rolle spielen, um somit unsinnige Einschränkungen zu verhindern.

Das diagnostische Vorgehen bei Verdacht auf eine Nahrungsmittelallergie ist aus dem Flußschema ersichtlich (Abb. 5.25). Liegt *kein spezifischer Verdacht*, sondern eher vage Vermutungen auf Nahrungsmittelunverträglichkeiten vor (z. B. bei atopischer Dermatitis), wird das Kind auf eine *oligoallergene Basisdiät* gesetzt werden. Bei Säuglingen sollte die oligoallergene Basisdiät aus einer extensiv hydrolysierten Formula bestehen, bei älteren Kindern z. B. aus den in der folgenden Übersicht genannten seltener Allergie auslösenden Nahrungsmitteln. Die einzelnen Bestandteile müssen selbstverständlich jeweils individuell festgelegt werden.

Beispiel einer oligoallergenen Basisdiät

- Getreide (Reis),
- Fleisch (Lamm, Pute),
- Gemüse (Blumenkohl, Broccoli, Gurke),
- Obst (Birne, Banane),
- Fett (Sonnenblumenöl, milchfreie Margarine),
- Getränke (Mineralwasser, Tee),
- Salz/Zucker (wenig).

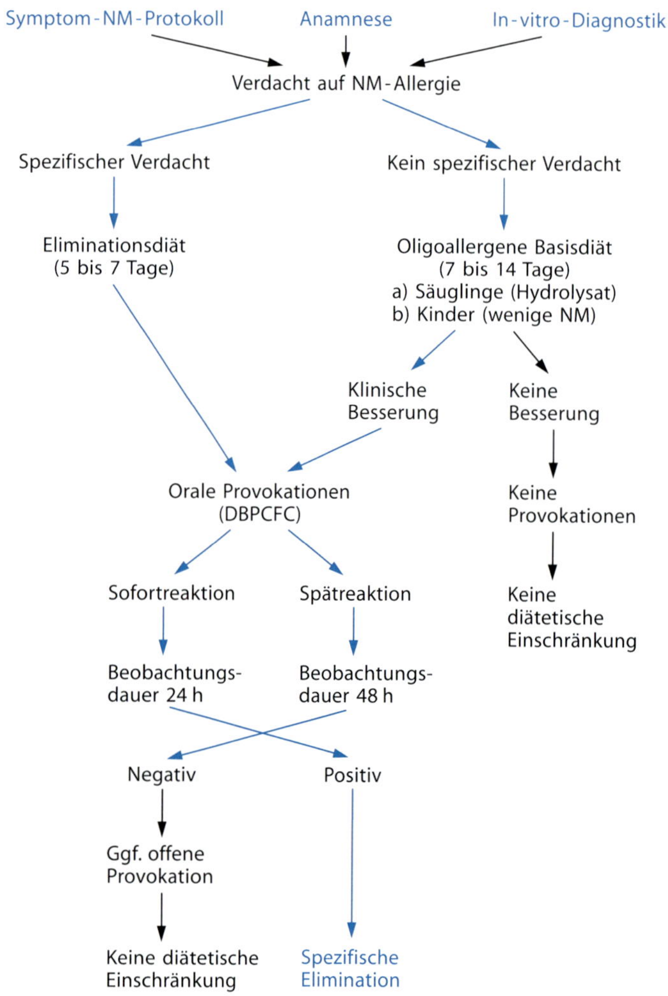

Abb. 5.25. Flußschema zum diagnostischen Vorgehen bei Verdacht auf Nahrungsmittelallergie

Tritt unter der oligoallergenen Basisdiät *keine Besserung* des klinischen Bildes (z. B. des Ekzems) auf, erscheint die Wertigkeit einer Nahrungsmittelallergie für die Symptomatik des Kindes sehr fraglich. In diesem Fall sind Provokationstestungen meist nicht erforderlich und diätetische Einschränkungen nicht notwendig. Selten sind aber klinisch manifeste Symptome gegen die in der Basisdiät verwendeten Nahrungsmittel zu berücksichtigen. Wird eine *Besserung* der Symptome beobachtet, schließen sich orale Provokationstestungen an.

Besteht ein *spezifischer Verdacht* gegen ein bestimmtes Nahrungsmittel, kann dieses durch eine (meist 5- bis 7tägige) Eliminationsdiät (d. h. gezieltes Weglassen eines oder mehrerer Nahrungsmittels, z. B. Milch und Ei) entzogen werden. Diese Eliminationsdiät kann oft schon (nach einer entsprechenden Beratung) zu Hause begonnen werden. Im Anschluß werden dann orale Provokationstests durchgeführt. Fallen die oralen Provokationstests positiv aus, wird das entsprechende Nahrungsmittel aus dem Speiseplan gestrichen; bei negativem Ergebnis sind spezifische diätetische Einschränkungen nicht notwendig.

Die Reihenfolge der zu provozierenden Nahrungsmittel richtet sich nach:

- ernährungsphysiologischen Notwendigkeiten,
- allergologischen Befunden und
- der individuellen Speisekarte des Kindes.

Dies gilt sowohl für die Reihenfolge der Provokationstestungen nach Eliminationsdiät (meist als DBPCFC) als auch für die Reihenfolge: oligoallergene Basisdiät – Provokation einzelner wichtiger Nahrungsmittel – und dann Wiedereinführung weiterer Nahrungsmittel. Letzteres kann auch zu Hause vom Patienten bzw. der Familie (in offener Weise) durch- oder fortgeführt werden, wobei z. B. alle 4–7 Tage ein Nahrungsmittel neu eingeführt wird. Falls sich dabei Unklarheiten ergeben, ist ein stationärer Aufenthalt zur Durchführung von DBPCFC sinnvoll.

Grobe Richtlinien zur Reihenfolge der Provokation und *Wiedereinführung von Nahrungsmitteln* nach oligoallergener Basisdiät sind Kuhmilch – Weizen – Hühnerei – weitere Gemüsesorten – weitere Getreidesorten – weitere Fleischsorten.

Für die atopische Dermatitis gilt, daß DBPCFC vernünftigerweise nicht im akuten Schub, sondern im *symptomarmen Intervall* durchgeführt werden. Falls dies nicht möglich ist, muß vor Beginn der Provokationen die Lokaltherapie für einige Tage intensiviert werden, damit der Hautzustand stabil ist.

Der wichtigste Punkt, der bei der praktischen Durchführung von DBPCFC (v. a. bei atopischer Dermatitis) beachtet werden muß, ist, daß *alle begleitenden Therapien und Umstände so wenig wie irgend möglich verändert* werden dürfen. Nur bei einer kontinuierlich stabilen Situation ist die Grundlage für eine Beurteilung der klinischen Reaktionen gegeben. Aus diesem Grunde halten wir die Gabe eines schwachen einmal täglich verabreichten topischen Steroids (z. B. 0,01% Betamethason) in vielen Fällen für gerechtfertigt.

Doppelblind und plazebokontrolliert provozierte Nahrungsmittel sind am geeignetsten in *Flüssigkeit* (z. B. einer extensiv hydrolysierten Formula) zu verabreichen. Für diese Art der Testung kommen naturgemäß Nahrungsmittel in Frage, die entweder selbst flüssig sind (z. B. native Kuhmilch, natives Hühnerei oder Sojamilch) oder als Pulver in Flüssigkeit gelöst werden können (z. B. Weizenprotein oder lyophilisierte Nahrungsmittel). Feste Nahrungsmittel müssen (z. B. püriert) in Breie untergerührt oder ggf. offen provoziert werden.

Zumindest bei hochsensibilisierten Patienten sollten die DBPCFC bei liegendem *intravenösen Zugang* durchgeführt werden. In der folgenden Übersicht werden in Stichworten die wichtigsten praktischen Hinweise zur Durchführung von DBPCFC beschrieben.

Kurzgefaßte praktische Hinweise für die Durchführung von DBPCFC
(Niggemann et al. 1994, 1996; Sampson u. Albergo 1984)

- Verdächtige Nahrungsmittel für 5–7 Tage (Eliminationsdiät) bzw. 7–14 Tage (oligoallergene Basisdiät) vor Provokation eliminieren und während der Provokation eliminiert lassen,
- systemische Medikamente (z. B. Antihistaminika) mindestens 48 h vorher absetzen,
- topische Medikamente (z. B. Steroid-haltige Externa) auf ein Minimum reduzieren und dann unverändert beibehalten,
- sicherstellen, daß das „Blinden" gewährleistet ist (z. B. durch Diätassistentin),

- native (oder gefriergetrocknete) Nahrungsmittel einsetzen,
- Nahrungsmittel möglichst in flüssigem Medium anbieten,
- Verhältnis von Plazebo zu Verum-Episoden mindestens 1:2,
- immer gleiche Volumina von Verum und Plazebo geben,
- Nahrungsmittel sollten immer nüchtern verabreicht werden (im Säuglingsalter nicht immer möglich),
- Dosis alle 30 min steigern (bis zur Höchstdosis oder klinischer Reaktion). Bei Kapseln alle 60 min steigern,
- die Gesamtdosis sollte ungefähr der durchschnittlichen täglichen Einnahme entsprechen (z. B. 1 Ei, 150 ml Milch),
- die Beobachtungsdauer sollte 24 h bei erwarteten Frühreaktionen, 48 h bei möglichen Spätreaktionen (also immer bei atopischer Dermatitis) betragen,
- Provokationen sollten nur von in Notfallmaßnahmen erfahrenen Personen durchgeführt werden,
- Notfallset muß immer griffbereit und fertig für den Einsatz liegen,
- sicherstellen, daß die klinische Beurteilung (Monitoring) gleichbleibend gewährleistet ist (z. B. Costa-Score, SCORAD).

Besonders bei zu erwartenden Frühreaktionen müssen orale Provokationstestungen *in titrierter Weise* durchgeführt werden. Im folgenden wird ein Vorschlag wiedergegeben, der sich am Beispiel Milch orientiert.

Vorschläge für eine titrierte Provokation (DBPCFC)

Basislösung (flüssiges Medium) =
z. B. 100 ml Caseinhydrolysat (14,7%) plus 0,1 g Bananengeschmacksstoff (Fa. Nutricia, Holland)
Plazebo = 100% Basislösung
Verum = 1:1-Mischung von Basislösung plus Allergen in Basislösung

0,1 ml	+	0,1 ml	=	0,2 ml	z. B.	
1,0 ml	+	1,0 ml	=	2,0 ml	in Spritze	
3,0 ml	+	3,0 ml	=	6,0 ml		
10,0 ml	+	10,0 ml	=	20,0 ml	z. B.	
30,0 ml	+	30,0 ml	=	60,0 ml	in Flasche,	
100,0 ml	+	100,0 ml	=	200,0 ml	Becher, Tasse	

Bei Provokationen z. B. mit Ei läßt man die höchste Titrationsstufe von 100,0 ml (entspricht 200 ml Gesamtlösung) aus bzw. ersetzt diese durch Basislösung.

Ein praktisches Problem stellt immer wieder das *Maskieren („Blinden“)* der Nahrungsmittel dar – sowohl was Geschmack und Farbe als auch Konsistenz betrifft. Die Verwendung *einer extensiv hydrolysierten Formula* bietet die Vorteile der vernachlässigbaren Restallergenität und daß durch den bitteren Geschmack viele (aber bei weitem nicht alle) Nahrungsmittel nicht mehr herausgeschmeckt werden können. Ein Nachteil besteht in der verständlicherweise schlechten Akzeptanz bei größeren Kindern. Für dieses Alter steht als Alternative ein milcheiweißfreier Brei auf der Grundlage von Reis und Johannisbrotkernmehl zur Verfügung.

Der Geschmack kann einerseits durch *Süßen* der Speisen (Birnendicksaft, wenig Zucker) verbessert werden oder durch Hinzufügen eines Geschmacksstoffes erträglich gemacht werden, der gleichzeitig den Eigengeschmack des getesteten Nahrungsmittels weiter reduziert. Ein *Bananengeschmacksstoff* hat sich besonders bewährt. Die Farbe der verabreichten Testlösung kann durch Zugabe von *Karottensaft* (soweit vom allergologischen Standpunkt aus individuell vertretbar) verändert bzw. gleichgeschaltet werden. Falls ein farbliches Maskieren nicht möglich ist, muß das Nahrungsmittel verdeckt verabreicht werden (z. B. Spritze mit Alufolie, blickdichte Flasche o. ä). Da u. a. auch Weizenprotein die *Nahrung andickt*, kann z. B. Maisstärke oder Reisschleim zum Blinden der Konsistenz eingesetzt werden.

Das *Verhältnis von Plazebo und Allergen (Verum)* sollte im Idealfall mindestens 1:1 betragen. Aus Gründen der Praktikabilität jedoch (z. B. kürzere Liegedauer, Compliance der Familien) erscheint meist ein Verhältnis von 1:2 gerechtfertigt. Als erster Block empfiehlt sich in der Regel die Gabe von Plazebo, Ei und Milch in randomisierter Reihenfolge (Abb. 5.26). Das *„Entblinden“* des Codes: Allergen- oder Plazeboprovokation erfolgt praktischerweise nach einem Block von 3 Phasen à (24 oder) 48 h.

Auch auf soliden Provokationstestungen beruhende *Diätempfehlungen* sind jeweils nur für 12 Monate gültig. Danach muß die klinische Aktualität – anhand einer erneuten Untersuchung des spe-

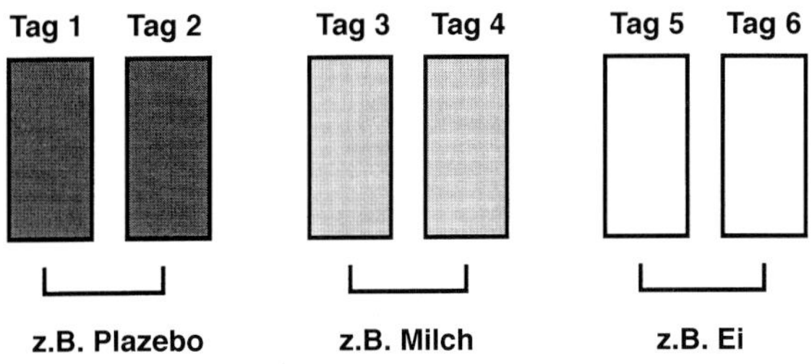

Abb. 5.26. Vorschlag für eine blockweise Planung der DBPCFC

zifischen IgE sowie einer oralen Provokationstestung - neu evaluiert werden! Ärztlich verordnete Diätempfehlungen können nur in Form einer ausführlichen Diätberatung durch eine geschulte Diätassistentin ausgesprochen werden.

Der bei einigen Patienten relativ große Aufwand, der durch die DBPCFC entsteht (u. U. mehrwöchiger stationärer Aufenthalt), ist in vielen Fällen gerechtfertigt oder sogar notwendig, um bestimmte klinisch manifeste Reaktionen hervorrufende Nahrungsmittel zu vermeiden, aber auch, um ungesicherte oder gar *unsinnige Diäten von Kindern fernzuhalten*, die

- die Kinder sinnlos beeinträchtigen,
- zu erheblichen Mangelzuständen führen können,
- Therapeuten ungerechtfertigt von der Verantwortung entheben und
- sinnvolle Therapiemaßnahmen verhindern.

Es gibt inzwischen mehrere Fallberichte über erhebliche Nebenwirkungen durch einseitige strenge Diäten (Davidovits et al. 1993; Grüttner 1992; Kanaka et al. 1992).

Literatur

Anderson JA (1994) Milestones marking the knowledge of adverse reactions to food in the decade of the 1980s. Ann Allergy 72: 143–154
Bahna SL (1994) Blind food challenge testing with wide-open eyes. Ann Allergy 72: 235–238
Bock SA, Atkins FM (1990) Patterns of food hypersensitivity during sixteen years of double-blind, placebo-controlled food challenges. J Pediatr 117: 561–567
Bock SA, Sampson HA, Atkins FM, Zeiger RS, Lehrer S, Sachs M, Bush RK, Metcalfe DD (1988) Double-blind, placebo-controlled food challenge (DBPCFC) as an official procedure: A Manual. J Allergy Clin Immunol 82: 986–997
Davidovits M, Levy Y, Avramowitz T, Eisenstein B (1993) Calcium-deficiency rickets in a four-year-old boy with milk allergy. J Pediatr 122: 249–251
Grüttner R (1992) Mangelzustände bei Fehlernährung durch alternative Kost im Säuglings- und Kleinkindesalter. Dt Ärztebl 89: B462–B466
Kanaka C, Schütz B, Zuppinger KA (1992) Risks of alternative nutrition in infancy: a case report of severe iodine and carnitine deficiency. Eur J Pediatr 151: 786–788
May CD (1985) Are confusion and controversy about food hyper-sensitivity really necessary? J Allergy Clin Immunol 75: 329–333
Metcalfe DD, Sampson HA (1990) Workshop on experimental methodology for clinical studies of adverse reactions to foods and food additives. J Allergy Clin Immunol 86: 421–442
Niggemann B, Ehnert B, Wahn U (1991) Diagnostik der Nahrungsmittelallergie im Kindesalter - was ist gesichert? Allergologie 14: 208–213
Niggemann B, Wahn U, Sampson HA (1994) Proposals for standardization of oral food challenge tests in infants and children. Pediatr Allergy Immunol 5: 11–13
Niggemann B, Beyer K, Pohl C, Wahn U (1996) Diagnostisches Vorgehen bei Verdacht auf Nahrungsmittelallergie im Kindesalter. Monatsschr Kinderheilkd 144: 65–73
Sampson HA (1988) Immunologically mediated food allergy: the importance of food challenge procedures. Ann Allergy 60: 262–269
Sampson HA, Albergo R (1984) Comparison of results of skin tests, RAST, and double-blind, placebo-controlled food challenges in children with atopic dermatitis. J Allergy Clin Immunol 74: 26–33

5.6
Orale Provokation

Hans F. Merk

Einleitung

Bei einer oralen Provokationstestung wird der Patient mit dem Allergen, Pseudoallergen oder einem möglichen Ausweichpräparat in vivo exponiert. Diese Testung kann offen, einfachblind oder doppelblind durchgeführt werden und findet Anwendung bei Verdacht auf allergische und pseudoallergische Nahrungs- oder Arzneimittelreaktionen sowie als Screeningtest bei der chronischen Urtikaria.

5.6.1
Voraussetzung

Einerseits gilt die orale Provokation als „goldener Standard“ der Allergiediagnostik, andererseits kann dieser Test eine potentiell nicht unerhebliche Gefährdung des Patienten darstellen. Deshalb muß im Einzelfall die Indikation zu diesen Tests sehr kritisch gestellt werden und in jedem Fall müssen alle weniger gefährlichen Testungen einschließlich möglicher In-vitro-Tests und Hauttests zuvor keine sichere Diagnose erbracht haben. Das Testergebnis muß für den Patienten einen deutlichen Gewinn erbringen, so daß er danach eine gezielte Karenz betreiben kann oder der Allergologe dem weiterbehandelnden Arzt oder Apotheker sichere Angaben über die Ursache einer allergischen oder pseudoallergischen Reaktion geben kann. In jedem Fall muß eine schriftliche Einverständnisregelung des Patienten vorliegen, und er muß über mögliche Risiken aufgeklärt sein.

Da gerade bei allergischen und pseudoallergischen Sofortreaktionen bis zu 24 h nach Exposition Spätreaktionen auftreten können und bei Reaktionen wie der atopischen Dermatitis das nachzuweisende Krankheitsbild in der Regel noch größere Verzögerungen aufweisen kann, sollten orale Provokationstestungen im Rahmen der Allergiediagnostik stets unter stationären Bedingungen mit einer entsprechenden Nachbeobachtung durchgeführt werden. Neben der kontinuierlichen Beobachtung des Patienten ist die Verfügbarkeit von Geräten und Medikamenten zur Behandlung akuter Reaktionen erforderlich (Bruijnzeel-Koomen et al. 1995).

Allerdings muß auch die Bezeichnung „goldener Standard“ dieser Testung hinterfragt werden. Allergische und pseudoallergische Reaktionen zeichnen sich dadurch aus, daß sie klinisch nicht zu unterscheiden sind. Somit läßt eine Provokationstestung, die nur klinische Kriterien zur Charakterisierung der Reaktionen berücksichtigt, keine direkte Schlußfolgerung über die Pathogenese der Reaktion zu. Bestenfalls läßt sich darüber durch Analogieschlüsse spekulieren. Neuere Methoden erlauben jedoch möglicherweise in naher Zukunft, objektivere Kriterien der Testreaktionen als alleine die klinische Reaktion anzuwenden.

Nach kürzlich erarbeiteten Qualitätsrichtlinien wird bei allergenspezifischen Provokationstestungen das erkrankte Organ dem Verdachtsallergen exponiert, um den kausalen Zusammenhang zwischen zuvor nachgewiesener Sensibilisierung und Organerkrankung zu prüfen. Die Provokation hat unter kontrollierten Bedingungen zu erfolgen. Zur Provokationstestung gehören grundsätzlich negative, wenn möglich auch positive Kontrolltestungen (Bruijnzeel-Koomen et al. 1995).

Provokationstestungen sind bei Diskrepanzen zwischen Anamnese und Hauttest oder In-vitro-Test indiziert, um dem klinischen Verdacht auf eine schwerwiegende Unverträglichkeitsreaktion nachzugehen, oder um bei negativem Hauttest und dringendem anamnestischen Verdacht auf eine Sensibilisierung eine Testung am Manifestationsorgan durchzuführen.

Die Indikationsstellung und Wahl des Verfahrens müssen Anamnese, Sensibilisierungsgrad, Hauttest, In-vitro-Test und Beschwerdegrad des Patienten berücksichtigen.

5.6.2 Nahrungsmittelallergie

Eine große Bedeutung haben doppelblinde Provokationstestungen bei Verdacht auf Nahrungsmittelallergie gefunden. So wurden kürzlich in einem Konsensusbericht der *Europäischen Akademie für Allergologie und Klinische Immunologie* nur solche Krankheitsbilder als möglicherweise durch Nahrungsmittel verursacht definiert, für die ein Bezug zwischen Nahrungsmittelaufnahme und entsprechendem Krankheitsbild nach doppelblinder Provokationstestung belegt ist (Bruijnzeel-Koomen et al. 1995). Im Vordergrund stehen dabei Erkrankungen der Haut mit über 45%, des Respirationstraktes (20%), des Gastrointestinaltraktes (20%) und des kardiovaskulären Systems in Form der Anaphylaxie (15%) (Wüthrich 1986).

- Die *Symptome an der Haut*, dem am meisten von solchen Reaktionen betroffenen Organ, umfassen Urtikaria und Angioödem, atopische Dermatitis und allergische Vaskulitis sowie Dermatitis herpetiformis Duhring.
- *Gastrointestinale Symptome* sind das orale Allergiesyndrom auf Nahrungsmittelallergene, die mit Pollenallergenen kreuzreagieren, wie Birke oder Beifuß, die glutensensitive Enteropathie, die eosinophile Gastroenteritis.
- Am *Atemwegssystem* manifestiert sich eine Nahrungsmittelallergie oder Nahrungsmittelintoleranzreaktion als Asthma bronchiale, während eine Rhinitis oder Konjunktivitis kaum als einziges Symptom einer Nahrungsmittelunverträglichkeit auftritt, sondern immer in Zusammenhang mit den anderen bereits erwähnten Krankheitsbildern.

Die besondere Stellung der doppelblinden Exposition wird dadurch deutlich, daß bei der Untersuchung von 323 Patienten, die über eine Rhinitis nach Milchexposition klagten, nur 21 Patienten eine Besserung bei 3wöchiger Karenz und erneute Verschlechterung nach Reexposition hatten. In einer weiteren Untersuchung reagierten 44 Patienten in einer offenen Provokationstestung auf Tartrazin, während aus derselben Gruppe keiner Reaktionen aufwies, wenn doppelblind getestet wurde (Sampson 1997).

Eine besondere Bedeutung nimmt die orale Exposition bei Klärung des Zusammenhangs zwischen Milch und atopischer Dermatitis ein. In einer Untersuchung an 33 Patienten konnten Sampson und Mitarbeiter bei einer doppelblinden plazebokontrollierten oralen Exposition nachweisen, daß nur bei den Patienten, die mit einem Verumpräparat exponiert wurden und bei denen sich anschließend an die Exposition eine atopische Dermatitis entwickelte, auch nach der Exposition eine im Durchschnitt um das 4fache ansteigende Histaminkonzentration im Serum nachweisbar war (Sampson u. Jolie 1984). Bei diesen Expositionen wurde der doppelblinde Charakter der Exposition durch Aromatisierung von Verum- und Plazebogetränk erreicht. Es ließ sich zeigen, daß bei Vergleich von Hauttestung und doppelblinder Nahrungsmittelexposition in nur etwa einem Drittel aller Testungen eine aktuelle Relevanz des Hauttestbefundes für das geklagte Krankheitsbild bestand (Bock 1997). So kann ein bedeutender Zweck in dieser Testung darin bestehen, unsinnige Diäten zu vermeiden.

Bei Milchexpositionen hat sich die Verwendung von Casein-Hydrolysaten mit starkem Aromazusatz wie Banane bewährt (Niggemann et al. 1994). Bei Säuglingen ist darauf zu achten, daß auch die stillende Mutter eine konstante Diät während der Testphase einhält. Mit Ausnahme von Milch- und Eiweißallergien ist es häufig sehr schwierig, für die Testung von Nahrungsmittelallergien geeignete Plazebopräparate herzustellen.

Die bei einem Patienten zu testenden Nahrungsmittel werden – soweit es sich um IgE-vermittelte Reaktionen handelt – mittels Anamnese, Pricktest und Nachweis von spezifischem IgE im Serum des Patienten ermittelt. Nach einer 2- bis 3wöchigen Karenzdiät wird die Exposition mit 25–500 mg des lyophilisierten Nahrungsmittels in Flüssigkeit oder Kapseln begonnen.

Wenn bei Patienten bis zu einer Dosis von 10 g keine Reaktionen zu beobachten sind, ist eine IgE-abhängige, klinisch relevante Allergie weitgehend ausgeschlossen (Sampson 1997).

In der Regel wird die Testdosis in einem Zeitabstand von 15–60 min gesteigert. Zwischen 2 unterschiedlichen zu testenden Nahrungsmitteln sollte eine Karenzzeit von 24 h liegen. Nach Möglichkeit werden alle zur Behandlung allergischer Reaktionen gegebenen Medikamente in einem sinnvollen Zeitrahmen zuvor abgesetzt.

5.6.3 Arzneimittelallergie

Gelegentlich wird es nicht ausbleiben, daß man auch eine orale Provokation mit einem verdächtigen Arzneimittel durchführen muß. Diese Testung ist potentiell mit einem großen Risiko verbunden und sollte nur unter stationären Bedingungen durchgeführt werden (Pradal u. Vervloet 1997). Im Falle einer pseudoallergischen Reaktion, etwa bei Analgetikaintoleranz, führt allein eine Provokation zu einem Nachweis der Überempfindlichkeit des Patienten (Van Arsdel 1986). Gerade bei einer Analgetikaintoleranz kann zur Objektivierung der Reaktion neben der Hautreaktion auch eine Bestimmung des Atemwegswiderstandes und der Lungenfunktion erfolgen. Die Indikation zur oralen Provokation wird individuell nach

- der Schwere der zu erwartenden Reaktion,
- der Ersetzbarkeit des zu testenden möglichen Allergens und
- der Kontraindikationen für eine solche Testung beim Patienten wie Einnahme von β-Blockern oder ACE-Hemmern bestimmt.

5.6.4 Provokationstestung bei Intoleranzreaktionen und chronischer Urtikaria

Etwa bei 50 % aller Patienten mit chronischer Urtikaria lassen sich Intoleranzreaktionen auf Acetylsalicylsäure, Konservierungsmittel oder andere Nahrungsmittelzusatzstoffe nachweisen. Einzelheiten zu diesen Testungen sind im Abschn. 3.11 dargestellt. In Tabelle 3.10 werden dabei häufig getestete Zusatzstoffe und üblicherweise verwendete Dosierungen angeführt.

5.6.5 Labormethoden zur Objektivierung der Provokationstestungen

Ein wesentlicher Nachteil von In-vivo-Testungen besteht – neben der stets abzuwägenden Gefährdung des Patienten – darin, daß man ohne weitere In-vitro-Untersuchungen nicht zwischen allergischen und pseudoallergischen Reaktionen unterscheiden kann und somit keine Aussage über den zugrundeliegenden Pathomechanismus abgesehen von Analogieschlüssen möglich ist. Deshalb bemüht man sich, durch begleitende In-vitro-Untersuchungen näheren Einblick in die Pathophysiologie dieser Reaktionen zu gewinnen (Matsson et al. 1991). Eine Möglichkeit besteht in der Bestimmung früher Aktivierungsmarker für Lymphozyten bei Arzneimittelexpositionen, wie es für den Marker CD69 gezeigt wurde (Sabbah u. Sainte-Laudy 1996).

Ein weiterer Nachteil der oralen Provokationen ist – soweit man auf die Beschreibung von Hautbefunden angewiesen ist – die Schwierigkeit, Reaktionen wie Juckreiz, Wärmegefühl oder Schwindel objektiv zu ermitteln. In der Regel bemüht man sich, dazu Mediatoren von Effektorzellen der jeweiligen allergischen oder pseudoallergischen Reaktion zu erfassen. Beispiele sind der Nachweis von Histamin, Tryptase oder eosinophilem kationischem Protein (Alter u. Schwarzt 1989; Jewett et al. 1990; Matsson et al. 1991; Niggemann et al. 1994; Schwartz et al. 1989). Die Bestimmung des eosinophilen kationischen Proteins eignet sich dabei nicht nur im Serum, sondern bei Testungen auf Nahrungsmittelallergien auch im Stuhl. Eine weitere Objektivierung kann durch die Bestimmung des Methylhistamins im Harn erfolgen (Bischoff et al. 1997; Matsson et al. 1991).

Literatur

Alter SC, Schwartz LB (1989) Tryptase: An indicator of mast cell-mediated allergic reactions. In: Spector SL (ed) Provocative challenge procedures: background and methodology. Futura Publishing, Mount Kisco/NY, pp 167–183

Bischoff SC, Grabowsky J, Manns MP (1997) Quantification of inflammatory mediators in stool samples of patients with inflammatory bowel disorders and controls (in Druck)

Bock SA (1997) In vivo diagnosis: skin testing and oral challenge procedures. In: Metcalfe DD, Sampson HA, Simon RA (eds) Food allergy, 2nd edn. Blackwell Science, Oxford, pp 151–166
Bruijnzeel-Koomen C, Ortolani C, Aas K, Bindslev-Jensen C, Björkstén B, Monoret-Vautrin D, Wüthrich B (1995) Adverse reactions to food. Allergy 50: 623–635
Jewett D, Gein G, Greenberg M (1990) A double-blind study of symptom provocation to determine food sensitivity. N Engl J Med 323: 429–433
Matsson P, Ahlstedt S, Venge P, Thorell J (1991) Clinical impact of the monitoring of allergic inflammation. Academic Press, London
Niggemann B, Beyer K, Wahn U (1994) The role of eosinophils and eosinophil cationic protein in monitoring oral challenge tests in children with food-sensitive atopic dermatitis. J Allergy Clin Immunol 94: 963–971
Pradal M, Vervloet D (1997) Drug reactions. In: Kay AB (ed) Allergy. Blackwell, Oxford, pp 1671–1692
Sabbah A, Sainte-Laudy M (1996) Flow cytometry applied to the analysis of lymphocyte and basophil activation. ACI Int 8: 116–119
Sampson HA (1997) Food allergy. In: Kay AB (ed) Allergy. Blackwell, Oxford, pp 1517–1549
Sampson HA, Jolie PL (1984) Increased plasma histamine concentrations after food challenges in children with atopic dermatitis. N Engl J Med 311: 372–376
Schwartz LB, Yunginger JW, Miller J, Bokhari R, Dull D (1989) Time course of appearance and disappearance of human mast cell tryptase in the circulation after anaphylaxis. J Clin Invest 83: 1551–1555
Van Arsdel PP (1986) Drug reactions: allergy and near-allergy. Ann Allergy 57: 305–311
Wüthrich B (1986) Nahrungsmittelallergien. Der Internist 27: 362–371

5.7 Insektenstichprovokationen

Ueli Müller und Kurt Blaser

Einleitung

Die Diagnostik der Insektengiftallergie beruht neben der Aufnahme der Anamnese auf der Hauttestung (Intrakutan- oder Pricktest) mit Insektengiften und der Bestimmung Insektengift-spezifischer IgE-Antikörper im Serum der Patienten (vgl. Abschn. 7.7). Diese diagnostischen Tests unterscheiden retrospektiv sehr gut zwischen Individuen mit und ohne Geschichte einer allergischen Allgemeinreaktion nach einem Hymenopterenstich. Prospektiv ist ihre Aussagekraft beschränkt. Während einer Immuntherapie bleiben sie für mehrere Jahre positiv und erlauben daher keine Aussage über den durch die Behandlung erzielten Erfolg. Die gute Verträglichkeit der subkutanen Injektionen von Insektengift in einer Menge, die einem bis mehreren Stichen entspricht oder ein hoher Serumtiter giftspezifischer, „blockierender" IgG garantieren den Schutz gegen den Stich durch das entsprechende Insekt leider ebenfalls nicht. Der Stichprovokationstest wird daher von vielen als Goldstandard der Diagnostik bei Hymenopterengift-Allergie angesehen. Tatsächlich sind bei ihm die Bedingungen der natürlichen Allergenexposition wesentlich näher als etwa bei den inhalativen Provokationstests. Auch der Stichprovokationstest hat jedoch Fehlerquellen, auf die weiter unten eingegangen wird.

5.7.1 Indikationen

Der Stichprovokationstest wird in den folgenden 3 Situationen als sicherstes Verfahren zur Feststellung der aktuellen Allergielage bei Patienten mit Insektengiftallergie diskutiert:

Tabelle 5.11. Ergebnisse von Stichprovokationen. (Nach Ruff et al. 1996)

	Provokationstest mit	
	Biene	Wespe
Vor Immuntherapie:		
Anzahl exponiert	90	322
Anzahl mit Allgemeinreaktion	46 (51%)	81 (25%)
Unter Immuntherapie:		
Anzahl exponiert	148	57
Anzahl mit Allgemeinreaktion	18 (12%)	1 (2%)
Nach Immuntherapie:		
Anzahl exponiert	135	75
Anzahl mit Allgemeinreaktion	17 (13%)	0

Bei unbehandelten Patienten

Einzelne Gruppen haben den Stichprovokationstest zur Klärung der Indikation zur spezifischen Immuntherapie mit Insektengiften empfohlen. Sie machen geltend, daß nur zwischen 20 und 50% der in Anamnese und Hauttest positiven Insektengiftallergiker bei einer Reexposition erneut eine Allgemeinreaktion erleiden (Tabelle 5.11). Bei Indikationsstellung zur spezifischen Immuntherapie aufgrund von Anamnese und herkömmlichen diagnostischen Tests werden daher über die Hälfte der Patienten unnötigerweise einer teuren und langdauernden Therapie zugeführt. Dieser Ansicht stehen ethische Bedenken gegen einen Provokationstest bei unbehandelten Patienten mit einer potentiell tödlichen Allergie entgegen. Zudem haben neuere Untersuchungen gezeigt, daß auch der Provokationstest nicht restlos zuverlässig ist: Bis zu 23% der Insektengiftallergiker, die einen ersten Provokationstest reaktionslos vertragen hatten, reagierten beim zweiten Stich mit einer Allgemeinreaktion, die in einzelnen Fällen schwer verlief. Die Mehrzahl der europäischen Allergologen lehnt daher den Stichprovokationstest bei unbehandelten Insektenstichallergikern ab.

Während der Immuntherapie

Sowohl Hauttests wie giftspezifische Serum-IgE-Antikörper bleiben während der Immuntherapie oft über Jahre positiv und erlauben daher keine Aussage über den erzielten Schutz. Auch giftspezifische Serum-IgG-Antikörper sind im Einzelfall unzuverlässig. Vielerorts wird daher v. a. bei stark exponierten Patienten wie Imkern, Landwirten oder Gärtnern der Stichprovokationstest zur Überprüfung des Therapieerfolges empfohlen. Bei fehlender Stichreaktion ist der Patient beruhigt, bei ungenügendem Schutz wird die Verdoppelung der Erhaltungsdosis auf 200 μg Insektengift empfohlen. Tabelle 5.11 zeigt, daß bei rund 12% der Bienengiftallergiker und 2% der Wespengiftallergiker unter entsprechender Immuntherapie der Schutz unvollständig ist. Diese Indikation für den Stichprovokationstest ist allgemein anerkannt.

Nach Abbruch der Immuntherapie

In einer Reihe von prospektiven Untersuchungen (zusammengefaßt in Tabelle 5.11) wurden ein bis mehrere Jahre nach Abbruch einer erfolgreichen Immuntherapie mit Insektengiften die Patienten einer Stichprovokation ausgesetzt, um das Anhalten des erzielten Schutzes zu überprüfen. In der überwiegenden Mehrzahl der Patienten konnte ein bleibender Schutz dokumentiert werden. In Einzelfällen ist es jedoch bei natürlichen Stichen unmittelbar nach einem reaktionslosen Provokationstest wieder zu schweren Allgemeinreaktionen gekommen. Es muß daher angenommen werden, daß ein Provokationstest, wie jede Reexposition nach Abbruch der Immuntherapie, zu einer Boosterung der IgE-Antwort und damit zur Resensibilisierung führen kann. Aus diesem Grunde lehnen wir Stichprovokationen nach Abbruch der Immuntherapie ab.

5.7.2 Durchführung der Stichprovokation

Stichprovokationen müssen durch einen erfahrenen Allergologen überwacht werden und sind vorzugsweise auf einer Intensivstation durchzuführen. Der Patient muß für EKG und Blutdruck monitorisiert und an eine intravenöse Infusion angeschlossen werden. Die personellen und materiellen Voraussetzungen für eine Reanimation müssen erfüllt sein. Aus rechtlichen Gründen wird dringend empfohlen, vor jeder Stichprovokation den Patienten ausführlich über mögliche Folgen aufzuklären und sein schriftliches Einverständnis einzuholen.

Absolute Kontraindikationen sind akute entzündliche Erkrankungen einschließlich viraler Infekte, Schwangerschaft, schwere und ungenügend kontrollierte kardiovaskuläre und respiratorische Krankheiten sowie Behandlungen mit Medikamenten, welche den Verlauf anaphylaktischer Reaktionen ungünstig beeinflussen können, z. B. Betablocker, ACE-Hemmer. Natürlich müssen die Erhaltungsinjektionen mit 100 µg des Giftes reaktionslos vertragen worden sein.

Die sorgfältige Auswahl der Insekten für Insektenstichprovokationen ist entscheidend: Bei den Bienen dürfen Arbeiterinnen frühestens 14 Tage nach dem Schlüpfen verwendet werden, da erst zu diesem Zeitpunkt der Giftapparat reif ist. Bei den Wespen sollten nur Insekten der Spezies Vespula verwendet werden, da fast ausschließlich diese für Wespenstiche verantwortlich sind. Eine entomologisch korrekte Identifikation ist daher wesentlich. Wespen, die sich beim Einfangen bedroht fühlen, können einen Teil ihres Giftes verspritzen, was beim anschließenden Provokationstest die Abgabe einer ungenügenden Giftmenge zur Folge hat. Dies ist wohl für den viel häufiger negativen Ausfall der Stichprovokationen mit Wespen als mit Bienen verantwortlich. Zur Beruhigung aber auch zur Aufbewahrung über einige Tage können die Insekten bei 4 °C im Kühlschrank gehalten werden.

Die Insekten werden am Vorderarm angesetzt. Nach erfolgtem Stich muß der Hinterleib während einer Minute auf die Haut fixiert bleiben, respektive der ausgerissene Stachelapparat während dieser Zeit in der Haut belassen werden. Die lokale Reaktion ist zu dokumentieren und der Patient während mindestens 2 h zu überwachen. Beim Auftreten allergischer Symptome muß eine adäquate antiallergische Therapie unverzüglich eingeleitet werden (s. Abschn. 6.1).

5.7.3 Folgerungen

- Stichprovokationen sind das zuverlässigste Verfahren zur Überprüfung des durch eine spezifische Immuntherapie mit Insektengiften erzielten Schutzes.
- Ihre Durchführung ist an die Anwesenheit eines erfahrenen Allergologen und an eine intensivmedizinische Infrastruktur gebunden.

Literatur

Blaauw PJ, Smithuis LOMJ (1985) The evaluation of the common diagnostic methods of hypersensitivity for bee and yellow jacket venom by means of an in-hospital sting. J Allergy Clin Immunol 75: 556–562

Forster J, Hauck P, Urbanek R (1991) Sequential bee sting challenge (SBSC) before hyposensitization therapy (HST) in children with bee venom allergy (BVA). J Allergy Clin Immunol 87: 238

Linden P-WG van der, Hack CE, Struyvenberg A, Zwan JC van der (1994) Insect-sting challenge in 324 subjects with a previous anaphylactic reaction: current criteria for insect-venom hypersensitivity do not predict the occurrence and the severity of anaphylaxis. J Allergy Clin Immunol 94: 151–159

Ruëff F, Przybilla B, Müller U, Mosbech H (1996) The sting challenge test in Hymenoptera venom allergy. Allergy 51: 216–225

5.8 In-vitro-Diagnostik

Harald Renz

Einleitung

Die In-vitro-Diagnostik stellt heute einen unverzichtbaren Bestandteil im Rahmen der Allergiediagnostik dar. Im Mittelpunkt steht hier nach wie vor die qualitative und quantitative Bestimmung zirkulierender spezifischer IgE-Antikörpertiter. Dieses Basisprogramm wird durch ein breites Repertoire an neuentwickelten bzw. in der Entwicklung begriffenen Diagnostikparametern erweitert. Hierzu zählen z. B. der Multi-Allergen-IgE-Screening-Test und zelluläre Allergietests, die auf der Mediatorfreisetzung aus Effektorzellen beruhen. Auch die Analyse der individuellen Allergenbelastung entwickelt sich zu einem neuen Feld der Allergiediagnostik. Im folgenden Abschnitt sollen die wichtigsten Testprinzipien vorgestellt und deren Aussagekraft und Einsatzmöglichkeiten diskutiert werden.

5.8.1
Konzept der In-vitro-Diagnostik allergischer Erkrankungen

Das Konzept der In-vitro-Diagnostik allergischer Erkrankungen basiert auf der klinischen Symptomatik und dem Netzwerk molekularer und zellulärer Mechanismen der allergischen Entzündungsreaktion (Abb. 5.27). Es ist indiziert, wenn die Diagnose nach der allergologischen Spezialanamnese und den Ergebnissen der Provokationstestungen weiter unklar ist. Ausgangspunkt einer jeden Allergiediagnostik ist die ausführliche *individuelle Anamnese*. Basierend auf der vom Patienten gebotenen Klinik und Symptomatik muß dann entschieden werden, ob eine In-vitro-Diagnostik zum Beweis bzw. Ausschluß einer allergischen Erkrankung angeschlossen werden sollte.

Der erste Schritt im Rahmen des Diagnostikprogramms ist der Nachweis einer allergischen Sensibilisierung. Im Rahmen der In-vitro-Diagnostik bietet sich zunächst der *Multi-Allergie-IgE-Screening-Test* an. Hiermit kann festgestellt werden, ob spezifische IgE-Antikörper gegen Allergene verschiedener Allergengruppen (z. B. Nahrungsmittel- oder Aeroallergene) vorliegen. Im positiven Falle schließt sich die Einzelbestimmung allergenspezifischer Antikörper an. Diese kann aber auch bereits im ersten Schritt erfolgen. Spezialtests, wie bestimmte Leukozytenassays und der basophile Degranulationstest zur Messung von Histamin und Leukotrienen sind in der ersten Stufe der Routinediagnostik nicht angezeigt. Sie haben ihren Platz, wenn die Bestimmung von spezifischen IgE-Antikörpern zu keinem greifbaren Erfolg führt und dennoch davon ausgegangen werden muß, daß der Patient eine Sensibilisierung gegenüber Allergenen aufweist. Gleiches gilt für den Nachweis von Entzündungsmediatoren wie beispielsweise von eosinophilem kationischem Protein (*ECP*) in Blut, Gewebe und Sekret.

Der Nachweis einer IgE-vermittelten Sensibilisierung gibt nur darüber Auskunft, ob das Immunsystem sich mit einem Allergen auseinandergesetzt hat, und ob diese Immunantwort zur Ausbildung einer Typ-2-T-Zell-Reaktion mit konsekutiver IgE-Produktion führte.

In jedem Falle stellt sich sodann die Frage der *klinischen Relevanz*. Diese kann mit verschiedenen Testverfahren überprüft werden. Der „Golden Standard" zur Überprüfung der klinischen Relevanz ist die *Provokation am Erfolgsorgan* (Nase, Haut, Gastrointestinaltrakt) mit den angeschuldigten Allergenen. Diese Provokation ist aber sicherlich nicht in jedem Falle erforderlich, insbesondere dann nicht, wenn eine klare anamnestische Zuordnung der allergischen Sensibilisierung zu entsprechenden Symptomen vorliegt.

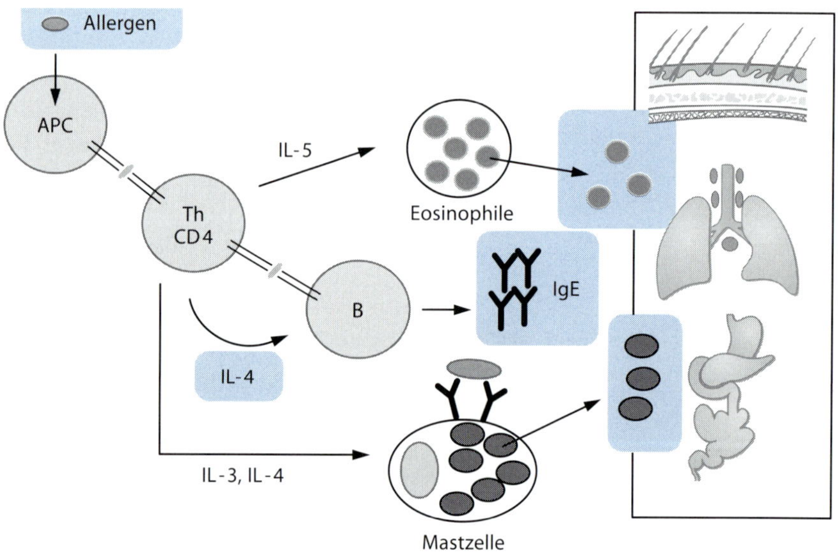

Abb. 5.27. Ansatzpunkte für die Allergiediagnostik, die sich aus dem Konzept der Immunpathogenese allergischer Erkrankungen ergeben

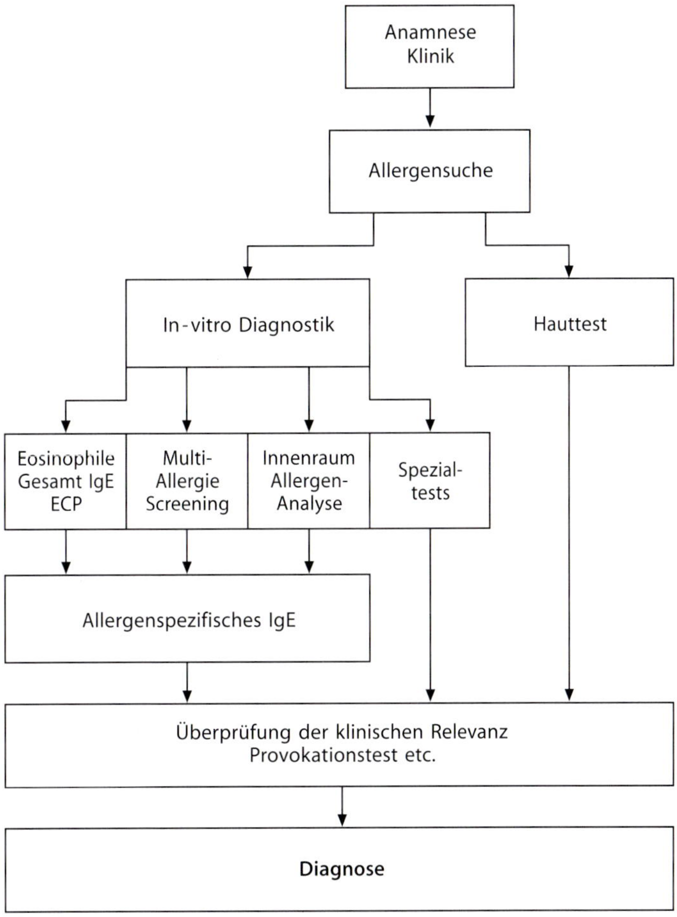

Abb. 5.28. In-vitro-Allergiediagnostik

Da die allergische Reaktion durch direkten allergenen Kontakt induziert wird, ist neben der Erfassung der allergischen Entzündungsreaktion auch der Allergennachweis von Bedeutung. Für *Innenraumallergene* kann dieser Allergennachweis heute z. B. in der qualitativen und quantitativen Erfassung bestimmter Allergene liegen.

Den Stellenwert der einzelnen In-vitro-Verfahren in der Diagnostik allergischer Erkrankungen zeigt Abb. 5.28.

5.8.2 Gesamt-IgE-Bestimmung

Eine Erhöhung des Gesamt-IgE ist kein Beweis für das Vorliegen einer Allergie.

Eine Vielzahl von Erkrankungen geht mit einer *IgE-Erhöhung* einher. Neben Allergien sind dies Erkrankungen wie parasitäre Infektionen, die allergische Alveolitis, eine Reihe von angeborenen zellulären Immundefekten, das Spätstadium bei HIV-Infektionen und eine Reihe von Erkrankungen, bei denen die Haut als Effektororgan eine besondere Rolle spielt („graft-versus-host-reaction", schwere Hautverbrennungen).

Es wurde ursprünglich angenommen, daß eine Erhöhung des IgE im *Nabelschnurblut* bei Neugeborenen als prädiktiver Parameter der Atopieentwicklung herangezogen werden kann. Diese allgemeine Aussage muß im Lichte neuerer epidemiologischer Untersuchungen allerdings revidiert werden. So kann heute davon ausgegangen werden, daß bei einer Erhöhung des Nabelschnur-IgE (z. B. >0,9 U/ml) ein Atopierisiko besteht. Hingegen findet sich diese Erhöhung aber nur bei einem Bruchteil von Kindern, die später eine Allergikerkarriere entwikkeln werden. Somit kann die Nabelschnur-IgE-Bestimmung nicht als Screening empfohlen werden; sie sollte einer besonderen Risikopopulation (z. B. positive Atopieanamnese in der Familie) vorbehalten bleiben.

Bei der Interpretation von Gesamt-IgE-Werten ist zu berücksichtigen, daß die Normwerte altersabhängig sind und einer breiten Streuung in der gesunden Bevölkerung unterliegen.

Die höchsten Gesamt-IgE-Normalwerte finden sich im adoleszenten Alter bzw. bei jungen Erwachsenen.

Die höchsten Gesamt-IgE-Werte bei Atopikern finden sich insbesondere bei Patienten mit atopischer Dermatitis und Asthma. Hier können Werte von mehreren 10 000 U/ml erreicht werden. Bei extrem hohen Werten sollte differentialdiagnostisch ein zellulärer Immundefekt ausgeschlossen werden. Höhere Gesamt-IgE-Werte finden sich während der Pollenflugsaison, also bei Allergenkontakt. Der Nachweis eines erhöhten Gesamt-IgE kann nicht als Beweis für das Vorliegen einer allergischen Sensibilisierung gewertet werden, sie kann nur mittels entsprechender In-vivo-/In-vitro-Diagnostik erfolgen.

5.8.3 Allergenspezifisches IgE

Durch signifikante Verbesserungen in der Allergenpräparation und -aufreinigung stehen heute für eine Vielzahl von IgE-Bestimmungen Allergenextrakte zur Verfügung, mit denen eine zuverlässige Konzentrationsbestimmung von IgE-Antikörpern durchgeführt werden. Die von verschiedenen Herstellern angebotenen Verfahren unterscheiden sich im wesentlichen aufgrund der Verwendung von radioaktiv markierten Antikörpern (RIA, RAST) oder Enzym- bzw. Fluoreszenz-markierten Antikörpern (EIA, ELISA, FIA, LIA). Des weiteren ist zu berücksichtigen, ob mit der entsprechenden Methode eine zumindest semiquantitative Konzentrationsbestimmung möglich ist und ob ein interner Standard verwendet wird. Solche Methoden, bei denen ein WHO-kalibrierter IgE-Standard eingesetzt wird, lassen eine gute Quantifizierung zu. Hingegen sind Methoden, die nur einen semiquantitativen Nachweis ermöglichen (z. B. DOT-Verfahren, Streifentests) weniger geeignet. Bei der Bewertung der Ergebnisse ist zu beachten, daß die verschiedenen Untersuchungsmethoden bezüglich Sensitivität und Spezifität bei den meisten Allergengruppen eine gute Übereinstimmung zeigen. Der Nachweis spezifischer IgE-Antikörper muß aber nicht unbedingt mit positiven Hauttestreaktionen korrelieren.

Während die IgE-Konzentration im Serum einer kurzen Halbwertszeit von nur wenigen Tagen unterliegt, kann Mastzell-gebundenes IgE über Monate, ja vielleicht sogar noch länger persistieren und auch später noch eine Soforttypreaktion an der Haut vermitteln.

Die Höhe allergenspezifischer Antikörper korreliert nicht unbedingt mit der Schwere der allergischen Erkrankung.

In einem ersten Schritt empfiehlt sich der Einsatz von *IgE-Multitests* im Sinne eines Screenings. Hierbei wird ein Allergengemisch mit dem Patientenserum inkubiert. Ein positives Resultat bedeutet, daß der Patient IgE-Antikörper gegen mindestens ein Allergen aufweist, das in diesem Gemisch enthalten ist. Beispiele für solche Gemische sind in Tabelle 5.12 für Inhalations- und Nahrungsmittelallergene zusammengestellt. Entsprechend ist bei der Interpretation der Testergebnisse darauf zu achten, welche Allergene mit dem jeweiligen Testverfahren erfaßt werden. Hier gibt es zwischen den verschiedenen Herstellern erhebliche Variationen.

In einem zweiten Schritt erfolgt dann die *Aufschlüsselung in Einzelallergene.* Die wichtigsten Allergengruppen sind die Pollen, Innenraumallergene, Schimmelpilze, Nahrungsmittel, Insektengifte und Medikamente. Bei den Pollenallergenen hat

Tabelle 5.12. Beispiele für Allergenscreeningtests

Allergengruppen	Zusammensetzung (z. B.)
Inhalationsallergene	Lieschgras, Birke, Beifuß, Katze, Hund Hausstaubmilbe Cladosporium
Nahrungsmittel	Hühnereiweiß, Kuhmilch, Weizen, Erdnuß, Soja

Tabelle 5.13. Leitpollen bei Pollinose

Periode	Gruppe	Leitpollen
Frühjahr	Bäume	Hasel (Corylus avellana) Erle (Alnus incana) Birke (Betula verrucosa) Esche (Fraxinus excelsior)
Frühsommer	Gräser	Lieschgras (Phleum pratense) Lolch (Lolium perenne) Wiesen-Rispengras (Poa pratense)
	Getreide	Roggen (Secale cereale)
Spätsommer	Kräuter/ Sträucher	Beifuß (Artemisia vulgaris)

Tabelle 5.14. Wichtige Innenraumallergene

Gruppe	Vertreter
Milben	Dermatophagoides pteronyssinus Dermatophagoides farinae Dermatophagoides microceras
Tiere	Hund (Canis domesticus) Katze (Felis domesticus) Meerschwein (Caia porcellus)
Schimmelpilze	Alternaria Cladosporium Aspergillus Penicillium Mucor

sich die Bestimmung von *Leitpollen* bewährt. Beispiele für solche Leitpollen, die charakteristisch für das gemäßigte kontinentale Klima sind, finden sich in Tabelle 5.13, die wichtigsten Innenraumallergene in Tabelle 5.14. Die Milbensensibilisierung ist klinisch von zentraler Bedeutung. Zunehmend werden auch Sensibilisierungen und Allergien gegen Schabenallergene gefunden (USA und Südeuropa).

Bei den *Nahrungsmitteln* ist die Korrelation zwischen positivem IgE-Nachweis und der Klinik am schlechtesten. Hier hat nach wie vor der Nachweis der Sensibilisierung mittels Hauttest und oraler Provokation unter Verwendung von nativen Nahrungsmitteln einen festen Platz. Soll spezifisches IgE auf Nahrungsmittel bestimmt werden, ist zu beachten, daß zwischen vielen Nahrungsmitteln Kreuzreaktionen bestehen, beispielsweise zwischen verschiedenen Fischarten wie Salzwasserfischen (Vertreter: Kabeljau, Schellfisch, Rotbarsch, Hering), Süßwasserfischen (Vertreter: Forelle, Hecht, Karpfen, Aal) oder den Schalen- und Krustentieren (Vertreter: Austern, Muschel, Schnecke). Ein weiteres Beispiel sind Kreuzreaktionen im Rahmen Pollen-assoziierter Nahrungsmittelallergien, wie das bekannte Beifuß-Sellerie-Gewürz-Syndrom. Auch ist bekannt, daß Patienten, die auf Frühjahrspollen allergisch reagieren, in derselben Zeit auch auf Steinobst, Karotten, Kartoffeln und andere Gemüse- und Obstarten reagieren können.

Insbesondere aufgrund von Schockzwischenfällen ist das schon seit etlichen Jahren bekannte *Latexallergen* neuerlich in den Mittelpunkt des Interesses gerückt. Ursprünglich waren Latexallergien mit Typ-IV-Reaktionen und der atopischen Dermatitis in Verbindung gebracht worden. Bei abdominalen und anderen größeren Operationen kann es bei entsprechend sensibilisierten Patienten zu allergischen Reaktionen bis hin zum anaphylaktischen Schock kommen, wobei das an Puder absorbierte Latex als auslösendes Allergen anzusehen ist. Das größte Risiko für die Entwicklung einer Latexallergie aber haben Berufsgruppen, die mit diesen Allergenen in ständigen Kontakt kommen, wie z. B. das medizinische Personal. Mehrere Allergenkomponenten wurden identifiziert. Risikogruppen für die Entwicklung einer Latexallergie sind Patienten mit Spina bifida und urogenitalen Fehlbildungen, bei denen vielfältige Operationen und Katheterisierungen vorgenommen werden. 20% der Sensibilisierten sind symptomatisch; ein negatives spezifisches IgE-Resultat hat einen negativen Vorhersagewert von nahezu 100%.

5.8.4 Eosinophiles kationisches Protein

Die Infiltration mit eosinophilen Granulozyten stellt einen Eckpfeiler in der Immunpathogenese der allergischen Entzündung dar. Viele dieser Zellen sind hochgradig aktiviert, welches sich durch die Expression von Aktivierungsmarkern auf der Zelloberfläche ausdrückt. Ferner werden eine Reihe von basischen Proteinen als Mediatoren freigesetzt, zu denen auch das ECP gehört, welches zyto- und neurotoxische Wirkungen entfaltet.

ECP kann im peripheren Blut und anderen biologischen Flüssigkeiten bei Patienten mit allergischen Entzündungen nachgewiesen werden. Im Serum ist zu beachten, daß freies ECP nicht zirkuliert, sondern erst nach In-vitro-Koagulation aus voraktivierten eosinophilen Granulozyten ausgeschüttet wird. Damit ist die ECP-Bestimmung im Serum nicht ein Maß für die Eosinophilenzahl, sondern eher Ausdruck für die Eosinophilenaktivität. ECP kann auch in anderen biologischen Flüssigkeiten wie Lavagen gemessen werden. Zur Quantifizierung stehen Fluoreszenz-Immunoassays zur Verfügung.

Aufgrund der interindividuellen Schwankungen können gegenwärtig keine Normwerte für ECP angegeben werden. Nur der intraindividuelle Verlauf bei einem einzelnen Patienten erlaubt eine Abschätzung der allergischen Entzündungssituation. Ein Abfall des ECP-Spiegels ist z. B. bei Patienten nach erfolgreicher spezifischer Immuntherapie nachgewiesen worden.

5.8.5 In-vitro-Testverfahren für Effektorzellfunktionen

Die durch Allergenkontakt vermittelte Degranulation von Effektorzellen wie Mastzellen und basophilen Granulozyten stellt einen weiteren zentralen Mechanismus der allergischen Soforttypreaktion dar. Mit Hilfe von *In-vitro-Tests* kann diese Endstrecke der allergischen Soforttypreaktion direkt überprüft und analysiert werden.

Bei der Messung der *allergeninduzierten Histaminfreisetzung* aus basophilen Granulozyten werden Leukozyten aus dem peripheren Blut angereichert und in der Zellkultur mit Allergenen, einer Positiv- sowie einer Negativkontrolle inkubiert. Das über IgE-vermittelte Mechanismen freigesetzte Histamin kann mittels Immunoassay quantifiziert werden. Parallel wird in einem weiteren Probenansatz der Histamingesamtgehalt bestimmt, da Histamin ein präformierter in zytoplasmatischen Vesikeln gespeicherter Mediator ist. Die Histaminfreisetzung in den Proben wird als Prozent dieser Gesamtkonzentration angegeben.

Die Effektorzellfunktion von basophilen Granulozyten und Mastzellen kann auch mittels *allergeninduzierter Leukotrienfreisetzung* bestimmt werden. Leukotriene gehören zu den neusynthetisierten Mediatoren, die im Rahmen einer allergischen Reaktion produziert und sezerniert werden. Im Rahmen der IgE-vermittelten allergischen Reaktion werden Leukotriene von basophilen Granulozyten und Mastzellen ausgeschüttet. Bei pseudoallergischen Reaktionen können diese Mediatoren zusätzlich auch von Monozyten und eosinophilen Granulozyten über nicht IgE-vermittelte Mechanismen freigesetzt werden. Das Testprinzip ist ähnlich der Histaminfreisetzung. Über Dextransedimentation angereicherte Leukozyten aus dem peripheren Blut werden nach einer kurzen Vorinkubation mit IL-3 mit den Allergenen stimuliert und im Zellüberstand kann daraufhin die Leukotrienkonzentration gemessen werden. Ähnlich wie bei der Histaminfreisetzung werden Kontrollproben parallel eingesetzt.

Der Vorteil dieser Testsysteme liegt darin, daß individuelle Allergene in bezug auf ihre biologische Relevanz ex vivo untersucht werden können. Insbesondere das Testsystem der Leukotrienfreisetzung erlaubt möglicherweise auch die Erfassung pseudoallergischer Reaktionen, die anderweitig nur schwer einer Diagnostik zugänglich sind. Es muß allerdings berücksichtigt werden, daß es sich bei beiden Testverfahren um biologische Assays handelt, die naturgemäß einer erheblichen Variabilität unterliegen und deren Interpretation einer großen Erfahrung bedürfen.

5.8.6 Umweltallergenanalyse: Quantifizierung von Innenraumallergenen

Durch die Entwicklung von monoklonalen Antikörpern gegen wichtige Innenraumallergene, ist es heute möglich, ELISA-Verfahren einzusetzen, auf deren Basis eine *Allergenquantifizierung* vorgenommen werden kann. Da epidemiologische Studien einen direkten Zusammenhang zwischen der Belastung mit Innenraumallergenen, dem Sensibilisierungsrisiko und der Klinik aufgezeigt haben, kommt der Bestimmung von Innenraumallergenen auch klinisch eine immer größere Bedeutung zu. Immunoassays stehen heute für mehrere Hauptallergene zur Verfügung (Hausstaubmilbe, Katze,

Tabelle 5.15. Innenraumallergenanalyse

Allergen	Monoklonale Antikörper gerichtet gegen	Konzentration/g Probenmaterial	Interpretation
Hausstaub/Mehlmilbe	Der p 1 Der f 1	<400 ng 400–2 000 ng 2 000–10 000 ng >10 000 ng	geringe Belastung signifikante Belastung hohe Belastung sehr hohe Belastung
Katze	Fel d 1	<400 ng 400–2 000 ng 2 000–8 000 ng >8 000 ng	geringe Belastung signifikante Belastung hohe Belastung sehr hohe Belastung
Schaben	Bla g 1	>2 U	Sensibilisierungsrisiko
Hund	Can f 1	>10 µg	Sensibilisierungsrisiko

Schaben und Hund); sie sind allerdings bislang weder bezüglich der Probengewinnung noch der Allergenextraktion genügend standardisiert. Die in Tabelle 5.15 angegebenen Kriterien zur Befundinterpretation können zum gegenwärtigen Zeitpunkt lediglich richtungsweisend sein.

Literatur

Bousquet J, Chanez P, Chanal I, Michel F-B (1990) Comparison between RAST und Pharmacia CAP system: A new automated specific IgE assay. J Allergy Clin Immunol 85: 1039–1043

Chapman MD, Smith AM, Slunt JB, Vailes LD, Arruda LK (1995) Immunochemical and molecular methods for defining and measuring indoor allergens: in dust and air. Pediatr Allergy Immunol 6 (Suppl 7): 8–12

De Weck AL, Stadler BM, Urwyler A, Wehner HU, Bühlmann RP (1939) Cellular allergen stimulation test (CAST): A new dimension in allergy diagnostics. Allergy Clin Immunol News 5: 9–14

Liappis N, Schlebusch H, Niesen M (1992) Referenzbereiche für die IgE-Konzentration im Serum von Kindern. Monatsschr Kinderheilkd 140: 300–302

Peterson CGB, Enander I, Nystryd J, Anderson AS, Nilsson L, Venge P (1991) Radioimmunoassay of human eosinophil cationic protein (ECP) by an improved method. Establishment of normal levels in serum and turnover in vivo. Clin Exp Allergy 21: 561–567

Pichler WJ (1993) Diagnostische Möglichkeiten bei Medikamentenallergien. Schweiz Med Wochenschr 123: 1183–1192

Subcommittee on ‚Occupational Allergy‘ of the European Academy of Allergology and Clinical Immunology (1992) Guidelines for the diagnosis of occupational asthma. Clin Exp Allergy 22: 103–108

Wide L, Bennich H, Johansson SGO (1967) Diagnosis of allergy by an *in-vitro* test for allergen antibodies. Lancet 2: 1105–1107

KAPITEL 6

Therapie

6

6.1 Kausaltherapien allergischer Erkrankungen

6.1.1 Allergenkarenz und Klimatherapie

SUSANNE LAU

Einleitung

Die allergische Entzündung richtet sich meistens gegen Proteine von Gräser-, Baum- oder Getreidepollen, Exkremente von Hausstaubmilben, gegen Schimmelpilze, Tierepithelien und Nahrungsmittel. Da die Entzündung durch das Allergen verursacht wird, stellen Allergenkarenz und Elimination die eigentliche Kausaltherapie dar. Ihr Erfolg wird entscheidend von der Art des vorliegenden Allergens bestimmt.

Grundprinzipien der Allergenkarenz sind die Primär-, Sekundär- und Tertiärprävention.
Primärprävention: Elimination potentieller Allergene zur Verhinderung einer Sensibilisierung.
Sekundärprävention: Meiden der Allergenexposition bei vorhandener Sensibilisierung zur Verhinderung des Krankheitsausbruchs.
Tertiärprävention: Allergenkarenz bei manifester allergischer Erkrankung zur Verhinderung des Fortschreitens.

Inhalationsallergene

Pollen

Pollen von Laubbäumen wie Birke, Hasel und Erle sowie von Gräsern, Getreide, Beifuß können bei Sensibilisierten eine allergische Rhinitis oder ein Asthma verursachen. Die Reaktion wird oftmals bereits bei Pollenzahlen zwischen 25–50/m^3 ausgelöst.

Da die Pollenzahlen im Haus bis zu 30% niedriger sind als im Freien, ist es während der Pollenflugphase sinnvoll, die Fenster möglichst lange geschlossen zu halten und nur zu Zeiten geringer Luftbewegung und Pollenbelastung zu lüften.

Zu beachten ist, daß Pollen beispielsweise von Gräsern bei trockenem Wetter und entsprechen dem Wind kilometerweit fliegen. Die höchste Pollenkonzentration findet man ca. 2–3 h nach Sonnenaufgang und am späten Nachmittag. Blühende Felder und Wiesen sollten für Spaziergänge und Radtouren gemieden werden. Wenn möglich, sollten pollenarme Gegenden wie Gebirge oder Meer aufgesucht werden. Pollenflugvorhersagen in Zeitung, Rundfunk, Telefon und Internet (Anhang S.

255) weisen auf die zu erwartende Belastung hin und helfen, das Risiko einer aktuellen Beschwerdesymptomatik abzuschätzen. Eine vollständige Allergenkarenz gegenüber ubiquitären Allergenen wie Pollen wird jedoch selten möglich sein.

Hausstaubmilbenallergene

Allergene der Milben Dermatophagoides pteronyssinus und farinae (Der p 1 und Der f 1) sind bezüglich Exposition und Risiko für atopische Individuen am besten von allen Milbenallergenen untersucht (vgl. Tabelle 6.1). Die Spinnentiere benötigen eine hohe Luftfeuchtigkeit (>75%) und möglichst konstante Temperaturen über 20°C. Sie finden sich deshalb auf Matratzen in den höchsten Konzentrationen. Aber auch Teppiche und Polstermöbel sowie Kuscheltiere können beträchtliche Allergenbelastungen aufweisen. Die Verbesserung der Innenraumisolation (Energiesparhaus) und Verschlechterung der Luftaustauschrate haben dazu geführt, daß sich Hausstaubmilben bei der hohen Innenraumfeuchtigkeit mittlerweise sogar in den skandinavischen Ländern vermehren. Die Majorallergene verschiedener Milben sind bekannt. Von besonderer Bedeutung sind die Majorallergene der Hausstaubmilben Dermatophagoides pteronyssinus und farinae, Der p 1 und Der f 1. Sie sind mit Hilfe von Immunoassays quantifizierbar.

Untersuchungen zeigen, daß bei atopisch prädisponierten Kindern Milbenallergenkonzentrationen unter 1 µg Der p 1 oder Der f 1/g Staub bereits ein Risiko für eine Sensibilisierung darstellen. Genauere Angaben über Schwellenkonzentrationen liegen nicht vor. Man kann lediglich sagen, daß das Risiko, einen akuten Asthmaanfall zu erleiden, für einen Milben-sensibilisierten Asthmatiker bei einer Exposition von 2–10 µg Der p 1 + Der f 1/g signifikant erhöht ist. Die Milbenallergenelimination als Sekundär- bzw. Tertiärprävention sollte demnach zu einer Reduktion unter diesen Schwellenwert führen (vgl. Tabelle 6.2). Die Eliminationsmaßnahmen (s. Übersicht) können zum einen physikalischer Natur sein: Dies bedeutet häufiges Lüften und Senken der relativen Luftfeuchtigkeit wenn möglich auf unter 40%. Luftbefeuchter sollten nicht benutzt werden. Der Einsatz von Luftfiltern wie den HEPA-Filtern ist weniger effektiv, da die Milbenallergene zum größten Teil an Partikel >10 µm gebunden sind, schnell sedimentieren und es nur bei konstant hoher Luftbewegung zu einer Allergenreduktion kommt. Waschen mit Temperaturen >60°C tötet Milben z. B. in Stofftieren oder Bettwäsche und sollte 1mal monatlich durchgeführt werden.

Eine Milbenallergenreduktion von bis zu 98% auf Matratzen kann durch Polyurethan- bzw. Goretex-beschichtete Bett- und Matratzenbezüge erzielt werden. Eine Studie mit milbenallergischen Kindern ergab, daß die effektive Milbenallergenreduktion auf Werte unterhalb einer Konzentration von 2 µg Der p 1 + Der f 1/g Staub nach 4–8 Monaten auch zur Reduktion der bronchialen Hyperreagibilität führen kann. Aus einer englischen Studie, in der die Wirkung einer primären Prävention durch Matratzenüberzüge untersucht wurde, ergaben sich Hinweise dafür, daß die Reduktion der Milbenexposition bei Neugeborenen und Säuglingen eine Sensibilisierung bei atopisch Prädisponierten verschieben kann. Bei extrem hoher Milbenbelastung sind Überzüge nicht ausreichend. Eine signifikante Milbenreduktion erfordert die Erneuerung der Matratze sowie die Entfernung kontaminierter Teppichböden und sog. „Staubfänger" (Gardinen, Polster).

Als weitere Maßnahmen sind Akarizide und Chemikalien zu nennen. Viele Akarizide, die in vitro Milbenkulturen abtöten, zeigen in Studien eine deutlich schlechtere Wirkungsweise, da die Penetration in die zu sanierenden Gewebe zu gering ist. Als Beispiel für Akarizide sind Benzylbenzoat (Acarosan), Pyretroide, Phosmethyl, Benzyltannat, Koffein und flüssiger Stickstoff zu nennen. Gerade für Matratzen zeigen viele Studien schlechte Ergebnisse mit ungenügender und nur kurz anhaltender Allergenreduktion. Dies ist insofern von Bedeutung, als bei atopisch prädisponierten Kindern schon geringe Konzentrationen von Milbenallergenen zu einer Sensibilisierung führen können.

Hinsichtlich der Tertiärprävention bei schon sensibilisierten und erkrankten Atopikern gibt es Untersuchungen, die zeigen, daß die 12stündige Anwendung von Benzylbenzoat auf Teppichen eine befriedigende Allergenreduktion bewirkt und etwa 2 Wochen anhält. Für Matratzen waren die Ergebnisse dagegen unbefriedigend. Auch in einer australischen Studie wurde mit einer Kombination aus einem akariziden Benzylderivat und einem proteindenaturierenden Tannat auf Wolldecken und Teppichen eine Milbenallergenreduktion von über 90% erzielt.

Tabelle 6.1. Allergenkonzentrationen in Innenräumen (Angabe von Medianwerten in µg/g Staub)

Ort	Quelle der Staubprobe	Konzentration
Schweden	Höchster Wert im Haus	
	(Kinder mit Milbensens.)	0,76 Der p 1 + Der f 1
	(Kinder ohne Milbensens.)	<0,02 Der p 1 + Der f 1
	(Kinder mit Katzensens.)	0,75 Fel d 1
	(Kinder ohne Katzensens.)	0,59 Fel d 1
	(Kinder mit Hundesens.)	0,9 Can f 1 0,60 Can f 1
	(Kinder ohne Hundesens.)	
Berlin	Matratze atopische und nichtatopische Kinder	0,9
Berlin	Matratze milbensens. asthmat. Kinder	12,6
5 deutsche Städte	Teppich (Neugeborenenkohorte)	200 Der p 1 + Der f 1 60 Fel d 1
Freiburg	Matratze (Schulkinderkohorte)	1,5 Der p 1
Guatemala City	Matratze (milbensens. asthmat. Kinder)	37
Poole, England	Matratze (Kinder mit atop. Eltern)	10,6
Sao Paolo, Brasilien	Matratze (milbensens. asthmat. Kinder)	38,4
Sydney, Australien	Matratze (Schulkinder, kein Unterschied zwischen Atopikern und Nichtatopikern)	38,9
Los Alamos	Höchster Wert von 4–5 Proben	
	(Katze im Haus)	ca. 50 Fel d 1
	(keine Katze)	ca. 4 Fel d 1
	(Hund im Haus)	ca. 100 Can f 1
	(kein Hund)	ca. 2 Can f 1

Tabelle 6.2. Hausstaubmilbenallergenkonzentrationen (Der p 1 + Der f 1/g Staub), die bei Eliminationsmaßnahmen unterschritten werden sollten

Primärprävention	Sekundärprevention	Tertiärprävention
?? so niedrig wie möglich (<0,5 µg)	?? zumindest <1 µg/g	<2 µg/g

Zusammenfassend läßt sich sagen, daß eine Milbenallergenreduktion im Rahmen der Tertiärprävention zu einem gewissen Grad mit beschichteten Bezügen möglich ist (s. Übersicht). Akarizide und Chemikalien sind eher unzuverlässig. Teppiche sollten daher am besten entfernt werden. Des weiteren sind physikalische Maßnahmen wie Waschen >60°C zu empfehlen. Zur Wirkung der Primärprävention stehen noch Studien aus. Dabei geht es um die Frage, inwieweit eine ausreichende Sanierung überhaupt möglich ist und wie diese gestaltet sein müßte (vgl. Tabelle 6.2).

Empfehlungen zur Reduktion von Innenraumallergenen:

- keine Haustiere (Felltiere),
- niedrige Innenraumfeuchtigkeit (<40% relative Luftfeuchtigkeit),
- regelmäßiges Lüften,
- wischbare Böden, Reduktion sog. „Staubfänger" wie Gardinen und Polster,
- Matratzen- und Bettenüberzüge beschichtet mit Goretex oder Polyurethan bzw. waschbare Dekken und Kopfkissen,
- für Teppichböden, die nicht entfernt werden können, Desinfektion mit Benzylbenzoat oder Tanninsäure (z. B. Acarosan, Allersearch DMS, Lowal).

Schimmelpilzallergene

Häuser mit schlechter Bausubstanz, aber auch sehr gut isolierte Gebäude können zur Erhöhung der Innenraumfeuchtigkeit und zum Schimmelpilzbefall führen. In Skandinavien wurde nach der Energiekrise der 70er Jahre begonnen, Häuser mit hoher Wärmedämmung und Dreifachverglasung zu bauen. Dies senkte die Luftaustauschrate beträchtlich und führte zur Bildung von Kondenswasser an den Fensterrahmen, an denen Pilze wie z. B. Aureobasidium pullulans, aber auch Alternaria, Cladosporium, Aspergillus- und Penicilliumarten ein ideales Milieu vorfanden. Schimmelpilze befinden sich auch in Luftbefeuchtern, Klimaanlagen, Inhalationsgeräten sowie außerhalb des Hauses. Diese Pilze sondern bisher schlecht charakterisierte Allergene ab, die zur Sensibilisierung führen können. Allerdings ist eine Sensibilisierung gegen Pilzsporen verglichen mit Tierhaar- und Milbenallergien vergleichsweise selten.

Schimmelpilzbefall kann verhindert werden durch Senkung der Innenraumluftfeuchtigkeit und ausreichende Luftaustauschrate. Bei lokalisiertem Schimmelpilzbefall werden desinfizierende alkoholische Lösungen von quartärem Ammoniumchlorid empfohlen. Über ihre Wirksamkeit liegen jedoch keine kontrollierten Studien vor.

Tierallergene

Patienten mit allergischem Asthma bronchiale zeigen in ca. 30–50% der Fälle Sensibilisierungen gegen Tierallergene, am häufigsten gegen Katzen-, Hunde- und Pferdeallergene. Bei Pferden ist die Meidung des Allergens relativ einfach; Patienten sollten roßhaarhaltige Matratzen und Decken meiden. Im Falle der Katzen- und Hundeallergie befindet sich die Allergenquelle im Hause (Tabelle 6.1). Aus allergologischer Sicht sollten bei ausgeprägten Beschwerden und nach Sicherung der Kausalität die oder das Haustier(e) aus dem häuslichen Milieu entfernt werden. Erfahrungsgemäß trennen sich viele Patienten nicht von ihren vierbeinigen Freunden und vertrauen eher auf die symptomatische Therapie. Zu beachten ist, daß das Katzenallergen Fel d1 auch nach Entfernung des Haustieres bis über ein Jahr nachweisbar bleibt. Es heftet sich an sehr kleine Staubpartikel (<2 μm), gelangt durch Luftbewegung in die Raumluft und kann dort sehr lange schweben ehe es langsam sedimentiert. Ein Transport von Tierallergenen durch die Kleidung in Haushalte, in denen keine Haustiere gehalten werden, ist eine Ursache dafür, daß auch in öffentlichen Gebäuden wie Schulen und Kindergärten erhebliche Konzentrationen von z. B. Fel d 1 gefunden werden und bei Sensibilisierten entsprechende Symptome hervorrufen können: Wie eine prospektive Studie zeigte, erhöhen gerade hinsichtlich der Katzenallergie im Kleinkindesalter bereits geringe Mengen an Allergen (<500 ng/g Staub) das Risiko einer spezifischen Sensibilisierung. So können auch nach Abschaffen einer Katze oder bei Besuch eines Katzenbesitzers Allergenkonzentrationen im Haushalt auftreten, die sowohl sensibilisieren als auch klinische Beschwerden verursachen können. Die Vorschläge einiger Arbeitsgruppen, den Allergengehalt des Katzenfelles durch regelmäßiges Waschen zu reduzieren, scheint wenig praktikabel und daher nur in Einzelfällen einen Versuch wert zu sein.

Meidung von Nahrungsmittelallergenen

Ist ein Nahrungsmittel durch systematische Diagnostik (doppelblind plazebokontrollierte orale Provokation, Symptomtagebuch) als Ursache einer allergischen Sofort- oder Spätreaktion identifiziert, sollte unter Anleitung einer Diätassistentin ein Speiseplan erarbeitet werden, in dem das beschuldigte Nahrungsmittel streng gemieden wird. Insbesondere müssen Nahrungsmittel wie Eier beachtet werden, die oft versteckt in Keksen und Kuchen aber auch in Babynahrung vorkommen. Die Deklaration von Nahrungsmittelinhaltstoffen ist häufig unvollständig, was zu unerwarteten anaphylaktischen Reaktionen führen kann.

Unspezifische Reizstoffe

Chemische Stoffe wie Formaldehyd, Ozon und Stickstoff- sowie Schwefeldioxid können zur Reizung der Atemwege führen. Sie stellen zwar keine Allergene dar, zumindest Schwefeldioxid kann aber im Tiermodell eine inhalative Sensibilisierung gegen Ovalbumin begünstigen. Eine Vermeidung dieser Stoffe ist daher auch aus Sicht des Allergologen wünschenswert.

Das Rauchen von Zigaretten und Zigarren durch Eltern stellt einen wichtigen Faktor der Innenraumluftverschmutzung dar.

Das Passivrauchen steht in eindeutigem Zusammenhang mit der Entwicklung allergischer Atemwegserkrankungen im Kindesalter und sollte daher unbedingt vermieden werden.

Klimatherapie

Die Klimatherapie ist ein Bestandteil der Therapie chronischer Erkrankungen wie z. B. Atemwegs- und Hauterkrankungen. Nicht alle für den Heilungserfolg verantwortlichen Faktoren können vollständig erfaßt und belegt werden. Die Beobachtung, daß sich allergisch bedingtes Asthma bronchiale und Dermatitis atopica im Hochgebirgsklima (Beispiel Davos) häufig bessern, legt nahe, daß die spezifischen klimatischen Gegebenheiten kausal eine Rolle spielen. Besonders wichtig ist die Allergenarmut sowie die trockene kühle und reine Luft. Die Allergenarmut ist insbesondere durch die kurze Pollensaison, den verzögert einsetzenden Pollenflug und die insgesamt niedrige Gesamtpollenbelastung bedingt. Verglichen mit dem Flachland gibt es weniger Laubbäume, dafür mehr Nadelbäume (Kiefern, Fichten), deren Pollen kaum allergene Potenz haben.

Die Luftfeuchtigkeit liegt im Hochgebirge im Mittel zwischen 40 und 50%, was zusammen mit der niedrigen Temperatur schlechte Lebensbedingungen für die Hausstaubmilbe schafft. Die niedrige Luftfeuchtigkeit vermindert zudem das Wachstum von Schimmelpilzen.

Als weitere bedeutsame Faktoren wird das sog. „Reizklima" genannt, d. h. niedrige Temperatur, große Temperaturwechsel, rascher Witterungswechsel, vorwiegend als Schnee fallende Niederschläge und die höhere Intensität des biologisch wirksamen UV-Spektrums. Die Bedeutung der einzelnen Faktoren ist allerdings bislang ungeklärt.

Literatur

Armentia-Medina A, Blanco-Quiros A, Martin-Santos JM et al. (1989) Rush immunotherapy with a standardized Bermuda grass pollen extract. Ann Allergy 63: 127–135

Arshad SH, Matthews S, Gant C et al (1992) Effect of allergen avoidance on development of allergic disorders in infancy. Lancet 339: 1493–1497

Blay F de, Chapman MD, Platts-Mills TAE (1991) Airborne cat allergen (Fel d I). Am Rev Respir Dis 143: 1334–1339

Bollinger ME, Eggleston PA, Flanagan E, Wood RA (1997) Cat antigen in homes with and without cats may induce allergic symptoms. J Allergy Clin Immunol

Boner AL, Peroni D, Sette L, Valletta EA, Piacentini G (1993) Effects of allergen exposure-avoidance on inflammation in asthmatic children. Allergy 48: 119–124

Bousquet J, Hejjaoui A, Michel F-B (1990) Specific immunotherapy in asthma. J Allergy Clin Immunol 86: 292–305

Bousquet J, Hejjaoui A, Soussana M, Michel F-B (1990) Double-blind, placebo-controlled immunotherapy with mixed grass-pollen allergoids. IV. Comparison of the safety and efficacy of two dosages of a high-molecular-weight allergoid. J Allergy Clin Immunol 85: 490–497

Ehnert B, Lau-Schadendorf S, Weber A, Büttner P, Schou C, Wahn U (1992) Reducing domestic exposure to dust mite allergen reduces bronchial hyperreactivity in sensitive children with asthma. J Allergy Clin Immunol 90: 135–138

Ewan PW (1989) Allergen immunotherapy. Curr Opin Immunol 1: 672–678

Green WF, Nicolas NR, Saome CM, Woolcock AJ (1989) Reduction of house dust mites and mite allergens: effects of spraying carpets and blankets with Allersearch DMS, an acaricide combined with an allergen reducing agent. Clin Exp Allergy 19: 203–207

Hide DW, Matthews S, Matthews L et al. (1994) Effect of allergen avoidance in infancy on allergic manifestations at two years. J Allergy Clin Immunol 93 (5): 842–846

Ingram JM, Sporik R, Rose G, Honsinger R, Chapman MD, Platts-Mills TAE (1995) Quantitative assessment of exposure to dog (Can f I) and cat (Fel d I) allergens: Relation to sensitization and asthma among children living in Los Alamos, New Mexico. J Allergy Clin Immunol 96: 449–456

Kühr J, Frischer T, Meinert R et al. (1994) Mite allergen exposure is a risk for the incidence of specific sensitization. J Allergy Clin Immunol 94: 44–52

Kühr J, Frischer T, Meinert T et al. (1995) Sensitization to mite allergens is a risk factor for early and late onset of asthma and for persistence of asthma signs in children. J Allergy Clin Immunol 95: 655–662

Lau S, Falkenhorst G, Weber A, Werthmann I, Lind P, Wahn U (1989) High mite allergen exposure increases the risk of sensitization in atopic children. J Allergy Clin Immunol 84: 718–725

Lau-Schadendorf S, Rusche AF, Weber A, Buettner P, Wahn U (1991) Short term effect of solidified benzyl benzoate on mite allergen concentrations in house dust. J Allergy Clin Immunol 87: 41–47

Lau-Schadendorf S, Wahn U (1991) Exposure to indoor allergens and development of allergy. Pediatr Allergy Immunol 2: 63–69

Malling H-J, Weeke B (1993) Position Paper Immunotherapy. Allergy 48 Suppl 14: 9–35

Parker WA, Whisman BA, Apalski SJ, Reid MJ (1989) The relationships between late cutaneous responses and specific antibody responses with outcome of immunotherapy for seasonal allergic rhinitis. J Allergy Clin Immunol 84: 667–677

Platts-Mills TAE, Thomas WR, Aalberse RC, Vervloet D, Chapman MD (1992) Dust mite allergens and asthma: report of a second international workshop. J Allergy Clin Immunol 89: 1046–1060
Wood RA, Chapman MD, Adkinson NF, Eggleston PA (1989) The effect of cat removal on allergen content in household-dust samples. J Allergy Clin Immunol 83: 730–734
Woodfolk JA, Hayden ML, Couture N, Platts-Mills TAE (1995) Chemical treatment of carpets to reduce allergen: comparison of the effects of tannic acid and other treatments on protein derived from dust mites and cats. J Allergy Clin Immunol 96: 325–333

6.1.2
Spezifische Immuntherapie

Harald Renz

Einleitung

Die pharmakologische Allergietherapie besteht in den beiden zentralen Säulen der spezifischen Immuntherapie (Hyposensibilisierung) und der antientzündlichen Pharmakotherapie. Beide Komponenten sind unverzichtbare Bestandteile eines optimalen Therapiemanagements. Im folgenden Kapitel wird das Therapiekonzept der spezifischen Immuntherapie erläutert. Hierbei werden sowohl praktische Aspekte wie Indikationen, Kontraindikationen, Durchführung der Therapie, Fragen der Dosisadaptation und Nebenwirkungen besprochen. Ferner wird auf die bis jetzt bekannten Wirkmechanismen dieser Form der Allergietherapie eingegangen.

Das Prinzip der spezifischen Immuntherapie

Die spezifische Immuntherapie (*SIT*) stellt die klassische *Kausaltherapie* allergischer Erkrankungen dar. Neben der antiallergischen, antientzündlichen Pharmakotherapie und der Allergenkarenz ist die SIT die dritte zentrale Säule in der Allergietherapie.

Ziel der SIT ist eine *Umorientierung* der Immunfunktionen, wobei versucht wird, über die Applikation von möglichst hohen Allergenkonzentrationen über einen langen Zeitraum die allergenspezifische Immunantwort auf den verschiedenen Ebenen der Regulation nachhaltig und spezifisch zu beeinflussen.

Im Rahmen des Therapiekonzepts ersetzt SIT nicht die klassische Pharmakotherapie, sondern ist bei ausgewählten Patienten und speziellen Indikationen (s. unten) als zusätzliche Säule im Rahmen des Therapiemanagements zu betrachten.

Bei richtiger Anwendung lassen sich die früher häufig beobachteten schweren bis hin zum anaphylaktischen Schock reichenden Soforttypreaktionen weitestgehend vermeiden und andere Beschwerdebilder nachhaltig positiv beeinflussen. Entscheidend für den Therapieerfolg sind die korrekte Indikationsstellung sowie die Einhaltung bestimmter Kriterien bei Durchführung der Therapie. Die verbesserte Verträglichkeit der Präparate in den letzten Jahren ist auf entscheidende Fortschritte bei der Allergencharakterisierung und -aufreinigung sowie Standardisierung der Allergenkonzentrationen zurückzuführen. Die früher verwendeten ungereinigten Allergenpräparationen, die zudem auch nur unzureichend standardisierte Allergenkonzentrationen enthielten, sind für den klinischen Einsatz obsolet (Abb. 6.1). Heute sollen nur noch charakterisierte und standardisierte Allergenpräparationen zum klinischen Einsatz kommen. Im allgemeinen sind nur solche Präparationen zu empfehlen, deren Wirksamkeit in doppelblind plazebokontrollierten Studien klar belegt wurde (Tabelle 6.3).

Die klinisch eingesetzten Präparate beruhen auf unterschiedlichen Konzepten. Bei den *nativen Allergenpräparationen* wird davon ausgegangen, daß das hochgereinigte, in seinem Nativzustand befindliche Allergen am besten von der Allergen präsentierenden Zelle erkannt, phagozytiert und den T-Zellen präsentiert wird. Die Emulgation mit Aluminiumhydroxid führt zu einer verzögerten Freisetzung des Allergens, dies ist das Prinzip der Semidepotpräparate. Im Unterschied hierzu wird bei *chemisch modifizierten Allergenpräparationen* die Tertiär- und Quartärstruktur des Allergens durch

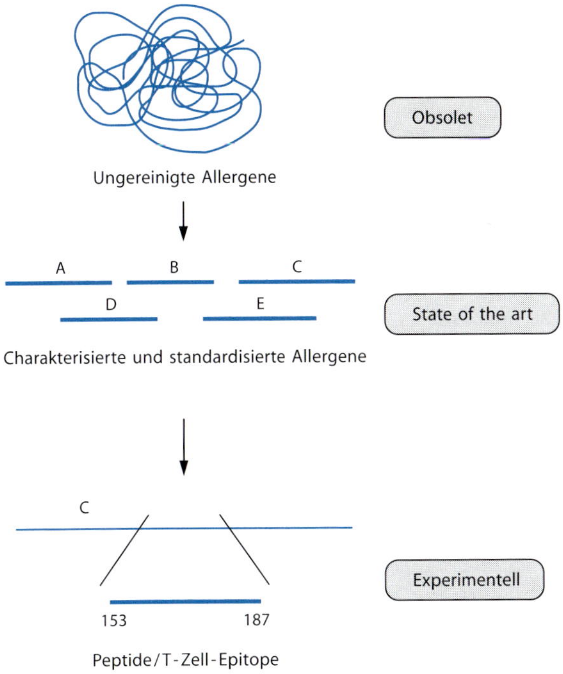

Abb. 6.1. Einsatz von standardisierten und charakterisierten Allergenen für die spezifische Immuntherapie

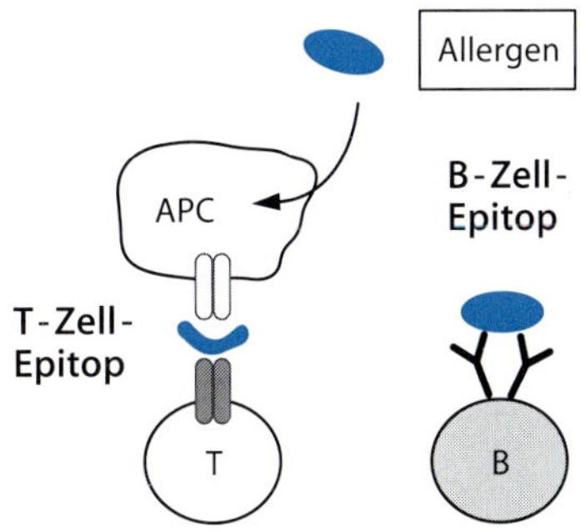

Abb. 6.2. Erkennung von T- und B-Zell-Epitopen durch verschiedene Oberflächenstrukturen auf T- und B-Zellen

Behandlung mit Formaldehyd, Glutaraldehyd und anderen Substanzen verändert. Auch eine Behandlung mit Polyethylenglykol ist beschrieben. Durch Modifikation der Allergenextrakte verspricht man sich eine Veränderung der allergenen Struktur, die bewirkt, daß allergenspezifische beispielsweise auf Mastzellen gebundene Antikörper das Allergen nicht mehr erkennen. Dadurch soll eine nach Allergeninjektion ausgelöste IgE-vermittelte Sofortreaktion vermieden werden. Dieser Effekt der Allergenmodifikation wird auch als *Maskierung der B-Zell-Epitope* bezeichnet (Abb. 6.2). Unter Berücksichtigung der im nächsten Abschnitt dargestellten praktischen Aspekte bei der Durchführung der SIT haben sich diese Therapiekonzepte durchaus als wirksam erwiesen, obwohl Doppelblindstudien mit Plazebogruppe im wesentlichen nur für native Präparate vorliegen.

Tabelle 6.3. Indikation für SIT bei **a** allergischer Rhinokonjuktivitis und allergischem Asthma und **b** Insektengiftallergie

a

Allergengruppe	Rhinokonjunktivitis	Asthma
Pollen	+	(+)
Hausstaubmilbe	+	(+)
Tierhaare (Katze, Hund)	+	(+)
Schimmelpilze	–	–

b

Klinik	Diagnostik (spezifisches IgE *und* Hauttest)	Entscheidung
Systemische Reaktion mit respiratorischer und kardiovaskulärer Komponente	+	ja
	–	nein
Milde bis moderate Reaktion mit Urtikaria, Angioödem ect.	+	relative Indikation
	–	nein
Große Lokalreaktion	+	nein
	–	nein
Ungewöhnliche Reaktion	+	nein
	–	nein

( ) Wirksamkeit bei milden Asthmaformen belegt; bei schweren, instabilen Formen SIT nicht indiziert
\+ nachgewiesene Wirksamkeit (doppelblind plazebokontrollierte Studien)
– keine Wirksamkeit

Praktische Aspekte der SIT

Die hier diskutierten praktischen Aspekte der SIT orientieren sich an dem Positionspapier der *Europäischen Akademie für Allergie (EAACI)*, welches allgemein akzeptierte Richtlinien für die Durchführung der Immuntherapie zusammenfaßt.

SIT untergliedert sich in 2 Phasen. Zunächst gilt es, in der *Aufbauphase* mit kontinuierlich ansteigenden Allergenkonzentrationen die höchstmögliche Dosis herauszufinden, die vom Patienten vertragen wird. Diese Maximaldosis wird in der Regel innerhalb von ca. 3 Monaten erreicht und in der zweiten Phase, der *Erhaltungsphase*, in regelmäßigen Abständen injiziert. Die Therapie ist dann am erfolgversprechendsten, wenn eine möglichst hohe kumulative Gesamtdosis über einen Zeitraum von etwa 2–3 Jahren verabreicht wird. Obwohl verschiedene Prinzipien bei der Durchführung der SIT zur Anwendung kommen, basiert das Grundschema in der Phase der Dosissteigerung in der Regel auf einer Verdoppelung der applizierten Allergendosis von Spritze zu Spritze. Je nach Präparat und Hersteller schwanken die Abstände der Injektionen zwischen einer und mehreren Wochen. Die Höchstdosis des Allergenextraktes sollte bei etwa 5–20 μg liegen. Diese Konzentration wird auch durch die verwendeten Allergenextrakte und Aufreinigungsprinzipien beeinflußt. Schätzungen gehen davon aus, daß bei Inhalationsallergenen innerhalb eines Jahres eine kumulative Gesamtdosis von ca. 1–10 μg Allergenmaterial über die Schleimhäute aufgenommen werden. Hieraus wird deutlich, daß die bei SIT erreichte Höchstdosis pro Injektion deutlich über der kumulativen natürlichen Allergendosis liegt.

Grundsätzlich soll eine SIT ganzjährig durchgeführt werden. Bei starker Allergenexposition, wie z. B. während der Pollenflugsaison, kann mit einer niedrigeren Konzentration weiterbehandelt werden.

Die Kriterien für eine Dosisadaptation werden weiter unten diskutiert.

Entschließt man sich zur Durchführung einer SIT mit verschiedenen *Allergengruppen* (z. B. Pollen, Hausstaubmilbe, Tierhaare), so sollten diese nicht miteinander vermischt und in einer Applikationsform injiziert werden. Jedes Allergen sollte an einer anderen anatomischen Lokalisation verabreicht werden. Hintergrund dieser Empfehlung ist, daß für jedes Allergen eine unterschiedliche Dosis-Wirkungs-Beziehung besteht und die maximal verträgliche Höchstdosis für jedes Allergen individuell herausgefunden werden muß. Für eine SIT kommen grundsätzlich nur solche Patienten in Frage, bei denen die Compliance sichergestellt ist. Hierbei gilt es insbesondere zu berücksichtigen, daß SIT eine Langzeittherapie über mehrere Jahre darstellt.

Indikation

Voraussetzung für eine SIT ist der Nachweis einer *allergenspezifischen IgE-vermittelten Sensibilisierung*, die von klinischer Relevanz ist. Die IgE-vermittelte Sensibilisierung wird mittels Hauttest bzw. dem Nachweis von spezifischen IgE-Antikörpern im Serum dokumentiert. Die klinische Relevanz wird im Idealfall durch eine positive Allergenprovokation im Erfolgsorgan belegt. Patienten, bei denen die antiallergische Pharmakotherapie nicht zu einer signifikanten Symptomreduktion führt, sind ebenfalls Kandidaten für SIT. Auch ältere Patienten können von einer SIT profitieren, doch ist zu berücksichtigen, daß sich im chronischen Krankheitsverlauf irreversible Organschäden mit Funktionsverlusten ausbilden können, die auch durch SIT nicht mehr positiv zu beeinflussen sind. Patienten mit allergischer Rhinokonjunktivitis und Asthma kommen grundsätzlich für eine SIT in Frage, doch sollte vorher evaluiert werden, wie ausgeprägt die Symptome nach Allergenkontakt sind. Vor jeder SIT sollten die Möglichkeiten der *Allergenvermeidung* als wichtige Therapiemaßnahme ausgeschöpft sein. In vielen Fällen ist eine optimale Allergenvermeidung allerdings nicht möglich bzw. kann aus unterschiedlichen Gründen nicht durchgeführt werden. Dann ist eine wichtige Indikation für SIT gegeben. Jüngere Patienten profitieren in der Regel mehr von einer SIT als ältere Patienten. Heute gilt noch die Regel, daß Kinder erst ab dem 5. Lebensjahr behandelt werden sollen. Es ist aber davon auszugehen, daß das Alter keine Kontraindikation für die Durchführung einer SIT darstellt. Aus immunologischer Sicht gibt es heute eigentlich keinen Grund, warum eine spezifische Immuntherapie nicht auch schon in einem früheren Lebensalter gestartet werden kann.

Grundsätzlich ist der Erfolg einer SIT dann höher, wenn das Sensibilisierungsspektrum eng ist, d. h. nur wenige Allergene für die klinische Symptomatik verantwortlich sind.

Da es bei vielen Patienten im Laufe des Lebens zu einer Ausweitung des Allergenspektrums kommt, ist grundsätzlich eine frühzeitiger Beginn der SIT anzustreben. Bei ausgeprägter polivalenter Sensibilisierung und Allergie sind die Chancen für eine signifikante Symptomenreduktion niedriger, wenn man nur mit einem von vielen Allergenen behandelt. Auch dies ist ein Argument für einen frühen Start einer SIT, nämlich bereits zu einem Zeitpunkt, wenn das Stadium der polivalenten Sensibilisierung noch nicht erreicht ist.

Allergengruppen

SIT soll nur mit solchen *Allergenextrakten* durchgeführt werden, deren Wirksamkeit in doppelblind plazebokontrollierten Studien dokumentiert wurde. Dies gilt insbesondere für eine Reihe von Pollenextrakten, die Hausstaubmilbe und Tierhaare. Ferner ist die Wirksamkeit bei Insektengiftallergien hinreichend dokumentiert. Hingegen sollte eine SIT mit Schimmelpilzextrakten nur in Einzelfällen durchgeführt werden.

Kontraindikation

Absolute Kontraindikationen für SIT sind das Vorliegen von schweren immunologischen oder malignen Erkrankungen (z. B. Kollagenosen, Autoimmunerkrankungen, lymphoproliferative Erkrankungen). Therapeutische Maßnahmen, die eine Behandlung mit Adrenalin negativ beeinflussen, sind ebenfalls als absolute Kontraindikation anzusehen. Hierzu gehören die koronare Herzerkrankung, die schwere arterielle Hypertension und die Behandlung mit β-Blockern. In solchen Fällen wäre die Wirksamkeit von Adrenalin, welches die effektivste Therapie des anaphylaktischen Schocks darstellt, eingeschränkt.

Eine Immuntherapie sollte nicht während der Schwangerschaft gestartet werden. Eine vor der Schwangerschaft gestartete und gut vertragene SIT kann aber fortgeführt werden. Patienten mit ausgesprochen schweren allergischen Erkrankungen und unkontrolliertem Asthma sowie schwerer atopischer Dermatitis profitieren in der Regel wenig von einer SIT. Hierzu zählen z. B. auch solche Patienten, die einer systemischen Steroidbehandlung bedürfen.

Patientenevaluation vor jeder Injektion

Die Evaluation des Patienten vor jeder Injektion dient der Erfassung von Veränderungen der klinischen Parameter, der Allergenexposition, Medikamenteneinnahme und weiterer Aspekte, um eventuell eine individuelle Dosisanpassung vornehmen zu können. Insbesondere sollen folgende Parameter erfaßt werden:

- Reaktionen nach letzter Injektion (Früh- und Spätreaktion),
- erhöhte Allergenexposition (z. B. während des Pollenflugs),
- zwischenzeitliche Infektionen und andere Erkrankungen,
- zwischenzeitliche Impfungen,
- Medikamentenanamnese unter besonderer Berücksichtigung von möglichem Medikamentenwechsel, der Benutzung neuer Medikamente und dem vermehrten Verbrauch antiallergischer Pharmaka,
- Vorliegen einer Schwangerschaft,
- Schweregrad der atopischen Dermatitis.

Basierend auf diesen Befunden und Parametern wird letztlich die Entscheidung getroffen, ob im Therapieplan weiterverfahren wird oder möglicherweise kein Dosisanstieg erfolgt, eine Dosisreduktion angezeigt ist oder die Injektion ausgelassen wird (Tabelle 6.4).

Dosisadaptation

Grundsätzlich gilt: Im Zweifelsfall *Dosisreduktion*, denn die Sicherheit des Patienten ist oberstes Gebot. Das Ausmaß der Dosisreduktion ist abhängig von der Schwere der Reaktionen. Wenn eine Injektion ausgelassen wurde, so sollte mit der letzten Dosis weiterbehandelt werden, bevor eine weitere Dosissteigerung vorgenommen wird. Im übrigen gelten die in Tabelle 6.4 zusammengestellten Kriterien.

Durchführung der Injektion

Die Injektion erfolgt grundsätzlich streng *subkutan*, wobei die Injektion im Falle der Applikation von Allergenen aus mehreren allergenen Gruppen an *unterschiedlichen anatomischen Lokalisationen* durchgeführt wird. Der Patient muß für mindestens 30 min unter ärztlicher Überwachung bleiben, um möglicherweise auftretende Sofortreaktionen adäquat therapieren zu können. Hierbei gilt es insbesondere, Frühzeichen einer systemischen Reaktion zu erkennen. Um eine exakte Dosierung sicherzustellen, hat sich die Benutzung einer 1-ml-Tuberkulinspritze bewährt. Die lyophylisierten Extrakte müssen komplett aufgelöst werden und die

Tabelle 6.4. Kriterien für Dosisanpassungen

Dosisreduktion	Keine Dosissteigerung	Auslassen der Spritze[1]
Systemische Reaktionen (Soforttyp oder verzögert)	Starke lokale Sofortreaktion (<12 Jahre → größer 3 cm >12 Jahre → größer 5 cm)	Respiratorische Infektion in der letzten Woche
Vermehrte Allergenbelastung (z. B. Pollenflugsaison)	Starke verzögerte Lokalreaktion (>8 cm)	Erkrankung mit Allgemeinsymptomen (z. B. Fieber) in den letzten 3–4 Tagen
Wechsel zu neuem Allergen-Batch (bei den meisten Allergen-extrakten)	Verlängertes Intervall zur letzten Spritze	Reduzierte Peak-Flow um >20% gegenüber den üblichen Werten der Patienten
		Kürzliche Verschlechterung des Asthma
		Exazerbation der atopischen Dermatitis
		Zwischenzeitliche Behandlung mit β-Blockern
		Operative Eingriffe
		Impfungen

[1] Nach jedem Auslassen der Hyposensibilisierung Weiterbehandlung mit zunächst reduzierter Allergendosis

allgemeinen Hinweise und Richtlinien für die Verabreichung von Injektionen sollen beachtet werden. Einige Untersucher berichten über ein reduziertes Auftreten von Sofortreaktionen, wenn der Spritze eine *Vorbehandlung mit oralen Antihistaminika* vorausgeht. Gegen eine solche Antihistaminikavorbehandlung gibt es aus immunologischer Sicht keine Argumente. Auch kann nicht davon ausgegangen werden, daß durch die Antihistaminikavorbehandlung die Wirksamkeit der SIT negativ beeinflußt wird. Andererseits wird diskutiert, ob Antihistaminika das Erkennen einer schweren systemischen Reaktion durch Maskierung der Frühsymptome erschweren könnten.

Nebenwirkungen unter SIT

Es ist zu unterscheiden zwischen *Soforttypreaktionen*, die sich innerhalb von 30 min manifestieren und solchen Reaktionen, die der *Spätphase der Soforttypreaktion* zuzuordnen sind. Letztere machen sich in der Regel wenige Stunden nach Allergenapplikation bemerkbar. Bei den Soforttypreaktionen ist v. a. die *systemische Soforttypreaktion* mit ihrer Extremmanifestation des anaphylaktischen Schocks gefürchtet.

Die systemische Reaktion ist definiert als eine klinische Manifestation, die nicht am Ort der allergenen Applikation auftritt, sondern andere Organe bzw. Organabschnitte erfaßt.

Hierzu zählen z. B. die Ausbildung einer leichten Urtikaria, einer Rhinitis oder Bronchoobstruktion. Hinweise und Richtlinien zur Therapie dieser klinischen Erscheinung finden sich in anderen Kapiteln. Grundsätzlich treten Nebenwirkungen häufiger in der *Phase der Dosissteigerung* als in der *Plateauphase* auf. Die Analyse von systemischen Reaktionen hat ergeben, daß diese häufig bedingt sind durch Applikation einer höheren Dosis als indiziert, daß die aktuelle Sensivität des Patienten falsch eingeschätzt und eine zu hohe Dosis appliziert wurde, daß die Applikation (partiell) intravenös erfolgte. Diese Aspekte verdeutlichen, daß SIT nur von speziell geschultem und ausgebildetem Personal durchgeführt werden darf. Gleichzeitig unterstreicht dies die Wichtigkeit der ausführlichen Anamnese vor jeder Injektion. Auf die Therapie von Zwischenfällen bei der Hyposensibilisierung wird an anderer Stelle eingegangen (s. Abschn. 6.3).

Überprüfung der Wirksamkeit von SIT

Der Nachweis der Wirksamkeit der Immuntherapie beruht auf der Erfassung klinischer Parameter. Eine Reduktion von Symptomen unter Allergenbelastung sowie ein verminderter Verbrauch von antiallergischen und antientzündlichen Medikamenten während und nach SIT sind zur Überprüfung der Wirksamkeit geeignet. Ferner können Provokationstests und die quantitative Erfassung von Lungen- und Atemwegsparametern dazu beitragen, die Wirksamkeit zu dokumentieren. Allerdings muß darauf hingewiesen werden, daß es bis heute keinen In-vitro- oder In-vivo-Parameter gibt, der die klinische Evaluation ersetzen kann. Weder die Bestimmung von allergenspezifischen IgE- und IgG-Antikörpern im Serum oder in Sekreten noch In-vitro-Tests (z. B. Leukozytenhistaminfreisetzung) sind geeignet, den Erfolg einer Immuntherapie zu definieren. Diese Laborparameter können höchstens unterstützend parallel zur klinischen Patientenevaluation herangezogen werden.

Besondere Aspekte der Bienen-/Wespenhyposensibilisierung

Grundsätzlich gelten für die Insektengifthyposensibilisierung dieselben Kriterien und Leitlinien wie für andere Allergengruppen. Im folgenden Abschnitt werden deswegen hier nur Spezifika dieser Behandlung besprochen.

Indikation

Entscheidend für die Auswahl der Patienten für eine Insektengift-SIT ist einerseits der Schweregrad der klinischen Reaktion und andererseits das Vorliegen eines positiven In-vitro-/In-vivo-Tests. Eine absolute Indikation ist bei schweren systemischen Reaktionen mit respiratorischen und/oder kardiovaskulären Komponenten plus einem positiven Allergietest (entweder Hauttest oder spezifisches IgE) gegeben. Ohne eine dokumentierte IgE-vermittelte Allergie sollte eine Insektengift-SIT nicht gestartet werden. Im Hauttest wird mittels Titrationsverfahren diejenige Schwellendosis ermittelt, welche als niedrigste Konzentration eine Quaddel von mindestens 5 mm Durchmesser induziert. Der Hauttest kann durchgeführt werden als intrakutane Endpunkttitration. Die relevante Schwellendosis soll hier zwischen 0,1 und 1 mg/ml Insektengift liegen. Diese Angaben schwanken allerdings von Autor zu Autor. Im *Pricktest* liegen die entsprechenden Konzentrationen zwischen 100 µg/ml und 1 mg/ml. Die *quantitative Bestimmung* von Insektengift-spezifischem IgE ist etwas weniger sensitiv als die Hauttests, insbesondere wenn der letzte Insektenstich länger als ein Jahr zurückliegt. Bei manchen Patienten können zusätzlich auch Insektengift-spezifische IgG-Antikörper nachgewiesen werden. Doch haben diese für die Auswahl der Patienten keinerlei Relevanz.

Große Lokalreaktion und ungewöhliche Reaktion wie vaskuläre Nephrose, Fieber, Thrombozytopenie usw. sind keine Indikationen für Insektengift-SIT.

Behandlungsprotokolle

Das Prinzip der Behandlung der Insektengiftallergien ist analog zur SIT mit anderen Allergenpräparationen. Eine initiale *Aufbauphase* wird abgelöst von einer *Erhaltungsphase*. Die allgemein empfohlene Erhaltungsdosis liegt bei 100 µg Insektengiftprotein. Dies entspricht mehreren Bienenstichen. Eine höhere Erhaltungsdosis von 200 µg ist empfohlen bei Bienenzüchtern, die berufsbedingt ein höheres Expositionsrisiko aufweisen. Neben dem konventionellen Dosisschema gibt es auch *Rush-* und *Ultrarushprotokolle*, die beispielhaft in Tabelle 6.5 zusammengestellt sind. Rushprotokolle führen zu einer schnelleren Protektion, werden allerdings in der Regel etwas schlechter toleriert als die konventionellen Protokolle.

Der allgemein akzeptierte Standard für eine erfolgreich durchgeführte Insektengift-SIT liegt in einer *gut tolerierten Reexposition*. Diese kann als Provokationstest unter stationären intensivmedizinischen Bedingungen durchgeführt werden. Etwa ein Jahr nach Start der Immuntherapie fallen die initial kurzfristig angestiegenen IgE-Antikörpertiter konstant ab. Die IgE-Antikörper werden im zeitlichen Verlauf vor den Hauttestreaktionen negativ.

Protektion ist dann gegeben, wenn unter Langzeitbedingungen Hauttestreaktionen negativ werden, bei der intrakutanen Endpunkttitration eine Konzentration von mehr als 1 µg/ml erreicht wird und wenn das Insekten-SIT-spezifische IgE nicht mehr nachweisbar ist.

Spezifische IgG- und IgG4-Antikörpertiter haben in den folgenden Situationen keinerlei prognostische Bedeutung:

- bei unbehandelten Patienten,
- Patienten mit Langzeit-SIT von mehr als 3 Jahren Dauer und
- Patienten, bei denen SIT abgebrochen wurde.

Tabelle 6.5. Standardprotokolle für Insektengift-SIT

Tag	Stunde	Konventionelle Dosis in μg	Rush	Ultrarush
1	0	0,01	0,01	0,1
	0,5	0,1	0,1	1
	1		1	0
	1,5			20
	2,5		2	30
	3,5			40
2	0		4	
	1		8	
	2		10	
	3		20	
3	0		40	
	1		60	
	2		80	
4	0		100	
8	0	1	100	
	1	2		
	2			
15	0	4	100	50
	1	8		50
22	0	10		
	1	20		
29		40	100	
36		60		
43		80	100	100
50		100		
57		100		
64				
71		100	100	100
78				
85		100		
92				
99			100	100
106		100		

Behandlungsdauer
Es gelten heute die folgenden Empfehlungen für die Behandlungsdauer der Insektengift-SIT: Die Behandlung kann abgebrochen werden, wenn

- der Patient für mindestens 3–5 Jahre behandelt wurde,
- systemische allergische Nebenwirkungen nicht beobachtet wurden und
- wenn ein Reexpositionstest durchgeführt wurde sowie
- Hauttest und spezifische IgE-Antikörper negativ sind.

Wirkmechanismus der SIT

Obwohl die klinische Wirksamkeit der SIT in einer großen Zahl von doppelblind plazebokontrollierten Studien hinreichend belegt wurde, gibt es erst in jüngster Zeit Hinweise auf die möglichen Wirkmechanismen. Diese Ergebnisse stammen insbesondere aus Untersuchungen, in denen Patienten mit nativen Extrakten behandelt wurden. Die gegenwärtig bekannten Effekte sind in Abb. 6.3 schematisch zusammengefaßt. Grundmechanismus der SIT ist offenbar eine *Umorientierung von T-Zell-Effektorfunktionen*, und zwar in multidirektionaler Richtung. Zum einen kommt es zur Verstärkung von Typ-1-T-Zell-Antworten, welche sich insbesondere in der erhöhten Produktion von IFN-γ ausdrückt. Parallel findet sich aber auch eine signifikante Erniedrigung der Typ-2-Zytokine IL-4 und IL-5.

Was ist der zugrundeliegende Mechanismus einer solchen T-Zell-Umorientierung?
Einerseits ist heute das Konzept weitestgehend akzeptiert, daß sich Typ-1- und Typ-2-T-Zellen aus einer gemeinsamen T-Zell-Vorläuferzelle entwikkeln. Andererseits gibt es keine Evidenzen dafür, daß sich eine einmal in Richtung einer Typ-2-T-Zelle differenzierte Effektorzelle in eine Typ-1-Effektorzelle umorientieren kann. Basierend auf diesem immunologischen Konzept, gibt es mehrere Möglichkeiten, die die T-Zell-Umorientierung erklären könnten:

- Neuinduktion von Typ-1-T-Zellen,
- selektive Proliferation von bereits vorhandenen Typ-1-T-Zellen und
- funktionelle Inaktivierung von Typ-2-T-Zellen.

Hinter dem Begriff „funktionelle Inaktivierung" mögen sich wiederum verschiedene Wirkmechanismen verbergen. Es ist vorstellbar, daß eine Typ-2-T-Zelle durch übermäßigen Allergenkontakt anergisiert wird, d. h. diese T-Zelle ist nach wie vor vorhanden, kann aber nicht nach Allergenkontakt mit den entsprechenden Aktivierungsschritten antworten. Zellbiologisch betrachtet, kann eine *Anergie* in der Zellkultur durch Zugabe von IL-2 über-

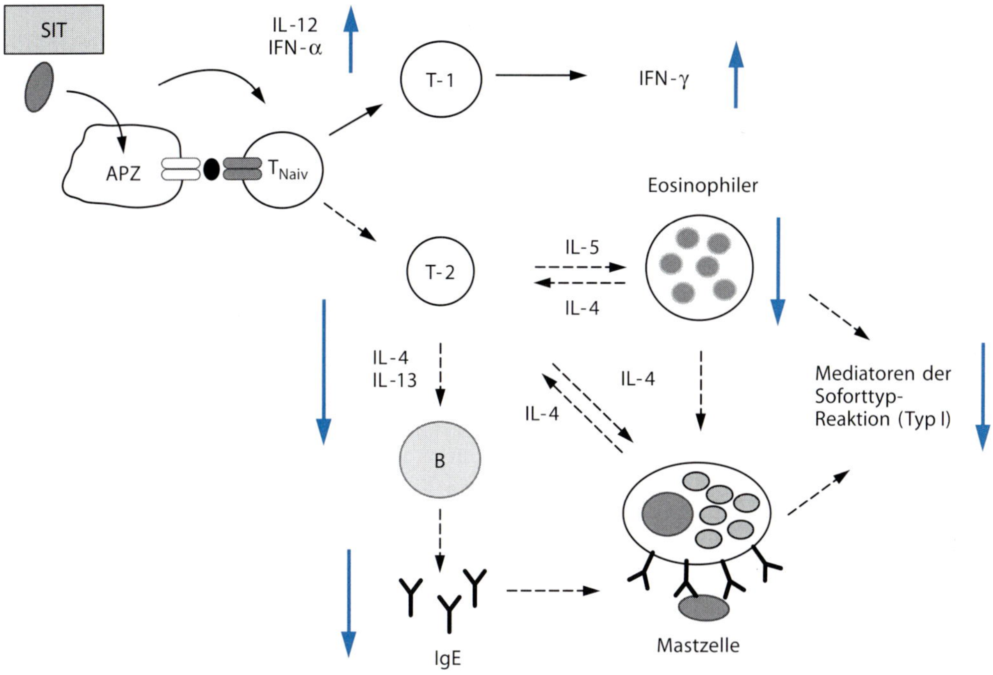

Abb. 6.3. Immunologische Mechanismen der spezifischen Immuntherapie

wunden werden. Es ist aber auch möglich, daß die Typ-2-T-Zelle deletiert wird oder aber durch molekulare Regulationsprozesse in die Apoptose getrieben wird. Welche der zugrundeliegenden Mechanismen hier letztlich zum Tragen kommen, ist nach wie vor unklar.

Parallel mit der Umorientierung der T-Zell-Funktionen kommt es auch zu einer Veränderung auf der Ebene der Effektorpopulation. Da eosinophile Granulozyten unter dem direkten Einfluß von IL-5 stehen und dieses unter SIT in verminderter Konzentration freigesetzt wird, ist es nicht verwunderlich, daß eine erfolgreiche SIT auch mit einem Abfall von Proteinen einhergeht, die aus diesen Effektorzellen freigesetzt werden. Dieses ist am Beispiel des eosinophilen kationischen Proteins (*ECP*) deutlich gezeigt worden. Ein weiteres Phänomen, insbesondere in der Initialphase einer spezifischen Immuntherapie, besteht in einer *transienten Erhöhung der spezifischen IgE-Antikörperproduktion.* Dieser Effekt mag darauf zurückzuführen sein, daß es während der Initialphase, wo ja niedrige Allergendosen appliziert werden, initial über die Präsentation von Allergenpeptiden durch Allergen präsentierende Zellen zu einer Stimulation der Typ-2-T-Zellen kommt und damit die allergenspezifische IgE-Antikörperproduktion zunächst angekurbelt wird. Erst wenn die hohen Allergenkonzentrationen erreicht sind, stellt sich dann die Umorientierung der Immunantwort ein.

Basierend auf diesen in jüngster Zeit gewonnenen Ergebnissen, gibt es somit einen ersten Einblick in den Wirkmechanismus der SIT. Doch bedarf es noch einer Reihe weiterer Untersuchungen, um die Detaileffekte, insbesondere auf molekularer Ebene, mit dem Ziel zu entschlüsseln, den therapeutischen Einsatz der SIT noch sicherer und effektiver zu gestalten. Auch der Wirkmechanismus von Allergoiden ist nach wie vor unklar und weitere Forschungsaktivitäten sind erforderlich, um hier einen detaillierten Einblick zu erhalten.

6.2 Antiallergische und antientzündliche Pharmakotherapie

Wolfgang Schmutzler

6.2.1 Einführung

Eine Arzneitherapie allergischer Krankheiten bzw. Symptome wird v.a. dann erforderlich sein, wenn andere Maßnahmen, z.B. Allergenkarenz nicht möglich sind, den gewünschten Erfolg nicht oder nicht rasch genug bringen können oder mit zu hohen Risiken behaftet sind.

Bei Planung und Ausführung einer Arzneitherapie müssen aber nicht nur die *pharmakodynamischen* und *pharmakokinetischen Eigenschaften* der Arzneistoffe berücksichtigt werden, sondern v.a. die *Art der zu behandelnden allergischen Reaktionen* und *das/die Manifestationsorgan/e*. Denn die pathophysiologischen Mechanismen können sich im Detail etwa hinsichtlich der beteiligten Zelltypen, Mediatoren und Rezeptoren für solche erheblich unterscheiden. So wird Mastzellen bei allergischen Reaktionen vom Frühtyp nach wie vor eine Schlüsselrolle zugeschrieben (Galli 1997). Sie weisen aber in Struktur und Funktion – einschließlich der Art der freigesetzten Inhaltsstoffe – und ihrer pharmakologischen Beeinflußbarkeit nicht nur starke Speziesdifferenzen, sondern v.a. auch beim Menschen sehr deutliche Organunterschiede auf. Diese kommen durch ein Nebeneinander von verschiedenen Mastzellsubtypen und Reifestadien zustande und werden zudem durch saisonale Variationen kompliziert (Pearce 1982; Kitamura 1989; Enerbäck 1986; Schmutzler et al. 1987). Ähnliches dürfte für andere Zelltypen zutreffen, die in neuerer Zeit als Quellen für Mediatoren allergischer Reaktionen erkannt wurden wie Monozyten/Makrophagen, Lymphozyten, Granulozyten, Thrombozyten (Schmutzler et al. 1995).

Alle diese Elemente können zu relativ uniformen Krankheitsbildern führen, verursachen aber eine pathophysiologische Vielfalt, die gelegentlich therapeutische Frustration bei Patienten und Arzt erzeugt. Dies macht den Wunsch nach einer *kausalen Immuntherapie* verständlich. Diese muß aber nach anderen Regeln als die Pharmakotherapie erfolgen und sie birgt völlig eigene Risiken (Good allergy practice 1993; AAAJ 1994; Adkinsin et al. 1997; Arzneimittelkommission 1997).

Es wird angenommen, daß wiederholte allergische Reaktionen Entzündungsprozesse induzieren und unterhalten, deren Chronifizierung das allergische Krankheitsbild beherrschen kann und als besonders therapiebedürftig gilt (Keeley u. Rees 1997; Sheffer et al. 1992; Harrison 1996). Es ist daher wünschenswert, daß die eingesetzten Arzneimittel keine zu hohe pharmakologische Spezifität besitzen, sondern ihre Wirkungsspektren möglichst genau diejenigen Mechanismen betreffen, die der jeweiligen Krankheit zugrunde liegen. Hierdurch wird eine präzise Definition der Indikation ermöglicht. Die pharmakokinetischen Eigenschaften müssen natürlich geeignet sein, wirksame Konzentrationen am Ort des Geschehens aufzubauen.

Substanzen, die die Freisetzung oder Synthese von Mediatoren der Allergie hemmen, werden heute häufig als *antientzündliche Stoffe* bezeichnet. Diese beseitigen zwar nicht die typischen Symptome der „Virchow-Trias", sie erlauben aber den Einsatz ohne eine genaue Definition des zellulären Angriffsortes oder des exakten Mechanismus wie Hemmung von Synthese, Freisetzung oder Wirkung eines Mediators, v.a. wenn mehrere relevant sein können.

6.2.2 Hemmer der Synthese oder Freisetzung von Mediatoren

Dinatriumcromoglycat und Nedocromil-Natrium

In der Praxis etabliert sind die Cromone *Dinatriumcromoglycat* (*DNCG*) und sein Nachfolgeprodukt *Nedocromil-Natrium* (Tabelle 6.6) (Altounyan 1980; Barnes et al. 1995; Busse et al. 1989a). DNCG galt zunächst als reiner Hemmer der Mastzelldegranulation. Heute ist gesichert, daß es – ähnlich wie Nedocromil – nur an Mastzellen der oberen Luftwege und der Lunge, nicht aber an Mastzellen der menschlichen Haut oder den basophilen Leukozyten wirkt. Andererseits kann es die Freiset-

Tabelle 6.6. Hemmer der Mediatorfreisetzung

Substanz	Anwendungsort	Anwendungsart	Handelsname (Beispiele)	Bioverfügbarkeit (in %)	Wirkdauer einschl. Metaboliten (in h)	Tagesdosis
Cromoglycat	Lunge	Aerosol	Intal	1	ca. 2	4mal 20 mg 4- bis 8mal 2 mg
	Auge	Tropfen	Cromo	1		4- bis 8mal 1 mg/Auge
	Nase	Spray	Lomupren	1		4- bis 8mal 2,8 mg/Seite
	Darm	Granulat/Kapseln	Colimmune	1		4mal 200(-2000) mg
Nedocromil	Lunge	Aerosol	Tilade	2-3	ca. 2	2- bis 4mal 2 mg
	Auge	Tropfen	Irtan			2- bis 4mal 1 mg/Auge
	Nase	Spray	Irtan			4mal 1,3 mg/Seite
Lodoxamid	Auge	Tropfen	Alomide	0,1	?	4mal 0,05-0,1 mg/Auge
Ambroxol	Lunge	Tbl./Tropfen/Inhal.-Lösung/Injekt.-Lösung	Mucosolvan	70-80	ca. 2	3mal 30-60 mg 2- bis 3mal 15-30 mg
Cyclosporin A	Systemisch	Infus.-Lösung/Tropfen/Kapseln	Sandimmun	20-50		Individuell s. Fachinformation
Tacrolimus (FK 506)	Systemisch	Infus.-Lösung/Kapseln	Prograf	6-56	12-21	Individuell s. Fachinformation

zung anderer Mastzellmediatoren als Histamin vermindern und dies auch bei anderen Zellen, z.B. Monozyten des peripheren Blutes (Leung et al. 1988; Kay et al. 1987; Zwadlo-Klarwasser et al. 1994). Der genaue Mechanismus der Mediatorsekretionshemmung ist immer noch unklar. Diskutiert wird zur Zeit eine Blockade der Chloridkanäle der Mastzellmembran (Reinsprecht et al. 1992; Norris u. Alton 1996).

Die Resorption aus dem Gastrointestinaltrakt ist sehr schlecht und beträgt für DNCG ca. 1%, für Nedocromil 2-3%. Aus der Lunge ist die Resorptionsquote höher. Die Substanzen werden also vorzugsweise topisch angewandt. Dadurch ist es möglich, die erforderlich hohen Konzentrationen am Wirkort zu erzeugen; die Wirkdauer beträgt 2-3 h.

Nebenwirkungen

Die unerwünschten Wirkungen sind gering und beschränken sich auf unangenehmen Geschmack, bei Pulverinhalation auch auf mechanisch ausgelöste Reflexbronchokonstriktion und Husten sowie gelegentlich Kopfschmerzen und Übelkeit.

Indikationen

DNCG und Nedocromil sind nur zur *Prophylaxe* allergischer Reaktionen vom *Frühtyp*, d.h. zur Intervallbehandlung, geeignet. Dies betrifft v.a. die Prophylaxe von Asthma bronchiale einschließlich Anstrengungsasthma sowie von saisonaler allergischer Rhinitis und Konjunktivitis. Die Behandlung führt auch meist zur Besserung von Hyperreagibilitätserscheinungen an Bronchien und oberen Luftwegen (Sheffer et al. 1992; Barnes et al. 1995; Fink et al. 1994). Die Wirkung von DNCG auf allergische Reaktionen des Gastroinestinaltrakts ist umstritten. DNCG oder Nedocromil können allergische Reaktionen der Haut nicht beeinflussen.

Zahlreiche andere Substanzen, z.B. H_1-Antihistaminika wie Ketotifen, sollten ähnlich wie die Cromone eingesetzt werden, scheiterten aber an der unzureichenden Wirksamkeit oder der Toxizität.

Lodoxamid

Lodoxamid ist als Ethylester oder als Trometha-mol-Salz verfügbar. Die Substanz besitzt DNCG-artige Eigenschaften an peritonealen Rattenmastzellen, ist jedoch an humanen adenoidalen Mastzellen wesentlich schwächer wirksam. Eine Hemmung der Eosinophilenmigration wurde beobachtet (Leonardi et al. 1997). Prophylaktische Wirkungen bei allergischer Konjunktivitis und Asthma bronchiale wurden beschrieben, haben bei letzterem aber enttäuscht. Aus diesem Grunde ist Lodoxamid nur zur topischen Anwendung am Auge im Handel.

Nebenwirkungen
Nebenwirkungen, z. B. Brennen, Stechen, Jucken, Tränen und Verschwommensehen, treten zahlreich auf, v. a. als Folge lokaler Reizerscheinungen.

Indikation
Die Indikation ist ausschließlich die nichtinfektiöse allergische Konjunktivitis.

Ambroxol

Ambroxol ist der wirksame Metabolit des Bromhexins und wurde 1978 als Expektorans – zur Verflüssigung des Bronchialschleims und zur Anregung der mukoziliären Clearance – in die Therapie eingeführt (Püschmann u. Engelhorn 1978). Seit einigen Jahren ist bekannt, daß Ambroxol antioxidative Eigenschaften besitzt. Erst kürzlich wurde erkannt, daß Ambroxol in therapeutischen Konzentrationen die Freisetzung von Mediatoren der Entzündung, wie IL-1 und TNF, aber auch der Allergie, wie Histamin und Leukotrien B4, aus humanen Mastzellen bzw. Granulozyten hemmen kann (Winsel 1992; Zwadlo-Klarwasser et al. 1998; Gibbs et al., in Vorbereitung). Dies dürfte nicht unwesentlich zu seiner prophylaktischen und therapeutischen Wirksamkeit beitragen.

Ambroxol wird mit einer Bioverfügbarkeit von 70–80% rasch aus dem Gastrointestinaltrakt resorbiert. Es geht in die Muttermilch über. Die Eliminationshalbwertszeit beträgt ca. 4 h (Vergin et al. 1985).

Nebenwirkungen
Nach sehr hohen Dosen besitzt Ambroxol eine urikosurische Wirkung. Bis zu 1 g/Patient werden gut vertragen, obwohl bei solch hohen Dosen wie bei anderen Antioxidantien mit einem Umschlag der Hemmung der Histaminfreisetzung in eine Histaminliberation gerechnet werden muß. Die unerwünschten Wirkungen beschränken sich auf gelegentliche allergische bzw. pseudoallergische Reaktionen.

Dosierung
30–60 mg über den Tag verteilt auf 2–3 Dosen. Die Injektionslösung sollte nicht mit anderen Arzneimitteln in einer Spritze aufgezogen werden, da bei einem pH über 6,3 mit dem Ausfall freien Ambroxols gerechnet werden muß.

Indikationen
Indikationen stellen akute und chronische Atemwegserkrankungen einschließlich allergischem Asthma dar sowie Laryngitis, Sinusitis und Rhinitis.

Cyclosporin und Tacrolimus

Cyclosporin und Tacrolimus besitzen zwar sehr unterschiedliche Strukturen, aber sehr ähnliche pharmakodynamische Eigenschaften. Beide hemmen – wenn auch durch Bindung an verschiedene intrazelluläre Rezeptoren – die Signaltransduktion in T-Lymphozyten und finden daher Anwendung als *Immunsuppressiva* bei Transplantationen und bestimmten Autoimmunkrankheiten. Recht neu ist die Erkenntnis, daß beide die Mediatorfreisetzung aus Mastzellen der menschlichen Haut hemmen können. Sie finden daher neuerdings Anwendung bei Neurodermitis und chronischer Urtikaria (Pedersen et al. 1985; Triggiani et al. 1989; de Paulis et al. 1992; Ruzicka et al. 1997).

Pharmakokinetik
Cyclosporin muß mit geeigneten Solubilisatoren in eine oral oder parenteral injizierbare Form gebracht werden. Die orale Bioverfügbarkeit beträgt 20–50%, Plasmaspitzenspiegel werden nach 1,3–4 h erreicht. Cyclosporin wird mit großer interindividueller Variabilität durch das Cytochrom P-450-3-A-System der Leber metabolisiert. Die Eliminationshalbwertszeit liegt bei ca. 6 h.

Tacrolimus ist besser löslich als Cyclosporin. Die orale Bioverfügbarkeit streut zwischen 6 und 56%. Es wird weitgehend in der Leber metabolisiert. Die Eliminationshalbwertszeit beträgt 11,7± 3,8 h bei Patienten nach Lebertransplantation und 21,7±8,5 h bei gesunden Probanden.

Tacrolimus und Cyclosporin A interagieren mit anderen Arzneimitteln, die durch das CYP-450-3-A-System metabolisiert werden. Sowohl Beschleunigung als auch Verlangsamung der Elimination wurden beobachtet.

Nebenwirkungen

Unerwünschte Wirkungen sind häufig und für Cyclosporin und Tacrolimus weitgehend gleich. Besonders wichtig sind Nephrotoxizität, Hypertension, Neurotoxizität, Hyperkaliämie, Hypomagnesiämie und Hyperglykämie. Aus diesem Grunde sollten die Plasmaspiegel, zumindest aber die Kreatinin-Clearance bestimmt und die Dauer der Anwendung eng begrenzt werden.

Dosierung

Cyclosporin wird oral 3–10 mg/kg KG (Erhaltung) appliziert, intravenös 5–6 mg/kg KG, in der Regel nicht mehr als ein Drittel der normalen Dosis.

Tacrolimus wird in Dosen von 25–50 µg/kg KG intravenös oder 50–100 µg/kg oral verabreicht.

Indikationen

Zugelassen sind z.Z. Prophylaxe und Therapie von Transplantatabstoßungsreaktionen, Graft-vs.-host-Reaktionen sowie therapieresistente Formen der Uveitis und Psoriasis. Es gibt zahlreiche Kontraindikationen, z.B. Bluthochdruck, schwerere Leber- oder Nierenfunktionsstörungen.

6.2.3 Kortikosteroide

Glukokortikosteroide wirken auf eine Vielzahl von Zellen und können – neben ihrem lange bekannten Einfluß auf Stoffwechselvorgänge – die Synthese zahlreicher Mediatoren herunterregulieren, z.B. von Il-1, Il-2, Il-3, Il-4, Il-6, Il-8, TNF-α, GM-CSF, IFN-γ, Il-2R etc. (Schleimer 1990; Barnes u. Adcock 1993; Schleimer et al. 1991). Andererseits können sie aber auch die Synthese von antiinflammatorischen Proteinen (Lipocortine, Vasocortine, GIAMPs) sowie von adrenergen β-Rezeptoren induzieren und so die Empfindlichkeit der Organe für β-adrenerge Amine normalisieren (Zwadlo-Klarwasser et al. 1990; Doi et al. 1994; Carmuccio et al. 1987; Flower u. Rothwell 1994; Hamann et al. 1995).

Als Folge dieser Wirkungen kann die Zahl an Entzündungszellen wie Mastzellen, Basophile, Eosinophile, Lymphozyten oder Makrophagen am Ort des Geschehens, d.h. entzündliche Zellinfiltrate, reduziert und eine Regeneration von Epithelzellen, z.B in geschädigter Bronchialschleimhaut, begünstigt werden (Schleimer 1993; Wilckens 1995). Hyperreagibilitätserscheinungen bilden sich zurück, die mukoziliäre Clearance normalisiert sich. Da solche Effekte auf den genomischen Wirkungen der Glukokortikoide beruhen (Barnes u. Adcock 1993; Clark 1985), kann auch nach i.v.-Injektion hoher Dosen keine Sofortwirkung erwartet werden. Eine Hemmung der allergischen Spätreaktion kann zwar bereits wenige Stunden nach Erstapplikation eintreten, eine Beeinflussung der Frühreaktion ist aber erst nach tage- bis wochenlanger Behandlung möglich.

Immerhin kann das therapeutische Ziel, eine Chronifizierung der entzündlichen Begleit- und Folgeerscheinungen allergischer Reaktionen zu vermeiden oder sogar rückgängig zu machen, durch Glukokortikoide in nahezu idealer Weise erreicht werden. Aus diesem Grund wird heute empfohlen, Glukokortikoide frühzeitig, d.h. bereits bei Behandlungsbeginn in initial hoher Dosierung einzusetzen und diese zu reduzieren, sobald sich ein Behandlungserfolg einstellt (Keeley u. Rees 1997).

Pharmakokinetik

Die Glukokortikoide entfalten nach heutiger Kenntnis ihre genomischen Wirkungen über intrazelluläre Rezeptoren (Clark 1985). Dies bedeutet, daß sie zwar in ausreichender Menge an ihren Wirkort gelangen müssen, die Eliminationsmechanismen aber nur insoweit interessant sind, als sie den Aufbau systemisch wirkender Konzentrationen im Blut, nicht aber die Wirkdauer beeinflussen können. Die Bioverfügbarkeit ist sehr stark von der chemischen Form bzw. der Galenik abhängig.

Die Topika, v.a. die an *Bronchien* und *Nase* inhalativ angewendeten (Tabelle 6.7), sind auf geringe Bioverfügbarkeit und kurze Eliminationshalbwertszeit angelegt, so daß bei Einhaltung bestimmter Grenzdosen am Wirkort ausreichend hohe Konzentrationen möglich sind, die Elimination aber rascher erfolgt als die Resorption durch die Schleimhäute der Luftwege (Barnes 1995). Zu beachten ist, daß bei Inhalation etwa 70% der Dosis die kleineren Bronchien nicht erreichen, sondern in Mundhöhle, Kehlkopf und Trachea niedergeschlagen und zu einem guten Teil enteral resorbiert werden.

Tabelle 6.7. Glukokortikoide (vorwiegend topisch an unteren und oberen Luftwegen)

Substanz	Anwendungsort	Anwendungsart	Handelsname (Beispiele)	Bioverfügbarkeit (in %)	Wirkdauer einschl. Metabolit (in h)	Tagesdosis
Beclomethason - Dipropionat	Lunge	Aerosol	Sanasthmax			3- bis 4mal 200 µg (2 mg/Tag max.)
	Nase	Aerosol	Beconase			2mal 100 µg/Seite
	Haut	Creme	BDP			0,025%
Budenosid	Lunge	Aerosol/ Pulverspray	Pulmicort	first pass	HWZ 2,8	2mal 200 µg
	Nase	Spray	Pulmicort Topinasal			2mal 50 µg/Seite
Flunisolid	Lunge	Aerosol	Inhacort		HWZ 1,7	2mal 500 µg (2 mg/Tag max.)
	Nase	Spray	Syntaris			2- bis 3mal 50 µg/Seite
Fluticason - Propionat	Lunge	Aerosol/ Pulverspray	Flutide	<1 (first pass)	HWZ 3	2mal 100–250 µg 500–1000 µg
	Nase	Suspension				1- bis 2mal 100 µg/Seite
	Haut	Salbe/Creme				0,005–0,05%

Tabelle 6.8. Glukokortikoid Externa (vorwiegend topisch auf der äußeren Haut)

Substanz	Anwendungsort	Anwendungsart	Handelsname (Beispiele)	Bioverfügbarkeit (in %)	Wirkdauer einschl. Metaboliten (in h)	Tagesdosis (20% der Körperoberfläche)
Hydrokortison (Kortisol)	Haut	Creme/Salbe	Ebenol			0,25–1,0%
Clobetasol	Haut	Creme/Salbe	Dermoxin	Creme/Salbe 10–13		0,05%
Desoxymethason	Haut	Lotion/ (Fett-)Salbe	Topisolon			0,05–0,25%
Difluocortolon	Haut	Creme/ (Fett-)Salbe	Nerisona	Salbe 2 (15)	HWZ 4–5	0,1–0,3%
Fludroxycortid	Haut	Folie	Sermaka			4 µg/cm²
Fluocortinbutyl	Haut	Creme/ (Fett-)Salbe	Vaspit	Salbe 15–20	HWZ 3	2- bis 3mal 0,75%
	Nase	Pulver	Lenen	Pulver/Creme 10–13		2- bis 4mal 0,5 mg/Seite
Flupredniden	Haut	Tinktur/Paste/ Creme/Salbe	Decoderm			0,05–0,1% 0,05–0,25%
Methylprednisolon (-aceponat)	Haut	Salbe/Fettsalbe	Advantan			0,1%
Mometason	Haut	Lösung/Salbe/ Fettcreme	Ecural	Lösung		0,1%
Prednicarbat	Haut	Lösung/ Creme/Salbe/ Fettsalbe	Dermatop			0,25%

Zur Anwendung am Auge ist die Frage der *lokalen Verträglichkeit* wichtiger als die der Bioverfügbarkeit. Die Konjunktiven resorbieren zwar sehr gut, besitzen aber nur eine insgesamt kleine resorbierende Oberfläche.

Bei Anwendung auf der *äußeren Haut* muß das Glukokortikoid in die verschiedenen Hautschichten eindringen können (Tabelle 6.8). Die Beurteilung der Wirkung erfolgt anhand der Entstehung der Nebenwirkungen, z. B. des Blanching-Effektes

Tabelle 6.9. Glukokortikoide systemisch (vorwiegend systemische Anwendung oral oder parenteral)

Substanz	Anwendungsort	Anwendungsart	Handelsname (Beispiele)	Bioverfügbarkeit (in %)	Wirkdauer einschl. Metaboliten (in h)	Tagesdosis
Hydrokortison (Kortisol)	Systemisch Haut	Tabl./ Infusion	Hydrokortison		8–12 (HWZ 1,5)	30–200 mg
	Auge	Salbe	Glycocortison			3- bis 5mal 1%
Prednisolon	Systemisch	Tabl./ Injektion	Prednisolon		12–36 (HWZ 2,2)	5–10 mg
	Auge	Tropfen/ Salbe	Ultracortenol			2- bis 4mal 0,5%
Prednyliden	Systemisch	Tabl./ Injektion	Decortilen		12–36 (HWZ 2,3–3,2)	mehrmals 30–60 mg
Triamcinolon	Systemisch	Tabl./Kristall-suspension	Delphicort		12–36 (HWZ 3–5)	(8–24 mg initial) 2–6 mg Erhaltungsdosis
	Haut	Lösung/ Creme/Salbe	Volon A			1–2mal 0,1 mg bzw. 0,1%
Dexamethason	Systemisch	Tabl./ Injektion	Fortecortin		36–72 (HWZ 3,5)	(3–20 mg initial) 0,5–1,5 mg Erhaltungsdosis
	Auge	Tropfen/ Salbe	Isopto-Dex			mehrmals 0,1%
Betamethason	Systemisch	Tabl./ Kristallsusp./ Injektion	Celestamin Celestan		36–72 (HWZ 3,5)	mehrmals 0,1%
	Auge	Tropfen/ Salbe	Betam-Ophtal			höchstens 5mal 0,1%

(Niedner u. Ziegenmeyer 1992; Lubach u. Kietzmann 1992). Bevorzugt werden auch hier Stoffe, die eine schlechte systemische Verfügbarkeit bei kurzer Eliminationshalbwertszeit besitzen.

Zur *systemischen Anwendung* von Glukokortikoiden muß dagegen die Bioverfügbarkeit möglichst hoch sein, um eine exakte Dosierung zu ermöglichen (Tabelle 6.9). Gelegentlich wird eine hohe Membrangängigkeit erforderlich sein, z. B. zur Passage der Blut-Hirn-Schranke. In solchen Fällen werden Dexamethason oder Betamethason bevorzugt. Bei Asthma bronchiale und anderen allergischen Krankheiten wird man i. allg. mit Prednisolon auskommen.

Nebenwirkungen

Im Gegensatz zu Hydrokortison besitzen Prednisolon (wie Prednison) so gut wie keine mineralokortikoiden Wirkungen, Triamcinolon, Beta- oder Dexamethason überhaupt keine. Natrium- und Wasserretention spielen hier also keine nennenswerte Rolle (Schimmer u. Parker 1996; Reynolds 1996).

Gefahren der Anwendung von Glukokortikoiden, die einstmals – auch in der breiten Bevölkerung – gefürchtet waren, entstehen nur bei Anwendung hoher Dosen über längere Zeit, d. h. länger als 7–10 Tage. Sie bestehen in einer Suppression der Hypophysen-Nebennierenrinden-Achse und im Cushing-Syndrom, Störungen des Eiweiß-, Fett- und Kohlenhydratstoffwechsels einschließlich sog. Steroiddiabetes, Osteoporose infolge der eiweißkatabolen Wirkungen der Glukokortikoide, was zu Zwergwuchs bei Kindern führen kann, vermehrter Infektanfälligkeit infolge Immunsuppression.

Qualitativ wirken alle Glukokortikoide gleich. Unter hohen Dosen versteht man solche, die das systemische Wirkungsäquivalent der täglich von der menschlichen Nebennierenrinde sezernierten Kortisolmenge (20 mg) übersteigen. Die deutschen Pneumologen rechnen vielfach in den nur etwa 40% davon betragenden Prednisolon-Äquivalenten, da sie grundsätzlich kein Hydrokortison verwenden.

Die systemischen unerwünschten Wirkungen lassen sich durch topische Anwendung unter Einhaltung der vorgeschriebenen Grenzdosen vermeiden.

Bei inhalativer Anwendung kommt es häufig zu Soorinfektionen in Mund und Rachen sowie zu Heiserkeit infolge Myopathie der Stimmbandmuskulatur.

Indikationen für Glukokortikoide sind alle Krankheiten, die mit nichtinfektiösen entzündlichen Prozessen einhergehen. Dies hat in der Vergangenheit zu außerordentlich breiter Anwendung geführt, die heute eingeschränkt wird. Übrig geblieben sind aber die Therapie und Prävention entzündlicher Symptome bei allergischen Reaktionen (Keeley u. Rees 1997; Sheffer et al. 1992; Schultze-Werninghaus et al. 1996).

Dosierung
Heute werden hohe Initialdosen bevorzugt. Die Erhaltungsdosen sollten unterhalb der sog. Cushing-Schwelle liegen, was bei den Topika in der Regel möglich ist. Glukokortikoid-Externa sollten auf höchstens 20% der Körperoberfläche aufgetragen werden.

6.2.4 Hemmer der Wirkung von Mediatoren der Allergie und Entzündung

H_1-Antihistaminika

Histamin war der erste gesicherte Mediator allergischer Reaktionen und ist bis heute der wichtigste geblieben (Schmutzler 1985, 1991, 1997, im Druck). Die ersten therapeutisch anwendbaren Antihistaminika erschienen um 1950. Sehr bald erwies sich, daß sie nicht nur für Histamin, sondern auch für Azetylcholin, 5-Hydroxytryptamin und Dopamin antagonistische Wirkungen besaßen, die Blut-Hirn-Schranke leicht passierten und fast ausnahmslos stark sedativ wirkten. Dies machte die H_1-Antihistaminika, allen voran die Phenothiazine, zu den Muttersubstanzen aller heute gebräuchlichen Psychopharmaka. Diese Nebenwirkungen standen aber auch der Anwendung als Antiallergika lange Zeit im Wege und einige der H_1-Antihistaminika der ersten Generation werden heute nur noch als Sedativa und Hypnotika angewendet, z. B. Diphenhydramin, dessen Antihistamineigenschaften sich allerdings im Bedarfsfall auch therapeutisch nutzen lassen (Schmutzler 1994).

In Tabelle 6.10 sind diejenigen H_1-Antihistaminika der ersten Generation aufgelistet, die auch heute noch therapeutische Bedeutung bei der Behandlung von Allergien besitzen. Es handelt sich ausnahmslos um solche Stoffe, die auch parenteral verabreicht werden können und die aufgrund ihrer Bindungseigenschaften an die H_1-Rezeptoren einen sehr raschen Wirkungseintritt gewährleisten, was z. B. beim anaphylaktischen Schock erforderlich ist.

Von den Phenothiazinen ist lediglich das *Promethazin* übriggeblieben, das ein schlechtes Neuroleptikum mit relativ geringfügigen Wirkungen auf das extrapyramidalmotorische System darstellt. Wegen seiner stark sedierenden Eigenschaften ist es aber v. a. in der Dermatologie zur Behandlung von urtikariellen Reaktionen, die mit starkem Juckreiz einhergehen, gelegentlich unverzichtbar. Clemastin und Dimetinden haben den Vorteil eines raschen Wirkungseintritts bei relativ kurzer Wirkdauer. Diese ist bei Pheniramin deutlich länger.

Viele der H_1-Antihistaminika der zweiten Generation (Tabelle 6.11) besitzen keine oder nur geringe sedierende Eigenschaften. Dies ist meist dadurch bedingt, daß sie sehr rasch im Organismus zu hydrophilen Metaboliten verstoffwechselt werden, die zwar noch H_1-antagonistische Eigenschaften besitzen, die Blut-Hirn-Schranke aber nicht passieren können. Beispiele hierfür sind Hydroxyzin und sein auf dem Markt befindlicher Metabolit Cetirizin bzw. Terfenadin und sein Metabolit Fexofenadin. Von den anderen, in Tabelle 6.11 aufgeführten H_1-Antihistaminika, sind aktive Metaboliten bekannt, die aber z. Z. noch nicht als eigenständige Arzneimittel verfügbar sind.

Die H_1-Antihistaminika der zweiten Generation (einschließlich des Hydroxyzinmetaboliten Cetirizin) besitzen nicht nur H_1-Rezeptor-blockierende Wirkungen, sondern auch unspezifische Wirkungen, die wahrscheinlich zum therapeutischen Effekt beitragen. Nachgewiesen wurden eine

- Hemmung der Histaminfreisetzung aus Leukozyten sowie aus Mastzellen,
- Hemmung der Synthese und Freisetzung von Lipidmediatoren, wie Leukotrienen und PAF,
- Hemmung der Freisetzung von inflammatorischen Zytokinen, der Eosinophilenmigration,

Tabelle 6.10. H_1-Antihistaminika der ersten Generation (zur systemischen Anwendung oral oder parenteral)

Substanz	Anwendungsort	Anwendungsart	Handelsname (Beispiele)	Bioverfügbarkeit (in %)	Wirkdauer einschl. Metaboliten (in h)	Tagesdosis
Promethazin	Systemisch	Injektionslösung/Tabl./Tropfen	Atosil		HWZ 8–15	12,5–25–50 mg 1- bis 3mal 25 mg
Clemastin	Systemisch	Injektionslösung/Tbl./Sirup	Tavegil		HWZ ca. 8	1- bis 2mal 2 mg 2mal 1 mg
Dimetinden	Systemisch	Injektionslösung/Dragees/Tropfen Retardtbl.	Fenistil		HWZ 5–7	4 mg 3mal 1–2 mg 2mal 2,5 mg
Pheniramin	Systemisch	Injektionslösung/Sirup/Retard Dragees	Avil		HWZ ca. 16	1- bis 2mal 22,5–45,5 mg 1- bis 3mal 15–30 mg 1mal 75 mg

Tabelle 6.11. H_1-Antihistaminika (2. Generation) und deren wirksame Metaboliten (3. Generation) zur systemischen oder topischen Anwendung

Substanz	Anwendungsort	Anwendungsart	Handelsname (Beispiele)	Bioverfügbarkeit (in %)	Wirkdauer einschl. Metaboliten (in h)	Tagesdosis
Ebastin (Met) Carebastine	Systemisch	Tabletten	Contrall	Plasmaeiweißbindung >99	14–16 min	1mal 10–20 mg
Astemizol (Met) Hydroxymethylastemizol	Systemisch	Tabl./Suspension	Hismanal	sehr langsamer Wirkungseintritt, Plasmaeiweißbindung >61	4 Wochen ca. 20 Tage	1mal 10 mg (Herstellerempfehlung)
Azelastin (Met) Desmethylazelastin	Systemisch Nase	Tabl. Spray	Allergodil Allergodil	>80 rasche Resorption	HWZ 4	2mal 2 mg 2mal 0,14 mg/Seite
Hydroxyzin	Systemisch	Tabl./Lösung	Atarax	rasche Resorption	HWZ 14	1mal 25–75 mg
(Met) Cetirizin	Systemisch	Tbl./Tropfen/Saft	Zyrtec	Plasmaeiweißbindung 93	HWZ 7–10 (–20)	1mal 10 mg
Loratadin	Systemisch	Tabletten/Saft/Brause	Lisino	Plasmaeiweißbindung >98	HWZ ca. 14	1mal 10 mg
(Met) Descarboethoxy-Loratadin					HWZ ca. 19	
Levocabastin	Nase Auge	Spray Tropfen	Livocab Livocab			2- bis 4mal 0,05 mg/Seite 2- bis 4mal 0,025 mg/Auge
Mizolastin	Systemisch	Tabletten	Mizellen	Bioverfügbarkeit 60 Plasmaeiweißbindung >98	HWZ 15	1mal 10 mg
Terfenadin	Systemisch	Tabl./Suspension	Teldane	Plasmaeiweißbindung >97 first pass	HWZ 17	2mal 30–60 mg (max. 120 mg/Tag)
(Met) Fexofenadin	Systemisch	Tabletten	Telfast	Bioverfügbarkeit 33	HWZ 6	120–180 mg

der Zelladhäsion (Schmutzler 1994; Kroegel et al. 1996; Schmutzler et al. 1989; Kleine-Tebbe et al. 1994; DeVos et al. 1989; Simons 1992; Achterrath-Tuckermann et al. 1988; Busse et al. 1989b).

Ob es in dieser Beziehung für die Therapie bedeutsame Unterschiede zwischen den verschiedenen H_1-Blockern gibt, ist bisher mangels vergleichender Untersuchungen nicht bekannt. Sicher ist, daß Azelastin und Cetirizin recht ausgeprägte antiinflammatorische Wirkungen haben. Die Bindung dieser Stoffe an den H_1-Rezeptor ist deutlich fester als bei den H_1-Antihistaminika der ersten Generation und ist im Falle des Astemizols praktisch irreversibel. Dies dürfte der Grund sein, warum noch mehrere Wochen nach Absetzen einer Astemizol-Therapie Provokationstests mit Histamin, Allergen oder Histaminliberatoren erheblich verfälscht sein können.

Pharmakokinetik

Die Resorption aus dem Darmtrakt geschieht für alle Antihistaminika praktisch vollständig. Bei Clemastin und Dimetinden erfolgt sie rasch, bei allen anderen erheblich langsamer, bei Astemizol sehr langsam. Die Wirkdauer hängt nicht nur von der Eliminationszeit der Muttersubstanzen, sondern auch der entstehenden aktiven Metaboliten ab. Dabei schwanken die Halbwertszeiten zwischen 4 und 24 h, und lediglich Astemizol nimmt mit nahezu 20 Tagen eine Ausnahmestellung ein.

Nebenwirkungen

Die H_1-Antihistaminika der ersten Generation wirken ausnahmslos *sedativ*. Aber auch bei Substanzen wie Cetirizin und Loratadin, die die üblichen Vigilanztests unbeeinflußt lassen, wird gelegentlich über Müdigkeit berichtet. Diese soll nach einer neuen Hypothese aber nicht Folge der Medikation, sondern Folge der Krankheit als solcher sein. Neurologische und psychiatrische Störungen wurden beschrieben. Arzneimittelallergien gegen solche H_1-Antihistaminika kommen vor.

Viel Aufsehen haben in den letzten Jahren die seltenen *kardiotoxischen* Wirkungen von Terfenadin, Astemizol und Hydroxyzin erregt (Schmutzler 1994). Als Ursache wurde die Blockade des Cytochrom P 450 in der Leber durch bestimmte Arznei- und Fremdstoffe, wie z.B. Ketoconazol und Erythromycin und die daraus resultierende unzureichende Metabolisierung der Muttersubstanz oder einfache Überdosierung gefunden (Honig et al. 1993). Man versucht, durch Anwendung der hydrophilen Metaboliten, die weniger stark am Gewebe binden wie z.B. Cetirizin und Fexofenadin, das Problem von vornherein zu vermeiden. Im übrigen gilt als Regel, daß bei Patienten mit kardialen Beschwerden in der Anamnese H_1-Antihistaminika mit Vorsicht angewendet und zuvor ein EKG angefertigt werden sollte. Auch bei den H_1-Antihistaminika der zweiten und dritten Generation ist mit Verstärkung der Wirkung von Alkohol zu rechnen.

Indikation

Die Indikationen sind für die H_1-Blocker der ersten Generation

- der anaphylaktische Schock (parenteral zusätzlich zu Adrenalin) (Tryba et al. 1994) und
- mit starkem Juckreiz einhergehende urtikarielle Reaktionen (Schmutzler, im Druck).

Die Stoffe der zweiten Generation haben ihre Indikation v.a.

- bei allergischer Rhinitis und Rhinokonjunktivitis, etwa bei Pollinose, wenn eine saisonale Behandlung mit Erhaltung der Arbeitsfähigkeit beabsichtigt ist, sowie
- bei systemischer Mastozytose, wobei gelegentlich die zusätzliche Anwendung eines H_2-Blockers erforderlich wird.

Dank der unspezifischen entzündungshemmenden Wirkungen zeigt sich die Tendenz, die H_1-Antihistaminika der zweiten und dritten Generation auch wieder beim allergischen Asthma bronchiale, zumindest bei milden Formen, anzuwenden (McTavish u. Sorkin 1989; Roberts 1996; Friedman et al. 1993; Kemp et al. 1996).

Sympathomimetika

Adrenalin ist nach wie vor das wichtigste Arzneimittel zur Sofortbehandlung eines akuten anaphylaktischen Schocks, weil hierbei sowohl die α- als auch die β-sympathomimetischen Wirkungen (Tabelle 6.12) wichtig sind, etwa zur Abschwellung der Bronchialschleimhaut und zur Dilatation der Bron-

Tabelle 6.12. β_2-Sympathomimetika (2. und 3. Generation)

Substanz	Anwendungsort	Anweundungsart	Handelsname (Beispiele)	Bioverfügbarkeit (in %)	Wirkdauer (in h)	Tagesdosis
Adrenalin	Systemisch	Injektionslösung	Suprarenin Fastjekt	first pass	HWZ 1–3 min	i.v. 0,05–0,1 mg s.c. 0,3 mg i.m. 0,23–0,37 mg
	Lunge	Spray	Adrenalin			inhal. 0,35–0,70 mg
Orciprenalin	Lunge	Spray	Alupent		HWZ 6	inhal. 0,75–1,5 mg
	Systemisch	Tabletten	Alupent	ca. 10		oral 10–20 mg
Fenoterol	Lunge	Spray/ Pulverspray	Berotec	ca. 10	HWZ ca. 3	inhal. 0,1–0,2 mg
	Systemisch	Tabl./Saft				oral 3mal 2,5 mg
Salbutamol	Lunge	Spray/ Pulverspray	Sultanol Sultanol-Rotadisk	ca. 10	HWZ 2,7–5	inhal. 0,1–0,2 mg 0,2–0,4 mg
	Systemisch	Suppositorien	Sultanol Zäpfchen			rektal 2–8 mg
Terbutalin	Lunge	Spray	Bricanyl			inhal. 3mal 0,25 mg
	Systemisch	Injekt.-Lösung/Tabl./ Retardtabl.		ca. 10	HWZ 3,5	1- bis 4mal 0,25–0,5 mg
Reproterol	Lunge	Spray	Broncho-spasmin	ca. 10	HWZ 3,5	inhal. 0,5–1,0 mg
	Systemisch	Injekt.-Lösung/ Tabletten		ca. 10		i.v. 1- bis 2mal 0,09 mg oral 3mal 10–20 mg
Procaterol	Systemisch	Tabletten	Onsukil	ca. 50	HWZ 8	1- bis 2mal 0,05–0,1 mg
Clenbuterol	Systemisch	Tabl./Tropfen/ Saft	Spiropent	ca. 90	HWZ 35 (!)	1- bis 3mal 0,01–0,02mg
Bambuterol	Systemisch	Tabletten	Bambec		HWZ 10	1mal 10–20 mg
Formoterol	Lunge	Spray	(Foradil)		HWZ 10–12	2mal 0,024 mg/Tag
Salmeterol	Lunge	Spray/ Pulverspray	Serevent-Diskus		HWZ 10 12	2mal 0,025–0,05 mg/Tag

chien (Tryba et al. 1994). Um eine genügend rasche Wirkung zu erzielen, z.B. unter einer Operation oder einem Provokationstest, muß Adrenalin gelegentlich intravenös verabreicht werden. Dies muß allerdings sehr langsam geschehen, weil leicht Herzflimmern auftreten kann. Zubereitungen zur Subkutaninjektion durch den Patienten selbst stehen zur Verfügung. Adrenalin zur Inhalation muß derzeit im Ausland besorgt werden.

Beim *Orciprenalin* sind die bronchodilatorischen Wirkungen etwa 10fach stärker als die kardialen β-adrenergen Wirkungen. Es hat eine relativ lange Wirkungsdauer und wird deshalb noch gelegentlich angewandt. Es ist aber in den letzten 20 Jahren weitgehend durch solche Sympathomimetika abgelöst worden, die weitaus stärkere β_2-adrenergene Wirkungen besitzen.

Die meisten β-Sympathomimetika haben eine sehr schlechte Bioverfügbarkeit und müssen daher topisch als Inhalation angewandt werden. Ausnahmen bilden *Procaterol* und *Clenbuterol*, die in oral applizierbarer Form zur Verfügung stehen. Die auf dem Markt befindlichen β_2-Sympathomimetika sind insgesamt wesentlich schlechtere Substrate für die Catecholmethyltransferase oder Monaminoxydase. Ihre Eliminationshalbwertszeiten liegen nicht im Minuten- sondern im Stundenbereich. Beim Clenbuterol beträgt die Wirkdauer sogar 35 h. Der Mechanismus der anabolen Wirkung des Clenbuterols, die zum Mißbrauch bei Schlachttieren geführt hat, ist noch nicht bekannt.

Bambuterol ist eine „pro drug" des Terbutalins. Formoterol und Salmeterol sind molekulare Abwandlungen bekannter Sympathomimetika. Alle 3

Stoffe besitzen eine verlängerte Wirkungszeit. Sie sind entwickelt worden, um v.a. Patienten mit Asthma bronchiale eine ausreichende Bronchodilatation während der Nachtstunden zu verschaffen. Die verzögerte Wirkung wird allgemein als Vorteil gesehen, wenn auch neuerdings Zweifel geäußert werden (Keeley u. Rees 1997).

Die Wirkungen dieser Stoffe bestehen in

- der Dilatation der glatten Muskulatur, speziell auch der Bronchien,
- einer Steigerung der mukoziliären Clearance, die besonders beim Asthma bronchiale erwünscht ist (Schultze-Werninghaus et al. 1996; Reinhardt, im Druck), und
- in einer Hemmung der Mediatorfreisetzung aus Mastzellen und basophilen Leukozyten, die allerdings an relativ hohe Konzentrationen gebunden ist und vermutlich bei der Therapie keine nennenswerte Rolle spielt.

Eine solche Wirkung besitzen die Stoffe an Mastzellen der Haut allerdings nicht und sind daher bei allergischen Hautkrankheiten nicht indiziert. Ebenso wenig kommen sie zur Lokalanwendung im Nasen-Rachen-Raum in Frage.

Nebenwirkungen

Die Nebenwirkungen bestehen in einer positiven Inotropie und Tachykardie, die vor einigen Jahren als Folge von Überdosierungen im Ausland zu Todesfällen geführt hat. Hyperglykämie, Hypokaliämie und Hypomagnesiämie sind weitere unerwünschte Wirkungen. Ein feinschlägiger Tremor beruht vermutlich auf einem Metaboliten, der aber nicht durch den Abbau durch Catecholmethyltransferase oder Monaminoxydase entsteht.

Kontraindikationen für β-Sympathomimetika sind

- Hyperthyreose,
- Tachyarrhythmien,
- vorangegangener Herzinfarkt und
- labiler Diabetes mellitus.

Die Indikationen sind heute nur noch Bedarfsanwendung zur Bronchospasmolyse bei Asthma-bronchiale-Anfällen; die langwirkenden Stoffe werden zur Asthmaanfallsprophylaxe nachts eingesetzt (Reinhardt, im Druck; Schultze-Werninghaus et al. 1996; Sheffer et al. 1992; Wettengel et al. 1995).

Methylxanthine

Theophyllin spielt seit mehreren Jahrzehnten in der Therapie des Asthma bronchiale eine bedeutende Rolle (Tabelle 6.13). Der Wirkungsmechanismus ist bis heute nicht genau geklärt. Wichtig ist die Hemmung verschiedener Subtypen der Phosphodiesterase, als deren Folge das zelluläre cAMP erhöht wird. Die beim Asthma bronchiale hervorstechenden Wirkungen des Theophyllins bestehen in Bronchospasmolyse, Steigerung der mukoziliären Clearance und Erweiterung der A. pulmonalis. Eine Steigerung der Kontraktionskraft der Atemmuskulatur wurde beschrieben, ebenso wie eine Hemmung der Freisetzung von Mediatoren der Allergie. Letztere kann allerdings zur therapeutischen Wirkung nicht nennenswert beitragen. Die Resorption des Theophyllins ist bei Kindern außerordentlich variabel, bei Erwachsenen konstanter und nahezu vollständig. Die Elimination erfolgt mit sehr großen interindividuellen Unterschieden.

Die therapeutische Breite des Theophyllins ist gering und legt die Therapiekontrolle anhand von Serumspiegeln nahe (Schultze-Werninghaus et al. 1996; Nolte u. Krejci 1984; Wettengel et al. 1995). Diese hat jedoch nicht die ursprünglich erwartete Therapiesicherheit gebracht, da die optimalen und auch die toxischen Wirkkonzentrationen interindividuell erheblich streuen. Ein Serumspiegel

- von 8–20 µg/ml ist für die therapeutische Wirkung erforderlich, erzeugt als Nebenwirkung aber bereits Tremor, Schlaflosigkeit und Reflux-Ösophagitis;
- bei 20–25 µg/ml kommt es zu Unruhe, Erregbarkeit und Sinustachykardie;
- bei >35 µg/ml zu Tachyarrhythmien und Hypokaliämien;
- bei etwa 100 µg/ml zu Hyperglykämien, Krämpfen und Tod.

Theophyllin gilt in Deutschland als *Basistherapeutikum* der Asthma-bronchiale-Behandlung, insbesondere bei Status asthmaticus. Allergien im Hals-, Nasen- und Ohrenbereich oder der Haut werden durch Theophyllin nicht nennenswert beeinflußt.

Tabelle 6.13. Verschiedene

Substanz	Anwendungsort	Anwendungsart	Handelsname (Beispiele)	Bioverfügbarkeit (in %)	Wirkdauer (in Stunden)	Tagesdosis
Theophyllin	Systemisch	Injektionslösung	Euphyllin	100	HWZ 3–8	langs. i.v. 2–2,5 bzw. 4–5 mg/kg KG
			Euphyllin retard	100		oral 2mal 125–500 mg
			Euphyllin quick 200	100		oral 3mal 200 mg
			Euphyllin Zäpfchen	100 komplexe Clearance		rektal 250–500 mg
Ipratropium (-bromid)	Lunge	Spray/ Pulverspray	Atrovent	gering	HWZ 2–4	3mal 0,02–0,04 mg 1- bis 8mal 0,2 mg/Tag
Oxitropium (-bromid)	Lunge	Spray/ Pulverspray	Ventilat	gering	HWZ 2	2- bis 3mal 0,2 mg 2- bis 3mal 0,1 mg
Xylometazolin	Nase	Säuglingstropfen	Olynth	topisch	HWZ 1	alle 2 h 1 Tropfen in jede Seite (0,25 mg)
	Auge	Augentropfen	Otriven	topisch	?	2- bis 3mal 0,05 mg
Cimetidin	Systemisch	Injektionslösung/ Tabletten	Tagamet		HWZ 2	1–2 mg/Tag (max. 80 mg/h) 400–800 mg/Tag

Anticholinergika

Die M-Cholinozeptor-Antagonisten *Ipratropium* und *Oxitropium-Bromid* (vgl. Tabelle 6.13) sind quartäre Ammoniumbasen. Sie passieren die biologischen Membranen sehr schlecht und können deshalb nur topisch angewendet werden (Wettengel et al. 1995). Die Resorptionsquote beträgt oral ca. 9% und bei inhalativer Anwendung ca. 3%, die lokale Wirkdauer 3–7 h.

Wegen der schlechten Resorption bewirken dieses Stoffe im Gegensatz zu Atropin keine wesentliche Beeinflussung der bronchialen Sekretion oder mukoziliären Clearance. Sie bewirken eine Hemmung der vagovagalen Reflexaktivität.

Nebenwirkungen

An Nebenwirkungen gibt es nur die seltene Erhöhung der Sputumviskosität und gelegentlich Mundtrockenheit.

Indikation

Die Indikationen bestehen in Asthma bronchiale mit deutlicher cholinerger Komponente, was bei etwa 30% der Asthmapatienten der Fall ist sowie bei nerval bedingter Rhinitis.

H_2-Antagonisten

Cimetidin (vgl. Tabelle 6.13) ist ein H_2-Rezeptor-Blocker, der insbesondere zur Hemmung der Histamin-bedingten Steigerung der Magensäureproduktion eingesetzt wird. Umfangreiche klinische Studien, die lediglich mit Cimetidin, nicht aber mit anderen H_2-Rezeptor-Antagonisten durchgeführt wurden, haben gezeigt, daß eine Kombination von Cimetidin mit Dimetinden die Symptomatik anaphylaktoider Reaktionen als Folge der Infusion von Plasmasubstituten wie Dextran oder Gelatinepräparaten verhindern kann. Eine ähnliche Wirkung des Cimetidins ist für die systemische Mastozytose beschrieben worden.

6.2.5 Schlußbetrachtung

Auch auf dem Gebiete der Allergologie gab es seit den 70er Jahren eine Reihe von Versuchen, die neuen Erkenntnisse der Pathophysiologie zur gezielten Entwicklung innovativer Pharmaka zu nutzen (Makino 1995; Luskin et al. 1994; Barnes 1996). Es gibt zahlreiche interessante Ansätze, die vielfach zur Bestätigung oder Relativierung der pathophysiologischen Erkenntnis geführt, aber bisher den Markt der therapeutisch nutzbaren Arzneimittel nicht erreicht haben und vielleicht niemals erreichen werden. Zu nennen wären hier v.a.:

Neue Arzneimittel für das Gebiet der Allergologie

- Bronchodilatoren, z.B.
  - Analoge von Prostaglandin E
  - Derivate des vasoaktiven intestinalen Peptids (VIP),
  - Derivate des atrialen natriuretischen Peptids (NAP),
  - M_1- und M_3-Cholinoceptorantagonisten;
- Hemmer bestimmter cAMP-Phosphodiesterase-Isoenzyme;
- Kalium-Kanal-Öffner;
- Hemmer von Transkriptionsfaktoren;
- Entzündungshemmende Substanzen, z.B. Hemmer der Leukozytenadhäsion
  - Antioxidantien;
- Mediator-Antagonisten für
  - Leukotriene (einschl. Lipoxygenasehemmer),
  - PAF,
  - Thromboxan A,
  - Bradykinin.

Für die Zukunft zu erwarten sind auch Pharmaka, deren Potential zur Modifikation der IgE- und IgG-Synthese und damit zu Entstehung der allergischen Diathese erheblich größer ist als das der derzeit verfügbaren Stoffe.

Literatur

AAAI Board of Directors (1994) Guidelines to minimize the risk from systemic reactions caused by immunotherapy with allergenic extracts. J Allergy Clin Immunol 93: 811–812

Achterrath-Tuckermann U, Simmet T, Luck W, Szeleuyi I, Peskar BA (1988) Inhibition of cysteinyl-leukotriene production by azelastine and its biological significance. Agents Actions 24: 217–223

Adkinson Jr NF, Eggleston PA, Eney D (1997) A controlled trial of immunotherapy for asthma in allergic children. N Engl J Med 336: 324–331

Altounyan REC (1980) Review of clinical activity and mode of action of sodium cromoglycate. Clin Allergy 10: 481–489

Arzneimittelkommission der deutschen Ärzteschaft (1997) Hyposensibilisierung – Indikationen, Kontraindikationen, unerwünschte Wirkungen. Dtsch Ärzteblatt 94: 279–280

Barnes PJ (1995) Inhaled glucocorticoids in asthma. N Engl J Med 332: 868–875

Barnes PJ (1996) New drugs for asthma. Clin Exp Allergy 26: 738–745

Barnes PJ, Adcock I (1993) Anti-inflammatory actions of steroids: molecular mechanisms. Trends Pharmacol Sci 14: 436–440

Barnes PJ, Holgate ST, Laitinen LA, Pauwels R (1995) Asthma mechanisms, determinants of severity and treatment: the role of nedocromil sodium. Clin Exp Allergy 25: 771–787

Busse WW, Orr TSC, Pauwels R (eds) (1989) International Symposium on Nedocromil Sodium. Drugs (Suppl 1) 37: 1–137

Busse WW, Randlev B, Sedgwick J (1989) The effect of azelastine on neutrophil and eosinophil generation of superoxide. J Allergy Clin Immunol 83: 400–405

Carnuccio R, di Rosa M, Guerrasio B, Iuvone T, Sautebin L (1987) Vasocortin: a new glucocorticoid-induced anti-inflammatory protein. Br J Pharmacol 90: 443–445

Clark CR (1985) Intracellular localisation of steroid receptors. In: Sluyser M (ed) Interaction of steroid hormone receptors with DNA. Ellis Horwood, Chichester, pp 7–56

DeVos C, Leprevost JM, Vorug H, Tomassini M, Capron M, Capron A (1989) Inhibition of human eosinophil chemostasis and of the IgE-dependent stimulation of human blood platelets by cetirizine. Int Arch Allergy Appl Immunol 88: 212–215

Doi S, Gemou-Engesaeth V, Kay AB, Corrigan CJ (1994) Polymerase chain reaction quantification of cytokine messenger RNA expression in peripheral blood mononuclear cells of patients with acute exacerbations of asthma effect of glucocorticoid therapy. Clin Exp Allergy 24: 854–867

Enerbäck L (1986) Mast cell heterogeneity: The evolution of the concept of a specific mucosal mast cell. In: Befus AD, Bienenstock J, Denburg JA (eds) Mast cell differentiation and heterogeneity. Raven, New York, pp 1–26

Fink JN, Forman S, Silvers WS, Soifer MM, Tashkin DP, Wilson AF (1994) A double-blind study of the efficacy of nedocromil sodium in the management of asthma in patients using high doses of bronchodilators. J Allergy Clin Immunol 94: 473–481

Flower RJ, Rothwell NJ (1994) Lipocortin-I: cellular mechanisms and clinical relevance. Trends Pharmacol Sci 15: 71–76

Friedman BS, Santiago BL, Berkebile C, Metcalfe DD (1993) Comparison of azelastine and chlorpheniramine in the treatment of mastocytosis. J Allergy Clin Immunol 92: 520–526

Galli SJ (1997) The mast cell: a versatile effector cell for a challenging word. In: Kraft D, Grubeck-Loebenstein B, Wick G, Ring J (eds) Allergy – a disease of modern society. Int Arch Allergy Immunol 113: 14–22

Good allergy practice (1993) Standards of care for provides and purchases of allergy services within the National Health Service. Royal College of Physicians and Royal College of Pathologists. Clin Exp Allergy 25: 586–595

Hamann W, Flöter A, Schmutzler W, Zwadlo-Klarwasser G (1995) Characterization of a novel anti-inflammatory factor produced by RM 3/1 macrophages derived from glucocorticoid treated human monocytes. Inflamm Res 44: 535–540

Harrison BDW (1996) Guidelines in asthma. Respir Med 90: 375–378

Honig P, Wortham D, Zamani K, Conner D, Cantilena L (1993) The pharmacokinetics and cardiac consequences of the terfenadine-ketoconazole interaction. Clin Pharmacol Ther 53: 206

Kay AB, Walsh AB, Mogbel R, MacDonald AJ, Nagakura T, Carroll MP, Richerson HB (1987) Disodium cromoglycate inhibits activation of human inflammatory cells in vitro. J Allergy Clin Immunol 80: 612–621

Keeley D, Rees J (1997) New guidelines on asthma management - Aim to control symptoms rapidly with higher initial doses of steroid and earlier use of β agonists. Br Med J 314: 315–316

Kemp JP, Pearlman DS, Tinkelman DG et al. (1996) An evaluation of the efficacy and safety of azelastine in patients with chronic asthma. J Allergy Clin Immunol 97: 1218–1224

Kitamura Y (1989) Heterogeneity of mast cells and phenotype changes between subpopulations. Ann Rev Immunol 7: 59–76

Kleine-Tebbe J, Josties C, Frank G, Stalleicken D, Buschaner A, Schunack W, Czarnetzki B (1994) Inhibition of IgE- and non-IgE-mediated histamine release from human basophil leucocytes in vitro by a histamine antagonist, desethoxy-carbonyl-loratidine. J Allergy Clin Immunol 93: 494–500

Kroegel C, Herzog V, Knöchel B, Julius P, Wagnetz D, Virchow JC Jr, Luttmann W (1996) Anti-inflammatory actions of histamine H1 receptor antagonists unrelated to H_1 receptor blockade. Clin Immunother 5: 449–460

Leonardi A, Borghesan F, Avarello A, Plebani MM, Secchi AG (1997) Effect of lodoxamide and disodium cromoglycate on tear eosinophil cationic protein in vernal keratoconjunctivitis. Br J Ophthalmology 81: 23–26

Leung KBP, Flint KC, Brostoff J (1988) Effects of sodium cromoglycate and nedocromil sodium on histamine secretion from human lung mast cells. Thorax 43: 756–761

Lubach D, Kietzmann M (1992) Dermatokortikoide - Pharmakologie und Therapie. In: Marghescu S, Wolff HH, Zaun H (Hrsg) Kohlhammer, Freiburg

Luskin TL, Clark S, Frederiksen M et al. (1994) Executive summary: Management of asthma during pregnancy. J Allergy Clin Immunol 93: 139–162

Makino S (1995) Use of antiallergic drugs in Japan. ACI News 7/6: 165–172

McTavish D, Sorkin EM (1989) Azelastine: A review of its pharmacodynamic and pharmacokinetic properties and therapeutic potential. Drugs 38: 778–800

Niedner R, Ziegenmeyer J (Hrsg) (1992) Dermatika - Therapeutischer Einsatz, Pharmakologie und Pharmazie. Wiss Verlagsgesellsch, Stuttgart

Nolte D, Krejci G (Hrsg) (1984) Methylxanthine bei obstruktiven Atemwegserkrankungen. Dustri-Verlag, Dr. Karl Feistle, München

Norris AA, Alton EWFW (1996) Chloride transport and the action of sodium cromoglycate and nedocromil sodium in asthma. Clin Exp Allergy 26: 250–253

Paulis A de, Stellato C, Cirillo R, Ciccarelli A, Oriente A, Marone G (1992) Anti-inflammatory effect of FK-506 on human skin mast cells. J Invest Dermatol 99: 723–728

Pearce FL (1982) Functional heterogeneity of mast cells from different species and tissues. Klin Wochenschr 60: 954–957

Pedersen C, Permin H, Skov PS, Norn S, Svensen M, Mosbech H, Bendtzen K (1985) Inhibitory effect of cyclosporin-A on histamine release from human leucocytes and rat mast cells. Allergy 40: 103–107

Püschmann S, Engelhorn R (1978) Pharmakologische Untersuchungen des Bromhexin-Metaboliten Ambroxol. Arzneim Forsch/Drug Res 28: 889–898

Reinhardt D (in Druck) Sympathomimetika. In: Merck HF, Schmutzler W (Hrsg) Therapie allergischer Krankheiten. Wiss Verlagsgesellsch, Stuttgart

Reinsprecht M, Pecht I, Schindler H, Romanin C (1992) Potent block of Cl^- channels by anti-allergic drugs. Biochem Biophys Res Com 188: 957–963

Reynolds JEF (1996) Evaluated information on the world's drugs and medicines. Martindale 31: The Extra Pharmacopoeia, Royal Pharmaceutical Society, London

Roberts DJ (1996) Ebastine: A new approach to treatment strategies of allergies. Drugs 52 (Suppl 1): 8–19

Ruzicka T, Bieber T, Schöpf E, Rubins A, Dobozy A, Bos JD, Jablonska S, Imitiaz A, Thestrup-Pedersen K, Daniel F, Finzi A, Reitamo S (1997) A short-term trial of tacrolimus ointment for atopic dermatitis. N Engl J Med 337: 816–821

Schimmer BP, Parker KL (1996) Adrenocorticotropic hormone; adrenocortical steroids and their synthetic analogs; inhibitors of the synthesis and actions of adrenocortical hormones. In: Goodman and Gilman's: The Pharmacological Basis of Therapeutics, 9th edn. McGraw-Hill, New York, p 1459

Schleimer R (1990) Effects of glucocorticoids on inflammatory cells relevant to their therapeutic applications in asthma. Am Rev Respir Dis 141: S59–S69

Schleimer RP (1993) An overview of glucocorticoid anti-inflammatory actions. Eur J Clin Pharmacol 45 (Suppl 1)

Schleimer R, Lichtenstein L, Gillesspie E (1991) Inhibition of basophil histamine release by anti-inflammatory steroids. Nature 292: 454–455

Schmutzler W (1985) Pharmakologische und therapeutische Aspekte alter und neuer Antihistaminika. Allergologie 8: 397–401

Schmutzler W (1991) Antihistamines. In: Ruzicka T, Ring J, Przybilla B (eds) Handbook of atopic exzema. Springer, Berlin Heidelberg New York Tokyo, pp 396–406

Schmutzler W (1994) Unerwünschte Wirkungen der H_1-Antihistaminika. Allergo J 3: 442–450

Schmutzler W (1997) Histamin als Mediator allergischer Reaktionen. Allergologie, im Druck

Schmutzler W (1997) Antihistaminika. In: Merck HF, Schmutzler W (Hrsg) Therapie allergischer Krankheiten. Wiss Verlagsgesellsch, Stuttgart, im Druck

Schmutzler W, Amandi M, Aniol M et al. (1987) Seasonal variation of mast cell function in human adenoid tissues. Int Arch Allergy Appl Immunol 82: 277–278

Schmutzler W, Glück S, Riesener KP, Frings M (1989) Histamine and other mediators in asthma. In: Pichler WJ et al. (eds) Progress in allergy and clinical immunology. Hogrefe & Hüber, Toronto Bern

Schmutzler W, Bolsmann K, Zwadlo-Klarwasser G (1995) Comparison of histamine release from human blood monocytes, lymphocytes, adenoidal and skin mast cells. Int Arch Allergy Immunol 107: 194–196
Schultze-Werninghaus G, Staib AH, Berdel D (1996) Asthma bronchiale und chronisch (-obstruktive) Bronchitis. In: Rietbrock N, Staib AH, Loew D (Hrsg) Klinische Pharmakologie. Steinkopff, Stuttgart, S 387–412
Sheffer A, Bousquet J, Busse WW et al. (1992) The International Asthma Project, 22 participants: International consensus report on diagnosis and treatment of asthma. National Heart, Lung and Blood Institute, NIH, Bethesda, Maryland, USA, Publication No. 92-3091: 1–72
Simons FER (1992) Clinical importance of inhibition of mediator release by antihistaminika. J Allergy Clin Immunol 90: 699–728
Triggiani M, Cirillo R, Lichtenstein LM, Marone G (1989) Inhibition of histamine and prostaglandin D2 release from lung mast cells by cyclosporin A. Int Arch Allergy Appl Immunol 88: 253–255
Tryba M et al. (1994) Akuttherapie anaphylaktoider Reaktionen. Ergebnisse einer interdisziplinären Konsensuskonferenz. Anaesthesist 43: 211–222; Allergo J 3: 211–224; Internist 35: 401–412
Vergin H, Bishop-Freudling G, Miczka M, Nitsche V, Strobel K, Matzkies F (1985) Untersuchungen zur Pharmakokinetik und Bioäquivalenz unterschiedlicher Darreichungsformen von Ambroxol. Arzneimittelforschung 35: 1591–1595
Wettengel R et al. (1995) Empfehlungen der deutschen Atemwegsliga zum Asthmamanagement bei Erwachsenen und Kindern. Med Klin 89: 57–67
Wilckens T (1995) Glucocorticoids and immune function: Physiological relevance and pathogenetic potential of hormonal dysfunction. Trends Pharmacol Sci 16: 193–197
Winsel K (1992) Antioxidative und entzündungshemmende Eigenschaften von Ambroxol. Pneumologie 46: 461–475
Zwadlo-Klarwasser G, Bent S, Haubeck HD, Sorg C, Schmutzler W (1990) Glucocorticoid-Induced apearance of hte macrophage subtype RM3/1 in the peripheral blood of man. Int Arch Allergy Appl Immunol 91: 175–180
Zwadlo-Klarwasser G, Braam U, Mühl-Zürbes P, Schmutzler W (1994) Macrophages and lymphocytes: Alternative sources of histamine. Agents Actions 41: C99–C100
Zwadlo-Klarwasser G, Servais MD, Schmutzler W, Brosthardt P, Braam U (im Druck) Ambroxol inhibits the histamine release from human mast cells. Inflamm Res

6.3 Notfallmedizin und Schocktherapie bei anaphylaktischen und anaphylaktoiden Reaktionen

Werner Heppt und
Siegfried Piepenbrock

Einleitung

Überempfindlichkeitsreaktionen des Organismus, die bis zur Ausbildung eines Schocks gehen können, sind oft iatrogen, so bei spezifischer Immuntherapie, seltener durch natürliche Allergenexposition oder Medikamente und andere Substanzen bedingt. Sie werden in anaphylaktische und anaphylaktoide Reaktionen eingeteilt (s. folgende Übersicht), laufen jedoch trotz unterschiedlicher zugrundeliegender Pathomechanismen klinisch häufig identisch ab. Da bei jeder Überempfindlichkeitsreaktion das Vollbild eines Schocks auftreten kann, ist eine rasche und konsequente stadiengerechte Therapie entscheidend. Hierbei sind Arzt und ärztliches Hilfspersonal, aber auch Patienten und Angehörige (Beispiel Insektengiftallergie) gefordert.

6.3.1 Einteilung der Überempfindlichkeitsreaktionen

Anaphylaktische Reaktion:

- übersteigerte IgE-vermittelte Sofortreaktion, umfaßt klassischen Anaphylaxiebegriff (z. B. Insektengiftallergie).

Anaphylaktoide Reaktion:

- nicht IgE-vermittelte Überempfindlichkeit
  a) immunologisch (z. B. Immunkomplexreaktion),
  b) nichtimmunologisch (z. B. Aspirinunverträglichkeit).

Die Überempfindlichkeitsreaktionen umfassen übersteigerte IgE-vermittelte Reaktionen, wie sie bei Insektengiftallergien oder systemischer Hypo-

Tabelle 6.14. Stadieneinteilung und Therapie anaphylaktischer und anaphylaktoider Reaktionen

Klinik	Therapie
0 Lokalreaktion: auf Kontaktort beschränkte übersteigerte Reaktion	Allergenzufuhr unterbrechen, meist keine spezielle Therapie erforderlich, evtl. lokal symptomatisch (z. B. Antihistaminikum), klinische Kontrolle
I Leichte Allgemeinreaktion: disseminierte - kutane (Flush, Urtikaria, Pruritus), - respiratorische (Rhinorrhoe, Heiserkeit, Dyspnoe), - kardiovaskuläre, - zentralnervöse Reaktionen (Unruhe oder Kopfschmerzen etc.)	1. Allergenzufuhr unterbrechen, 2. i.v. Zugang kontralateral, 3. i.v. Antihistaminika H_1-Blocker (z. B. Clemastin 4 mg, Dimetindenmaleat 8 mg) evtl. H_2-Blocker (z. B. Cimetidin 400 mg, Ranitidin 100 mg), 4. Volumengabe (z. B. 500 ml Ringer-Laktat), 5. evtl. Unterspritzen der Einstichstelle mit Adrenalin (0,2–0,5 ml Suprarenin 1:1 000 = 0,2–0,5 mg), 6. evtl. O_2-Gabe (5–10 l/min), klinische Kontrolle
II Ausgeprägte Allgemeinreaktion: ausgeprägte - kardiovaskuläre (Tachykardie, Hypotension, Arrhythmie), - respiratorische (Luftnot, Bronchospasmus, Larynxödem), - gastrointestinale (Stuhldrang, Übelkeit), - kutane Reaktionen (s. oben)	zusätzlich zu 1–6 7. i.m. Adrenalin beim Übergang zu schwerer Reaktion, z. B. 0,2–0,5 ml Suprarenin® 1:1000 (0,2–0,5 mg), 8. i.v. Kortikoide 1 000 mg Prednisolonäquivalent, 9. Therapie der Dyspnoe β_2-Sympathomimetika (z.B. Fenoterol 1–2 Hübe, evtl. 1/2–1 Amp. Terbutalin s.c.) Theophyllin i.v. (0,24–0,48 g langsam i.v.)
III Bedrohliche Allgemeinreaktion: - schwere hämodynamische Reaktion (Schock mit Hypotension und Blässe), - Bronchospasmus mit bedrohlicher Dyspnoe, - Bewußtseinstrübung, - akutes Abdomen, Erbrechen, Stuhl-, Urinabgang	1. i.m. Adrenalin (bis zu 4mal im Abstand von 3–5 min) 0,3–0,5 ml Suprarenin® 1:1000 (0,3–0,5 mg) i.v. Adrenalin, wenn nötig, im Anschluß an i.m.-Gabe 1–3 ml Suprarenin® 1:10 000 (0,1–0,3 mg), sehr langsame (0,1 mg/min) Injektion unter Monitoring, Injektion bis Tremor oder Tachykardie, Schocklagerung, Intubationsbereitschaft, 2. kolloidale Lösungen i.v. 500–1 000 ml HAES 6%® (Risiko der anaphylaktischen Reaktion beträgt 0,01–0,1%) ab 2 l Volumengabe Ringer-Laktat, 3. O_2-Gabe (5–10 l/min), 4. Antihistaminika i.v. H_1-Blocker (z. B. Clemastin 4 mg, Dimetindenmaleat 8 mg) H_2-Blocker (z. B. Cimetidin 400 mg, Ranitidin 100 mg), 5. i.v. Kortikoide 1 000 mg Prednisolonäquivalent, 6. Therapie der Dyspnoe β_2-Sympathomimetika (z. B. Fenoterol 1–2 Hübe, evtl. 1/2–1 Amp. Terbutalin s.c.) Theophyllin i.v. (z. B. 0,24–0,48 g langsam i.v.) 7. Zusatzmedikation: Supp., i.v., i.m. Schmerzen: z. B. Dipidolor Krämpfe: z. B. Butylscopolamin epileptiformes Bild: z. B. Diazepam Übelkeit: z. B. Dimenhydrinat, Antidot bei β-Blockern: Glucagon 1–2 mg, Adrenalin-Unwirksamkeit: i.v. Dobutamin 5–10 µg/kg KG/min

Tabelle 6.14 (Fortsetzung)

Klinik	Therapie
IV Vitales Organversagen: Atem-, Kreislaufstillstand Entwicklung aus Stufe I–III möglich, rasches Auftreten ohne vorherige Lokalreaktion, Prodromi: Brennen – Pruritus – Hitze an Zunge, Rachen, Handteller, Fußsohle	Reanimation nach der A-B-C-D-Regel 1. *A*temwege freimachen, 2. *B*eatmen (Intubation, Koniotomie), O_2-Gabe, 3. *C*irculation sichern (Herzmassage, präkordialer Faustschlag) Herzmassage/Atemspende: 15/2 (allein), 5/1 (mit Helfer), 4. *D*efibrillation bei Kammerflimmern und pulsloser Kammertachykardie bzw. *D*rugs bei Asystolie und unwirksamer Defibrillation i.v. 5–10 ml Suprarenin® 1:10 000 (0,5–1 mg) evtl. intratracheale Gabe über Tubus i.v. Na-Bicarbonat bei protrahierter Reanimation übrige Maßnahmen in Anlehnung an I–III
Dosismodifikationen bei Kindern: Adrenalin: 0,01 mg/kg KG der verdünnten Suprarenin-Lösung (1:10 000), Gabe: i.v., endotracheal, s.c., Prednisolon: bis 10 mg/kg KG, Gabe: rektal, oral, i.m., i.v., Antihistaminika: 0,02 mg/kg KG	

sensibilisierung auftreten und nichtimmunologische Mechanismen, wie beispielsweise die Pseudoallergie bei Aspirinunverträglichkeit. Eine Sonderform stellt die nicht-IgE-vermittelte Immunkomplexreaktion dar.

Die auslösenden Faktoren besonders der anaphylaktoiden Reaktionen sind mannigfaltig. Beispiele sind körperliche Anstrengung („exercise induced"), Kälte, Röntgenkontrastmittel, Analgetika oder ACE-Hemmer.

Klinische Symptome der Überempfindlichkeitsreaktionen resultieren aus der Freisetzung von Mediatoren wie Histamin, Leukotrienen oder plättchenaktivierendem Faktor (*PAF*) und ihrer pharmakologischen Wirkung: Vasodilatation der Gefäße, v. a. im Bereich der Endstrombahn, Permeabilitätserhöhung gefolgt von Plasmaaustritt ins Gewebe, Hypovolämie und generalisierte hämodynamische Reaktion mit Brady-, Tachykardie und Arrhythmie.

Anaphylaktische bzw. anaphylaktoide Sofortreaktionen werden nach einer international gebräuchlichen Klassifikation in Abhängigkeit von Lokal- und Fernreaktionen, der Beteiligung von Haut, Respirations-, Magen-Darm-Trakt, Herz-Kreislauf-System und ZNS in 5 Stadien eingeteilt (Tabelle 6.14). Entscheidend ist, daß diese Reaktionen nicht nacheinander ablaufen müssen, sondern, daß selbst innerhalb von Minuten ohne Vorankündigung das Vollbild eines Schocks eintreten kann. *Alarmsymptome* dieses fulminanten Verlaufes sind Brennen, Juckreiz und Hitzegefühl in Mund, Rachen oder an Fußsohlen und Handinnenflächen.

Da der Verlauf einer Überempfindlichkeitsreaktion nicht sicher abzuschätzen ist, muß die Notfalltherapie auf die Behandlung einer theoretischen Schockreaktion ausgerichtet sein.

Sie orientiert sich an einer erkennbaren Ursache und dem klinisch manifesten Erscheinungsbild.

6.3.2 Therapie der anaphylaktischen und anaphylaktoiden Reaktionen

Läßt sich eine Überempfindlichkeitsreaktion nicht durch *Prävention* vermeiden, besteht die erste Notfallmaßnahme in der *Beseitigung des auslösenden Agens* durch Stoppen der Infusion oder Abbinden des Oberarmes bei subkutaner Hyposensibilisierung (Tabelle 6.14). Um die weitere Einschwemmung der auslösenden Substanz in den Körper zu verhindern, sollten *lokale Maßnahmen*, wie das Umspritzen der Injektionsstelle mit Adrenalin folgen. Basismaßnahmen, die schon in den frühen Stadien erforderlich sind, bestehen in dem Anlegen eines großlumigen venösen Zuganges, der Gabe von Sauerstoff sowie der adäquaten Lagerung des Patienten, wenn möglich Trendelenburg-Lagerung. Bei drohender Dyspnoe muß frühzeitig intubiert oder bei Larynxödemen koniotomiert werden. Neben diesen Grundmaßnahmen kommen in Abhängigkeit des jeweiligen Stadiums die Gabe von Volumenersatzmitteln, Katecholaminen, Glukokortikoiden, Antihistaminika und Bronchospasmolytika zum Einsatz.

Als *Volumenersatzmittel* eignen sich in erster Linie Kolloide und Ringer-Laktat. Unter den Kolloiden stellt trotz der Gefahr einer eventuellen anaphylaktischen Reaktion (0,01–0,1%) Hydroxyethylstärke (*HES*) mit einem mittleren Molekulargewicht von 200 000 das Mittel der Wahl dar. Es kann bei Erwachsenen bis zu einer Menge von 2 l gegeben werden. Die weitere Volumensubstitution sollte durch Elektrolytlösungen erfolgen, wobei die bekannte Verstärkung des interstitiellen Ödems in Kauf genommen werden kann. Entscheidend in der Schocktherapie ist die rasche Zufuhr großer Mengen in kurzer Zeit (2–3 l/30 min).

Katecholamine

Katecholamine gehören wegen ihrer schnellen und potenten Wirkung zu den wichtigsten Medikamenten bei der Behandlung des anaphylaktischen Schocks.

Adrenalin, das entscheidende Therapeutikum bei der schweren anaphylaktischen Reaktion, wirkt über die Stimulation von α-Rezeptoren vasokonstriktorisch und antiödematös, über Stimulation von β_2-Rezeptoren bronchodilatatorisch. Aufgrund seiner kardialen Wirkung, in Form von Tachykardie, Hypokaliämie und der Gefahr von Arrhythmie und Kammerflimmern muß Adrenalin verdünnt (1 mg=1 ml Adrenalin auf 10 ml 0,9%iges NaCl) und langsam fraktioniert gespritzt werden (ca. 0,1 ml/min=0,1 mg/min). Die Dosierung erfolgt in Abhängigkeit von der Wirkung, wobei besondere Vorsicht bei Patienten mit koronarer Herzkrankheit geboten ist. Gelingt im akuten Stadium keine direkte intravenöse Injektion, wird Adrenalin in 2- bis 3mal höherer Dosis endotracheal, sublingual oder, nach den Empfehlungen von Wedner, auch intramuskulär (Fastjekt®) gegeben.

Zur Behandlung anaphylaktischer Reaktionen bieten sich in der Gruppe der Katecholamine auch Dopamin und Noradrenalin an. Dopamin besitzt gegenüber Adrenalin den Vorteil eines geringfügigeren Effekts auf β-Rezeptoren bei vergleichbarer α-sympathomimetischer Wirkung. Die Dosierung für Dopamin beträgt 2–5 µg/kg KG/min. Noradrenalin besitzt eine potente α-mimetische Wirkung und ist nach Fehlschlagen der Adrenalintherapie indiziert. Die Gabe sollte ebenfalls wie Adrenalin langsam fraktioniert (0,5–1 ml Arterenol® auf 10 ml 0,9%iges NaCl) bis zu einer Höchstdosis von 1 mg/10 min erfolgen.

Beim Einsatz von Katecholaminen ist zu beachten, daß Adrenalin in der Behandlung des Bronchospasmus am erfolgreichsten ist. Ausweichpräparat bei verminderter Ansprechbarkeit im Rahmen einer Therapie mit β-Blockern, trizyklischen Antidepressiva und ACE-Hemmern ist Glucagon.

Antihistaminika

Antihistaminika sind v. a. bei kutanen Überempfindlichkeitsreaktionen, aber auch beim kardiovaskulären Schock indiziert.

Klinisch bewährt hat sich die kombinierte intravenöse Gabe von H1- und H2-Antagonisten, z. B. Dimetindenmaleat und Cimetidin. Da bei Bolusinjektion die Gefahr der Histaminfreisetzung besteht, empfiehlt sich die Gabe von Kurzinfusionen von mindestens 5 min Dauer.

Glukokortikoide

Glukokortikoide eignen sich aufgrund ihres Wirkmechanismus und verzögerten Wirkeintrittes nicht zur Therapie einer kardiovaskulär bedrohlichen anaphylaktischen Reaktion, sondern lediglich zur Prophylaxe und Therapie verzögert auftretender kutaner und pulmonaler Reaktionen. Vor allem die biphasischen Reaktionen nach Kontrastmittel, Nahrungsmittel, Hyposensibilisierung und Insektenstichen lassen sich wirksam behandeln (3mal 40–125 mg Prednisolonäquivalent/24 h). Steroide entfalten frühestens nach Stunden über die Beeinflussung der Proteinbiosynthese ihre antiinflammatorische Aktivität. Nur der beschriebene membranstabilisierende Effekt setzt früher ein (nach 10–30 min). Da die durch β-Sympathomimetika bewirkte Bronchodilatation verstärkt und das Schleimhautödem reduziert wird, besitzen Glukokortikoide einen positiven Effekt auf akute pulmonale Reaktionen.

Theophyllin

Theophyllin ist in der Notfalltherapie von Überempfindlichkeitsreaktionen nur bei schwerer Bronchospastik indiziert, die weder auf β-Sympathomimetika noch auf Kortison anspricht. Die Dosierungsempfehlung ist 0,24–0,48 g (1–2 Ampullen à 10 ml) langsam intravenös und ggf. die Fortsetzung durch Infusion (5–10 mg/kg KG/24 h).

Kalzium

Kalzium sollte bei Überempfindlichkeitsreaktionen nicht gegeben werden, da verstärkter Zellzerfall, kardiale Symptome sowie eine verminderte zerebrale Perfusion als Nebenwirkungen bekannt sind.

Zusammenfassung

In der Notfallbehandlung anaphylaktischer und anaphylaktoider Reaktionen gelten folgende Grundsätze:

- Der Schweregrad einer anaphylaktischen oder anaphylaktoiden Reaktion ist nie vorhersehbar. Prinzipiell muß immer mit der schwersten Verlaufsform gerechnet werden;
- Grundprinzip jeglicher Therapiemaßnahme bei Verdacht auf anaphylaktische Reaktion ist eine rasche und konsequente Einleitung der stadiengerechten Therapie. Dies setzt bei Arzt und Hilfspersonal regelmäßige Schulung und Training in der Notfalltherapie voraus;
- Basismedikamente der Notfalltherapie (s. folgende Übersicht) sind Volumenersatzmittel und Katecholamine, ergänzt durch Antihistaminika. Zur Behandlung verzögerter pulmonaler und kutaner Reaktionen sind Kortikosteroide, in selteneren Fällen schwerer Bronchospastik Theophyllin indiziert. Kalzium sollte nach den neuesten Empfehlungen nicht gegeben werden;
- nach überstandener schwerer Überempfindlichkeitsreaktion ist eine stationäre 24 h-Intensivüberwachung erforderlich, da nach 6–12 h anaphylaktische Spätreaktionen möglich sind. Bei Rezidivgefahr sollten Kortikosteroide (z. B. 100 mg Prednisolonäquivalent) und Antihistaminika alle 8 h appliziert werden;
- Patienten mit anamnestisch bekannten anaphylaktischen Reaktionen und deren Angehörige, speziell Insektengiftallergiker, müssen in die Notfalltherapie eingewiesen werden und zur selbständigen intramuskulären Injektion mit Adrenalin-Fertigspritzen in der Lage sein.

Empfehlungen für eine Schockapotheke

1. Adrenalin-Amp. (Suprarenin 1:1000), phys. NaCl-Amp. (10 ml), Inhalation mit Asthmahaler (Menley James Lab, USA);
2. Glukortikoid Amp. 250–1000 mg (z. B. Solu-Decortin H, Urbason solubile);
3. Antihistaminika Amp. (z. B. Tavegil, Sostril, Zantic);
4. Glukose-, Elektrolytinfusionen;
5. Plasmaexpander (z. B. HAES 6%);
6. β_2-adrenerges Dosieraerosol (z. B. Berotec-Spray);
7. Aminophyllin Amp. (z. B. Euphyllin);
8. Diuretika (z. B. Lasix);
9. Sedativa (z. B. Valium);
10. Kardiaka (z. B. Digitalispräparate, Arterenol);
11. Intubationsbesteck, Beatmungsmasken, Ambubeutel, Stauschlauch, Kanülen, Spritzen, Infusionsbesteck, O_2 etc.

Literatur

Bochner BS, Lichtenstein LM (1991) Anaphylaxis. N Engl J Med 324: 1785–1790

Elenbaas RM (1980) Anaphylactic shock. Crit Care Quart 2: 77–84

Pavek K, Wegmann A (1981) Pathophysiologie des anaphylaktischen und anaphylaktoiden Schocks. Fortschr Med 99: 1994–1999

Ring J (1987) Anaphylaxis and anphylactoid reactions. In: Baethmann A, Meßmer K (eds) Surgical research: recent concepts and results. Springer, Berlin Heidelberg New York Tokyo, pp 210–221

Ring J (1992) Anaphylaxie (anaphylaktoide Reaktionen). In: Ring J (Hrsg) Angewandte Allergologie, 2. Aufl. MMV Medizinverlag, München, S 103–111

Tryba M, Ahnefeld FW, Barth J et al. (1994) Konsensuskonferenz: Akuttherapie anaphylaktoider Reaktionen. Allergo J 3/4: 211–224

Wedner J (1993) Symposium on anaphylaxis for the practicing allergist. Info Medix Cassette No. F 130–11 A+B of the 50th anniversary meeting of the American Academy of Allergy and Immunology. Chicago/IL 11.–17.3.93

6.4 Experimentelle Therapiekonzepte

Harald Renz und Martin Röcken

Einleitung

Das bessere Verständnis der den allergischen Erkrankungen zugrundeliegenden molekularen und zellulären Mechanismen findet in zunehmendem Maße seinen Niederschlag in der zunächst experimentellen Entwicklung neuer Therapiestrategien. Ziel dieser Ansätze ist die Entwicklung von Behandlungen, die in noch spezifischerer Weise selektiv in die fehlgeleiteten Immunreaktionen eingreifen und durch einen erhöhten Wirkungsgrad und minimale Nebenwirkungen charakterisiert sind. So wird einerseits an einer Verbesserung der spezifischen Immuntherapie gearbeitet. Hierzu zählt die Entwicklung von Peptidtherapien oder die Frage des Einsatzes von modifizierten Allergenen bis hin zur Allergenimpfung. Andererseits ist es auch vorstellbar, durch die Entwicklung von Mediatorantagonisten, die insbesondere auf der Ebene der fehlgeleiteten T-Zell-Immunantwort eingreifen, spezifische Interventionsstrategien zu entwickeln, die bereits im Frühfeld der Ausbildung allergischer Fehlregulationen eingesetzt werden könnten. Einige dieser in unterschiedlichen Phasen in der Entwicklung befindlichen Strategien und Konzepte sollen in diesem Kapitel vorgestellt und in bezug auf ihre potentiellen Einsatzmöglichkeiten hin analysiert werden.

6.4.1 Peptide und Epitope

Im Rahmen der Charakterisierung von T-Zell-Funktionen bei allergischen Erkrankungen ist die molekulare Charakterisierung von denjenigen Allergenanteilen, die von allergenpräsentierenden Zellen den T-Zellen dargeboten werden, von besonderer Bedeutung. Hieraus hat sich die Frage entwickelt, ob möglicherweise eine *spezifische Immuntherapie* mit diesen T-Zell-Epitopen möglich und sinnvoll erscheint, und zwar unter den Aspekten einer erhöhten Effektivität, einer verbesserten Selektivität und einer Verminderung von Nebenwirkungen.

So kann die Spezifität der Immuntherapie durch den Einsatz von Peptiden erhöht werden. Dies setzt aber voraus, daß für jeden Patienten die T-Zell-Epitope der für ihn relevanten Allergene individuell identifiziert sind. Am Modellallergen der Katze wurde gezeigt, daß es möglicherweise dominante Epitope gibt, die in größeren Kollektiven von den T-Zellen der überwiegenden Anzahl der Patienten erkannt werden. Doch gibt es auch andere Beispiele (z. B. Gräserpollen, Birkenpollen), bei denen eine enorme Heterogenität unter den spezifischen T-Zell-Epitopen gefunden wurde. Hierbei hat jeder Patient sein individuelles Muster an T-Zell-Epitopen, immunodominante Epitope, die von allen Patienten erkannt werden, sind häufig nicht vorhanden. Unter diesem Gesichtspunkt erscheint die Durchführung einer spezifischen Immuntherapie mit immundominanten Peptiden sehr kompliziert.

Die Effektivität einer *Epitoptherapie* wurde im Tiermodell und in ersten klinischen Studien dokumentiert. Der Prototyp eines Allergens, welches hier untersucht wurde, ist das Katzenallergen (Fel d). Tierstudien zeigten, daß Mäuse, die mit Fel d immunisiert wurden, eine reduzierte Immunantwort gegen das gesamte Allergen entwickeln, wenn sie mit dem Majorepitop des Fel d 1 (Peptidlänge ca. 50 Aminosäuren) desensibilisiert werden. Ähnliche Resultate liegen im Mausmodell auch für Der p vor. Inwieweit sich diese Erfolgsraten auch auf Patientenkollektive übertragen lassen, bleibt den Ergebnissen von Multicenterstudien vorbehalten, die gegenwärtig international durchgeführt werden.

Das Konzept der Therapie mit Peptiden gewinnt auch dadurch an Attraktivität, weil man davon ausgehen kann, daß die linearen Peptide nicht als B-Zell-Epitop agieren und somit auch nicht von mastzellständigem IgE erkannt werden können. Bei der konventionellen Immuntherapie kommt es durch derartige Vernetzungen von zellständigen IgE-Antikörpern mit injiziertem Allergen zur Induktion von

Soforttypreaktionen, die als unerwünschte Nebenwirkungen gelten. In der Tat haben Pilotstudien gezeigt, daß derartige Soforttypreaktionen unter Peptidtherapie offenbar mit einer reduzierten Frequenz auftreten. Andererseits fungieren die T-Zell-Epitope aber auch als potente T-Zell-Stimulatoren und könnten somit die Funktion der proallergischen Typ-2-T-Zellen sogar noch steigern. Dies wäre eine unerwünschte Nebenwirkung, denn das Ziel der Therapie besteht gerade in der funktionellen Inaktivierung dieser T-Zellen.

6.4.2 Modifikation Th1/Th2

Nach heutigem Kenntnisstand erlaubt das Zytokinmuster der T-Lymphozyten am genauesten, den Verlauf von Immunantworten vorherzusagen (s. Kap. 3). IL-4-produzierende $CD4^+$-T-Helferlymphozyten (Th2) induzieren die IgE-Produktion in B-Lymphozyten, vermitteln die T-Zell-abhängige Immunantwort vom Soforttyp (Typ I) und scheinen die Differenzierung auch der umgebenden T-Lymphozyten in Richtung Th2 zu fördern. IFN-γ-produzierende, IL-4-defiziente T-Lymphozyten (Th1) mediieren die Typ-IV-Reaktionen und entwickeln sich während einer Stimulation, entweder in Abwesenheit von IL-4 oder in Gegenwart von IFN-α oder IL-12. Beide, Th1 und Th2, können grundsätzlich nützlich und schädlich sein. Ihre biologische Bedeutung hängt vom Antigen ab, das erkannt wird (Tabelle 6.15).

Th1 und Th2 werden als die funktionell am weitesten divergierenden Entwicklungsformen von antigenspezifischen T-Lymphozyten angesehen.

Die gezielte Steuerung des Zytokinmusters von antigenspezifischen T-Lymphozyten in Richtung Th1 oder Th2 stellt einen neuen Ansatz in der Behandlung von Krankheiten dar, die Typ-I- oder Typ-IV-Immunreaktionen zugeordnet werden. Das Besondere an diesem Ansatz ist, daß er, im Gegensatz zu konventionellen Therapieformen, nicht nur eine sehr effiziente, sondern auch eine antigenspezifische Therapie erlauben sollte, da T-Lymphozyten durch ihren Antigenrezeptor immer nur ein restringiertes Repertoire an Peptiden erkennen. Durch die Charakterisierungen jener Signale, die in T-Helferlymphozyten den Th2- oder Th1-Phänotyp induzieren, können jetzt erste Therapieansätze im Sinne einer antigenspezifischen „Immunmodulation" entwickelt werden (s. Abschn. 3.3).

Tabelle 6.15. Assoziation von Th1 und Th2 mit Immunreaktionen

Th1	Th2
IL-2/IFN-γ-hoch IL-4 negativ	(IFN-γ-±) IL-4-hoch
Schutzfunktion bei	
Intrazellulären Mikroorganismen Tumoren	Extrazellulären Parasiten
Schädlich bei	
Kontaktallergie Organspezifische Autoimmunkrankheiten • Multiple Sklerose • Autoimmundiabetes • Autoimmunthyreoiditis • rheumatoide Arthritis • Psoriasis • Lichen Planus	Atopische Krankheiten Immunglobulin-mediierte Autoimmunität • Lupus erythematodes • Pemphigus vulgaris • bullöses Pemphigoid • Sklerodermie

Zahlreiche Signale sind für die Zytokinregulation in vivo von Bedeutung (s. Abschn. 3.3). Unter all den bisher beschriebenen Signalen scheinen jedoch 2 alle übrigen zu dominieren:

- Stimulation von T-Lymphozyten über den TCR in Gegenwart von IL-4 induziert einen IL-4-positiven Th2-Phänotyp,
- Stimulation über den TCR in Abwesenheit von IL-4, in Gegenwart von IFN-α oder IL-12 dagegen favorisiert das Wachstum von IFN-γ-positiven Th1-Phänotypen.

Die Kombination dieser 2 Signale, TCR-Stimulus plus Zytokin, scheint in vitro wie in vivo dominant die Differenzierung der T-Lymphozyten in Richtung Th1 oder Th2 zu kontrollieren (Abb. 6.4).

Ziel neuartiger Therapieansätze ist es somit, schädliche Immunreaktionen nicht mehr durch eine Immunsuppression, sondern durch Modifikation des Zytokinmusters der verantwortlichen T-Lymphozyten zu behandeln.

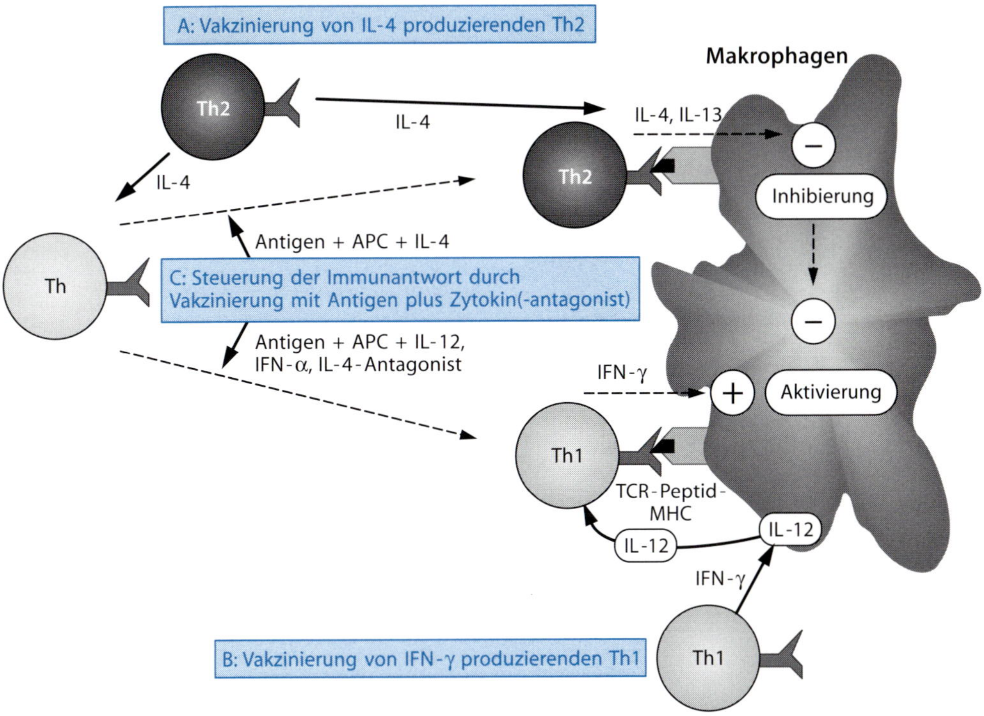

Abb. 6.4. Therapeutische Strategien zur Steuerung der Immunantwort über Th1 und Th2. Transfer von antigenspezifischen Th1, Th2 oder Zytokin-transfizierten T-Zell-Linien (A, B). Steuerung der Immunantwort durch Vakzinierung mit Antigen plus Zytokin/Zytokinantagonist (*APC* Antigenpräsentierende Zelle; *TCR* T-Zell-Rezeptor; *MHC* Haupthistokompatibilitätskomplex; *TNF-α* Tumornekrosefaktor-α; gestrichelte Linie: natürlicher Verlauf der Immunantwort; durchgezogene Linie: therapeutische Beeinflussung)

Zumindest in Frühphasen von Immunantworten ist es möglich mit Hilfe der genannten Zytokine und Zytokinantagonisten Typ-I- in Typ-IV-Reaktionen und umgekehrt, Typ-IV- in Typ-I-Reaktionen umzuwandeln. Mit diesen Ansätzen wurden bei Versuchstieren bei der Behandlung von infektiösen Krankheiten, von Autoimmunerkrankungen und dem experimentell induzierten Asthma vielversprechende Erfolge erzielt. Drei Ansätze werden dabei verfolgt:

- In-vitro-Induktion von antigenspezifischen Th1 oder Th2 und passiver Transfer dieser Regulatorzellen,
- In-vivo-Induktion von antigenspezifischen Th1 und Th2 durch Stimulation mit Antigen und Zytokinen, Zytokinantikörpern oder Zytokinantagonisten,
- In-vitro-Transfektion antigen-pezifischer T-Zell-Linien oder T-Zell-Klone mit immunregulatorischen Zytokinen und anschließend passiver Transfer.

6.4.3 Direkte Antagonisierung von IgE

Die *Antagonisierung* und *funktionelle Inaktivierung* von IgE-Antikörpern stellt ein weiteres Ziel experimenteller Therapieansätze allergischer Erkrankungen dar. Im Unterschied zu den oben genannten neuen Ansätzen wirkt die Anti-IgE-Therapie an der *Endstrecke* der immunologischen Kaskaden. Es ist vorstellbar, daß mit monoklonalen Anti-IgE-Antikörpern zirkulierende IgE-Moleküle gebunden und der Elimination zugeführt werden könnten. Voraussetzung für eine Wirksamkeit dieser Therapiestrategie ist allerdings, daß die Anti-IgE-Antikörper nicht über eine Kreuzvernetzung von Mastzell-ständigen IgE-Molekülen die Degranulation und Mediatorfreisetzung aus Effektorzellen triggern. In einem solchen Fall hätte die Therapie mit Anti-IgE-Antikörpern fatale Effekte (mögliche Entwicklung anaphylaktischer Reaktionen). Mehrere Arbeitsgruppen haben Anti-IgE-Antikörper entwickelt, die in der Lage sind, IgE-Moleküle zu binden, und diese unerwünschte Nebenwirkung nicht zeigen. Solche Antikörper werden derzeit in klinischen Studien auf ihre Wirksamkeit untersucht.

Weiterhin ist denkbar, die Bindung von produzierten IgE-Molekülen an die IgE-Rezeptoren zu blockieren, indem die IgE-Rezeptoren antagonisiert werden. Dies könnte durch entsprechende Antikörper, Moleküle oder Peptide erfolgen. Es ist noch unklar, ob eine solche Therapie auch die IgE-Produktion selbst negativ beeinflussen würde (z. B. über negative Rückkopplungsmechanismen). Obgleich diese therapeutischen Strategien eher an der Endstrecke der immunologischen Dysregulation ansetzen, ist es vorstellbar, daß saisonale Pollenallergiker von einer solchen gegen IgE-Moleküle gerichteten Therapie profitieren, vorausgesetzt die Behandlung wird bereits vor dem Pollenflug und damit vor der IgE-Produktion eingeleitet.

6.4.4 Gentherapeutische Ansätze

Eine therapeutische Modifikation auf Genebene ist gegenwärtig bei allergischen Erkrankungen nicht absehbar.

Dies hat mehrere Gründe: Zum einen gibt es wohl nicht das eine Atopiegen, welches für die Ausprägung unterschiedlicher allergischer Phänotypen verantwortlich zeichnet. Bisher sind erst eine Reihe von Kandidatengenen und chromosomale Abschnitte postuliert worden, die mit unterschiedlichen Phänotypen in Zusammenhang gebracht werden. Die Charakterisierung der Gene selbst bzw. deren Produkte steht aber noch aus. Es ist heute davon auszugehen, daß atopische Erkrankungen *Multigenerkrankungen* sind, bei denen ein Bündel von Major- und Minorgenen die Ausprägung des Phänotyps beeinflussen können. Auch erscheint es fraglich, ob das möglicherweise irreversible Ausschalten eines Gens, welches nicht nur bei allergischen Erkrankungen, sondern auch bei anderen Immunreaktionen von Bedeutung ist (z. B. IL-4), das Ziel einer solchen Therapie darstellen sollte.

Ein anderer Zukunftsaspekt könnte in der Entwicklung von *DNA-Vakzinen* liegen. Im Gegensatz zur konventionellen Immuntherapie, bei der der Patient mit dem entsprechenden Allergenextrakt behandelt wird, kommen bei der Genvakzine Injektionen mit einer das entsprechende Allergen kodierenden DNA-Sequenz zum Einsatz. Das theoretische Konzept beruht darauf, daß sich diese DNA in Zellen einschleusen läßt, die dann die entsprechenden Proteine synthetisieren. Zum Beispiel wäre vorstellbar, daß eine das Hausstaubmilbenallergen kodierende DNA von Makrophagen aufgenommen wird und diese Makrophagen nun Hausstaubmilbenallergen synthetisieren und entsprechende Peptide so präsentieren, daß es zu einer *Umorientierung* der T-Zell-Antwort kommt. Für das Funktionieren dieses Konzepts gibt es tierexperimentelle Hinweise. Eine solche Therapie ähnlich der Gentherapie ist mit einer Vielzahl von potentiellen Schwierigkeiten verbunden, die von der Integration der verabreichten DNA in das humane Genom über die Kontrolle der Biosynthese, das An- und Abschalten der entsprechenden Gene bis hin zu den funktionellen Auswirkungen des synthetisierten Proteins reichen.

Literatur

Hamid Q, Boguniewicz M, Leung DYM (1994) Differential in situ cytokine gene expression in acute versus chronic atopic dermatitis. J Clin Invest 94: 870–876

McMenamin C, Pimm C, McKersey M, Holt PG (1994) Regulation of IgE responses in mice by antigen-specific T cells. Science 265: 1869–1871

Mosmann TR, Sad S (1996) The expanding universe of T-cell subsets: Th1, Th2 and more. Immunol Today 17: 138–146

Pfeiffer C, Stein J, Southwood S, Ketelaar H, Sette A, Bottomly K (1995) Altered peptide ligands can control CD4 T lymphocyte differentiation in vivo. J Exp Med 181: 1569

Racioppi L, Ronchese F, Matis LA, Germain R (1993) Peptide-major histocompatibility complex class II complexes with mixed agonist/antagonist properties provide evidence for ligand-related differences in T cell receptor-dependent intracellular signalling. J Exp Med 177: 1047–1060

Renz H, Bradley K, Saloga I, Loader J, Larsen GL, Gelfand EW (1993) T cells expressing specific Vβ elements regulate IgE production and airways responsiveness in vivo. J Exp Med 177: 1175–1180

Röcken M, Racke MK, Shevach EM (1996) IL-4 induced immune deviation as antigen-specific therapy for inflammatory autoimmune disease. Immunol Today 17: 225–231

Romagnani S (1994) Lymphokine production by human T-cells in disease states. Ann Rev Immunol 12: 227–257

Schmitz J, Assenmacher M, Radbruch A (1993) Regulation of T helper cytokine expression: functional dichotomy of antigen presenting cells. Eur J Immunol 23: 191–199

Seder RA, Kelsall BL, Jankovic D (1996) Differential roles of IL-12 in the maintenance of immune responses in infectious versus autoimmune diseases. J Immunol 157: 2745–2748

Tsicopoulos A, Hamid Q, Haczku A et al. (1994) Kinetics of cell infiltration and cytokine messenger RNA expression after intradermal challenge with allergen and tuberculin in the same atopic individuals. J Allergy Clin Immunol 4: 764–727

Walker C, Bode E, Boer L, Hansel TT, Blaser K, Virchow JC Jr (1992) Allergic and nonallergic asthmatics have distinct pattern of T-cell activation and cytokine production in peripheral blood and bronchoalveolar lavage. Am Rev Resp Dis 146: 109-115

Yoshimoto T, Paul WE (1994) CD4pos, NK1.1posT cells promptly produce Interleukin 4 in response to in vivo challenge with anti-CD3. J Exp Med 179: 1285–1295

Klinik

7

7.1 Dermatologie

7.1.1 Atopische Dermatitis

Dieter Maurer und Georg Stingl

Einleitung

Der Begriff „Atopie" bezeichnet eine genetisch determinierte Bereitschaft, gegen bestimmte exogene, möglicherweise aber auch endogene Substanzen sensibilisiert zu werden und in der Folge die klinischen Erscheinungsbilder allergisches Asthma bronchiale, allergische Rhinokonjunktivitis und/oder Ekzeme zu entwickeln.

Die Erstbeschreibung einer familiär gehäuften, von massivem Juckreiz begleiteten Hauterkrankung mit chronisch-rezidivierendem Verlauf und präferentiellem Beginn im kindlichen Lebensalter datiert aus dem Jahre 1892 (Besnier 1892). Diese Dermatose, welche seit der Neudefinierung von Wise und Sulzberger (1933) atopische Dermatitis (*AD*) genannt wird (ursprünglich „Prurigo Besnier" oder „diffuse Neurodermitis"), zeigt eine auffällige Koinzi-

denz mit Asthma bronchiale und Rhinokonjunktivitis. Während den letzteren Erkrankungen Typ-I-Immunreaktionen nach Gell und Coombs zugrundeliegen, läßt sich das klinische und histologische Bild der AD am ehesten einer Typ-IV-Immunreaktion zuordnen. So dominieren nicht - wie bei Reaktionen vom Soforttyp - urtikarielle, sondern vielmehr ekzematöse Hautläsionen das klinische Erscheinungsbild.

Epidemiologie und Definition

Etwa 1-3% aller Erwachsenen und 5-20% aller Kinder neigen zu bzw. leiden an dieser Erkrankung, wobei in den letzten 10 Jahren - vielleicht auch aufgrund einer verstärkten Belastung mit Umweltnoxen, aber auch einer diesem Krankheitsbild gegenüber vermehrten Aufmerksamkeit - eine steigende Inzidenz zu beobachten ist (Williams 1992). 60% aller AD-Patienten entwickeln die Krankheit im 1. Lebensjahr (üblicherweise nach dem 1. Lebensmonat) und weitere 30% in den darauffolgenden 4 Jahren. Bis zur Adoleszenz heilt die Erkrankung (in ca. 20% der Fälle) oder verringert sich zumindest in der Aktivität (in >60% der Fälle) (Linna et al. 1992; Kissling u. Wüthrich 1994). Eine Persistenz beobachtet man vorzugsweise bei Kindern, deren Krankheit erst im Schulalter begonnen hat. Ein Krankheitsbeginn bzw. -wiederbeginn im Erwachsenenalter ist möglich. Eine genetische Prädisposition zur Erkrankung läßt sich aus den Beobachtungen ableiten, daß ungefähr zwei Drittel aller AD-Patienten eine atopische Familienanamnese aufweisen bzw. daß eine atopische Affektion beider Elternteile ein 60-80%iges Risiko für das Kind in sich birgt, an AD zu erkranken (Uehara u. Kimura 1993). Des weiteren zeigen monozygote Zwillinge eine Erkrankungskonkordanz von 75%, während bei dizygoten Zwillingspaaren eine AD nur in 25% der Fälle konkordant auftritt (Schulz Larsen 1993). Es sei aber auch vermerkt, daß bei etwa 20% aller Patienten sowohl die Familien- als auch die Eigenanamnese stumm bleiben.

Klinik

Das Erscheinungsbild der Krankheit ändert sich mit dem Alter des Patienten so sehr, daß verschiedene Stadien unterschieden werden müssen.

Das *atopische Säuglingsekzem* beginnt meist vom 3. Lebensmonat an und hat einen stark exsudativen Charakter (Abb. 7.1). Es finden sich alle Zeichen der akuten Dermatitis:

- diffuse entzündliche Erytheme,
- Mikrovesikel,
- Erosionen,
- Krusten- und Schuppenbildung.

Die Läsionen beginnen oft an den Wangen oder im Scheitelbereich, nehmen dann an Intensität zu und führen häufig zu symmetrischen, gelblich weißen Krusten, dem Milchschorf, an Gesicht und Kapillitium, in weiterer Folge dann auch an Rumpf und Extremitäten. Diese Hautveränderungen können einige Monate bis etwa 2 Jahre bestehen bleiben und neigen dazu, dann spontan abzuheilen. Seltener ist eine Persistenz über viele Jahre.

Beim *Ekzem des Kindesalters* tritt der exsudative Charakter immer mehr in den Hintergrund, die entzündliche Gewebsinfiltration nimmt kontinuierlich zu, und die Läsionen finden sich nun vorzugsweise im Gesicht, an Hals und Nacken, im oberen Brustbereich und Schultergürtel, besonders ausgeprägt in den großen Beugen sowie am Hand- und Fußrücken. Die übrige Haut ist auffallend trocken, manchmal diffus entzündlich gerötet und feinlam-

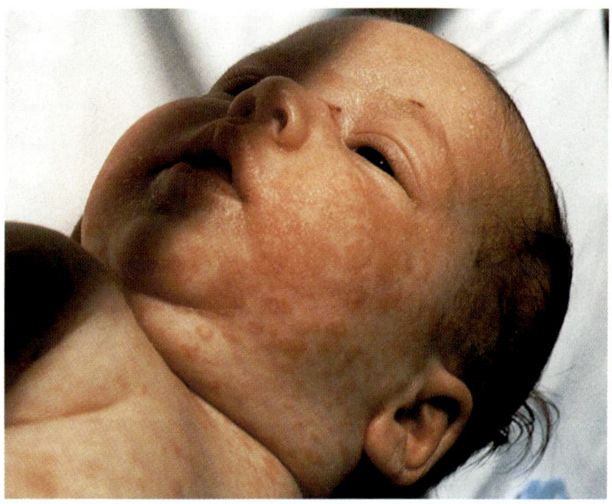

Abb. 7.1. Das atopische Säuglingsekzem

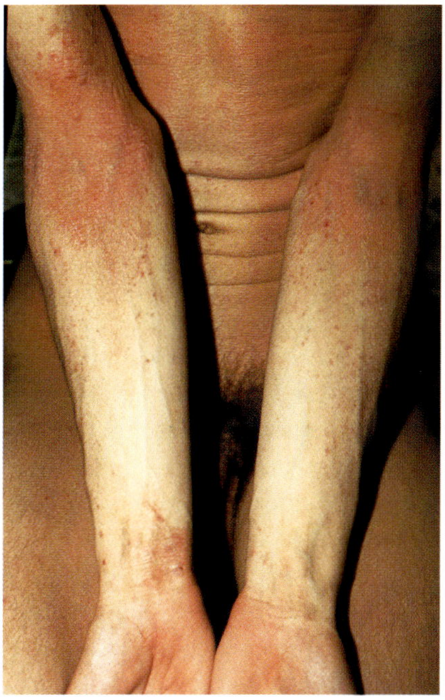

Abb. 7.2. Ekzema flexuarum. Die Haut der Ell- und Handbeugen ist aufgrund der chronisch-rezidivierenden Entzündung verdickt und grob texturiert („lichenifiziert"). Als Ausdruck der fortlaufenden Inflammation erscheint die Haut gerötet, fein schuppend und ist von frischen, zum Teil aufgekratzten Papeln besetzt

mellär schuppend. Als Folge der diffus verteilten Entzündung finden sich flächenhafte Hypo- bzw. Hyperpigmentierungen. Vorherrschendes subjektives Symptom ist der quälende Juckreiz mit nächtliche Juckkrisen, der die Patienten zu heftigem Kratzen veranlaßt. Die Folgen davon sind multiple Exkoriationen, abgewetzte und polierte Fingernägel (Glanznägel), sowie die Auslösung frischer Krankheitsschübe.

Beim *Ekzem des Erwachsenenalters* sind die befallenen Hautareale deutlich lichenifiziert und oft mit Prurigoknötchen durchsetzt. Die Ekzemherde lokalisieren sich – ähnlich wie im Kindesalter – vorzugsweise auf Stirn und Augenlidern, die seitlichen und ventralen Halspartien, die Beugeseiten der Extremitäten (Ekzema flexuarum, Abb. 7.2) sowie auf Hand- und Fußrücken. Nicht selten beobachtet man aber auch nummuläre Ekzemherde in disseminierter, regelloser Anordnung.

Zusätzlich zu Ekzem und Juckreiz weisen Patienten mit AD in unterschiedlicher Häufigkeit eine Reihe von diagnostisch wichtigen Begleitsymptomen auf, wie beispielsweise eine Ichthyosis vulgaris und eine Keratosis pilaris. Eine Vertiefung der Handlinien, periorale Blässe, eine seitliche Lichtung der Augenbrauen (Hertoghe-Zeichen), eine infraorbitale doppelte Lidfalte (Dennie-Morgan-Falte), infraaurikuläre Fissuren, rezidivierende Konjunktivitiden, Keratokonus und subkapsuläre Katarakte sind weitere fakultativ auftretende Symptome.

Aggravierende Faktoren und Komplikationen

Kaum eine Hautkrankheit ist gegenüber exo- bzw. endogenen Störeinflüssen so anfällig wie die AD. Durch psychischen und physischen Streß ausgelöstes starkes Schwitzen, Kleidungsstücke aus reiner Wolle oder Synthetiks, Kontakt mit Detergentien, die Aufnahme bestimmter, die Mediatorfreisetzung begünstigender Substanzen wie starke Gewürze, Alkohol oder Konservierungsmittel, manchmal auch eine verstärkte Exposition gegenüber Allergenen wie Hausstaubmilbenproteine (s. folgende Übersicht) können akute Ekzemschübe auslösen, die sich gelegentlich bis zur Erythrodermie weiterentwickeln.

Exogene Proteinallergene von suspizierter klinischer Relevanz bei atopischer Dermatitis

- Hausstaubmilbenproteine (Der p 1, Der p 2),
- Pollenbestandteile,
- Tierhaar/-epithelien,
- Nahrungsmittel
  - Hühnereiweiß,
  - Milchproteine,
  - Getreide,
  - Sojabohnenproteine,
  - Erdnuß,
  - Meeresfrüchte.

Möglicherweise aufgrund der Dysbalance der T-Helferzell-Subpopulationen sind Menschen mit Dermatitis atopica besonders anfällig gegenüber bestimmten Superinfektionen mit Bakterien, wie *Staphylococcus aureus*, Viren, wie *Herpes-simplex*-Virus, Coxsackieviren, Papillomaviren, Poxviren und Dermatophyten, wie *Pityrosporum orbiculare*. Eine Besiedelung mit *Staphylococcus aureus* führt meist zu einer deutlichen Verschlechterung der Dermatose, möglicherweise infolge einer durch Staphylokokken-Superantigene bedingten Lymphozytenaktivierung. Besonders dramatisch kann das durch *Herpes-simplex*-Viren, selten auch durch Coxsackie-A-16-Viren verursachte Ekzema herpeticatum verlaufen. Einige Tage nach der umschriebenen Lokalinfektion kommt es zur disseminierten Aussaat multipler, zentral genabelter Bläschen, die sich oft in Pusteln teils hämorrhagisch und später in ausgestanzte, von Staphylokokken superinfizierte Erosionen und flache Ulzera umwandeln. Die Erkrankung geht meist mit schweren Allgemeinerscheinungen einher und erfordert nach Sicherung der Diagnose durch Tzanck-Test, Virusnachweis mittels Fluoreszenz-markierter Antikörper oder negatives Kontrastverfahren im Elektronenmikroskop, ein rasches therapeutisches Eingreifen mit Acyclovir oder dessen Derivaten und antiseptischen Externa. Bei ausgeprägter Superinfektion können Staphylokokken-wirksame Antibiotika angezeigt sein.

Ätiologie und Pathogenese

Obwohl ein komplexer polygener Vererbungsmodus vorzuliegen scheint, verdichten sich die Hinweise für die Existenz von *Atopie-prädisponierenden Genen* in den chromosomalen Regionen 5q31 (IL-4-Genregion, Marsh et al. 1994) und 11q13 (FcεRIβ-Genregion, Sanford et al. 1993). Die Art und Weise, wie diese putativen Atopiegene bzw. deren Produkte die für das Krankheitsbild typischen Immunpathophänomene (Hyperimmunglobulinämie E, Präsenz von allergenspezifischem IgE, Eosinophilie) verursachen, ist derzeit noch ungeklärt. Einer vieldiskutierten Hypothese zufolge werden bei der Atopie die der T-Zell-Aktivierung zugrundeliegenden zellulären und molekularen Schritte genetisch so gesteuert, daß es nach Antigenexposition präferentiell zur Ausbildung von Th2-Zellen kommt. Die Richtigkeit dieses Konzeptes wird durch folgende Befunde untermauert:

- zirkulierende CD4-positive Allergen-(z. B. Hausstaubmilbenantigen-)reaktive T-Zellen exprimieren hautspezifische Adhäsionsmoleküle (Santamaria et al. 1995);
- CD4-positive T-Zellen sind im entzündlichen Infiltrat der atopischen Dermatitis prominent vertreten und zeichnen sich in bezug auf die Zytokinsekretion durch einen hohen IL-4:IFN-γ-Quotienten aus (Van der Heijden et al. 1991);
- nach epikutaner Applikation von (Aero-)Allergenen kommt es bei manchen Probanden nach 24–48 h zu einer ekzematösen Gewebsreaktion und die aus solchen Läsionen isolierten und *in vitro* expandierten T-Zellen sind in beträchtlicher Frequenz allergenspezifisch und zeichnen sich durch ein Th2-Zytokinsekretionsmuster aus (Sager et al. 1992).

Man muß daher annehmen, daß exogen auf bzw. in die Haut eingebrachte Allergene (vgl. Übersicht oben) und vielleicht auch endogen entstandene Autoallergene (Valenta et al. 1996) von Antigen-präsentierenden Zellen (*APC*) wie Langerhans-Zellen (*LC*) und anderen dendritischen Zellen des Hautorgans aufgenommen werden und so an T-Zellen präsentiert werden, daß diese in Form eines Th2-Musters reagieren (Abb. 7.3). Die so generierten Zellen können einerseits die IgE-Produktion in Gang bringen und andererseits in die Haut zurückkehren und am Ort des Antigendepots die Ekzemreaktion auslösen. Darüber hinaus kann IgE selbst die allergische Gewebsreaktion im Sinne eines positiven Rückkopplungsmechanismus beeinflussen. Basophile und eosinophile Granulozyten, Mastzellen, aber auch dendritische APC wie LC, dendritische Zellen der Dermis und des peripheren Blutes oder Monozyten exprimieren an ihrer Zellmembran den hochaffinen IgE-Rezeptor FcεRI (Maurer u. Stingl 1995; Stingl u. Maurer 1997). Die allergenbedingte Kreuzvernetzung der an FcεRI gebundenen spezifischen IgE-Moleküle führt im Falle der Granulozyten und Mastzellen zur Freisetzung von Mediatoren der Entzündungsantwort. Das Auftreten von IgE-beladenen, FcεRI-exprimierenden APC in großer Zahl ist nahezu diagnostisch für das atopische Ekzem (Abb. 7.4).

Was die Funktion dieser Zellen betrifft, so wissen wir heute, daß ein Allergen eine weitaus stärkere T-Zell-Aktivierung auslöst, wenn es – an IgE gekoppelt – über den hochaffinen IgE-Rezeptor von APC internalisiert wird, als wenn es in seiner nativen Form aufgenommen wird (Stingl u. Maurer 1997). Es ist wahrscheinlich, daß dieser die T-Zell-Aktivierung kontinuierlich aufschaukelnde, IgE-verstärkte Antigenpräsentationsweg für die Aktivität und Chronizität des Krankheitsbildes mitverantwortlich ist.

Abb. 7.3. Pathogenetisches Modell der kutanen atopischen Entzündungsreaktion. Wiederholte Exposition mit exogenen (Protein-)Antigenen und/oder Autoantigenen sowie genetisch determinierte Faktoren führen zur präferentiellen Expansion von spezifischen Tho-Zellen und, nachfolgend, zu deren Konversion in Zellen mit Th2-Zytokinsekretionsprofil. Unter der Kontrolle dieser Zellen differenzieren Allergen-spezifische B-Zellen in IgE-produzierende Plasmazellen. Bei neuerlicher (Auto-)Allergenexposition, können IgE-beladene Antigen-präsentierende Zellen [Langerhans-Zellen (*LC*) und dermale dendritische Zellen (*DDZ*)] sowie Mastzellen (*MC*) durch die allergeninduzierte Kreuzvernetzung von hochaffinen IgE-Rezeptoren (FcεRI) zur Sekretion von Zytokinen und Entzündungsmediatoren angeregt werden. Die zytokininduzierte Expression von Adhäsionsmolekülen an dermalen Endothelzellen vermittelt die Einwanderung von FcεRI-tragenden eosinophilen Granulozyten und Antigen-präsentierenden Zellen [z. B. Monozyten (*Mo*), „inflammation-related dendritic cells" (*IDC*)] sowie von (allergenspezifischen) Th2-Zellen. Die Präsenz von FcεRI an Antigen-präsentierenden Zellen erlaubt weiter die IgE-abhängige (Auto-)Allergenaufnahme und -präsentation an Th2-Zellen, welche über zellvermittelte oder sekretorische Mechanismen die atopische Gewebsentzündung steuern

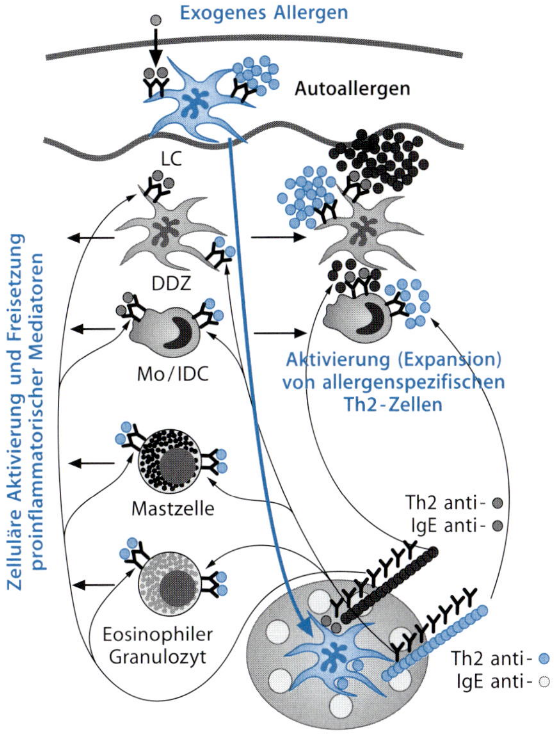

Das klinische Bild der AD weist jedoch auch einige Merkmale auf, die sich nicht zwanglos durch die Immundysregulation erklären lassen und denen daher möglicherweise andere pathogenetische Ereignisse zugrundeliegen. So werden der weiße Dermographismus sowie die paradoxe Weiß- und Schweißreaktion auf intrakutane Cholinergika als Folgen einer veränderten Reaktivität auf β-adrenerge und cholinergene Reize angesehen, der hohe Eruptionsdruck sowie der oft unerträgliche Pruritus durch eine überschießende, teilweise Neuropeptid-induzierte Mediatorfreisetzung aus den in ihrer Zahl vermehrten Eosinophilen und Mastzellen erklärt. Die gestörte Barrierefunktion der Haut

Abb. 7.4 a–c. Epidermale und dermale FcεRI-tragende Zellen im atopischen Ekzem exprimieren das Langerhans-Zell-assoziierte Molekül CD1a. Diese Doppel-Immunfluoreszenzfärbung zeigt die Lokalisation von FcεRI- (Tetramethylrhodamin-Markierung in rot, **a**) und CD1a-tragenden Zellen (Fluoreszeinisothiozyanat-Markierung in grün, **b**) anhand der Reaktivität mit monoklonalen Antikörpern. **c** Die Doppelexposition von Rot- und Grünfluoreszenz läßt viele epidermale und dermale Zellen positiv für beide Markerproteine und daher gelb erscheinen. Die Mehrzahl dieser $CD1a^+/Fc\varepsilon RI^+$-Zellen weist eine dendritische Morphologie auf. Die weißen Pfeilköpfe markieren die epidermodermale Junktionszone

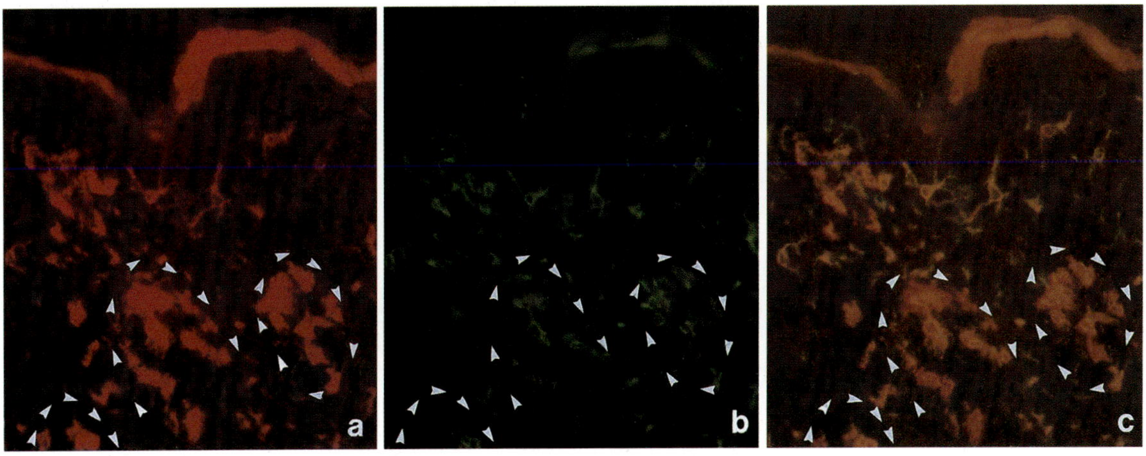

mit Trockenheit bei erhöhtem transepidermalen Wasserverlust, welche eine erleichterte perkutane Allergenpenetration (möglicherweise auch von Proteinantigenen) bedingt, wurde mit epidermalen Lipiddefekten (δ-6-Desaturasemangel?) in ursächlichen Zusammenhang gebracht. Die meisten der Theorien sind jedoch experimentell nur ungenügend abgesichert.

Diagnose

Einem gängigen Klassifizierungssystem folgend (Hanifin u. Rajka 1980), beruht die Erstellung der Diagnose AD auf der Erfüllung von mindestens 3 der Hauptkriterien und 3 Nebenkriterien (s. folgende Übersicht).

Diagnostische Kriterien der atopischen Dermatitis
Hauptkriterien:

- massiver Juckreiz (Pruritus),
- Hautläsionen typischer Morphe und Verteilung
  - Erwachsene: Lichenifikation der Haut der großen Beugen,
  - Säuglinge/Kinder: Befall der Gesichtshaut, Streckseiten der Extremitäten,
- chronische oder chronisch-rezidivierende Dermatitis,
- atopische Erkrankungen in der Eigen- oder Familienanamnese.

Nebenkriterien:

- Trockenheit der Haut (Xerosis),
- Ichthyose, palmare Hyperlinearität, Keratosis pilaris,
- positive Hautreaktionen auf potentielle Allergene in Prick- oder Intrakutantest,
- erhöhte Serum-IgE-Spiegel,
- frühkindlicher Erkrankungsbeginn,
- Suszeptibilität für bakterielle (*Staphylococcus aureus*) und virale (*Herpes-simplex-Virus*) Hautinfektionen, verminderte zellvermittelte Immunität,
- Dermatitis der Hände/Füße,
- Mamillarekzem,
- Cheilitis,
- rezidivierende Konjunktivitis,
- infraorbitale (Dennie-Morgan-)Faltenbildung,
- Keratokonus,
- anteriore subkapsuläre Katarakte,
- okuläre Hyperpigmentierung,
- Gesichtsblässe, -erythem,
- Pityriasis alba,
- Faltenbildung an ventraler Halspartie,
- Juckreiz bei Schwitzen,
- Unverträglichkeit von Wolle und Detergentien,
- perifollikuläre Akzentuierung,
- Nahrungsmittelunverträglichkeit,
- Verlauf beeinflußt durch Umwelt- bzw. emotionale Faktoren,
- weißer Dermographismus.

Die Histologie einer Läsion der Dermatitis atopica zeigt die auch für Ekzeme anderer Genese typischen epithelialen Veränderungen, d. h. Spongiose in der Akutphase und Akanthose in chronischen Herden. CD4-positive T-Lymphozyten sowie CD1- und FcεRI-tragende dendritische Zellen dominieren das entzündliche Infiltrat (vgl. Abb. 7.4). Im Gegensatz zum allergischen Kontaktekzem finden sich beim atopischen Ekzem nicht selten eosinophile Granulozyten. Zunehmende Bedeutung in der Diagnostik der AD und der Auffindung auslösender Allergene gewinnt die Läppchenprobe mit potentiellen Allergenen (Atopie-Patchtest). Ähnlich wie beim Kontaktekzem kommt es bei sensibilisierten Personen nach epikutaner Aufbringung des verantwortlichen (Aero-)Allergens zu einer ekzematösen Reaktion, deren Kinetik einer Typ-IV-Immunantwort, der zellvermittelten Immunreaktion vom Spättyp entspricht.

Differentialdiagnose

Bei Säuglingen stellen die ungewöhnlich verlaufende Windeldermatitis und selten auch die Psoriasis wichtige Differentialdiagnosen zum atopischen Ekzem dar. Im Kindes- und Erwachsenenalter können kumulativ toxische und kontaktallergische Ekzeme, parasitäre Affektionen durch Skabies oder Dermatomykosen, kongenitale Ichthyosen wichtige Differentialdiagnosen darstellen. In seltenen Fällen kann eine Psoriasis, insbesondere die Psoriasis inversa und die Pityriasis rosea, bei der Abgrenzung Schwierigkeiten bereiten. Darüber hinaus können eine Reihe seltener Erkrankungen mit Hauterscheinungen einhergehen, die einer AD ähneln bzw. von ihr nicht unterscheidbar sind. Dazu zählen Stoffwechselerkrankungen wie die Acrodermatitis enteropathica, die Gluten-sensitive Enteropathie, die Phenylketonurie oder der Mangel an essentiellen Fettsäuren, Immunopathien, insbesondere Wiskott-Aldrich-Syndrom, Ataxia teleangiectatica, selektive IgA-Defizienz und Hyper-IgE-Syndrom, Neoplasmen wie Langerhans-Zell-Histiozytose oder Glukagonom und seltene Genodermatosen anderer Zuordnung wie beispielsweise das Netherton-Syndrom.

Therapie und Prävention

Bei floriden Krankheitserscheinungen sind topisch angewandte Kortikosteroide das Mittel der Wahl. Zur Erreichung eines guten Therapieeffektes und Vermeidung unerwünschter Nebenwirkungen, insbesondere Atrophie, Teleangiektasien, Purpura oder Hypertrichose ist grundsätzlich der intermittierenden Gabe gut wirksamer Steroide und, nach Erreichung der Erscheinungsfreiheit, der Verwendung kortikosteroidfreier Externa in Form von Pflegecremes und Badeölen gegenüber einer Steroid-Langzeit- oder Dauertherapie in suboptimaler Konzentration der Vorzug zu geben. Für die besonders empfindliche Gesichtshaut hat sich die phasengerechte Anwendung einer neuen Generation mittelstarker, nebenwirkungsärmerer Steroide gut bewährt. Andere Wirksubstanzen, wie Teere, haben in den letzten Jahren an Bedeutung verloren und werden bestenfalls in Kombination mit Kortikosteroiden verwendet. Oft empfiehlt es sich, die Lokalbehandlung mit Steroiden durch andere therapeutische Maßnahmen zu ergänzen. Dazu zählen die systemische Gabe von Antihistaminika zur Juckreizstillung und die vorzugsweise systemische Verabreichung von Staphylokokken-wirksamen Antibiotika, Virostatika und Antimykotika bei nachgewiesener Superinfektionen. Bei besonders schweren Verläufen muß die Durchführung einer Phototherapie mit UVB, einer Photochemotherapie mit Psoralen und UVA, UVA1, einer systemischen Immunsuppression mit Kortikosteroiden oder Cyclosporin A, einer lokalen Immunsuppression mit Takrolimus/FK506 oder einer immunmodulatorischen Therapie mit IFN-γ erwogen werden. Der therapeutische Effekt von IFN-γ ist gering, der Wirkungsmechanismus unklar. Er könnte auf einer Wiederherstellung des Th1/Th2-Gleichgewichtes beruhen.

Wegen der Chronizität der Erkrankung werden die therapeutischen Bemühungen nur dann von Erfolg gekrönt sein, wenn es gelingt, durch sorgfältige pflegerische Maßnahmen sowie durch Ausschaltung bzw. Vermeidung aggravierender Faktoren die Häufigkeit und Schwere akuter Schübe möglichst gering zu halten.

Wenn Allergene aufgrund klinischer und immunologischer Parameter als Auslöser verdächtigt werden, ist versuchsweise die Schaffung allergenarmer bzw. -freier Bedingungen erstrebenswert. Da die Elimination von Hausstaubmilbenallergenen zu einer Reduktion der Erkrankungsaktivität führen kann, scheint die Auslösung und Unterhaltung der Dermatitis atopica bei manchen Personen pathogenetisch von exogenen Antigenen abhängig zu sein. Dies unterstreicht die Notwendigkeit, diejenigen Patienten zu identifizieren, welche von einer solchen Allergenkarenz profitieren. Allergenarme Diäten sind für die Mehrzahl der Patienten nur von zweifelhaftem Wert. Bei Kindern ist bei gegebenem klinischen Verdacht eine gezielte und gut kontrollierte Allergenkarenz zumindest versuchsweise erprobenswert. Die molekulare und strukturelle Charakterisierung von exogenen und endogenen Allergenen sowie deren Herstellung in gereinigter bzw. rekombinanter Form sollte die Identifizierung sensibilisierender Epitope ermöglichen und damit die Voraussetzung für eine potentiell effektive Immuntherapie bei AD schaffen.

Literatur

Besnier E (1892) Premier note et observations preliminaires pour servir d'introduction de l'étude des prurigos diathesiques. Ann Dermatol Syphil 23: 634–638

Hanifin JM, Rajka G (1980) Diagnostic features of atopic dermatitis. Acta Derm Venereol Suppl (Stockh) 92: 44–47

Kissling S, Wüthrich B (1994) Dermatitis in young adults: personal follow-up 20 years after diagnosis in childhood. Hautarzt 45: 368–371

Linna O, Kokkonen J, Lahtela P, Tammela O (1992) Ten-year prognosis for generalized infantile eczema. Acta Paediatr 81: 1013–1016

Marsh DG, Neely JD, Breazeale DR et al. (1994) Linkage analysis of *IL4* and other chromosome 5q31.1 markers

and total serum immunoglobulin E concentrations. Science 264: 1152–1156
Maurer D, Stingl G (1995) Immunoglobulin E-binding structures on antigen-presenting cells present in skin and blood. J Invest Dermatol 104: 707–710
Rothe MJ, Grant-Kels JM (1996) Atopic dermatitis: an update. J Am Acad Dermatol 35: 1–13
Sager N, Feldmann A, Schilling G, Kreitsch P, Neumann C (1992) House dust mite-specific T cells in the skin of subjects with atopic dermatitis: frequency and lymphokine profile in the allergen patch test. J Allergy Clin Immunol 89: 801–810
Sanford AJ, Shirakawa T, Moffatt MF et al. (1993) Localization of atopy and β subunit of high-affinity IgE receptor (FcεRI) on chromosome 11q. Lancet 341: 332–334
Santamaria Babi LF, Picker L, Perez Soler MT, Drzimalla K, Flohr P, Blaser K, Hauser C (1995) Circulating allergen-reactive T cells from patients with atopic dermatitis and allergic contact dermatitis express the skin-selective homing receptor, the cutaneous lymphocyte-associated antigen. J Exp Med 181: 1935–1940
Schulz Larsen S (1993) Atopic dermatitis: a genetic epidemiologic study in a population-based twin sample. J Am Acad Dermatol 28: 719–723
Stingl G, Maurer D (1997) IgE-mediated allergen presentation via FcεRI on antigen-presenting cells. Int Arch Allergy Immunol 113: 24–29
Tan BB, Weald D, Strickland I, Friedmann PS (1996) Double-blind controlled trial of effect of housedust-mite avoidance on atopic dermatitis. Lancet 347: 15–18
Valenta R, Maurer D, Steiner R et al. (1996) Immunoglobulin E response to human proteins in atopic patients. J Invest Dermatol 107: 203–208
Van der Heijden FL, Wierenga EA, Bos JD, Kapsenberg ML (1991) High frequency of IL-4 producing CD_4^+ allergen-specific T lymphocytes in atopic dermatitis lesional skin. J Invest Dermatol 97: 389–394
Williams HC (1992) Is the prevalence of atopic dermatitis increasing? Clin Exp Dermatol 17: 385–391
Wise F, Sulzberger MB (1933) Editorial remark. In: Yearbook of Dermatology and Syphilogy. Year Book Medical Publisher Inc, Chicago, p 59
Uehara M, Kimura C (1993) Descendent family history of atopic dermatitis. Acta Derm Venereol (Stockh) 73: 62–63

7.1.2
Allergisches Kontaktekzem

MARTIN RÖCKEN

Einleitung

T-Zell-vermittelte Typ-IV-Allergien gegenüber Umweltstoffen sind häufig und haben für den Betroffenen nicht selten schwere sozioökonomische Folgen. Etwa 5–15% aller Patienten, die eine dermatologische Klinik aufsuchen, leiden an einer Kontaktallergie und bei etwa 20% aller jungen Frauen besteht eine Kontaktallergie gegen Nickelsulfat. Kontaktallergien sind für etwa 10% aller Berufskrankheiten verantwortlich. Kontaktallergien gegen weit verbreitete Umweltstoffe können eine Minderung der Erwerbsfähigkeit von bis zu 30% verursachen.

Klinik

Immunologisch unterscheidet sich die allergische Kontaktdermatitis nicht von anderen Typ-IVa-Reaktionen. Ebensowenig ist sie klinisch und histologisch sicher von anderen Ekzemen unterscheidbar, denen toxische, kumulativ-toxische Reize, ein atopisches Ekzem oder andere Ursachen zugrundeliegen.

Klinisch und morphologisch werden 2 Verlaufstypen unterschieden, die auch ineinander übergehen können:

- die akute Dermatitis und
- das chronische Ekzem.

Die akute Dermatitis ist durch ein diffuses Erythem gekennzeichnet (Abb. 7.5), meist auf diskret ödematös erhabener Haut mit Papeln und Vesikeln. Da die Vesikeldecke leicht reißt, näßt das akute Ekzem und die Bläschen sind oft nicht zu sehen. Im weiteren Verlauf trocknet das Sekret ein und es bilden sich Krusten und Schuppen. Nur in sekundär infizierten Ekzemen sind Pusteln zu beobachten.

Das chronische Ekzem zeigt kaum Papulovesikel, dafür zahlreiche Papeln, oftmals eine verdickte,

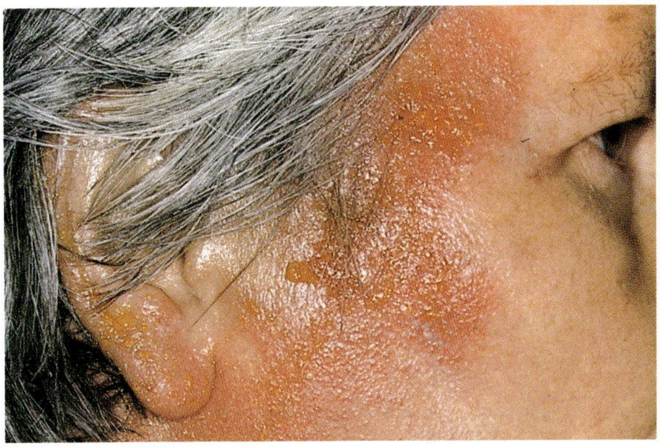

Abb. 7.5. Akute allergische Kontaktdermatitis

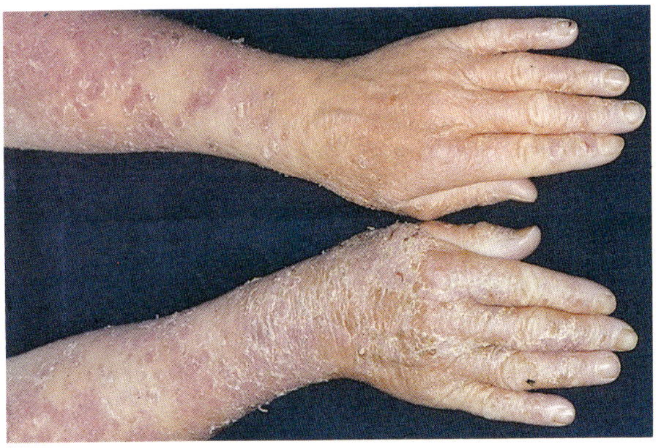

Abb. 7.6. Chronisch allergisches Kontaktekzem

lichenifizierte Haut, punktförmige Krusten und eine feinlamelläre Schuppung (Abb. 7.6). Intraepidermales Ödem und Bläschen sind vorwiegend mikroskopisch zu sehen. Histologisch sieht man häufig ein ausgeprägtes lymphozytäres Infiltrat und eine sekundäre Akanthose, eine Verbreiterung der Hornschicht, die für die Papeln und Lichenifikation verantwortlich sind.

Kontaktallergene

Verschiedene Versuche wurden unternommen, um prädiktiv die sensibilisierenden Eigenschaften von Kontaktallergenen vorherzusagen. Feste Formeln wurden noch nicht entworfen. Charakteristische Kontaktallergene haben, abgesehen von Proteinen, meist ein Molekulargewicht <1000. Die meisten tragen hochreagible Gruppen. Sie sind in der Regel selbst zu klein, um als Allergen eine Immunantwort hervorzurufen. Diese Moleküle werden Haptene genannt. Sie können nur über die Bindung an bisher nicht identifizierte Proteine als Allergen fungieren und erkannt werden (s. Abschn. 3.4). Eine besondere Form stellen Moleküle dar, die durch UVA-Strahlen erst in einen Zustand überführt werden müssen, damit sie als Haptene fungieren und so photoallergische Reaktionen verursachen können.

Beschrieben wurden bisher über 2800 verschiedene Allergene; etwa 300 davon sind in verschiedenen Lebensbereichen als relevant erkannt worden und in standardisierten Testsätzen erhältlich.

Bei Verdacht auf eine Kontaktallergie werden üblicherweise die 20–30 häufigsten Kontaktallergene in einem durch die *International Contact Dermatitis Research Group* festgelegten Standard bei der Basisuntersuchung getestet (Tabelle 7.1). Bei besonderem Verdacht können gleichzeitig oder in angemessenem Abstand weitere potentielle Allergene in bestimmten Blöcken untersucht werden, in denen jeweils für bestimmte Risikogruppen häufige Allergene zusammengefaßt sind, wie Kosmetika, Salbengrundlagen, Friseurstoffe u. a. m. Besonders häufige Allergene und ihre Zuordnung zu bestimmten Risikogruppen sind in der Übersicht zusammengefaßt.

Häufige Kontaktallergene und deren Quellen. (Mod. nach Przybilla u. Enders 1996)

Kontaktallergene in Pflanzen:

- Am bedeutendsten sind die Kompositen (Korbblütler), Asteraceae, z. B. Ringelblume, Mutterkraut, Tulpen (Tulpenfinger bei Gärtnern und Züchtern), Alstromerien, Primeln (Primin – 2-Methoxy-6-pentyl-1,4-benzochinon) und Hyazinthen;
- kontaktallergische Reaktionen auf Gemüse und Früchte werden selten, auf Gewürze und Duftstoffe wie Lorbeeröl, Kamille, Vanille, Zimt, Pfeffer oder Muskat nicht so selten beobachtet;
- tropische Hölzer.

Kontaktallergene in örtlichen Therapeutika:

- Grundlagen: Wollwachsalkohole, Cetylstearylalkohol,
- Konservierungsmittel: Parabene, Chlorazetamid, Euxyl K 400,
- Wirkstoffe: Antibiotika, Antimykotika, Bufexamac, Lokalanästhetika, Desinfizienzien, Licht-

Tabelle 7.1. Standardreihe des Epikutantests. Häufige Kontaktallergene in Europa. (Mod. nach Przybilla u. Enders 1996)

Testsubstanz	Testkonzentration (in %)	Testvehikel
Kaliumdichromat	0,5	V
p-Phenylendiamin (freie Base)	1	V
Thiuram-Mix[1]	1	V
Neomycinsulfat	20	V
Kobalt(II)-chlorid; 6 H_2O	1	V
Benzocain	5	V
Nickel(II)-sulfat; 6 H_2O	5	V
Kolophonium	20	V
N-Isopropyl-N-phenyl-p-Phenylendiamin	0,1	V
Wollwachsalkohole	30	V
Mercapto-Mix[2]	2	V
Epoxidharz	1	V
Perubalsam	25	V
p-tertiäres Butylphenol/ Formaldehydharz	1	V
Formaldehyd	1	W
Duftstoff-Mix[3]	8	V
Euxyl K 400	1	V
Quecksilber(II)-amidchlorid	1	V
Terpentin	10	V
(Chlor)Methylisothiazolon (3:1)	0,01	W
Paraben-Mix[4]	12	V
Thiomersal	0,05	V
Quinolin-Mix[5]	6	V
Gentamicinsulfat	20	V
Sesquitopentenlacton-Mix	0,1	V
Weißes Vaselin	100	

V Weißes Vaselin; *W* Wasser
[1] Thiuram-Mix 1%: Tetraethylthiuramdisulfid 0,25%, Tetramethylthiuramdisulfid 0,25%, Tetramethylthiurammonosulfid 0,25%, Dipentamethylenthiuramdisulfid 0,25%.
[2] Mercapto-Mix 2,0%: N-Cyclohexylbenzothiazylsulphenamid 0,5%, Mercaptobenzothiazol 0,5%, Dibenzothiazyldisulfid 0,5%, Morpholinylmercaptobenzothiazol 0,5%.
[3] Duftstoff-Mix 8,0%: Zimtalkohol 1%, Zimtaldehyd 1%, Eugenol 1%, Amylzimtaldehyd 1%, Hydroxycitronellal 1%, Geraniol 1%, Isoeugenol 1%, Eichenmoos 1%.
[4] Paraben-Mix 12%: Butyl-, Ethyl-, Methyl-, Propyl-p-oxybenzoesäure je 3%.
[5] Quinolin-Mix 6%: Clioquinol 3%, Chlorquinaldol 3%.

schutzmittel, Phytoallergene, Glukokortikosteroide,
- Begleitstoffe: Duftstoffe.

Kontaktallergene in Kleidern:

- Appretur (Formaldehyd), Farbstoffe, besonders schwarze oder dunkelblaue (p-Phenylendiamin) in Berufskleidung, Pelzen, dunkler Unterwäsche, Leggings oder Strümpfen, Chromat (Leder, grüne Berufskleidung), Gummibestandteile (Gummiakzelleratoren, Antioxidanzien, Farbstoffe), Nickel und Kobalt in Metallschließen oder Metallknöpfen.

Kontaktallergene in Schmuck:

- Nickel (häufig auch in Weißgoldlegierungen), Kobalt, Palladium.

Kontaktallergene in Kosmetika:

- Grundlagen: Wollwachsalkohole,
- Konservierungsstoffe: Parabene, Chlorazetamid, Euxyl K 400,
- differente Stoffe: Duftstoffe (z. B. Perubalsam, Zimtaldehyd, Isoeugenol, Eichenmoosextrakt), Farbstoffe in Nagellack oder Lidschatten (z. B. Kobaltblau), Dauerwellösungen (z. B. Thioglykolate), Formaldehyd und Kunstharze in Nagellack, Kolophonium in Schminken.

Berufliche Kontaktallergene:

- Bäcker: Riech- und Aromastoffe (Zitronenöl, Bittermandelöl), Gewürze (Zimt), Bleichmittel, Konservierungsstoffe (Benzoate). Typ-I-Allergene (Proteinkontaktdermatitis): Eier, Mehle, Backhilfsmittel;
- Büroangestellte: Kopierpapier, Druck- und Kopierfarben, Tintenfarben, Klebstoffe;
- Elektriker: Gummi- und Gummihilfsstoffe, Metalle (Elektroden), Isoliermaterial;
- Friseure: Dauerwellmittel (Glyzerylmonothioglykolat, Ammoniumthioglykolat), Duftstoffe, Farbstoffe (Paragruppenstoffe, Azofarbstoffe), Gummihilfsstoffe, Nickel (Kontaktallergie häufig vorberuflich erworben);
- Hausfrauen: Backmittel, Gummihilfsstoffe, Inhaltsstoffe von Seifen und Haushaltsmitteln (Duftstoffe, Konservierungsstoffe, Terpentin), Desinfektionsmittel, Chrom- und Nickelsalze, Kosmetika;

- Gärtner: Phytoallergene (auch aerogen übertragen), Gummihilfsstoffe;
- Heil- und Pflegeberufe: Gummi (Latex, Gummihilfsstoffe), Duftstoffe, Desinfektionsmittel (Formaldehyd, Glutaraldehyd, Quecksilberderivate), Arzneistoffe;
- Landwirtschaft: Schädlingsbekämpfungsmittel, Konservierungsmittel in Schmierölen etc., aerogen übertragene Pflanzenteile, Futterzusätze (häufig auch als Photokontaktallergene), Gummihilfsstoffe;
- Maurer und Bauhandwerker: Chromat und Kobalt in Zement, Betonhärtemittel, Kunstharze, Füllschäume, Gummihilfsstoffe;
- Metallarbeiter: Kühl- und Schmiermittel, Bohröle, Lötwasser, Duftstoffe, Konservierungsmittel, Klebstoffe, Rostschutzmittel, Gummihilfsstoffe, Metalle (selten);
- Textilarbeiter: Appretur (Formaldehyd), Farben, Konservierungsmittel der Farbansätze, Beizen, Gummihilfsstoffe.

Besonders bei Ekzemen beruflicher Genese sind die Hände die häufigste Lokalisation einer allergischen Kontaktdermatitis. Grundsätzlich kann aber eine allergische Kontaktdermatitis an jeder Körperstelle einschließlich der Schleimhäute auftreten, so bei Allergien gegen Zahnersatzstoffe.

Airborne Contact Dermatitis

Einige Allergene sind Aerosole oder sehr flüchtig, so einige Pflanzenallergene oder in Sprühmitteln enthaltene Produkte wie Chlorpromazin in der Landwirtschaft. Unter diesen Bedingungen manifestiert sich das allergische Kontaktekzem an Gesicht und an den Händen, jenen Hautarealen, die dem Aerosol exponiert sind (Abb. 7.7).

Photokontaktallergie

Auch hier tritt das Ekzem in unbekleideten Hautarealen auf. Im Gegensatz zur airborne contact dermatitis liegt die Ursache aber darin, daß die Substanz nur dann zum Hapten/Allergen wird, wenn sie durch UVA angeregt wird und einen Strukturwandel erfährt. Die Photokontaktallergie kann sich so stark chronifizieren, daß die Erkrankung in eine chronische aktinische Dermatitis übergeht, bei der selbst kleinste Mengen an Tages-

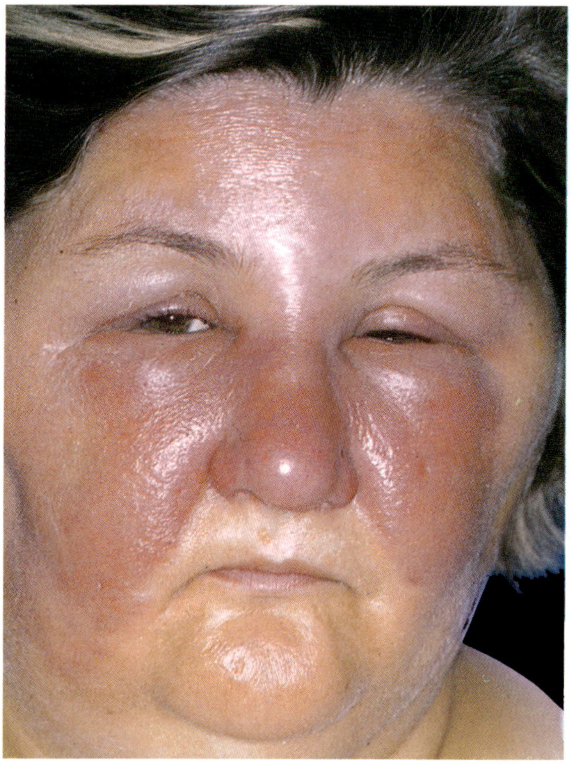

Abb. 7.7. Airborne contact dermatitis

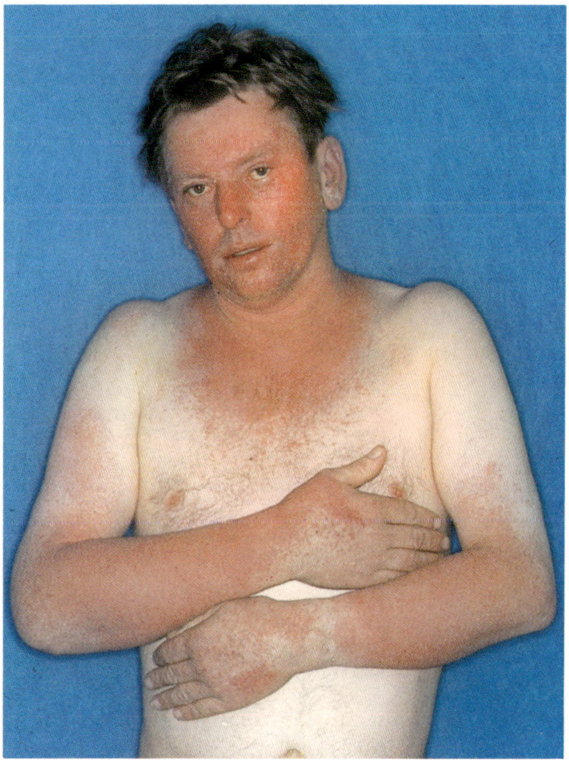

Abb. 7.8. Photoallergisches Kontaktekzem

licht ausreichen, um einen schweren Ekzemschub zu provozieren (Abb. 7.8).

Allergenspektrum

Während Typ-I-Allergien häufig gegen eine Vielzahl von Umweltallergenen vorliegen, von Hymenopterengiftallergien abgesehen, sind Typ-IV-Sensibilisierungen meist mono- oder oligovalent. Die Diagnose einer polyvalenten Kontaktallergie sollte immer mit großer Vorsicht betrachtet und nur nach dem sorgfältigen Ausschluß eines „excited skin syndroms" gestellt werden.

Angry Back, Excited Skin Syndrome

Der angry back ist ein Zustand, bei dem ein generalisiertes Ekzem besteht, das vor der Testung nicht unbedingt klinisch deutlich sichtbar sein muß. Beim excited skin syndrome führen während eines Epikutantests zahlreiche Substanzen zu toxischen oder irritativen Reaktionen, die nicht als Kontaktsensibilisierung fehlinterpretiert werden dürfen.

Monovalente Kontaktallergien

Monovalente Kontaktallergien liegen dann vor, wenn die Sensibilisierung gegen ein einziges Hapten besteht. Einige Haptene sind so verbreitet, daß sie alleine eine schwere Minderung der Erwerbstätigkeit verursachen können, die den Betroffenen einen Großteil oder gar die meisten möglichen Berufe verschließen. Ein wichtiges Beispiel ist die Kontaktallergie gegen Kaliumdichromat.

Oligovalente Kontaktallergien

Oligovalente Kontaktallergien liegen vor bei Kontaktallergien gegen 2–5 chemisch nicht verwandte Haptene.

Polyvalente Kontaktallergien

Polyvalente Kontaktallergien liegen vor, wenn eine Sensibilisierung gegen mehr als 5 chemisch nicht verwandte Haptene nachgewiesen wird. Wenn auch selten, so ist sie doch ein reelles Krankheitsbild, besonders bei Personen mit lang anhaltenden Ekzemen, die gegenüber zahlreichen Haptenen exponiert werden. Ein wichtiges Beispiel sind Unterschenkelekzeme bei venös bedingten Ulcera crurum. Hier werden nicht selten gleichzeitig Sensibilisierungen gegen Grundlagen von Externa, Duftstoffe, Konservierungsstoffe, Lokalanästhetika und Antibiotika nachgewiesen. Häufig sind sie Folge einer polypragmatischen Ekzem- und Ulkustherapie.

Gruppenallergie

Gruppenallergie ist eine Sensibilisierung gegen chemisch nah verwandte Haptene. Klassisches Beispiel ist die Gruppenallergie gegen Aminoglykosid-Antibiotika wie Gentamicin, Neomycin, Kanamycin und Framycitin, die bei älteren Menschen mit Ulcera crurum häufig angetroffen wird.

Kopplungsallergie

Kopplungsallergie ist eine Sensibilisierung gegen chemisch unterschiedliche Substanzen, die dem Körper gleichzeitig, z. B. während der Therapie eines Unterschenkelekzems oder eines chronischen Handekzems dargeboten werden. Bei medizinischem Personal findet man relativ häufig gleichzeitig Kontaktallergien gegen Formaldehyd und Latex.

Pfropfallergie

Pfropfallergie bedeutet, daß sich auf dem Boden eines bestehenden allergischen Kontaktekzems eine oder mehrere weitere Sensibilisierungen entwickeln, so z. B. gegen Inhaltsstoffe von Salben oder Cremes, die zur Behandlung eines chronischen kontaktallergischen Ekzems verwendet werden.

Pathogenese

Kontaktallergien sind immunologische Typ-IVa-Reaktionen gegen Moleküle meist von einem Molekulargewicht <1000, die dem Immunsystem über die Epidermis dargeboten werden.

Kontaktallergien entstehen nur selten auf gesunder Haut, entwickeln sich aber sehr leicht auf dem Boden eines toxischen, meist chronischen Ekzems.

Beispiele sind Kontaktallergien gegen Dichromat bei Handwerkern und besonders Zementarbeitern, Nickelsulfat bei Trägern von Ohrringen, Latex und Desinfizienzien bei medizinischem Personal sowie Antibiotika und andere Inhaltsstoffe von Externa bei Patienten mit chronischen Unterschenkelekzemen. Grundlage für eine Sensibilisierung sind häu-

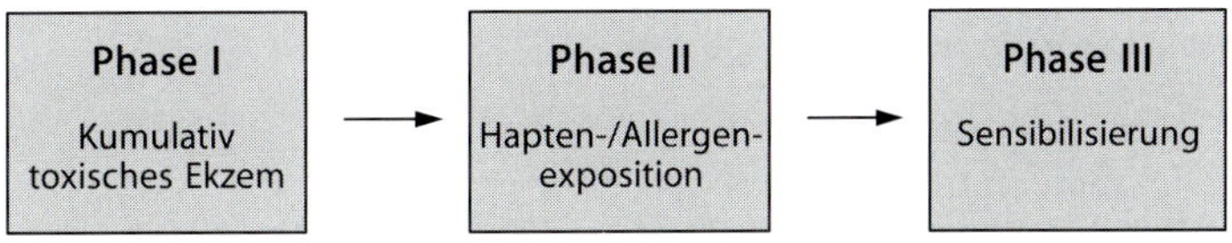

Abb. 7.9. Die 3 Phasen der Kontaktsensibilisierung

fig kumulativ-toxische Ekzeme, mit Ausnahme von einigen sehr potenten Kontaktallergenen (Abb. 7.9). Im Gegensatz zu den kumulativ-toxischen Ekzemen bieten andere chronische Hautkrankheiten wie die Psoriasis keine erhöhte Prädisposition für die Entwicklung von Kontaktallergien. Auch beim atopischen Ekzem werden seltener Typ-IV-Sensibilisierungen beobachtet, als bei Patienten mit kumulativ-toxischen Ekzemen. Zu den wenigen hochpotenten Allergenen, die schon beim ersten Kontakt zu einer akuten Kontaktdermatitis und anschließenden Sensibilisierung führen können, zählen Pflanzenallergene wie Primula obscura (Primeln) oder besonders der in Nordostamerika beheimatete poison ivy (Gift-Efeu).

Diagnostik

Die Morphe des Ekzems zusammen mit der Lokalisation und der Anamnese weisen oftmals nicht nur auf eine Kontaktallergie, sondern bereits auf bestimmte Kontaktallergene hin.

Da Ekzeme verschiedene Ursachen haben können und auch bei einem charakteristischen klinischen Befund und typischer Anamnese nie das Allergenspektrum eindeutig definiert ist, wird für die endgültige Diagnose eines allergischen Kontaktekzems immer ein Epikutantest benötigt.

In seltenen Fällen kann eine allergische Kontaktdermatitis auch durch die systemische Aufnahme des Kontaktallergens (per os oder per injectionem) provoziert werden. Dies trifft insbesondere für Medikamentenallergien zu. Klinischer Befund, Anamnese und Epikutantest führen auch hier zur Diagnose. In seltenen Fällen wird für die Bestätigung einer hämatogen ausgelösten kontaktallergischen Reaktion ein systemischer Provokationstest benötigt. Hämatogen streuende Kontaktekzeme können bei Kontaktallergie gegen Perubalsam, der in vielen Nahrungsmitteln und Getränken enthalten ist, Nickelsulfat oder Antibiotika ausgelöst werden. In-vitro-Methoden zur Diagnostik kontaktallergischer Reaktionen befinden sich noch im experimentellen Stadium.

Therapie

Bei nachgewiesener Kontaktallergie ist das absolute Meiden des Haptens therapeutisch der wichtigste Schritt.

Nur sehr selten klingt ein Ekzem auch dann ab, wenn die Betroffenen weiter dem Allergen exponiert sind, möglicherweise im Sinne einer Desensibilisierung oder eines Hardening. Voraussetzung der strikten Allergenkarenz ist die genaue Identifizierung des Allergens. Dies bedarf nicht nur einer sehr genauen Stoffkunde, sondern auch eines sehr guten Einfühlungsvermögens in den Patienten. Ein Beispiel für ein oftmals schwer identifizierbares Allergen ist Paraphenylendiamin, das sich u. a. in vielen dunklen Farbstoffen wiederfindet und auch als Auslöser des Leggings-Ekzem in die Literatur Einzug gefunden hat. So findet sich Paraphenylendiamin u. a. als Bestandteil von Schuh- und Handschuhleder, Taschengriffen, Verkleidungen von Tennisschlägern, Lenkrädern oder Schaltknüppeln.

Eine innerliche Steroidtherapie ist bei Kontaktallergie praktisch nie indiziert. Die Wirksamkeit ist gering und die Nebenwirkungen einer anhaltenden Steroidtherapie sind unverhältnismäßig hoch. Sie kann darüber hinaus zu einer kontinuierlichen Steroideinnahme verführen. Entscheidend ist eine qualifizierte äußerliche Therapie, wie sie in den Lehrbüchern der Dermatologie ausführlich dargestellt ist. Die Externa müssen so gewählt werden, daß sie keine Kontaktallergene enthalten, gegen die bereits eine Sensibilisierung besteht oder die ein hohes Sensibilisierungsrisiko besitzen Pfropfallergien auszulösen.

Prognose – Verlauf und Prophylaxe

Die Prognose einer Kontaktallergie hängt von der Verbreitung des Allergens ab. Bei verbreiteten Umweltallergenen kann sie zu lebenslangen Beschwerden mit schwerwiegenden sozioökonomischen Folgen führen (s. Abschn. 7.6.2). Das oberste therapeutische Ziel ist es, die Kontaktallergene zu meiden. Hierbei sind spezifische Arbeitsschutzmaßnahmen zu beachten. Von ärztlicher Seite muß darauf geachtet werden, daß bei Bestehen eines kumulativ-toxischen Ekzems durch eine symptomatische Therapie, gekoppelt mit einer konsequenten Meidung potentieller Allergene, einer möglichen Sensibilisierung vorgebeugt wird.

Literatur

Enders F, Przybilla B, Ring J et al. (1988) Epikutantestung mit einer Standardreihe. Ergebnisse bei 12.026 Patienten. Hautarzt 39: 779–786

Gollhausen R, Enders F, Przybilla B et al. (1988) Trends in allergic contact sensitization. Contact Dermatitis 18: 147–154

Hausen BM (1988) Lexikon der Kontaktallergene: Allergiepflanzen – Pflanzenallergene. ecomed, Landsberg München

Patterson R, Grammer LC, Greanberger PA, Zeiss CR (1993) Allergic diseases. Diagnosis and management, 4th edn. Lippincott, Philadelphia

Przybilla B, Enders F (1996) Akute allergische Kontaktdermatitis und chronisch-allergisches Kontaktekzem. In: Braun-Falco O, Plewig G, Wolff HH (Hrsg) Dermatologie und Venerologie. Springer, Berlin Heidelberg New York Tokio, S 414–435

Rycroft RJG, Menné T, Frosch PJ, Benezra C (1992) Textbook of contact dermatitis, 2nd edn. Springer, Berlin Heidelberg New York Tokyo

7.1.3 Urtikaria und Angioödem

Hans F. Merk

Definition und Epidemiologie

Urtikaria ist eine mit Quaddel, Erythem und Juckreiz einhergehende Hauterkrankung. Definitionsgemäß besteht die Einzeleffloreszenz, die Quaddel, für höchstens 24 h. Den Verlauf des Krankheitsbildes der Urtikaria dagegen kann man in

- eine chronische bzw. chronisch kontinuierliche von länger als 6 Wochen Dauer und
- eine akute bzw. akut rezidivierende Urtikaria von weniger als 6 Wochen Dauer einteilen.

Die *physikalische Urtikaria* wird durch mechanische Reizung, Druck, Anstrengung, Wasser, Kälte, Vibration oder Licht ausgelöst. Benigne Mastzellvermehrungen führen an der Haut zum Bild der *Urticaria pigmentosa*. An der Schleimhaut kommt es zu einer Anschwellung durch Ödembildung, dem *Angioödem*. Das hereditäre angioneurotische Angioödem (*HANE*) ist eine Sonderform und beruht auf einem erblichen Defekt der Komplementaktivierung.

Insgesamt dürfte die Urtikaria eine Inzidenz von etwa 25% haben, allerdings bestehen keine gezielten epidemiologischen Untersuchungen (Greaves et al. 1995). Etwa die Hälfte aller Patienten haben Urtikaria und Angioödem gleichzeitig, 40% nur Urtikaria und 11% nur Angioödem. Bei der chronischen Urtikaria wird ein Überwiegen der weiblichen Patienten (2:1) beobachtet. 16% aller Urtikariapatienten leiden an einer physikalischen Urtikaria (Lawlor u. Greaves 1990). Die Dauer einer Urtikaria und eines erworbenen Angioödems kann im Einzelfall nicht vorhergesehen werden. Im allgemeinen muß man bei gleichzeitigem Bestehen von Urtikaria und Angioödem mit einem längeren, mehrjährigen Verlauf rechnen. Dabei kann der Verlauf schubartig sein, während die chronisch kontinuierliche Form selten ist. Mehr als 40% der Patienten, bei denen die Urtikaria länger als 6 Monate dauert, leiden an der Erkrankung auch nach weiteren 10 Jahren (Greaves 1995).

Klinik

Die Grundeffloreszenz der Urtikaria ist die *Quaddel*, die zumeist mit Rötung und Juckreiz einhergeht. Durch Konfluenz der Quaddeln können sich großflächige, figurierte Plaques bilden. Abgesehen von den auffallenden, sehr kleinen stecknadelkopf- bis erbsengroßen, von einem Halo umgebenen Quaddeln bei cholinergischer Urtikaria läßt sich in der Regel aus der Form der Effloreszenz nicht auf die Art der Urtikaria schließen. Beim Angioödem besteht eine das Gesicht teilweise erheblich entstellende *Schleimhautschwellung*. Neben dem gefürchteten Larynxödem können durch diese Schwellungen Miktionsstörungen, abdominelle Krisen und Migräneanfälle ausgelöst werden.

Histologie

In der Histologie der Urtikaria findet man in der Regel ein reines Ödem evtl. assoziiert mit perivaskulären Zellinfiltraten. In seltenen Sonderfällen gibt es verschiedene Übergangsformen bis hin zur schweren nekrotisierenden Vaskulitis, die jedoch nicht zum Bild der klassischen Urtikaria gehört. Alle diese verschiedenen histologischen Befunde haben gemeinsam, daß sie klinisch-morphologisch als eine Urtikariaeffloreszenz imponieren. Während bei der Urtikaria das Ödem sich bevorzugt im oberen Korium ausbildet, findet es sich beim Angioödem im tiefen Korium und erfaßt auch subkutane bzw. submuköse Strukturen. Zeichen der Mastzelldegranulation können meistens gezeigt werden. Das Infiltrat entzündlicher Zellen besteht vorwiegend aus CD4-positiven und CD8-positiven T-Lymphozyten, Neutrophilen und Eosinophilen ohne B-Lymphozyten und Killerzellen (Natbony et al. 1983). Das *major basic protein* (*MBP*) läßt sich als Ausdruck der Eosinophilenaktivierung im Bereich der Blutgefäße und im Korium bei der chronischen Urtikaria, Druckurtikaria und Lichturtikaria nachweisen (Peters et al. 1983).

Differentialdiagnose, Klassifikation und spezifische Pathogenese

Ausgelöst werden die Symptome der Urtikaria und des im Rahmen einer Urtikaria bestehenden Angioödems durch die *Freisetzung von Entzündungsmediatoren* aus den Mastzellen und Basophilen. Ursache für die Lokalisation der Beschwerden ist zum einen der Ort der Allergeneinwirkung, zum anderen aber auch eine Heterogenität der Mastzellen in Schleimhaut und Haut.

Beim Menschen unterscheiden sich Mastzellen bezüglich ihrer Proteasen, dem Proteoglykangehalt, den von ihnen gebildeten Zytokinen, der Kinetik der IgE-bedingten Histaminfreisetzung, der Metabolisierung der Arachidonsäure und der Fähigkeit, auf pharmakologische Stimuli Histamin freizusetzen.

In der Nasen- und Bronchialschleimhaut und im Gastrointestinaltrakt kommen die tryptasehaltigen Mastzellen (T-Mastzelle, MC_T), in der Haut v. a. die Tryptase und Chymase enthaltenden Mastzellen (TC-Mastzelle, MC_{TC}) vor. Die MC_{TC} bilden und setzen v. a. IL-4 frei, die MC_T bilden IL-5 und IL-6. Während letztere praktisch nur durch einen IgE-abhängigen Prozeß aktiviert werden, können die MC_{TC} auch durch Opiate, Kodein, Komplementprodukte (C3a, C5a), Compound 40/80 aktiviert werden und werden im Gegensatz zu MC_T nicht durch Cromoglykate gehemmt (Church u. Levi-Schaffer 1997; Lownan et al. 1988).

Die Wirkung des Histamins in der Haut wird durch H_1- und H_2-Rezeptoren vermittelt. Die Quaddelreaktion der Haut auf Histamin wird z. T. durch H_1-Antagonisten, nicht aber durch H_2-Antagonisten und komplett durch H_1- und H_2-Antagonisten aufgehoben (Robertson u. Greaves 1978). Prostaglandin D2 verursacht eine etwa 2 h anhaltende Quaddelreaktion, und Leukotriene führen nach etwa 2 h zu einer Quaddelreaktion, die 6 h anhält (Soter et al. 1983).

Bei allergischen Reaktionen werden diese Erkrankungen durch eine Sensibilisierung des Patienten gegen ein Allergen mit nachfolgender Bildung des IgE verursacht (Abb. 7.10). Das IgE bindet sich an hochaffine IgE-Rezeptoren, die sich auf Mastzellen und Basophilen finden (König 1994). Durch das Allergen werden mindestens 2 an der Mastzelle oder an den Basophilen gebundene IgE-Moleküle durch Brückenbildung vernetzt, was zu einer explosionsartigen Freisetzung der *Entzündungsmediatoren* aus Mastzellen und Basophilen führt. Zu diesen Entzündungsmediatoren gehören in den Granula dieser Zellen bereits gespeicherte Mediatoren wie Histamin, die Proteasen Tryptase und Chymase, die Proteoglykane Heparin und Chondroitinsulfat und chemotaktisch wirkende Peptide für eosinophile und neutrophile Leukozyten (Benyon 1989; Stüttgen 1977). Bei dieser Freisetzungsreaktion aus der Mastzellmembran werden aber auch neue Faktoren gebildet und sofort freigesetzt, wie die Arachidonsäurederivate Prostaglandin D_2, Leukotrien C_4, D_4 und E_4 (Serafin u. Austen 1987).

Bei der Urtikariareaktion lassen sich die meisten Entzündungsmediatoren unter In-vivo-Bedingungen nachweisen. Die verschiedenen Formen der physikalischen Urtikaria erlauben zu einem

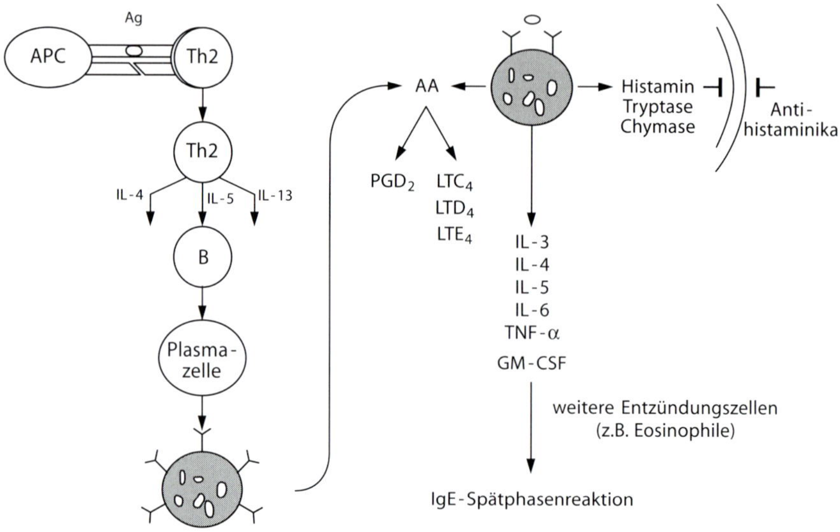

Abb. 7.10. Pathophysiologie der IgE-abhängigen Urtikaria. Unter dem Einfluß von Zytokinen wie IL-4 oder IL-13, die von Th2-artigen Lymphozyten stammen, werden Plasmazellen gebildet, die vorwiegend IgE-Antikörper bilden. Diese Antikörper binden an hochaffine IgE-Rezeptoren der Mastzellen und Basophilen. Bei Exposition gegenüber einem Antigen, das sich an mindestens 2 dieser IgE-Antikörper wie eine Brücke bindet, kommt es zur raschen Freisetzung und Neubildung von Entzündungsmediatoren wie Histamin oder Derivate der Arachidonsäure. Antihistaminika hemmen die Wirkung über Hemmung der H_1-Rezeptoren an Zielorganen der IgE-abhängigen Urtikariareaktion. Auch andere Mechanismen können neben diesem allergischen Geschehen zur Freisetzung der Entzündungsmediatoren führen. Das gilt besonders für die Mastzellen der Haut, deren Entzündungsmediatoren z. B. auch durch Opiate, Kodein oder verschiedene Peptide freigesetzt werden. Mastzellen setzen auch Interleukine frei, in der Haut v. a. IL-4. Sie spielen u. a. eine pathophysiologische Rolle in der Auslösung der etwa 6–10 h später auftretenden IgE-Spätreaktion

definierten Zeitpunkt, die Symptome reproduzierbar auszulösen (Merk et al. 1995). Zu den nachgewiesenen *Mediatoren* gehören neben Histamin, Prostaglandin D_2, die Leukotriene C_4, D_4, E_4, chemotaktische Faktoren für Eosinophile und Neutrophile, Kinine und TNF-α (Church u. Levi-Schaffer 1997). Auch IgE-abhängige Spättypreaktionen ließen sich an der Haut nachweisen. Dabei spielen wie an der Nasenschleimhaut im Gegensatz zur Sofortreaktion nicht die Mastzellen, sondern die Basophilen die Hauptrolle (Charlesworth et al. 1989). Die Bereitschaft der Mastzellen und der Basophilen zur Freisetzung der Entzündungsmediatoren, die „releasibility", kann variieren. Die Sensitivität der Histaminfreisetzung wird u. a. durch Histaminfreisetzungsfaktoren (*HRF*) verstärkt, die bei ständiger Stimulation von Lymphozyten gebildet werden. Auch bei der chronischen Urtikaria wurden Veränderungen der Histaminfreisetzung von Basophilen und kutanen Mastzellen gefunden. Schließlich wurde im Plasma von Urtikariapatienten im Gegensatz zu Kontrollen ein Faktor nachgewiesen, der zu einer Quaddelreaktion der Haut bei intrakutaner Applikation des Plasmas führt (Grattan et al. 1988). Weitere Untersuchungen zeigten, daß es sich dabei um ein an sich den hochaffinen IgE-Rezeptor der Mastzellen bindendes IgG handelt, so daß diese Erkrankungsform als eine Autoimmunerkrankung aufgefaßt werden kann (Greaves 1995). Derartige Antikörper lassen sich auch bei anderen Autoimmunerkrankungen und bei Atopikern nachweisen, jedoch nur bei Urtikariapatienten haben sie auch einen Histamin-freisetzenden Effekt, was ihre pathophysiologische Relevanz unterstreicht (Fiebiger et al. 1998).

Die Anamnese stellt den zentralen Teil der Diagnostik bei Urtikaria und Angioödem dar.

Es empfiehlt sich, bei mehreren Besuchen des Patienten Teile der Anamnese zu wiederholen. Ziel der Anamnese ist die Klassifizierung der Urtikaria, eine mögliche atopische Diathese sowie den bisherigen Verlauf und das Ansprechen auf bereits erhaltene Medikamente zu eruieren. Weiterhin sind Nahrungsmittel oder andere Faktoren, die die Urtikaria auslösen oder verschlimmern können, zu erfassen. Gegegebenenfalls ist es empfehlenswert, ein Tagebuch zu führen, um versteckte Ursachen zu finden. Von besonderer Bedeutung ist die *Familienanamnese* beim Angioödem, um Hinweise auf ein HANE zu erhalten.

Akute Urtikaria

Die akute Urtikaria wird häufig im Gegensatz zur chronischen Urtikaria durch einen *IgE-abhängigen* Mechanismus vermittelt. Als Allergene spielen Arzneimittel wie Penizillin, Nahrungsmittel und Zusatzstoffe eine vorherrschende Rolle. Gelegentlich beobachtet man eine akute Urtikaria als Prodromalzeichen einer infektiösen Mononukleose oder einer Hepatitis-B-Infektion. Auch an Infektionen mit Parasiten wie z. B. Lamblien muß man denken. Wie die akute Urtikaria wird auch die *intermittierende Urtikaria* nicht selten durch IgE-abhängige Mechanismen ausgelöst. Bei der chronischen Urtikaria ist es schwieriger, einen allergischen Mechanismus beim einzelnen Patienten nachzuweisen.

Nichtallergische Mechanismen spielen in der überwiegenden Mehrzahl bei der Manifestation der chronischen Urtikaria eine entscheidende Rolle.

Im Vordergrund dieser nichtallergischen, verschlimmernden Faktoren bei der chronischen Urtikaria steht die sog. *Intoleranzreaktion auf nichtsteroidale Antiphlogistika* wie Aspirin. Allerdings erklärt diese Reaktion alleine das Krankheitsbild der chronischen Urtikaria nicht. Denn in aller Regel spielen die nichtsteroidalen Antiphlogistika aufgrund von Anamnese und nachfolgender Karenz keine wesentliche ätiologische Rolle, sondern stellen nur einen Indikator für die Urtikaria ohne aktuelle klinische Relevanz für den Verlauf dar (Merk u. Goerz 1983). Dasselbe gilt für chemisch verwandte Nahrungsmittelzusätze (Herpolsheimer 1987). Insoweit bedeutet die Erkenntnis, daß ein Teil der betroffenen Patienten einen IgG-Antikörper gegen den hochaffinen IgE-Rezeptor bilden, einen bedeutenden Fortschritt, da hierdurch der fehlende Bezug zu allergischen Reaktionen wie bei der akuten Urtikaria erklärt wird und diese Formen als Autoimmunurtikaria aufgefaßt werden müssen (Greaves 1995; Fiebiger et al. 1998).

Physikalische Urtikaria

Eine weitere wichtige Krankheitsgruppe stellt die physikalische Urtikaria dar, bei der die Quaddelbildung als Folge einer spezifischen physikalischen Einwirkung reproduzierbar ausgelöst werden kann. Wir unterscheiden eine physikalische Urtikaria

- vom Kontakttyp und
- vom Reflextyp (Lawlor u. Greaves 1990).

Bei der ersten Form tritt die Urtikaria nur an der Stelle der Reizeinwirkung auf, bei der zweiten auch an entfernten Arealen. Die verschiedenen Formen und ihre Diagnostik sind in Tabelle 7.2 zusammengefaßt (Casale et al. 1988). Von besonderer Bedeutung ist die *Kältekontakturtikaria*, die abgesehen von Urticaria factitia die häufigste Form einer physikalischen Urtikaria darstellt und zu schweren Allgemeinreaktionen führen kann. Bei der *cholinergischen Urtikaria* wurde auch die Beteiligung des Bronchialsystems gezeigt. Die *Druckurtikaria* manifestiert sich im Gegensatz zu den anderen Formen in der Regel als Spätreaktion, also 2–10 h nach Einwirkung des Drucks.

Ein Zusammenhang zwischen Wasser und der Auslösung der Urtikaria fällt in der Anamnese von Patienten mit einer Urtikaria häufig auf. Das gilt zum einen bei der cholinergischen Urtikaria und Urticaria factitia, bei der alleine das Aufprallen der Tropfen auf die Haut zu einer Urtikariaeffloreszenz führen kann. Kaltes Wasser kann die Kälteurtikaria auslösen. Daneben gibt es eine echte *aquagene Urtikaria*, von der bislang aber nur wenige Fälle bekannt geworden sind. Die Ursache einer solchen aquagenen Urtikaria konnte bislang noch nicht befriedigend geklärt werden. Weiterhin kennt man den *aquagenen Pruritus*. Er tritt als ein reiner Juckreiz bei Wasserexposition auf und ist nicht selten ein Begleitsymptom der chronischen Urtikaria.

Lichturtikaria

Auch die Lichturtikaria, die von verschiedenen Wellenlängenbereichen ausgelöst wird, kann in seltenen Fällen mit schweren Allgemeinreaktionen bis hin zum anaphylaktischen Schock einhergehen.

Proteinkontakturtikaria

Eine Proteinkontakturtikaria weist darauf hin, daß Eiweiße in ausreichendem Maß durch die Haut penetrieren können, um allergische Reaktionen aus-

Tabelle 7.2. Zusammenstellung von Merkmalen, Diagnostik und Behandlung der verschiedenen Urtikariaformen

Physikalische Urtikaria	Häufigkeit	Auslösefaktor	Latenzzeit	Dauer	Symptome und Pathophysiologie	Diagnostik	Therapie
Urticaria factitia	häufig	mechanische Reizung der Haut	2–5 min	30min–3 h	Quaddel, Rötung, Juckreiz; Histaminfreisetzung und IgE-Übertragbarkeit gezeigt	mechanische Reizung der Haut bei Auslösung eines Dermographismus, Dermographometer 3600 g/cm^2	Antihistaminika (H_1+H_2)
Cholinerge Urtikaria	5–7% aller Urtikariapatienten	erhöhte Körpertemperatur	2–30 min	20 min–2 h	kleine Quaddeln, Juckreiz; selten anaphylaktische Symptome; Histaminfreisetzung und Freisetzung chemotaktischer Faktoren für Neutrophile und Eosinophile nachgewiesen	Auslösung der Quaddelreaktion und Satellitenquaddel mit Doxylixs; Erhöhung der Körpertemperatur um ca. 1 °C durch Bad oder Anstrengung	Antihistaminika mit anticholinerger Wirkung (z. B. Hydroxyzin)
Anstrengungsurtikaria	selten	physische Anstrengung (häufig) in Verbindung mit Nahrungsmittel	5–30 min	1–3 h	Urtikaria, Angioödem; anaphylaktische Symptome, erhöhte Histaminfreisetzung nachgewiesen	30 min Jogging; Fahrradergometer	Meidung von Nahrungsmitteln 4–6 h vor Anstrengung; Antihistaminika
Kälteurtikaria a) familiär	sehr selten	kalte Umgebungstemperatur	30 min–3 h selten 9–18 h	24 h Arthralgie, Fieber	Quaddeln, Rötung (20–30 min); Myalgie, Kopfschmerzen, Leukozytose, autosomal-dominante Vererbung	Kälteexposition; keine Reaktion auf lokalen Kältekontakt	Meidung der Kälte Antihistaminika
b) erworben	1–3% aller Urtikariapatienten	Kältekontakt und Wiedererwärmung	2–5 min	1–2 h	Urtikaria; Angioödem nach Trinken kalter Getränke; Symptome erhöhte Freisetzung von Histamin, Arachidonsäurederivate, chemotaktische Faktoren für Eosinophile und Neutrophile nachgewiesen; Übertragbarkeit mit IgE und selten IgM, gelegentlich Nachweis von Kryoglobulinen	lokale Exposition gegenüber Kälte (z. B. 10 °C) über 5 min, dann Erwärmung	Antihistaminika, Doxepin; Kälte-Hyposensibilisierung möglich
Lokalisierte Hitzeurtikaria	sehr selten	Hitze	2–5 min	1 h	kleine, juckende Quaddeln, Kopfschmerzen, Benommenheit, anaphylaktische Symptome; Freisetzung von Histamin und Prostaglandin D_2 nachgewiesen	lokale Hitzeexposition (45–50 °C) für 5 min	Hyposensibilisierung möglich; Antihistaminika
Wasserurtikaria	sehr selten	Wasser	2–30 min	30–60 min	Urtikaria, keine systemischen Reaktionen; sehr selten Angioödem, Histaminfreisetzung nachgewiesen	35 °C warme Wasserkompressen für 30 min	Antihistaminika; wasserablassende, lipophile Öle
Druckurtikaria	<1% aller Urtikariapatienten	Druck	3–12 h	8–24 h	Schwellung, Urtikaria, Angioödem; Fieber; Krankheitsgefühl; Leukozytose, erhöhte BSG	4 kg Gewicht über 20 min, Reaktion nach 4–8 h	Steroide (z. B. Prednisolon); DADPS (?); Cetirizin (?)
Lichturtikaria	<1% aller Urtikariapatienten	elektromagnetische Wellen (Röntgen, UV, sichtbares Licht)	1–30 min	15 min–3 h	Urtikaria; anaphylaktische Symptome	Lichtexposition mit verschiedenen Wellenlängen (Monochrometer)	Lichtschutzsalben; Hyposensibilisierung; Chloroquin
Vibrationsangioödem	sehr selten	Vibration	1–15 min	1–8 h	Angioödem; erhöhte Histaminfreisetzung; familiäre Formen (autosomal-dominant)	Vibration mit Vortex	Meidung; über 5 min Antihistaminika

zulösen. Vor allem bei Köchen und Metzgern wurde eine derartige Kontakturtikaria, die bei chronischer Exposition zum Handekzem führen kann, gesehen. Im Rahmen von Allergietestungen macht man sich derartige Kontakturtikariareaktionen im Epikutantest mit 20-min-Ablesung zunutze.

Eine epidemiologisch wichtige Sonderform stellt die Kontakturtikaria dar, die durch *Naturlatex* hervorgerufen wird. Die Kontakturtikaria auf Latex hat besonders im Gesundheitsbereich große Bedeutung erlangt. Sogar anaphylaktische Schockreaktionen bei Anziehen eines Latexhandschuhs wurden beschrieben. Wichtig ist ferner, daß bei Latexsensibilisierungen auch Kreuzreaktionen mit Nahrungsmitteln wie Tomate, Avocado oder Banane auftreten und erhebliche Probleme auslösen können.

Diagnostik

Gegenwärtig zur Verfügung stehende Laboruntersuchungen haben sich als i. allg. wenig hilfreich in der Urtikariadiagnostik erwiesen. Gehäuft werden Schilddrüsenantikörper als Zeichen einer Immunthyreoiditis gefunden. Bei 624 Patienten war die chronisch idiopathische Urtikaria in 90 Fällen mit einer Immunthyreoiditis assoziiert, während in der Normalbevölkerung dieser Befund nur bei 37 Patienten zu erwarten ist (Leznoff u. Sussman 1989).

Insbesondere die schweren Formen einer gleichzeitig bestehenden Urtikaria mit Angioödem über mehrere Jahre wiesen auch Schilddrüsenantikörper auf. Nur 6 von 46 Patienten zeigten jedoch eine Besserung der Urtikaria unter Behandlung mit L-Thyroxin (Leznoff u. Sussman 1989). Bei Frauen kann die Urtikaria Zyklus-abhängig unterschiedlich stark ausgeprägt sein. Bei einer derartig Zyklus-abhängig verlaufenden Urtikaria mit Angioödem und Hypereosinophilie führte eine Progesteronbehandlung zur Besserung der Urtikaria und einer verringerten Histaminfreisetzung der Basophilen. Bei der Druckurtikaria finden sich Zeichen einer Entzündungsreaktion, u. a. nicht selten eine erhöhte BSG (Henz et al. 1996).

Bei entsprechenden anamnestischen Hinweisen ist die Bestimmung des spezifischen IgE gegen Nahrungsmittel und Penizillin bei Urtikaria sinnvoll.

Auch wurde auf die Bedeutung der Überprüfung von Nahrungsmittelallergenen bei idiopathischer Anaphylaxie auch bei fehlendem anamnestischen Anhalt hingewiesen.

Bei etwa 40% aller Patienten mit chronischer Urtikaria findet man eine Analgetikaintoleranz (Merk u. Goerz 1983). Sie kann nur durch orale Exposition nachgewiesen werden. Wegen der potentiell gefährlichen Reaktionen, die auch als Spätreaktionen nach 6–12 h auftreten können, sollten diese Expositionen nur unter stationären Bedingungen durchgeführt werden. Weitere Einzelheiten über diese und andere Intoleranzreaktionen sind Abschn. 3.11 zu entnehmen.

Bei der physikalischen Urtikaria ist eine eingehende Diagnostik von großer Bedeutung: zum einen, um die Diagnose zu sichern, zum anderen, um sich ein Bild von der Schwere des Krankheitsbildes zu machen. Gerade die Möglichkeit, den Befund bei der physikalischen Urtikaria quantifizieren zu können, ermöglicht auch die Kontrolle der Therapie (Merk et al. 1985). Die Untersuchungsmöglichkeiten bei der physikalischen Urtikaria sind in Tabelle 7.2 zusammengefaßt. Ein zusammenfassendes Checkprogramm bei Urtikaria ist in Abb. 7.11 wiedergegeben. Im einzelnen sollten diese Tests jedoch nicht im Sinne eines Screeningprogramms, sondern aufgrund anamnestischer Hinweise durchgeführt werden.

Im Rahmen einer prospektiven Diagnostikstudie wurde eine Assoziation zwischen *chronischer Urtikaria* und *Atopie* beobachtet. Bei 42% der untersuchten Patienten lag eine Analgetikaintoleranz bei chronischer Urtikaria vor und 50% der Patienten, die eine solche Analgetikaintoleranz aufweisen, hatten einen erhöhten Gesamt-IgE-Spiegel als Hinweis auf eine atopische Diathese. Neben diesem Befund bestanden in derselben Gruppe bei 46% auch klinische und anamnestische Hinweise auf eine atopische Diathese wie Asthma bronchiale, Rhinitis allergica oder aber atopische Dermatitis, bei 52% ließ sich im Prick- oder Intrakutantest eine Sensibilisierung gegen Inhalationsallergene oder Nahrungsmittelallergene und bei über 30% ein spezifisches IgE gegen ein Inhalationsallergen oder Nahrungsmittelallergen nachweisen (Herpolsheimer 1987).

Von den klassischen Formen der Urtikaria muß die *Urtikariavaskulitis* abgegrenzt werden, bei der

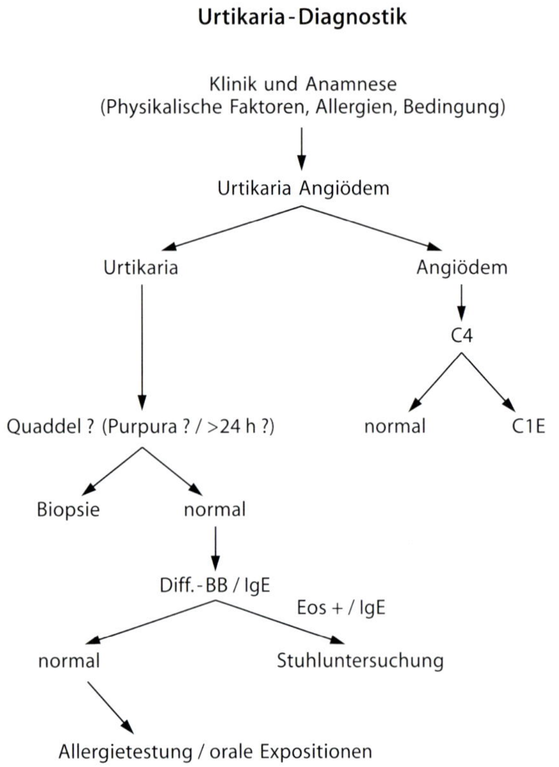

Abb. 7.11. Checkprogramm der Urtikariadiagnostik

die Einzeleffloreszenz länger als 24 h bestehen bleibt und die durch die Trias

- persistierende Urtikaria mit leukozytoklastischer Vaskulitis in der Histologie,
- BSG-Beschleunigung und
- Gelenkschmerzen gekennzeichnet ist.

In einigen Fällen sind auch die Beteiligung der Niere (35%) und der Lunge (19%) sowie des Magen-Darm-Traktes (25%) beobachtet worden (Soter 1985). Weiterhin kann die Urtikariavaskulitis als ein Symptom beim systemischen Lupus erythematodes und Serumkrankheit auftreten.

Therapie

Antihistaminika

Im Vordergrund der Therapie der Urtikaria und des Angioödems stehen die *Antihistaminika*.

Ein wesentlicher Fortschritt der letzten Jahre ist die Behandlung mit *nichtsedierenden Antihistaminika* (Merk 1992; Kobza-Black 1992). Dazu zählen Terfenadin, Fexofenadin, Astemizol, Cetirizin und Loratadin (Tabelle 7.3). In mehreren klinischen Studien zeigte sich Terfenadin als gleich oder überlegen gegenüber den klassischen Antihistaminika (Lawlor u. Greaves 1990; Simons 1996). Astemizol zeigt eine sehr lange anhaltende Wirkung von bis zu 8 Wochen nach längerer Gabe, was bei der chronischen Urtikaria von Vorteil ist, aber auch bei geplanten Hauttestungen bedacht werden muß. Fexofenadin (180 mg), Astemizol (10 mg), Loratadin (10 mg) und Cetirizin (10 mg) müssen in der Regel nur einmal pro Tag gegeben werden (Wüthrich 1989; Schmutzler 1997). Es bestehen Hinweise, daß Cetirizin auch die Eosinophilenfunktion und die IgE-abhängige Spätreaktion beeinflußt (Simons 1996).

Von den älteren Antihistaminika nehmen Dimetinden als sehr spezifischer H1-Rezeptorantagonist und Hydroxyzin eine Sonderstellung ein. Hydroxyzin besitzt neben seinen antihistaminergen Eigenschaften auch eine starke anticholinergische Aktivität, weshalb es gerne bei der cholinergischen Urtikaria eingesetzt wird (10–50 mg/Tag). Die anticholinergischen Effekte der Antihistaminika muß man als Gegenindikation besonders bei Patienten mit einem Glaukom bedenken. Als eine sehr wirksame Antihistaminikakombination bei Urtikaria werden nach Gruber und Kaplan 12–32 mg Cyropheptadin pro Tag mit Hydroxyzin angegeben, wobei hier aber mit einem stark sedierenden Effekt zu rechnen ist (Simons 1996).

Tabelle 7.3. Nicht- bzw. kaum sedierende H1-Antihistaminika

Name	Stoffklasse	Beginn der Wirkung	P450 3A4-Substrat	QT-Verlängerung, Torsade de pointes
Terfenadin	Piperidin	30–60 min	+++	+++
Fexofenadin	Piperidin	30–60 min	Ø	Ø
Cetirizin	Piperazin	Stunden	Ø	Ø
Astemizol	Piperidin	Tage	+++	++
Loratadin	Piperidin	Stunden	++[1]	Ø

[1] Wird ebenfalls über P450 2D6 metabolisiert.

Gelegentlich wird die Kombination von H1- mit H2-Antihistaminika empfohlen. Dabei gibt man bei nicht ausreichender Wirksamkeit des H1-Antihistaminikums 4mal 300 mg Cimetidin pro Tag oder 2mal 150 mg Ranitidin/Tag. Zur Beurteilung eines möglichen günstigen Effektes werden sie mindestens 3 Wochen lang gegeben (Lawlor u. Greaves 1990; Paul u. Bödeker 1987). In der Schwangerschaft bevorzugen wir Clemastin als Antihistaminikum. Problematisch ist die Gabe von Antihistaminika während der Laktation, da aufgrund eigener kasuistischer Beobachtung auch die neuen Antihistaminika auf den Säugling sedierend wirken. Wegen ihres lokalanästhetischen Effektes können Antihistaminika bei intravenöser Applikation Arrhythmien und epileptische Anfälle auslösen, weshalb sie langsam intravenös gegeben werden müssen. Auch bei neueren Antihistaminika wie z. B. Terfenadin oder Astemizol sind etwa bei Kumulation durch gehemmten Metabolismus (Cytochrom P450 3A4) aufgrund des lokalanästhetischen Effektes Störungen der Repolarisation mit QT-Verlängerung und daraus resultierenden Arrhythmien aufgetreten. Durch Verwendung von Metaboliten dieser Antihistaminika - z. B. Fexofenadin oder Cetirizin - oder Antihistaminika, die wie z. B. Loratadin über alternative Stoffwechselwege metabolisiert werden (Cytochrom P450 3A4 oder 2D6), wird einer Kumulation vorgebeugt. Zudem ist die lokalanästhetische Wirkung von Loratadin und Fexofenadin im Vergleich zu Terfenadin sehr viel geringer.

Die lokale Anwendung von Antihistaminika als Salbe oder Gel ist obsolet. Eine besondere Komplikation dabei stellt die Sensibilisierung mit nachfolgender allergischer Kontaktdermatitis dar.

Glukokortikoide

Glukokortikoide werden bei Urtikaria fast ausnahmslos systemisch und nicht topisch appliziert. Wegen der potentiell über viele Jahre gehenden Erkrankung sollte die Indikation abgesehen von Notfallsituationen überlegt gestellt werden. Vor allem aber bei der Druckurtikaria und der Urtikariavaskulitis wird man meistens keine Alternativen haben (Merk 1992). In der Regel verwendet man Dosierungen im Bereich von 20–40 mg Prednisolon-Äquivalent, nach Möglichkeit im Alternativ-Tag-Rhythmus. Auch die topische Anwendung bei lokalisierten Urtikariareaktionen ist wirkungsvoll und führt zu einer Reduktion der Mastzellen und des Histamingehaltes in der Haut, z. B. bei milden Fällen der Kältekontakturtikaria, wenn hauptsächlich der Handrücken befallen ist (Lawlor u. Greaves 1990).

Besondere Therapieverfahren

Kalziumantagonisten, wie Nifedipin, hemmen unter In-vitro-Bedingungen die Freisetzung von Histamin und Leukotrienen aus Peritonealmastzellen der Ratte und menschlichen Lungenfragmenten. In einer doppel-blinden, Plazebo-kontrollierten Crossover-Studie bei 10 Patienten mit chronischer Urtikaria führten 2mal 10–20 mg/Tag Nifedipin zu einer Reduktion der Quaddelbildung und des Juckreizes, was sich aber bei der Urticaria factitia nicht wiederholte. Nifedipin wird insbesondere als Ergänzung zu Antihistaminika bei Urticaria factitia empfohlen (Lawlor u. Greaves 1990). Auch bei Urticaria pigmentosa hat sich Nifedipin bewährt. Danazol (600 mg/Tag), das aus der Behandlung des HANE bekannt ist, war unter den Bedingungen einer Doppel-blind-Studie bei der cholinergischen Urtikaria wirksam.

Das gelegentlich empfohlene Colchicin hat sich bei der Druckurtikaria nicht bewährt. Zur Behandlung der Lichturtikaria werden β-Karotin (40 mg/Tag), das trizyklische Antidepressivum Doxepin (3mal 25 mg/Tag), das auch H1- und H2-antagonistische Eigenschaften besitzt, und die Therapie mit Psoralen und UVA, die PUVA-Therapie angewendet. Das Sulfonpräparat Dapson (DADPS) hat sich in Einzelfällen bei der Urtikariavaskulitis bewährt. Wir haben einen günstigen Einfluß bei der Druckurtikaria (DADPS 100 mg/Tag) beobachtet, was aber durch Doppel-blind-Studien erst noch bestätigt werden muß.

Hereditäres angioneurotisches Syndrom

HANE (hereditäres angioneurotisches Ödem) und *EANE* (erworbenes angioneurotisches Ödem) stellen Sonderformen des Angioödems dar.

Das EANE beruht entweder auf Antikörpern, die sich mit dem C_1-Inhibitor (C_1-INH) binden und ihn hemmen oder auf einer übermäßigen Aktivierung von C_1 mit einem daraus resultierenden Verbrauch des C_1-INH (Bork u. Witzke 1989). Meistens liegt einem EANE ein Lymphom, eine Paraproteinämie oder ein Adenokarzinom zugrunde. Diese paraneoplastische Symptomatik kann dem Tumornachweis vorausgehen. Über verschiedene Mechanismen können sie auch von Arzneimitteln ausgelöst werden. So können Medikamente, die das Angiotensin-converting-Enzym hemmen, bei einem von 3000 Patienten zu einem Angioödem führen, da sie nicht nur das Angiotensinsystem beeinflussen, sondern auch die Inaktivierung des Bradykinins und der Substanz P (Huwyler et al. 1989).

HANE ist naturgemäß eine lebenslang bestehende Neigung zu Angioödemen, die sich aber bei einigen Patienten über viele Jahre klinisch nicht manifestieren. In der Ätiologie des HANE ist die fehlende Hemmung der frühen Komplementaktivierung entscheidend. Bei den meisten Patienten (85%) wird ein normales C_1-INH-Protein gebildet, das aber nur 5–30% der üblichen Konzentration ausmacht. Diese Form wird auch als HANE Typ 1 bezeichnet. C_1-INH hemmt nicht nur die Aktivierung der Komplementkaskade, sondern auch die des Kallikrein, Plasmins und der Gerinnungsfaktoren XIa, XIIa und XIIf. Vor allem der verstärkten Kallikreinaktivierung wird eine pathophysiologische Funktion bei der Auslösung des Angioödems zugesprochen.

Bei Verdacht auf ein HANE oder EANE reicht es, zunächst C_4 zu bestimmen. Ist C_4 normal, ist ein HANE oder EANE weitgehend ausgeschlossen. Bei erniedrigtem Wert läßt sich die Diagnose in den meisten Fällen durch eine immunologische Bestimmung des C_1-INH sichern. Dabei muß man aber bedenken, daß der verwendete Antikörper bei Patienten mit defektem C_1-INH (HANE Typ II) C_1-INH erkennen kann und daraus falsch-negative Befunde resultieren. In diesen Fällen ist eine funktionelle Bestimmung des C_1-INH notwendig, die in Speziallaboratorien durchgeführt wird. Zur Therapiekontrolle des Patienten ist die Klinik entscheidend. Als Laborkontrolle kann man sich auf die Bestimmung von C_4 beschränken.

Im Vordergrund der *Therapie* des HANE steht das attentuierte Androgen Danazol. Es kann zumeist in einer Dosierung von 200 mg/Tag gegeben werden, bei der noch keine endokrinologischen Effekte zu erwarten sind. Zur Therapiekontrolle reicht die Beobachtung des klinischen Verlaufs und die C_4-Konzentration, die aber meistens nur geringfügig ansteigt. Im akuten Anfall bzw. vor Zahnarztbehandlungen oder operativen Eingriffen werden 500–1000 Einheiten C_1-INH-Konzentrat (Behring-Werke) intravenös gegeben (Bork u. Witzke 1989). Bei fehlender Wirksamkeit von Danazol – oder der ebenfalls empfohlenen ε-Aminocapronsäure – hat sich in Einzelfällen die dauernde Gabe von 500 Einheiten C_1-INH-Konzentrat alle 4–5 Tage bewährt.

Urticaria pigmentosa

Bei dieser Erkrankung herrscht eine – meistens benigne – erhebliche *Anreicherung von Mastzellen* in der Haut vor. Man findet in der Regel einzeln stehende bräunliche Flecken, die nach mechanischer Reizung zu einer Quaddel anschwellen. Eine systemische Mastozytose, bei der die Mastzellen auch andere Organe, insbesondere den Gastrointestinaltrakt und das Knochenmark infiltrieren, kann mit Diarrhöen, Anämie, Leukopenie, Hepatosplenomegalie, Lymphknotenschwellungen und Knochenschmerzen einhergehen. Ein Konsensusbeschluß führte zu der im folgenden wiedergegebenen Klassifikation der Mastozytose:

Klassifikation der Mastozytosen

1. Isolierte Mastozytose

A) nur Hautbeteiligung
 - Urticaria pigmentosa,
 - diffuse kutane Mastozytose,

B) systemisch
 - Knochenmark,
 - Gastrointestinaltrakt.

2. Mastozytose mit assoziierten hämatologischen Erkrankungen

A) dysmyelopoetische Veränderungen,
B) myeloproliferative Veränderungen,
C) akute nichtlymphatische Leukämie,
D) malignes Lymphom,
E) chronische Neutropenie.

3. Mastzelleukämie,

4. Mastozytose mit Lymphadenopathie und Eosinophilie (aggressive Mastozytose).

Selten kann es durch lokale Gewebseinwirkung der Mastzell-abhängigen Entzündungsmediatoren zu Tachykardien, Flush-Symptomatik, Bronchospasmen, Nausea, peptische Ulzera, Diarrhö und Malabsorption kommen. Die Prognose der Mastozytose ist günstig. Bei ausgeprägtem Systembefall kann eine Abgrenzung zwischen benigner und maligner Form schwierig sein. Das Fehlen von Hautläsionen wird als ein ungünstiges Zeichen angesehen. Schockreaktionen, massive Magenblutungen und pathologische Frakturen infolge osteolytischer Knochenläsionen können aber auch bei der benignen Urticaria pigmentosa zu lebensbedrohlichen Zuständen führen. Dabei kommt möglicherweise dem ebenfalls vermehrt freigesetzten Heparin eine besondere pathophysiologische Bedeutung zu. Kürzlich wurde gezeigt, daß bei Patienten mit Typ-II-Mastozytose, aber auch bei einzelnen Patienten mit Urticaria pigmentosa eine Mutation im *c-kit*-Gen vorliegt, das als Protoonkogen einen transmembranären Tyrosinaserezeptor kodiert. Nach den bisherigen Befunden handelt es sich stets um 2 nahegelegene Punktmutationen, die zum Austausch einer Aminosäure im Bindungsbereich des Proteins (Asp816Val) führt (Longley et al. 1996; Nagata et al. 1995).

Zur Therapie der Mastozytose werden Antihistaminika, Cromoglykate, Aspirin, Kortikosteroide, Kalziumantagonisten, PUVA und Interferone verwendet (Luger 1995; Merk 1992).

Literatur

Benyon RC (1989) The human skin mast cell. Clin Exp Allergy 19: 375

Bork K, Witzke G (1989) Long-term prophylaxis with C1-inhibitor (C1INH) concentrate in patients with recurrent angioedema caused by hereditary and acquired C1-inhibitor deficiency. J Allergy Clin Immunol 83: 677

Casale TB, Sampson HA, Hanifin J et al. (1988) Guide to physical urticarias. J Allergy Clin Immunol 82: 758

Cicardi M, Agostoni A (1996) Hereditary angioedema. N Engl J Med 334: 1666–1667

Charlesworth EN, Hood AF, Soter NA, Kagey-Sobotka A, Norman PS, Lichtenstein LM (1989) Cutaneous latephase response to allergen. J Clin Invest 83: 1519

Church MK, Levi-Schaffer F (1997) The human mast cell. J Allergy Clin Immunol 99: 155–160

Fiebiger E, Hammerschmid F, Stingl G, Maurer D (1998) Anti-$Fc_{\varepsilon}RI_{\alpha}$ autoantibodies in autoimmune-mediated disorders. J Clin Invest 101:243–251

Fuchs T (1993) Gummi und Allergie. Dustri, Deisenhofen

Grattan CEH, Hamman CGD, Cowan MA, Leeming RJ (1988) Preliminary identification of a low molecular weight serological mediator in chronic idiopathic urticaria. Br J Dermatol 119: 179

Greaves MW (1995) Chronic urticaria. N Engl J Med 332: 1767–1772

Henz BM, Zuberbier T, Grabbe J (1996) Urticaria – Klinik, Diagnostik, Therapie. Springer, Berlin Heidelberg New York Tokyo

Herpolsheimer C (1987) Untersuchungen zur Ätiologie der chronisch-rezidivierenden Urticaria. Dissertation, Universität Köln

Huwyler T, Wüthrich B, Mühlenthaler K et al. (1989) Enalapril-assoziierte Angioödeme. Schweiz Med Wochenschr 119: 1253

Kaplan AP, Kuna P, Reddigan SR (1995) Chemokines and the allergic response. Exp Dermatol 4: 260–265

Kleinhans D (1985) Kontakt-Urticaria. Dermatosen 33: 198

Kobza Black A (1992) H_1 antagonists in the management of the itch of urticarias. Skin Pharmacol 5:21–24

König W (1994) Grundlagen und Mechanismen der allergischen Reaktion. Thieme, Stuttgart

Lawlor F, Greaves MW (1990) Die Entwicklung neuer Strategien der Urticariatherapie als ein Ergebnis klinisch orientierter Forschung. Z Hautkr 65: 17

Leznoff A, Sussman GL (1989) Syndrome of idiopathic chronic urticaria and angioedema with thyroid autoimmunity: A study of 90 patients. J Allergy Clin Immunol 84: 66

Longley J, Tyrrell L, Shu-Zhuang L et al. (1996) Somatic *c-KIT* activating mutation in urticaria pigmentosa and aggressive mastocytosis: establishment of clonality in a human mast cell neoplasm. Nature Genetics 12: 312–314

Lownan MA, Benyon RC, Church MK (1988) Human skin mast cells: effects of salbutamol and sodium cromoglycate on histamine release induced by anti-IgE and substance P. Skin Pharmacol 1: 63

Luger T (1995) Cytokine treatment of mast-cell mediated skin diseases. Exp Dermatol 4: 277–280

Merk H (1992) Urticaria und Rhinitis allergica. In: Hornbostel H, Kaufmann W, Siegenthaler W (Hrsg) Innere Medizin in Praxis und Klinik, 4. Aufl. Thieme, Stuttgart, S 3.281–3.293

Merk HF, Goerz G (1983) Analgetika-Intoleranz. Z Hautkr 58: 535

Merk HF, Sauer RR, Steigleder GK (1985) Histamine release in cold urticaria – effect of ketotifen and oxatomide. In: Champion RH, Greaves MW, Kobza Black A, Pye RJ (eds) The urticarias. Livingstone, Edinburgh

Metcalfe DD (1991) Classification and diagnosis of mastocytosis: current status. J Invest Dermatol 96: 2S–4S

Nagata H, Worobec A, Oh C, Chowdhury BA, Tannenbaum S, Suzuki Y, Metcalfe DD (1995) Identification of a point mutation in the catalytic domain of the protooncogene *c-kit* in peripheral blood mononuclear cells of patients who have mastocytosis with an associated hematologic disorder. Proc Natl Acad Sci USA 92: 10560–10564

Nagata H, Okada T, Worobec A, Semere T, Metcalfe DD (1997) *c-kit* Mutation in a population of patients with mastocytosis. Int Arch Allergy Immunol 113: 184–186

Natbony SF, Phillips ME, Elias JM (1983) Histologic studies of chronic idiopathic urticaria. J Allergy Clin Immunol 71: 177
Paul E, Bödeker R-H (1987) Behandlung der chronischen Urticaria mit Terfenadin und Ranitidin. Allergologie 10: 113
Peters MS, Schroeter AL, Kephart GM, Gleich GJ (1983) Localisation of eosinophil major basic protein in chronic urticaria. J Invest Dermatol 81: 39
Robertson I, Greaves MW (1978) Responses of human skin blood vessels to synthetic histamine analogues. Br J Clin Pharmacol 5: 319
Schmutzler W (1997) Histamin als Mediator allergischer Reaktionen. Allergologie 20:536–542
Serafin WE, Austen KF (1987) Mediators of immediate hypersensitivity reactions. N Engl J Med 317: 30
Simons FER (1996) Histamine and H1-receptor antagonists in allergic disease. Dekker, New York
Soter NA (1985) Urticarial vasculitis. In: Champion RH, Greaves MW, Kobza Black A, Pye RJ (eds) The urticarias. Livingstone, Edinburgh
Soter NA, Lewis RA, Corey EJ (1983) Local effects of synthetic leukotiens (LTC4, LTD4, LTE4, and LTB4) in human skin. J Invest Dermatol 80: 115
Stüttgen G (1977) Mediatorenmechanismen in der menschlichen Haut. Pharmakoanalyse und therapeutische Aspekte. Hautarzt 28: 277
Weck AL de, Stadler BM, Dahinden CA (1990) Neue Perspektiven in der Modulation der allergischen Entzündung. Z Hautkr 65: 12
Waytes AT, Rosen FS, Frank MM (1996) Treatment of hereditary angioedema with a vapor-heated C1 inhibitor concentrate. N Engl J Med 334: 1630–1634
Wüthrich B (1989) Therapie der akuten und chronischen Urticaria und des Quincke-Ödems. Schweiz Med Wochenschr 78: 576

7.1.4 Vaskulitis

Martin Röcken

Definition

Vaskulitiden sind Systemerkrankungen von unterschiedlicher Natur und Häufigkeit. Während die leukozytoklastische Vaskulitis relativ häufig diagnostiziert wird, sind Formen wie die granulomatösen Vaskulitiden selten. Die Morbidität ist altersabhängig. Für die Vaskulitiden wurden sehr unterschiedliche Einteilungen entwickelt. Häufige Klassifikationen beruhen darauf, sie primär nach dem histologisch dominierenden Bild und sekundär nach der Lokalisation im Gefäßsystem oder der Klinik einzuteilen:

Einteilung der Vaskulitiden[1]
Lymphozytäre Vaskulitiden[2]*:*

- systemischer Lupus erythematodes, Sklerodermie, Arzneimittelreaktionen;

granulomatöse Vaskulitiden:

- Polyarteriitis nodosa, Churg-Strauss-Granulomatose, Wegener-Granulomatose, mukokutanes Lymphknotensyndrom, Overlap-Syndrom;

Riesenzellarteriitiden:

- Arteriitis temporalis, Polymyalgia rheumatica, Takayasu-Arteriitis;

leukozytoklastische Vaskulitiden:

- Vasculitis allergica, Purpura Schönlein-Henoch;

nicht sicher klassifizierbare Vaskulitiden[2]*:*

- Thrombangiitis obliterans, Pyoderma gangraenosum, Erythema elevatum et diutinum, Papulosis maligna atrophicans, Purpura pigmentosa et progressiva.

Die leukozytoklastischen Vaskulitiden, auch allergische Vaskulitis genannt, werden meist als Typ-III-Reaktion, als Immunkomplexvaskulitiden angesehen, die durch bakterielle Abbauprodukte, Tumorbestandteile, Viren oder Medikamente getriggert werden, da sie das klinische und histologische Bild einer Serumkrankheit aufweisen. Bei den übrigen Formen bestehen sowohl Hinweise auf eine Typ-II- wie Typ-III- oder Typ-IV-Reaktion. Die genaue Pathogenese bleibt unklar. Eine Sonderform der Vaskulitiden ist weiterhin die Polyarteriitis nodosa, die eng mit einer Hepatitis-B-Infektion gekoppelt ist. Hier kann das Antigen in den Läsionen immunhistologisch nachgewiesen werden. Assoziationen mit zahlreichen anderen Infektionen, Systemerkrankungen und Therapieformen werden beschrieben:

Mögliche Auslöser von Vaskulitiden. (Mod. nach Braun-Falco et al. 1996)
Infektionen

- Viren: Hepatitis B, Herpes simplex, Zytomegalie, Coxsackie-Viren,

[1] Einteilung mit selektiven Beispielen, mod. nach Braun-Falco et al. (1996)
[2] Vaskulitiden, die in diesem Kapitel nicht weiter diskutiert werden.

- Bakterien: Streptokokken, Treponema pallidum, Borrelia burgdorferi, Mycobacterium tuberculosis und Mycobacterium leprae,
- Parasiten: Askaris;

Maligne Erkrankungen

- Leukämien, Lymphome,
- Gammopathien, Kryoglobulinämien,
- zahlreiche solide Tumoren;

Autoimmunkrankheiten

- systemischer Lupus erythematodes,
- systemische Sklerodermie,
- Dermatomyositis,
- rheumatoide Arthritis,
- Morbus Crohn;

Arzneimittel/Lebensmittel

- nichtsteroidale Antiphlogistika,
- Antibiotika,
- Zytostatika/Antimetaboliten,
- Lebensmittelinhaltsstoffe (Salizylate) und Zusatzstoffe (Farbstoffe, Konservierungsstoffe).

Granulomatöse Vaskulitiden (Tabelle 7.4)

Polyarteriitis nodosa, Panarteriitis nodosa, Periarteriitis nodosa, PAN

Die Polyarteriitis nodosa ist eine seltene nekrotisierende Vaskulitis, die besonders Bifurkationen kleinerer und mittlerer Arterien befällt. Die Fünfjahresüberlebensrate war vor Einführung der kombinierten immunsuppressiven Therapie <15% und liegt seitdem bei 90%.

Meist erkranken Menschen im mittleren Erwachsenenalter. Alle Organsyteme können betroffen sein; am häufigsten manifestiert sich die Vaskulitis an der Niere (70%), entweder in Form einer nekrotisierenden Vaskulitis oder als nekrotisierende Glomerulonephritis. Am zweithäufigsten wird die Polyarteriitis nodosa im Bereich des zentralen und peripheren Nervensystems (60%) und der Haut (50%) diagnostiziert. Hier finden sich dann oft gruppiert stehende subkutane Knoten, meist an den Beinen, die oft schmerzen und zentral ulzerieren können. Charakteristisch ist eine Assoziation mit der Livedo racemosa. Zahlreiche uncharakteristische Exantheme können im akuten Krankheitsstadium auftreten; wegweisend können Nekrosen des Nagelfalzes und der Fingerspitzen sein.

Tabelle 7.4. Vaskulitiden

Einteilung der Vaskulitiden	Differentialdiagnostisch wichtige Charakteristika	Therapie
Granulomatöse Vaskulitiden		
Polyarteriitis nodosa	–	Steroide und Zytostatika
Allergische Granulomatose	Asthmatische Beschwerden Eosinophilie (peripher; im Infiltrat)	Steroide und Zytostatika
Wegener-Granulomatose	cANCA, zerfallenes Granulom der Luftwege	Steroide und Zytostatika
Mukokutanes Lymphknotensyndrom	Kinder; EKG-Veränderungen	Immunglobuline i.v.
Riesenzellarteriitiden		
Arteriitis temporalis	BSG ↑↑; entzündete, verhärtete Temporalarterie	Kortikosteroide Prednison ≥100 mg/Tag
Takayasu-Syndrom	BSG ↑↑; Blutdruck der Armarterie ↓; junge Frau	Kortikosteroide Prednison ≥100 mg/Tag
Polymyalgia rheumatica	BSG ↑↑; schmerzhafte Stammmuskulatur	Kortikosteroide Prednison ≥100 mg/Tag
Leukozytoklastische Vaskulitis		
Vasculitis allergica	Purpura der Beine oder distalen Körperregion	Steroide; (Prednison ± 30 mg/Tag) + evtl. Antibiotika
Purpura Schönlein-Henoch	4.–11. Lebensjahr; postinfektiös IgA-Nachweis; 60% Gelenkbeteiligung	Steroide?; Antibiotika? Bei rapid progressiver Glomerulonephritis: Plasmapherese

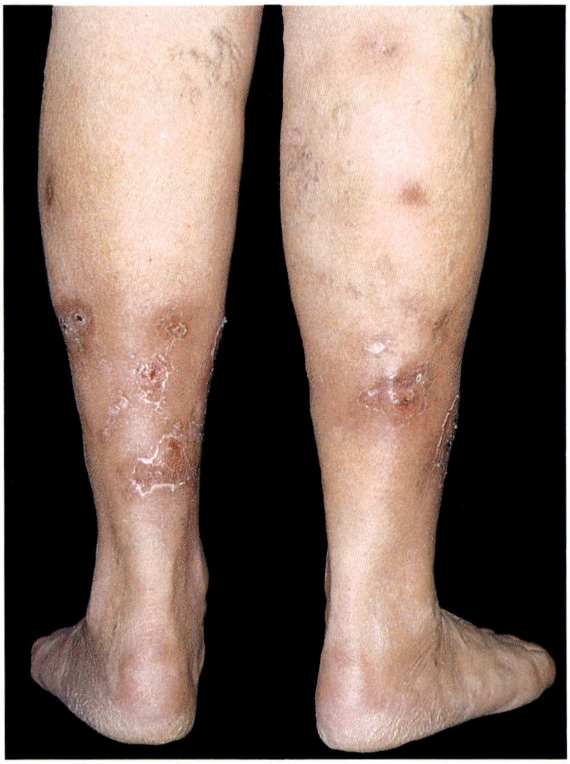

Abb. 7.12. Periarteriitis nodosa

Je nach befallenem Organsystem können Urämie, neurologische, kardiale oder gastrointestinale Symptome im Vordergrund stehen. Angiographisch sind postentzündlich entstehende Aneurysmen wegweisend.

Die Laborbefunde weisen auf eine starke Entzündung hin. Das histologische Bild einer Biopsie, preferentiell aus der Niere oder, wenn möglich, einer tiefen Biopsie aus dem Randbereich eines subkutanen Knotens, weist auf die Diagnose einer Polyarteriitis nodosa hin.

Die Polyarteriitis nodosa kann isoliert ein einzelnes Organ befallen, wie das Nervensystem oder die Haut. Rein kutane Verlaufsformen sind definitionsgemäß nicht tödlich und wurden auch als Periarteriitis nodosa benigna bezeichnet (Abb. 7.12).

Allergische Granulomatose, Churg-Strauss-Syndrom

Diese Form der Vaskulitis tritt im mittleren Erwachsenenalter auf. Sie gleicht in vielen Aspekten der Polyarteriitis nodosa. Charakteristisch ist der Beginn mit asthmatischen Beschwerden, die der Vaskulitis um Monate und länger vorangehen können. Weiter findet sich im peripheren Blut oder dem Infiltrat sehr häufig eine ausgeprägte Eosinophilie. Im Gegensatz zur Wegener-Granulomatose neigt diese Erkrankung nicht dazu, in der Lunge Kavernen zu bilden.

Wegener-Granulomatose

Die Erkrankung beginnt meist mit einer chronischen Entzündung im Bereich der Atemwege oder der Niere (ear nose throat lung kidney: ELK syndrome). Nach Generalisierung der Vaskulitis finden sich die gleichen Krankheitsbilder wie bei Polyarteriitis nodosa. Diagnostisch wegweisend sind der Krankheitsbeginn, zum Zerfall neigende Granulome und diffuse zytoplasmatische „anti-neutrophilic cytoplasmatic antibodies“ (cANCA; Abgrenzung gegen perinukleär angeordnete ANCA, die pANCA).

Overlap-Syndrom

Ein Großteil der Patienten leidet unter einer granulomatösen Vaskulitis, die keinem der 3 Krankheitsbilder definitiv zugeordnet werden kann oder gar mit anderen Vaskulitiden wie dem Takayasu-Syndrom Überschneidungen zeigen kann. Die diagnostischen und therapeutischen Maßnahmen bei diesen Patienten entsprechen jenen, die für die Polyarteriitis nodosa empfohlen werden.

Mukokutanes Lymphknotensyndrom (Kawasaki-Syndrom)

Dies ist eine der Polyarteriitis nodosa verwandte Erkrankung der Kinder und Kleinkinder, die insbesondere die Koronararterien involviert und mit einem akuten fieberhaften Krankheitssyndrom einhergeht.

■ **Therapie.** Bei Vaskulitiden wird heute preferentiell mit einer immunsuppressiven Kombinationstherapie behandelt, wobei Steroide (Prednison 1 mg/kg KG und Tag) bevorzugt mit Cyclophosphamid (2 mg/kg KG und Tag) oder Azathioprin kombiniert werden. Bei den erwähnten Erkrankungen sind die Remissionsquoten wesentlich höher als bei der Monotherapie; die Heilungsquoten werden unter Therapie mit bis 90% angegeben. Ist eine Remission erreicht, kann auf eine Monotherapie mit Azathioprin oder Cyclophosphamid übergegangen werden. Die Wirksamkeit anderer Therapieverfahren wie Antilymphozytenantikörper, Trimethoprim-Sulfamethoxazol oder Salizylate kann derzeit nicht mit jener der Kombinationstherapie verglichen werden. Ausnahmen sind kutane Manifestationen der Polyarteriitis nodosa, die mit einer Monotherapie (Azathioprin) evtl. nach kurzer Steroidgabe behandelt werden kann, und das Kawasaki-Syndrom, das mit hochdosierten Immunglobulingaben intravenös behandelt wird.

Riesenzellarteriitiden (vgl. Tabelle 7.4)

Arteriitis temporalis

Bei Menschen jenseits des 70. Lebensjahres liegt die Morbidität bei etwa 0,5%. Häufig nach unspezifischen Prodromalstadien treten ein- oder doppelseitige Kopfschmerzen auf. Sie können von Sehstörungen und seltener anderen neurologischen Symptomen begleitet sein. Die Temporalarterie ist dann verhärtet und verdickt, die Haut oft entzündlich geschwollen. Es kann zu kutanen Nekrosen und Blindheit kommen. Wegweisend ist eine deutlich erhöhte BSG (bis >100 mm pro Stunde). Es besteht akute Erblindungsgefahr (Abb. 7.13).

Takayasu-Arteriitis, Aortenarteriitis, Pulseless Disease

Die Takayasu-Arteriitis befällt die großen Arterien wie Aorta und Pulmonalarterie. Sie betrifft besonders junge Frauen aus dem asiatischen Raum. Durch die Zerstörung der Aortenwand kann es zu Aneurysmabildung kommen und durch die Unterbrechung der arteriellen Durchblutung zu peripheren Nekrosen.

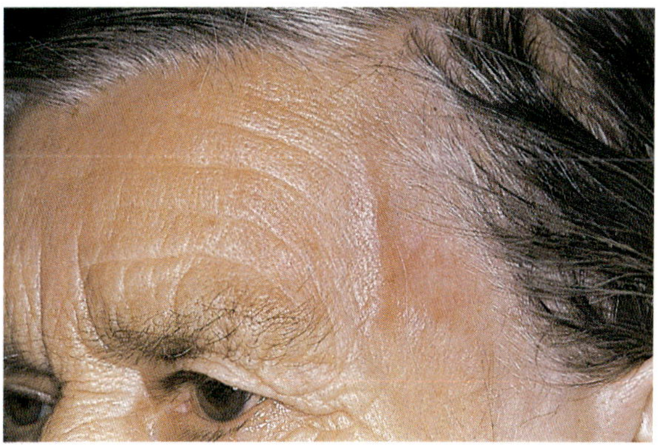

Abb. 7.13. Arteriitis temporalis

Polymyalgia rheumatica

Die Polymyalgia rheumatica ist eine der Arteriitis temporalis verwandte Erkrankung. Sie manifestiert sich insbesondere durch ausgeprägte Muskelschmerzen im Bereich der Schulter- und Hüftmuskulatur. Dies kann zur Atrophie der betroffenen Muskelregionen führen.

■ **Diagnostik.** Bei allen 3 Erkrankungen findet sich eine stark erhöhte BSG. Wenn durchführbar, zeigt die Histologie eine Durchsetzung der Arterienwand mit Neutrophilen sowie eine granulomatöse Entzündung. Besonders bei der Arteriitis temporalis finden sich Riesenzellen.

■ **Therapie.** Die Therapie der Wahl ist bei allen 3 Erkrankungen die frühzeitige und sofortige Gabe hoher Glukokortikoiddosen (60–100 mg Prednison/Tag). Die Takayasu-Arteriitis wird zusätzlich auch mit Zytostatika behandelt, wie eine Polyarteriitis nodosa.

Vasculitis allergica (vgl. Tabelle 7.4)

Immunkomplexvaskulitis, leukozytoklastische Vaskulitis

Die Vasculitis allergica ist eine relativ häufige Entzündung der kleinen und mittleren arteriellen Gefäße und Venolen. Daher auch der Name „nekrotisierende Venulitis". Bei dieser Erkrankung dominieren die Hautmanifestationen, obwohl andere Organe, insbesondere Gelenke (40%), Niere (30%), Gastrointestinaltrakt (30%) und alle anderen Organe mitbefallen sein können.

Die Krankheit manifestiert sich besonders an Unterschenkeln und bei Bettlägrigen auch am Rükken und gluteal. Man findet eine punktförmige Purpura, die zu polyzyklischen Makulä konfluieren kann. Die Makulä lassen sich mit dem Glasspatel nicht ausdrücken. Bei schweren Verläufen kann es zu hämorrhagischen Blasen und Nekrosen kommen. Anstelle der Makulä können erythematöse Papeln oder urtikarielle Plaques auftreten, die zentral einbluten und ulzerieren (Abb. 7.14 und 7.15).

■ **Diagnose.** Es muß zum einen nach den möglichen Auslösern (Tabelle 7.5) und zum anderen nach einer weiteren Organbeteiligung, die jedoch

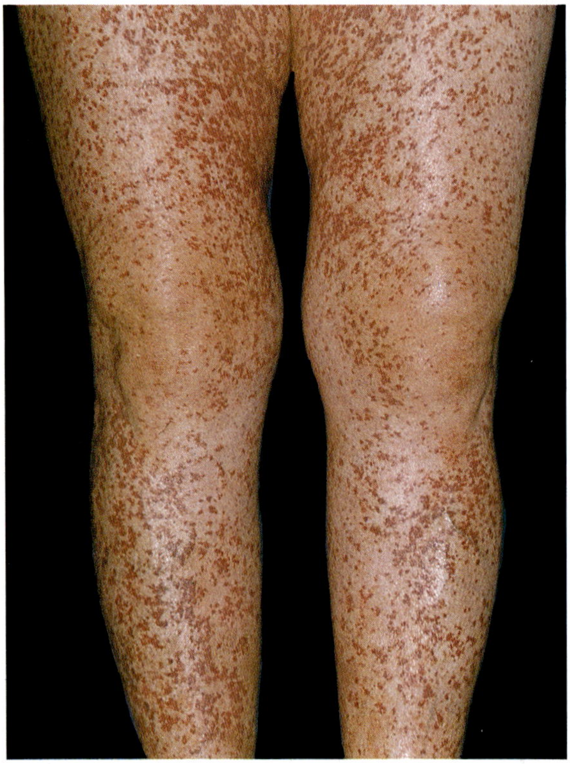

Abb. 7.14. Leukozytoklastische Vaskulitis

Tabelle 7.5. Antigene Bestandteile zirkulierender Immunkomplexe, die als Ursache einer Vasculitis allergica diskutiert werden. (Mod. nach Braun-Falco et al. 1996)

Antigengruppen	Nachgewiesene Beispiele
Virale	Hepatitis-B-Antigen Arborvirenantigen (bei Denguefieber)
Bakterielle	Streptokokkenantigene (bei Poststreptokokkennephritis) Treponemenantigene Antigene von Mycobacterium leprae
Protozoen	Trypanosomenantigene Antigene von Plasmodium malariae
Helminthen	Schistosomenantigene Onchozerkarienantigene
Tumoren	Melanomantigene Kryoglobuline
Nahrungsmittel	Rinderalbumin Gluten Milchproteine
Autoantigene	Desoxyribonukleinsäure Nukleoproteine
Arzneimittel	Insulin, Chinidin, Chinin, Phenylbutazon, Phenazetin, Penizillin, Sulfonamide, Diphenylhydantion, Chlorpromazin, Penicillamin, Vitamine (B_6)

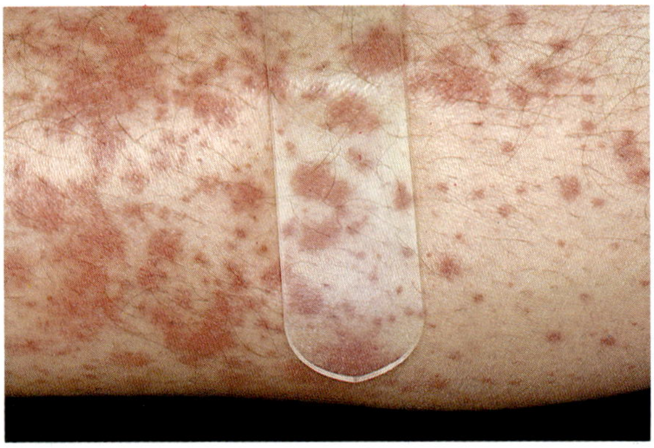

Abb. 7.15. Leukozytoklastische Vaskulitis

bei Erwachsenen sehr selten klinisch bedeutsam ist, gesucht werden.

Die Diagnose kann klinisch gestellt werden und durch einen positiven Rumpel-Leede-Test bei normaler Gerinnung und Thrombozytenzahl sowie eine histologische Untersuchung bestätigt werden. Auffällig sind hier eine Degeneration der Gefäßendothelien mit Gefäßwandnekrose und einem perivaskulären Infiltrat, bevorzugt aus neutrophilen Granulozyten.

■ **Therapie.** Steroide (30–40 mg Prednison/Tag) wirken morbostatisch. Bei Verdacht auf eine infektbedingte Allergie müssen sie in Kombination mit entsprechenden Antibiotika gegeben werden. Bei schweren, chronischen Verläufen können Immunsuppressiva wie Imurek oder eine Plasmapherese indiziert sein.

Purpura Schönlein-Henoch

Die Purpura Schönlein-Henoch ist die in der Pädiatrie geläufige Bezeichnung für eine Vasculitis allergica. Sie ist nicht selten eine Poststreptokokken-Vaskulitis (etwa 30%) und betrifft in erster Linie Kinder zwischen 4 und 11 Jahren. Im Gegensatz zur Immunkomplex-Vaskulitis der Erwachsenen werden intra- und perivaskulär auch IgA-Ablagerungen gefunden. Klinisch zeichnet sie sich dadurch aus, daß die Vasculitis allergica sich auch am Stamm manifestiert, Gelenk- und Nierenbeteiligung häufiger und stärker ausgeprägt sind. Meistens heilen diese spontan ab. Bei 5–10% der Patienten ist die Nierenbeteiligung schwer und kann in eine progressive Glomerulonephritis übergehen.

Etwa die Hälfte der Patienten haben eine gastrointestinale Mitbeteiligung, die Purpura abdominalis Henoch, die von Hämatemesis und Meläna begleitet sein kann.

Die Erkrankung heilt meistens in 4–6 Wochen. Rückfälle werden nicht selten beobachtet, die Prognose wird durch die Nieren- und Gelenkbeteiligung bestimmt, ist aber meistens sehr gut. Bei der Diagnostik müssen auch die möglichen auslösenden Faktoren und die weitere Systembeteiligung abgeklärt werden.

■ **Diagnose.** Es muß zum einen nach den möglichen Auslösern, insbesondere einem Streptokokkeninfekt gesucht und zum anderen die weitere Organbeteiligung abgeklärt werden.

Die Diagnose kann klinisch gestellt und durch eine histologische Untersuchung bestätigt werden. Eine Besonderheit ist, daß sich bei einer immunfluoreszenzmikroskopischen Untersuchung granuläre Niederschläge von IgA finden.

■ **Therapie.** Im akuten Stadium werden Steroide (30–40 mg Prednison/Tag) diskutiert und, bei Nachweis einer Infektion, Antibiotika gegeben. Wegen der engen Assoziation mit Infekten kann eine Antibiotikatherapie auch bei Infektionsverdacht indiziert sein. Eine Suche nach bakteriellen Foci sollte immer durchgeführt werden. Bei chronischem Verlauf und Glomerulonephritis kann eine Plasmapherese oder immunsuppressive Therapie erwogen werden.

Literatur

Bacon PA (1993) Systemic vasculitis syndromes. Curr Opin Rheumatol 5: 5–10

Braun-Falco O, Plewig G, Wolff HH (1996) Dermatologie und Venerologie, 4. Aufl. Springer, Berlin Heidelberg New York Tokyo

Calabrese LH (1991) Cutaneous vasculitis, hypersensitivity vasculitis, erythema nodosum, and pyoderma gangrenosum. Curr Opin Rheumatol 3: 23–27

Callen JP (1993) Cutaneous vasculitis and other neutrophilic dermatoses. Curr Opin Rheumatol 5: 33–40

Falk RJ, Jennette JC (1991) Wegener's granulomatosis, systemic vasculitis, and antineutrophil cytoplasmic autoantibodies. Annu Rev Med 42: 459–469

Fritsch PO (1992) Nekrotisierende Vaskulitis I: Grundlagen. Hautarzt 43: 599–604

Fritsch PO (1992) Nekrotisierende Vaskulitis II: Klinische Syndrome. Hautarzt 43: 729–738

Gallasch G (1992) Arteriitis temporalis. Dtsch Med Wochenschr 117: 625–628

Hagen EC, Ballieux BD, van Es LA et al. (1993) Antineutrophil cytoplasmic autoantibodies; a review of the antigens involved, the assays, and the clinical and possible pathogenetic consequences. Blood 81: 1996–2002

Jennette JC, Falk RJ, Andrassy K et al. (1994) Nomenclature of systemic vasculitides. Proposal of an international consensus conference. Arthritis Rheum 37: 187–192

Masi AT, Hunder GG, Lie JT et al. (1990) The American College of Rheumatology 1990 criteria for the classification of Churg-Strauss syndrome (allergic granulomatosis and angiitis). Arthritis Rheum 33: 1094–1101

Vogel PS, Nemer J, Sau P et al. (1992) Churg-Strauss syndrome. J Am Acad Dermatol 27: 821–824

7.1.5 Kutane Arzneimittelnebenwirkungen

KLEMENS RAPPERSBERGER

Definition und Epidemiologie

Arzneimittelnebenwirkungen sind als unerwünschte klinische Reaktionen definiert, die durch topisch oder systemisch verabreichte Medikamente hervorgerufen werden.

Viele dieser Reaktionen sind unvermeidlich und daher vorhersehbar; sie sind durch einen typischen klinischen Verlauf charakterisiert und sollten vom Patienten und behandelnden Arzt vor Therapiebeginn besprochen werden. Dazu zählen die Nebenwirkungen einer Chemotherapie mit Zytostatika (Haarausfall, Mukositis), einer Bestrahlungstherapie mit ionisierenden Strahlen (Radiodermitis) oder mit Psoralen und UVA (Lentigines), einer Behandlung mit Glukokortikosteroiden (Cushing-Syndrom, Hautatrophie) und der systemischen Gabe synthetischer Retinoide (Xerosis der Haut und Schleimhäute, Juckreiz). Diese Nebenwirkungen sind durch die unmittelbaren pharmakologischen Wirkungen der verabreichten Medikation bedingt, die nicht nur das zugrundeliegende Krankheitsgeschehen beeinflussen, sondern auch mit physiologischen Organfunktionen interagieren. Diese Nebenwirkungen lassen sich nicht von der unmittelbaren pharmakologischen Wirkung trennen.

Die meisten kutanen Arzneimittelnebenwirkungen im engeren Sinne sind unvorhersehbar und unspezifisch, so daß ein bestimmtes Arzneimittel klinisch-morphologisch vollkommen verschiedene Hautveränderungen auslösen kann.

Bei vielen dieser Nebenwirkungen sind die zugrundeliegenden Mechanismen noch nicht aufgeklärt.

Die Häufigkeit des Auftretens von Arzneimittelreaktionen wird mit 10–20% angegeben, 14% davon erfassen die Haut. Ältere Menschen sind wesentlich häufiger betroffen als junge. Das exakte Erfassen der Inzidenz von Arzneimittelnebenwirkungen mit Bezug auf ein bestimmtes Medikament ist oftmals schwierig, weil die betroffenen Patienten zumeist mehrere Medikamente einnehmen.

Die meist diffus verteilten makulösen und makulopapulösen Exantheme bilden zusammen mit den fixen Exanthemen zwei Drittel der kutanen Nebenwirkungen. Häufig sind auch Urtikaria und Angioödem. Eine weitere Form der unerwünschten Medikamentennebenwirkungen besteht in der Verschlechterung, Auslösung oder dem Imitieren definierter Hauterkrankungen wie Psoriasis, Porphyrie und Pseudoporphyrie und immunologisch mediierter Erkrankungen wie Pemphigoid, Pemphigus und Lupus erythematodes. Besonders gefürchtete kutane Nebenwirkungen stellen das Erythema exudativum multiforme major mit seiner Maximalvariante, dem Stevens-Johnson-Syndrom, und die toxisch epidermale Nekrolyse (Lyell-Syndrom) dar; diese beiden Dermatosen sind noch immer mit einer hohen Letalität verbunden.

Klinik

Exantheme

Exantheme sind entzündliche Hautveränderungen, die innerhalb eines kurzen Zeitraums von Stunden bis Tagen auftreten, auf umschriebene, oft charakteristische Körperregionen lokalisiert bleiben können, häufig jedoch zur Generalisation neigen. Das klinische Erscheinungsbild exanthematischer Hautreaktionen umfaßt die gesamte Breite der durch Primär- und Sekundäreffloreszenzen definierten Entzündungsreaktionen.

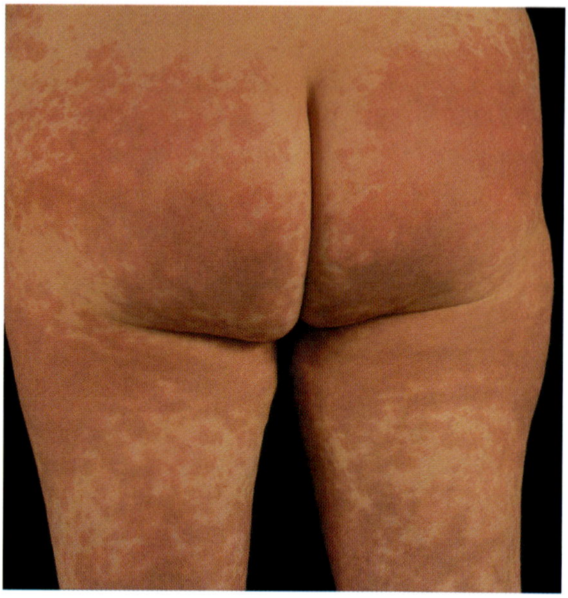

Abb. 7.16. Dieses makulopapulöse Exanthem konnte anamnestisch einem nichtsteroidalen Antirheumatikum zugeordnet werden

Makulopapulöse Exantheme stellen das häufigste klinische Korrelat einer kutanen Arzneimittelnebenwirkung dar (Abb. 7.16). Sie können durch nahezu jedes Medikament ausgelöst werden und innerhalb weniger Stunden nach Medikamentenexposition bis zu 14 Tagen nach Absetzen der Therapie auftreten.

Sie beginnen meist am Stamm, bei bettlägrigen Patienten gerne am Rücken und in intertriginösen Arealen, erfassen auch die Extremitäten, sparen jedoch das Gesicht oft aus. Als zusätzliche Komponente kann eine Purpura, als sekundäre Mikroeinblutungen das klinische Bild modifizieren. Eine Purpura findet man insbesondere in hydrostatisch belasteten Arealen.

Unterschiedlich starker Juckreiz, gelegentlich auch Fieber und diskrete Eosinophilie können die Hautveränderungen begleiten. Der Verlauf solcher Exantheme ist sehr variabel. Sie können trotz Beibehaltung der Medikation abklingen; allerdings ist auch die Weiterentwicklung in eine generalisierte Erythrodermie und eine toxisch epidermale Nekrolyse möglich. Die differentialdiagnostische Abgrenzung einer Lues oder eines Virusexanthems ist oft unmöglich. Nur die „klassischen" Virusexantheme lassen sich durch charakteristische Lokalisation, Enanthem, Fieber und Lymphknotenschwellungen diagnostizieren und durch serologische Untersuchungen bestätigen. Die Pathogenese dieser Exantheme ist unbekannt und die Histopathologie wenig hilfreich. Sie zeigt bei den makulopapulösen Exanthemen meist nur diskrete, unspezifische perivaskuläre Rundzellinfiltrate mit Eosinophilen. Letztere werden für die Abgrenzung gegen Virusexantheme als wichtiges Kriterium herangezogen. Einige Medikamente neigen dazu, besondere morphologische Charakteristika zu entwickeln, wie urtikarielle, lichenoide, psoriasiforme oder akneiforme Eruptionen. Da die meisten Medikamente unterschiedliche und unspezifische Hautreaktionen auslösen können, erlaubt die Beurteilung der Morphologie aber nur selten eine eindeutige Zuordnung zu einem bestimmten Medikament.

■ **Fixes Arzneimittelexanthem.** Das fixe Arzneimittelexanthem ist durch solitäre oder multiple, scharf begrenzte, runde bis ovale, münz- bis handtellergroße, scharf begrenzte Erytheme von lividrotem Farbton definiert (Abb. 7.17). Die entzündlichen Herde treten charakteristischerweise immer an derselben Körperstelle auf. Die Hautveränderungen entwickeln sich innerhalb von Stunden. Die ersten Episoden eines fixen Arzneimittelexanthems sind durch eine singuläre Läsion gekennzeichnet, doch nimmt die Zahl der Läsionen

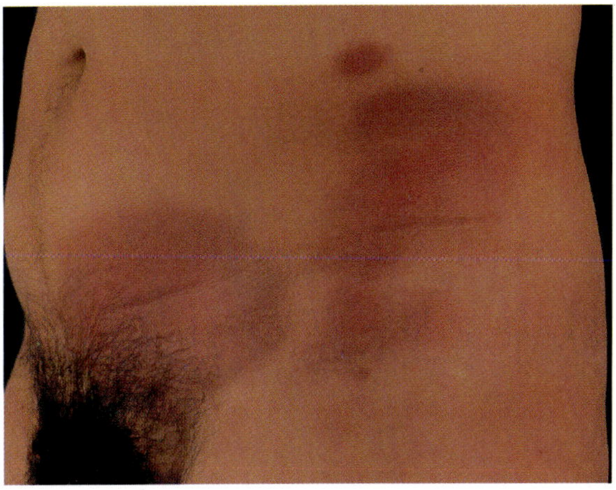

Abb. 7.17. Scharf begrenzte, lividrote Erytheme sind charakteristisch für ein fixes Arzneimittelexanthem

bei Reexposition zu und es kann das Bild eines generalisierten fixen Arzneimittelexanthems auftreten. Das fixe Arzneimittelexanthem weist im Zentrum gelegentlich eine Vesikel oder Blase auf. Nach Abheilung bleiben oft postinflammatorische Hyperpigmentierungen. Die Pathogenese des fixen Arzneimittelexanthems ist unklar; die histopathologischen Veränderungen sind charakteristisch. Sie bestehen aus hydrop degenerierenden und nekrotischen Keratinozyten, die konfluieren können und so zu einer fokalen Nekrose der gesamten Epidermis führen können. Hinzu kommt ein dichtes Infiltrat besonders aus CD8-positiven Lymphozyten in der Dermis mit ausgeprägtem Epidermotropismus.

■ **Erythema exsudativum multiforme.** Das Erythema exsudativum multiforme (*EEM*) wird einerseits als typische Arzneimittelnebenwirkung beobachtet, andererseits kann es bei Infektionen v. a. mit Herpes-simplex-Viren und Mykoplasma pneumoniae auftreten. Diese völlig unterschiedlichen Ursachen führen zu einer klinisch sehr charakteristischen Dermatose, von der 2 Erscheinungsformen existieren:

- das EEM Typ minor und
- das EEM Typ major.

Das EEM Typ minor betrifft die Haut; hautnahe Schleimhäute sind, wenn überhaupt, nur in geringem Ausmaß betroffen. Das EEM Typ major weist zusätzlich einen extensiven Schleimhautbefall auf. Besonders schwere Verlaufsformen des EEM Typ major werden auch als *Stevens-Johnson-Syndrom* bezeichnet. Iris- oder schießscheibenartig aufgebaute, erythematös bis lividrote runde Plaques sind das charakteristische klinische Substrat dieser Erkrankung. Die Schleimhautveränderungen imponieren als uncharakteristische Erosionen und oberflächliche Ulzerationen.

Bei dem EEM Typ minor treten die Hautläsionen präferentiell an den distalen Extremitäten auf. Die klassischen irisartigen Läsionen sind oft von einem uncharakteristischen makulopapulösen Exanthem begleitet. Anschließend an das Erythem kommt es nahezu immer zur Entwicklung einer epidermalen Nekrose mit oder ohne klinisch faßbare Bläschenbildung und zu Erosionen.

Beim EEM Typ major treten die irisartigen Läsionen etwas in den Hintergrund, und es überwiegt ein makulopapulöses Exanthem, das aber teils feine Bläschen aufweist, die jucken und brennen. Neben Erosionen der Mund- und Genitalschleimhaut zeigen die Patienten nahezu immer eine Konjunktivitis. Die Majorform ist verbunden mit ausgeprägten Allgemeinsymptomen wie Abgeschlagenheit, Fieber und Arthralgien, eine Beeinträchtigung von Leber- und Nierenfunktion und selten auch des Herzens kann vorkommen.

Histologisch zeigen beide Formen des EEM typische Veränderungen: Einzeln liegende nekrotische Epidermalzellen, die zur Konfluenz neigen und dadurch ausgedehnte Nekrosen der gesamten Epidermis und Mukosa bilden, dominieren das Bild. Dazu kommt ein dichtes mononukleäres Infiltrat, dem eine beträchtliche Zahl neutrophiler Granulozyten beigemengt sein kann. Zur Pathogenese ist anzumerken, daß neue Untersuchungen auf eine wichtige Bedeutung der humoralen Immunmechanismen hinweisen. Direkte immunfluoreszenzoptische Untersuchungen haben in vivo gebundene Autoantikörper vom IgG-Typ an der Oberfläche von Keratinozyten gezeigt, die auch im Serum der Patienten nachweisbar sind. Weitere indirekte immunfluoreszenzoptische Studien haben gezeigt, daß die Antikörper gegen Desmoplakin gerichtet sind, Strukturproteine, die von Epithelien der Haut und Schleimhäute, Hepatozyten und Herzmuskelzellen exprimiert werden. Desmoplakin I und II sind konstitutionelle Proteine, interzelluläre Haftstrukturen, die die Keratinfilamente in der Zellmembran verankern. Beim EEM-major wird diese Funktion der Desmoplakine durch die Autoantikörper offensichtlich so gestört, daß sich die Keratinfilamente von der Zellmembran lösen. Nichtsteroidale Antiphlogistika, Sulfonamide und β-Lactam-Antibiotika werden besonders häufig in der Genese des EEM-Typ-major und des Stevens-Johnson-Syndrom beobachtet. Auch topische Anwendung von Medikamenten kann zu diesen Reaktionen führen.

Toxisch-epidermale Nekrolyse (Lyell-Syndrom).

Die toxisch-epidermale Nekrolyse (*TEN*) stellt wegen des lebensbedrohlichen, kaum beeinflußbaren Verlaufs eine besonders gefürchtete Arzneimittelnebenwirkung dar.

Klinisch kann sich eine TEN aus makulopapulösen, urtikariellen und EEM-artigen Exanthemen entwickeln, aber auch primär als rasch progrediente, diffuse Erythrodermie imponieren. Innerhalb kurzer Zeit beginnt die Epidermis von der Dermis abzuschwimmen, und es entstehen ausgedehnte Erosionen, die im schlimmsten Fall das gesamte Integument betreffen; das Nikolski-Zeichen ist dabei schon sehr früh positiv und kann daher als differentialdiagnostisches Kriterium verwendet werden (Abb. 7.18).

Die Schleimhäute von Mund- und Rachenraum, Konjunktiven und Urogenitalbereich sind immer mitbetroffen. Eine TEN ist immer von Allgemeinsymptomen wie Abgeschlagenheit, Fieber, Arthralgien, Myalgien, brennenden Schmerzen in der befallenen Haut begleitet. Als Prodromi sind sie bei makulopapulösen Exanthemen ein wichtiger Hinweis auf eine entstehende TEN. Der Befall von Haut und Schleimhäuten bestimmt auch Verlauf und Komplikationen: Flüssigkeits-, Eiweiß- und

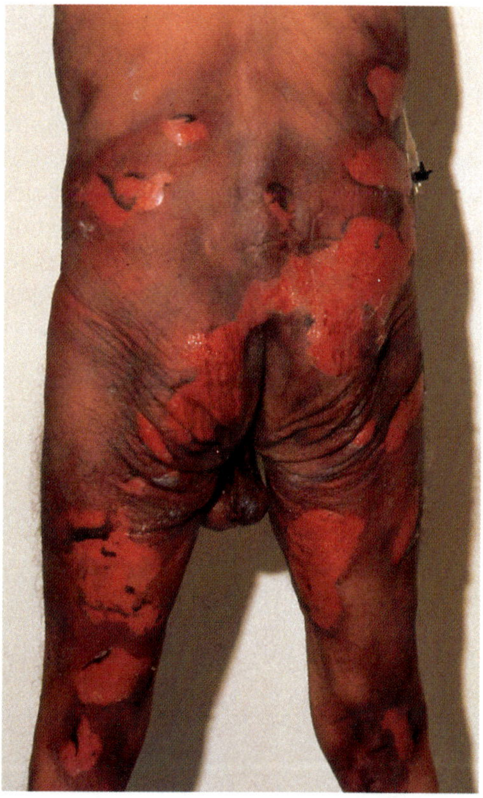

Abb. 7.18. Solche ausgedehnte Erosionen, an deren Rand die nekrotische Epidermis zusammengeschoben noch anhaftet, sind typisch für eine toxisch-epidermale Nekrolyse

Elektrolytverluste sowie Beeinträchtigung von Nahrungs- und Flüssigkeitsaufnahme führen zu kataboler Stoffwechsellage und Dehydratation. Superinfektionen und Pneumonien entstehen als Folge der Erosionen. Der Befall der Augen kann zu Symblepharen, En- und Ektropien führen und im Urogenitalbereich können postentzündliche Strikturen auftreten. Die Mitbeteiligung der Nagelmatrix und Follikelepithelien führt zu Onycholyse und teils vernarbender Alopezie.

Die zugrundeliegenden Pathomechanismen müssen jedoch noch aufgeklärt werden. Im frühen Stadium der Erkrankung sind die histopathologischen Veränderungen unspezifisch und diskret und bestehen aus perivaskulären Rundzellinfiltraten in der Dermis sowie einzelnen Lymphozyten in der Epidermis, oft in Assoziation mit zytolytischen Keratinozyten. Das Vollbild wird durch eine Nekrose der gesamten Epidermis bestimmt, wobei sich diese in der Basalmembranzone blasig von der Dermis abhebt.

Besonders häufig wird eine TEN durch Antiepileptika, insbesondere Phenytoin, nichtsteroidale Antirheumatika, Ampicillin, Sulfonamide und Allopurinol hervorgerufen.

Die Identifikation des verantwortlichen Medikamentes – insbesondere bei Polytherapien – ist sehr schwierig. Anamnestisch ist wichtig, daß das betreffende Medikament meist 3 Wochen vor der TEN erstmals verabreicht wurde. Wegen der großen Gefahr, die diese potentiell lebensbedrohlichen Arzneimittelnebenwirkungen mit sich bringen, sollte von einer diagnostischen Medikamentenexposition abgesehen werden.

Photosensibilität/Photosensitivität. Photodermatosen als Arzneimittelnebenwirkung sind das klinische Substrat von phototoxischen und photoallergischen Reaktionen, verursacht durch systemisch oder topisch verabreichte Medikamente; sie manifestieren sich daher ausschließlich in lichtexponierten Arealen. Phototoxische Reaktionen können bei entsprechend hoher Dosierung bei nahezu jedem Menschen induziert werden, photoallergische Reaktionen bedürfen einer Sensibilisierung, danach treten sie meist innerhalb von 24 h nach

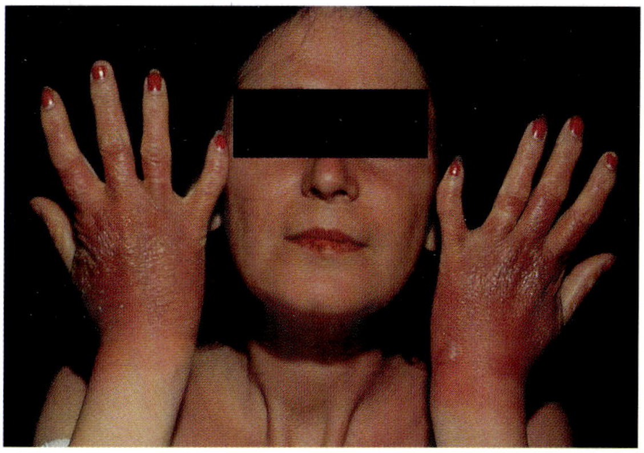

Abb. 7.19. Ein scharf begrenztes Erythem, Papeln und Bläschen an den lichtexponierten Handrücken, sind typisch für eine phototoxische Reaktion nach Kontakt mit einer phototoxischen Substanz und anschließender Lichtexposition

Exposition auf. Die Klinik ist durch Erythem, Ödem und Bläschenbildung charakterisiert (Abb. 7.19). Differentialdiagnostisch sind Streuherde an lichtgeschützten Körperstellen typisch für allergische Reaktionen. Phototoxische Entzündungen hinterlassen häufig postinflammatorische Hyperpigmentierungen. Durch einen Epikutantest mit zusätzlicher Lichtexposition, dem Photopatchtest, kann diese Nebenwirkung effizient abgeklärt werden (s. Abschn. 5.1).

Verschiedenes. Veränderungen des Hautkolorits in Form von *Hyperpigmentierungen* stellen, als postinflammatorische Hyperpigmentierung, die Residuen exanthematischer Arzneimittelreaktionen dar. Alternativ dazu können verschiedene Medikamente unmittelbar die Melaninsynthese beeinflussen oder die für den Abbau nötigen lysosomalen Enzyme hemmen. Wird der Abbau verhindert, werden das Medikament oder seine Metaboliten als Pigment frei im Gewebe, so bei Argyrie und Schwermetallen, oder phagozytiert in Makrophagen und anderen Zellen der Haut gespeichert. *Hypopigmentierungen* werden dagegen nahezu ausschließlich nach lokaler Applikation beobachtet. Die bleichende Wirkung von Hydrochinon wird sogar therapeutisch genutzt.

Weitere Ziele der Arzneimittelnebenwirkungen können die *Hautanhangsgebilde* sein. Bei den Haaren sind das Anagen- und das Telogeneffluvien eine unvermeidbare Komplikation verschiedener Zytostatika, können aber auch unter einer Therapie mit Retinoiden und Antikoagulantien beobachtet werden. Hypertrichosen werden bei Behandlung mit Phenytoin, Kortikosteroiden und Cyclosporin-A und einer antihypertensiven Therapie mit Minoxidil gesehen. Letzteres wird therapeutisch beim androgenetischen Effluvium genutzt.

Aufsplitterung sowie Längs- und Querrillung der Nagelplatte, Streifenbildung, Onycholysen und Verfärbungen sind typische medikamentös ausgelöste Nagelveränderungen, ebenso Paronychien und Onycholysen.

Akneiforme, papulopustulöse Hautreaktionen werden bei längerdauernder systemischer Therapie mit Kortikosteroiden und Halogenen beobachtet. Letztere können auch vegetierende, mit Pusteln durchsetzte Tumoren, das Bromoderm und das Iododerm verursachen.

Eine Chemotherapie mit Bleomycin oder Mitoxantron dagegen wirkt auf die ekkrinen Schweißdrüsen und kann eine neutrophile Hidradenitis auslösen, die anfangs durch erythematöse Papeln gekennzeichnet ist.

An den hautnahen Schleimhäuten sind erosive Entzündungen bei zytostatischer Therapie bekannt. Weitere häufige Nebenwirkungen sind die Gingivahyperplasie durch Cyclosporin-A oder Phenytoin, Quecksilbertätowierungen aus amalgamhaltigen Zahnfüllungen und die Lingua nigra et pilosa sowie mykotische Superinfektionen bei antibakterieller Chemotherapie.

Nekrosen der Haut wurden an Stellen subkutaner Injektion von Heparin beschrieben; tiefgreifende Gewebsnekrosen können bei einer familiären Defizienz von Protein C unter Antikoagulation mit Kumarin-Präparaten insbesondere an den Akren, blue toe, auftreten. Tiefe Nekrosen treten lokal nach Extravasation intravenös verabreichter Zytostatika auf. Die Embolia cutis medicamentosa stellt eine Nekrose tiefer Gewebsschichten infolge intramuskulärer, meist glutäaler Injektion von nichtsteroidalen Antirheumatika dar; sie wird meist als ein reaktiver Spasmus arterieller Gefäße angesehen.

Eine besondere Form kutaner Arzneimittelnebenwirkungen ist die *Auslösung bekannter Dermatosen*. Als Beispiele seien Akne und Psoriasis durch Lithium oder Psoriasis und Lichen ruber planus durch β-Blocker und Goldpräparate erwähnt; weiterhin die Elastosis perforans serpiginosa durch D-Penicillamin, Porphyrien und Pseudoporphyrien durch Hexachlorbenzol in Nahrungsmitteln und v. a. Autoimmunkrankheiten wie bullöses Pemphigoid, Pemphigus foliaceus, seltener Pemphigus vulgaris, Lupus erythematodes, Dermatomyositis und Sklerodermie.

Medikamentös induzierte Erkrankungen können nach dem Absetzen des auslösenden Agens vollkommen abklingen, nehmen aber bei einzelnen einen chronischen Verlauf.

Pathogenese

Arzneimittelnebenwirkungen werden entweder durch immunologisch-allergologische Mechanismen oder, wesentlich häufiger, durch nichtimmunologische Mechanismen verursacht.

Immunologisch mediierte Nebenwirkungen

Voraussetzung für die Entwicklung einer Medikamentenallergie ist die „Sensibilisierung", welche von der Menge des zugeführten Antigens (Medikament) unabhängig ist und im Regelfall lebenslänglich bestehen bleibt. Langandauernde Allergenkarenz kann zu einem Nachlassen oder vorübergehenden Verschwinden der klinischen Manifestation führen.

Die meisten Medikamente sind kleine organische Moleküle mit einem Molekulargewicht <1 000 und müssen sich, um eine Immunantwort auszulösen, erst mit einem Trägerprotein zu einem Hapten verbinden.

Makromolekulare Arzneimittel wie Dextran, Peptide und Proteine sowie Hormone oder Zytokine können per se immunogen sein. Abhängig davon, welche Art der Immunantwort aktiviert wird, entwickelt sich einer der 4 klassischen allergischen Effektormechanismen nach Gell und Coombs. In einzelnen Fällen erlaubt die Art der Immunantwort bei Patienten, die polypragmatisch behandelt werden, auf das für die Nebenwirkung verantwortliche Medikament zurückzuschließen.

■ **Typ-I-Allergie.** Grundlage ist die Kreuzvernetzung von IgE an der Zelloberfläche von sensibilisierten Mastzellen und basophilen Granulozyten durch polyvalente Medikamenten-Protein-Komplexe. Als Folge kommt es zur Freisetzung chemischer Mediatoren, v. a. vasoaktiver Substanzen, Verminderung des Gefäßtonus, Erhöhung der Gefäßpermeabilität, Hypotension und Ödemen. Ist die Mastzelldegranulation nicht IgE-abhängig, sondern durch die direkte Interaktion zwischen Medikament und Mastzelle bedingt, spricht man von anaphylaktoiden oder *Typ-Ib-Reaktionen*. Das klinische Symptom an der Haut ist die Urtikaria, lokalisierte oder generalisierte juckende Quaddeln (Abb. 7.20). Sind tiefere Abschnitte der Haut betroffen, entwickelt sich ein Angioödem; weitere Ausdehnung des allergisch-entzündlichen Geschehens auf Schleimhäute kann zu Larynxödem und Bronchospasmus führen. Die klinische Maximalvariante der Typ-I-Allergie ist der anaphylaktische Schock. Die klinische Symptomatik tritt meist innerhalb von Minuten nach dem Kontakt mit dem Medikament ein oder, seltener, mit einer Verzögerung von Stunden bis Tagen.

β-Lactam-Antibiotika, insbesondere Penizillin, sind bekannte Auslöser einer Typ I-Allergie, Röntgenkontrastmittel einer Typ-Ib-Reaktion.

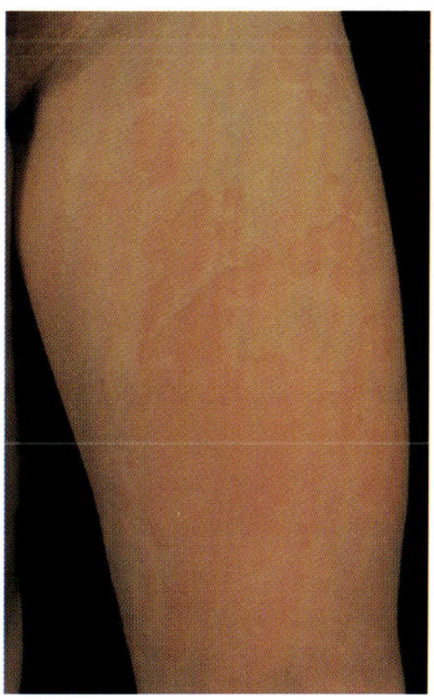

Abb. 7.20. Ausgedehnte, konfluierende Quaddeln als klinische Manifestation einer Typ-I-Allergie gegen Na-G-Penizillin

■ **Typ II-Allergie.** Grundlage für immunologische Reaktionen vom Typ II ist die Ausbildung von medikamentenspezifischen Antikörpern, meist IgM und IgG, selten IgA. Drei Pathomechanismen werden diskutiert:

- Ein Medikament bindet als Hapten an die Zelloberfläche. Diese Modifikation ist für zytotoxische Antikörper oder T-Lymphozyten empfänglich. Die Quinidin-induzierte Thrombozytopenie und Penizillin-verursachte hämolytische Anämie werden so erklärt.
- Zirkulierende Immunkomplexe, bestehend aus Medikament und Antikörper, binden an Zelloberflächen und schädigen diese entweder als „innocent bystander" oder über Aktivierung des Komplements. Dieser Pathomechanismus scheint bei bestimmten Varianten des medikamentös induzierten Erythema exsudativum multiforme eine Rolle zu spielen.
- Einige Medikamente initiieren die Ausbildung von Autoantikörpern. So wird die durch Methyldopa hervorgerufene hämolytische Anämie erklärt.

■ **Typ-III-Allergie.** Voraussetzung für die Entwicklung der Typ-III-Allergie ist die Ausbildung von zirkulierenden Immunkomplexen.

Besonders Medikamente, die länger im Blutkreislauf zirkulieren, induzieren die Ausbildung von IgG- oder IgM-Antikörpern.

Liegt das Antigen im Überschuß vor, erfolgt nur ein langsamer Abbau der Immunkomplexe, die dann das Komplementsystem aktivieren und zur Freisetzung von Anaphylatoxinen wie C3a und C5 führen. Klinisch manifestiert sich die Typ-II-Allergie als persistierende Urtikaria und Angioödem. Die Effloreszenzen persistieren aber länger als 24 h und entsprechen histologisch einer Vaskulitis. Prototyp dieses Reaktionsmusters ist die *Serumkrankheit* nach der Verabreichung von artfremdem Eiweiß mit Fieber, Arthritis, Nephritis, Neuritis, Ödemen und urtikariellen und papulösen Exanthemen. Maximalverläufe können in einen anaphylaktischen Schock überführen. Heute tritt die Serumkrankheit v. a. nach Organtransplantationen auf, als Reaktion auf xenogenes Antilymphozytenserum oder Antithymozytenserum. Sie kann aber auch nach wiederholter Verabreichung von Plasmaprodukten wie Fresh-frozen-Plasma, Thrombozytenkonzentraten und bei Behandlung von Schlangenbissen mit Antiserum beobachtet werden.

Eine wichtige eigenständige, Typ-III-mediierte Reaktion ist die *nekrotisierende Vaskulitis.* Am Beginn dieser Erkrankung steht die Bindung von zirkulierenden Immunkomplexen an hoch- und niedrig-affine Fc-Rezeptoren der Endothelzellen postkapillärer Venolen. Dies führt zur Komplementaktivierung, Freisetzung vasoaktiver Substanzen, Permeabilitätssteigerung, Einwanderung neutrophiler Granulozyten und Zerstörung der Gefäßwand, die histologisch als leukozytoklastische Vaskulitis und klinisch als palpable Purpura bekannt sind. Das Arthus-Phänomen ist eine lokalisierte Form der Immunkomplexvaskulitis. Sind Antikörper gegen Medikamente gebildet worden, so kann deren lokale intramuskuläre oder subkutane Verabreichung zu einer umschriebenen Reaktion mit Vaskulitis, Ödem und Erythem führen; dies tritt insbesondere bei Impfungen und Hyposensibilisierungsbehandlungen auf.

■ **Typ-IV-Allergie.** Die klassische Typ-IV-Immunantwort oder „delayed type hypersensitivity reaction" wird von CD4-positiven Lymphozyten getragen. In Form der *allergischen Kontaktdermatitis* ist sie oft Folge topisch aufgebrachter Heilmittel. Häufige Kontaktallergene sind pharmakologische Wirkstoffe, insbesondere Aminoglykosidantibiotika, sowie die verschiedenen Inhaltsstoffe von Externa wie Duftstoffe, Emulgatoren, Stabilisatoren und Konservierungsmittel, die für Herstellung und Haltbarkeit der topischen Präparationen benötigt werden.

Im Gegensatz zu der weitverbreiteten Meinung, daß Naturprodukte gegenüber industriell hergestellten Substanzen verträglicher seien, findet man unter den Kontaktallergenen sehr häufig Substanzen, die unmittelbar aus der Natur stammen, wie Propolis aus dem Bienenwachs oder das Wollfett der Schafe.

Nichtimmunologische Arzneimittelnebenwirkungen

Unter nichtimmunologischen Arzneimittelnebenwirkungen versteht man unerwünschte und toxische Nebenwirkungen, deren Mechanismen in keinem Zusammenhang mit immunologisch definierten Effektormechanismen stehen.

Diese Reaktionen werden auch als medikamentös-toxische Reaktionen bezeichnet.

■ **Überdosierung.** Die häufigste Ursache einer nichtimmunologischen Arzneimittelnebenwirkung ist die Überdosierung. Neben Fehlern, die in der Verordnung besonders für Kinder vorkommen oder bei der Einnahme liegen, bestimmen individuelle Resorption, die Bindung an Plasmaproteine, Metabolisierung und Ausscheidung die Höhe der pharmakologisch wirksamen Substanz. Darmentzündungen, Leber- oder Nierenfunktionsstörungen beeinflussen den Wirkspiegel wesentlich. Ein Beispiel für eine akute Überdosierung ist die Photochemotherapie mit 8-Methoxypsoralen. Die Einnahme dieses Medikaments ist standardisiert. Trotzdem kommt es bei einzelnen Patienten zur verstärkten Resorption und so bei korrekter Bestrahlung mit UVA zu schweren phototoxischen Reaktionen.

Langfristige Verabreichung bestimmter Medikamente kann zu kumulativer Toxizität führen, besonders ist hiervon die Leber betroffen. Auch für die Haut besteht ein breites Spektrum von Krankheiten, die Zeichen einer kumulativen Toxizität sind. Ein Beispiel sind medikamentös induzierte Hyperpigmentierungen als Folge von „Pigment"- oder Metallablagerungen im Interstitium bei Argyrie und Schwermetallen oder phagozytiert in Makrophagen wie bei Amiodaron oder Minocyclin. Als Ursache wird eine Störung des lysosomalen Abbaus angenommen.

Weitere Beispiele für Nebenwirkungen einer Langzeittherapie sind Striae distensae, Gefäßerweiterungen mit Ekchymosen oder Hypertrichosen im Rahmen einer Kortikoidtherapie oder Lentigines als Zeichen einer langfristigen Photochemotherapie.

■ **Fakultative Nebenwirkungen.** Diese sind nicht Folge einer Überdosierung, sondern können bei regelrechter Dosierung eines Medikaments als dessen pharmakologische Wirkung auftreten. Ein bekanntes Problem stellt die antibiotikainduzierte Kandidabesiedelung der Schleimhäute dar. Komplizierter und gefährlicher ist die pseudomembranöse Kolitis, die nach Einnahme von Antibiotika wie Clindamycin auftreten kann infolge einer selektiven Überwucherung der Darmflora mit Clostridium difficile.

■ **Interaktion von Arzneimitteln.** Interaktionen von Medikamenten sind vielfältig. Wichtige Aspekte sind Veränderungen der Pharmakokinetik, die zu Veränderungen der pharmakologischen Wirksamkeit führen, der Resorption im Gastrointestinaltrakt, der Bindung an Transportproteine in der Zirkulation, der Bindung an den spezifischen Rezeptor und der Ausscheidung.

Weiter zu beachten sind Induktion oder Inhibition von mikrosomalen/lysosomalen Enzymen mit Veränderung von Metabolisierung und Abbaumechanismen.

■ **Teratogenität.** Seit der durch Thalidomid oder Contergan ausgelösten Katastrophe in den frühen 60er Jahren ist die pharmakologische Forschung gezwungen, durch präklinische Studien die teratogene Potenz eines neu entwickelten Medikaments zu untersuchen. Trotz dieser Studien gilt der Grundsatz, bei Frauen im gebährfähigen Alter oder Schwangeren insbesondere während der Phase der fetalen Organogenese besondere Vorsicht bei der Verordnung von Medikamenten walten zu lassen. Gerade in der Dermatologie ist aber die Therapie mit Teratogenen gelegentlich unumgänglich. Synthetische Retinoide sind bei der Behandlung schwerster Akne oder Psoriasis oft unverzichtbar und Thalidomid erlebt eine Renaissance in der Therapie des subakut kutanen Lupus erythematodes und einigen anderen sonst schwer kontrollierbaren immunologisch bedingten und psychisch überlagerten Krankheiten.

■ **Nichtimmunologische Aktivierung von allergischen Effektormechanismen.** Arzneimittelnebenwirkungen können allergische Reaktionen simulieren, ohne einem der 4 Immunmechanismen nach Gell und Coombs zu folgen. Urtikaria und Angioödem können durch Opiate, Amphetamin, Polymyxin B, Chinin und v. a. Röntgenkontrastmittel direkt die Mediatorfreisetzung aus Mastzellen und Basophilen auslösen. Röntgenkontrastmittel können auch zu einer Aktivierung der Komplementkaskade führen. Aspirin und verschiedene nichtsteroidale Antirheumatika (vgl. Abb. 7.16) können durch eine Störung des Arachidonsäurestoffwechsels, mit oder ohne Mastzelldegranulierung, anaphylaktoide Reaktionen hervorrufen.

Literatur

Abel EA, Dicicco LM, Orenberg EK et al. (1986) Drugs in exacerbation of psoriasis. J Am Acad Dermatol 15: 1007–1022

Alanko K, Stubb S, Kauppinen K (1989) Cutaneous drug reactions: clinical types and causative agents. A five year survey of in-patients (1981–1985). Acta Derm Venereol (Stockh) 69: 223–226

Avakian R, Flowers FP, Araujo OE, Ramos-Caro FA (1991) Toxic epidermal necrolysis: a review. J Am Acad Dermatol 25: 69–79

Berg PA, Daniel PT, Holzschuh J, Brattig N (1988) Medikamentöse Allergien. Diagnose und Immunpathogenese. Dtsch Med Wochenschr 113: 65–73

Bigby M, Jick S, Jick K, Arndt K (1986) Drug induced cutaneous reactions. A report from the Boston Collaborative Drug Surveillance Program on 15438 consecutive inpatients, 1975–1982. JAMA 256: 3358–3363

Bork K (1988) Cutaneous side effects of drugs. Saunders, Philadelphia

Champion RH, Greaves MW, Kobza Black A (eds) (1985) The urticarias. Churchill Livingstone, Edinburgh

Chan HL, Stern RS, Arndt KA et al. (1990) The incidence of erythema multiforme, Stevens-Johnson Syndrome, and toxic epidermal necrolysis. A population-based study with particular reference to reactions caused by drugs among outpatients. Arch Dermatol 126: 43–47

Davies DM (ed) (1985) Textbook of adverse drug reactions, 3rd edn. Oxford University Press, Oxford, pp 1–11

Födinger D, Anhalt GJ, Boecskoer B, Elbe A, Wolff K, Rappersberger K (1995) Autoantibodies to desmoplakin I and II in patients with erythema multiforme. J Exp Med 181: 169–179

Födinger D, Sterniczky B, Elbe A, Anhalt G, Wolff K, Rappersberger K (1996) Autoantibodies against desmoplakin I and II define a subset of patients with erythema multiforme major. J Invest Dermatol 106: 1012–1016

Gary M, Ilfeld D, Kelton JG (1985) Correlation of a quinidine- induced platelet-specific antibody with developement of thrombocytopenia. Am J Med 79: 253–255

Granstein RD, Sober AJ (1981) Drug and heavy metal induced hyperpigmentation. J Am Acad Dermatol 5: 1–18

Grob JJ, Collet AM, Bonerandi JJ (1989) Dermatomyositis-like syndrome induced by nonsteroidal anti inflammatory agents. Dermatologica 178: 58–59

Gröger M, Sarma G, Fiebiger E, Wolff K, Petzelbauer P (1996) Dermal microvascular endothelial cells express

CD32 receptors (Fc gammaRIIa) in vivo and in vitro. J Immunol 156: 1549–1556
Harber LC, Bickers DR (1989) Drug induced photosensitivity (phototoxic and photoallergic drug reactions). In: Photosensitivity diseases. Principles of diagnosis and treatment. Deckker, Toronto, pp 160–202
Hintner H, Breathnach SM (eds) (1993) Unerwünschte Arzneimittelwirkungen an der Haut. Blackwell Wissenschaft, Berlin, S 3–5
Hönigsmann H, Konrad K, Wolff K (1974) Argyrose-Histologie und Ultrastruktur. Hautarzt 24: 24–30
Hurwitz RM (1989) Steroid acne. J Am Acad Dermatol 21: 1179–1181
Janin-Mercier A, Mosser C, Souteyrand P, Bourges M (1985) Subcutaneous sclerosis with fasciitis and eosinophilia after phytonadione injections. Arch Dermatol 121: 1421–1423
Kalish RS (1991) Drug eruptions: a review of clinical and immunological features. Adv Dermatol 6: 221–237
Kanwar AJ, Bharija SC, Singh M, Belhaj MS (1988) Ninety-eight fixed drug eruptions with provocation tests. Dermatologica 177: 279–287
Kaplan AP (1984) Drug induced skin disease. J Allergy Clin Immunol 74: 573–579
Kazmier FJ (1985) Thromboembolism, coumarin, and protein C. Mayo Clin Proc 60: 673–674
Kerker BJ, Hood AF (1989) Chemotherapy induced cutaneous reactions. Semin Dermatol 8: 173–181
Lawley TJ, Bielory L, Gascon P et al. (1984) A prospective clinical and immunological analysis of patients with serum sickness. N Engl J Med 311: 1407–1413
Leape LL, Brennan TA, Laird N et al. (1991) The nature of adverse events in hospitalized patients. The Harvard Medical Practice Study II. N Engl J Med 324: 377–384
Lee SL, Chase PH (1975) Drug induced systemic lupus erythematosus: a critical review. Semin Arthritis Rheum 5: 83–103
Merk HF (1990) Drugs affecting hair growth. In: Orfanos CE, Happle R (eds) Hair and hair diseases. Springer, Berlin Heidelberg New York Tokyo, pp 601–609
Nolan L, O'Malley K (1989) Adverse drug reactions in the elderly. Br J Hosp Med 41: 446–457
Petz LD, Branch DR (1985) Drug induced immune hemolytic anemia. In: Chaplin H (ed) Methods in hematology, vol 12: Immunehemolytic anemias. Churchill-Livingstone, New York, pp 47–94
Pisani M, Ruocco V (1986) Drug induced pemphigus. Clin Dermatol 4: 118–132
Rappersberger K, Hönigsmann H, Ortel B, Tanew A, Konrad K, Wolff K (1989) Photosensitivity and hyperpigmentation in amiodarone-treated patients: incidence, time-course and recovery. J Invest Dermatol 93: 201–209
Ring J (1989) Arzneimittelunverträglichkeit durch pseudoallergische Reaktionen. Wien Med Wochenschr 6: 130–134
Rosen C (1989) Photo-induced drug eruptions. Semin Dermatol 8: 149–157
Roujeau JC, Chosidow O, Saiag P, Guillaume J-C (1990) Toxic epidermal necrolysis (Lyell syndrome). J Am Acad Dermatol 23: 1039–1058
Roujeau JC, Kelly JP, Naldi L et al. (1995) Medication use and the risk of Stevens-Johnson syndrome or toxic epidermal necrolysis. N Engl J Med 333: 1600–1607
Sams WM (1989) Hypersensitivity angiitis. J Invest Dermatol 93: 78s–81s
Scallan PJ, Kettler AH, Levy ML et al. (1988) Neutrophilic eccrine hidradenitis. Cancer 62: 2532–2536
Soria C, Allegue F, Espana A et al. (1990) Vegetating iododerma with underlying systemic disease: report of three cases. J Am Acad Dermatol 22: 418–422
Stockton DL, Paller AS (1990) Drug administration to the pregnant or lactating woman: a reference guide for dermatologists. J Am Acad Dermatol 23: 87–103
Torack RM (1957) Fungus infections associated with antibiotic and steroid therapy. Am J Med 22: 872–882
Tuneu A, Moreno A, de Moraga JN (1985) Cutaneous reactions secondary to heparin injections. J Am Acad Dermatol 12: 1072–1077
Wennersten G, Thune P, Brodthagen H et al. (1984) The Scandinavian multicenter photopatch study. Preliminary results. Contact Dermatitis 10: 305–309
Wolff K (1990) Side-effects of psoralen photochemotherapy (PUVA). Br J Dermatol 122 (Suppl 36): 117–125
Zaias N (1990) The nail in health and disease. Appleton Lange, East Norwalk/CT

7.2
Pneumologie

Xaver Baur

Einleitung

Die Prävalenz exogen-allergischer Erkrankungen der tieferen Atemwege hat sich während der letzten 15 Jahre nahezu verdoppelt. Sie beträgt für das Asthma bronchiale heute etwa 5%. Die Ursachen für diese besorgniserregende Entwicklung sind vielfältig und zum großen Teil unklar. Angeschuldigt wird v. a. der „western life style", der mit erhöhter Exposition gegenüber Innenraumallergenen, zahlreichen Luftschadstoffen in unserer allgemeinen und Arbeitsumwelt, Lebensmittelzusätzen und dergleichen mehr assoziiert ist. Der Rückgang an Infektionen und das damit verbundene „Brachliegen des Immunsystems" (mangelnde Stimulation) werden ebenso wie psychosoziale Faktoren, die sich aus der gesellschaftlichen Entwicklung ergeben, als ursächlich angesehen.

Sowohl für das exogen-allergische Asthma bronchiale als auch für die exogen-allergische Alveolitis gilt, daß sie im Frühstadium unter Karenz reversibel sind und gut auf eine medikamentöse Therapie ansprechen. Dies gilt nicht für fortgeschrittene Krankheitsbilder. Daher kommt der Frühdiagnostik und der anschließenden konsequenten Behandlung entscheidende Bedeutung zu.

7.2.1
Asthma

Definition

Das Asthma bronchiale ist definiert als eine variable und reversible Bronchialobstruktion infolge entzündlicher Veränderungen der Bronchialschleimhaut und Hyperreaktivität der Atemwege.

Kennzeichnend ist die Chronifizierungstendenz bei gleichzeitig stark wechselndem Schweregrad; Anfälle und beschwerdearme oder -freie Intervalle wechseln sich ab. Einzelheiten der Pathophysiologie s. Abschn. 3.10. Von *asthmatischen Sofortreaktionen* sind *verzögerte asthmatische Reaktionen auf exogene Auslöser* zu unterscheiden. Die wiederholte Einwirkung der ursächlichen Stimuli leitet in ein chronisches Asthma bronchiale über (Abb. 7.21).

Formen des Asthma bronchiale

Unter Berücksichtigung der Pathogenese, der Auslösefaktoren und des Alters sind folgende Formen zu unterscheiden:

- allergisches Asthma bronchiale (IgE-vermittelt),
- chemisch-irritatives und toxisches Asthma bronchiale (durch chemisch-irritativ bzw. toxisch wirkende Inhalationsnoxen ausgelöst),
- intrinsisches Asthma (häufig Infekt-getriggert, keine auslösenden Noxen erkennbar).

  Sonderformen:

Abb. 7.21. Asthmatische Sofort- und verzögerte Reaktion sowie rekurrierende Bronchialobstruktionen beim chronischen Asthma bronchiale. Die Obstruktion ist anhand der Parameter spezifische Atemwegsconductance (sG_{aw}) und der absoluten und relativen Einsekundenkapazität (FEV_1, $FEV_1\%VC$) quantifizierbar

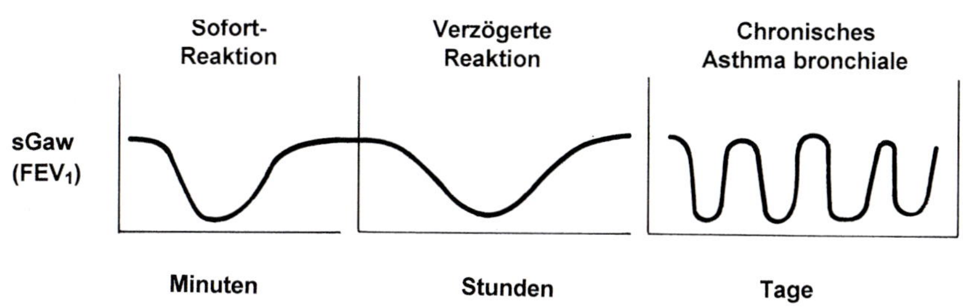

- *exercise-induced asthma* (Zeichen der ausgeprägten bronchialen Hyperreaktivität, unabhängig von der Asthmaursache; bei den meisten schweren Verlaufsformen und z. T. als Vorläufersymptom nachweisbar),
- *Analgetikaasthma* (durch Einnahme nichtsteroidaler Antiphlogistika ausgelöst),
- *Asthma im Kindesalter* (v. a. auf Allergene des häuslichen Milieus und der allgemeinen Umwelt sowie auf virale Infekte der Atemwege zurückzuführen; bessere Prognose als im Erwachsenenalter).

Klinik

Anamnese

Die Erscheinungsformen des Asthma bronchiale sind vielgestaltig und oft vieldeutig. Die Pathogenese ist dabei nicht immer offensichtlich. Wichtige anamnestische Hinweise auf das krankheitsauslösende Agens ergeben Ortsbezug, tages- und jahreszeitliche Rhythmik der Beschwerden, Abhängigkeit vom Kontakt mit Tieren, berufs- und hobbybedingtem Umgang mit inhalativen Noxen, Einnahme bestimmter Medikamente oder Nahrungsmittel. Die Anamneseerhebung wird durch Einsatz eines Fragebogens vereinfacht. Dabei sind die einzelnen Angaben des Patienten vom Arzt zu überprüfen und durch Nachfrage zu ergänzen.

Körperlicher Status

Die körperliche Untersuchung umfaßt eine eingehende Inspektion und orientierende Funktionsprüfung, wobei insbesondere auf trockene Rasselgeräusche (Giemen, Brummen, Pfeifen) über der Lunge zu achten ist. Atopische Asthmatiker weisen oft auch Zeichen der Konjunktivitis, Rhinitis und/oder Neurodermitis auf.

Diagnostik

Die Diagnostik basiert auf einem Stufenschema, wobei die ersten 4 Schritte stets erforderlich sind:

- Anamnese,
- körperlicher Status,
- Lungenfunktionsprüfung, einschließlich Bestimmung der bronchialen Reaktivität,
- kutane Tests,
- In-vitro-Diagnostik,
- Karenzprobe/Reexpositionstest,
- spezifischer bronchialer Provokationstest (mit Allergen, Arbeitsstoff).

Anamnese und körperlicher Status (s. Klinik)

Lungenfunktionsprüfung einschließlich Bestimmung der bronchialen Reaktivität

Die Basisuntersuchung involviert die Spirometrie mit Fluß-Volumen-Kurve. Ergänzend sind bei entsprechender Fragestellung die weitgehend mitarbeitsunabhängige Ganzkörperplethysmographie sowie die Bestimmung der bronchialen Reaktivität durchzuführen (Abb. 7.22). Die manifeste *Bronchialobstruktion* zeichnet sich durch eine Verminderung der relativen Einsekundenkapazität (FEV_1%VC), von exspiratorischem Spitzenfluß und forcierten exspiratorischen Atemflüssen zu verschiedenen Abschnitten der Vitalkapazität sowie eine Erhöhung der Atemwegs-Resistance, oft auch des intrathorakalen Gasvolumens und des Residualvolumens (air trapping) aus. Im Bronchospasmolysetest erkennt man die Reversibilität der Bronchialobstruktion (Abb. 7.23 a–d).

Im beschwerdefreien Intervall mit normalen Funktionsbefunden unter Ruhebedingungen läßt sich z. B. durch eine Methacholin-Provokation die bronchiale Hyperreaktivität (überschießende Neigung zur Bronchialobstruktion) objektivieren und quantifizieren. (Zu Referenzwerten und Beurteilung der Abweichung s. Baur 1997.)

Kutane Tests

Bei allen Patienten mit Verdacht auf allergisches Asthma bronchiale ist zum Nachweis einer Sensibilisierung ein Pricktest mit ubiquitären und anderen anamnestisch relevanten Allergenen durchzuführen (Tabelle 7.6).

In-vitro-Diagnostik

Ist nach der Anamnese und dem Ergebnis der Hauttestung keine exakte Aussage über eine allergische Sensibilisierung möglich, bedarf es einer zusätzlichen *serologischen Abklärung*. Im Blut zirkulierende allergenspezifische IgE-Antikörper können mit unterschiedlichen Verfahren wie dem RAST, EAST oder CAP-RIA/FEIA bestimmt werden (s. Abschn. 5.8). Spezifische Antikörper gegen Ein-

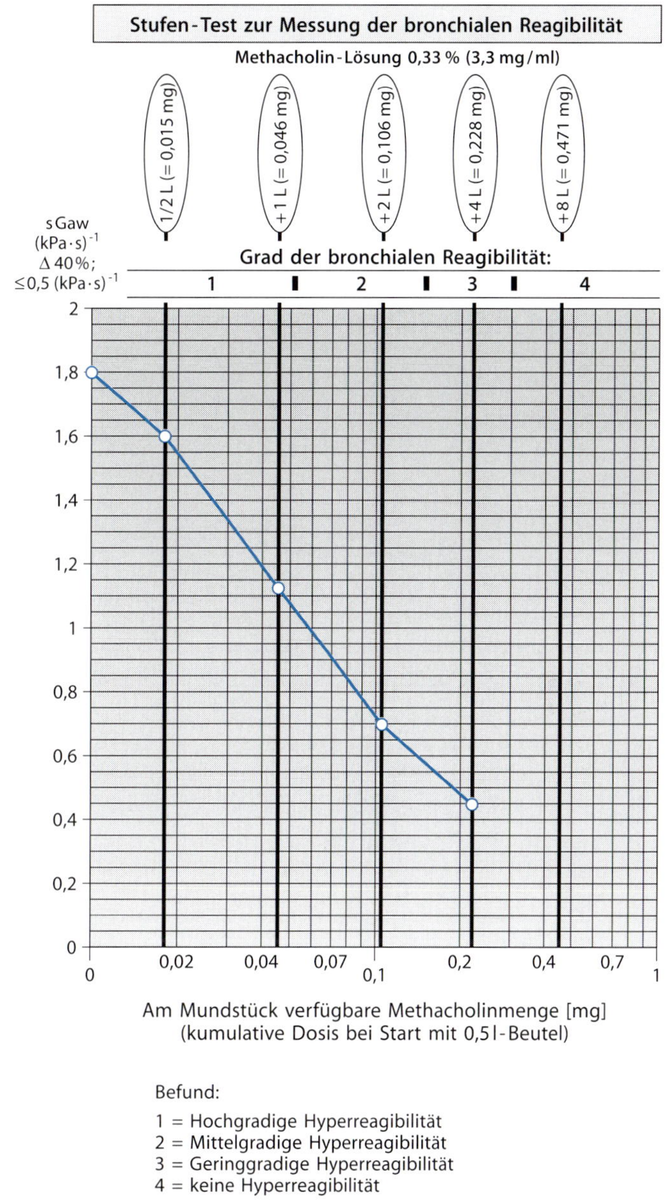

Abb. 7.22. Bestimmung der bronchialen Reaktivität mittels Methacholin. Die mittels Interpolation ermittelte $PD_{40;0.5/(kPa \cdot s)}$ *sGaw* Methacholin von 0,19 mg [bei dieser Methacholin-Dosis sind beide Positivkriterien erfüllt: sGaw-Abfall von 40% und Erreichen des sGaw-Absolutwertes von 0,5/(kPa·s)] entspricht einer leichtgradigen bronchialen Hyperreaktivität. Es handelt sich um einen Patienten mit einer Rhinitis und Atemnotzuständen bei starker Typ-I-Sensibilisierung gegen Hausstaubmilben

zelkomponenten in Allergenextrakten können mittels spezieller immunologischer Tests, wie Immunoblot und gekreuzter Radio-Immun-Elektrophorese nachgewiesen werden. Diese Verfahren sind allerdings bisher wissenschaftlichen Fragestellungen vorbehalten. Aussagekräftig, jedoch technisch aufwendig ist der Allergienachweis mittels *basophilem Degranulationstest* und *Histaminreleasetest.* Nach Allergenzugabe kommt es im positiven Fall zu einer Degranulierung der basophilen Granulozyten und Freisetzung von Histamin sowie Tryptase. Diese Mediatoren sind quantitativ erfaßbar. Auch eine Abnahme der Toluidin-Blaufärbung granulahaltiger Zellen ist semiquantitativ auswertbar *(Allergolam-Test).*

Der Nachweis antigenspezifischer IgG-Antikörper, beispielsweise gegen Mehl, spielt für die Diagnostik des Asthma bronchiale keine Rolle, da die Bildung von IgG-Antikörpern eine normale Reaktion des Immunsystems auf Fremdsubstanzen darstellt und nicht mit Symptomen assoziiert ist.

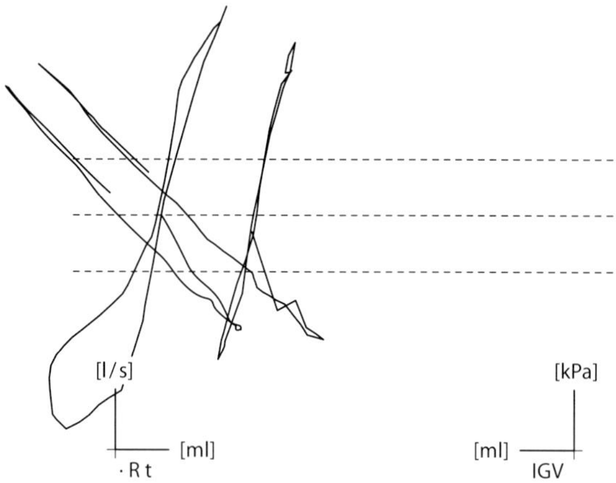

Bodyplethysmographie				
	Ist	Spasmo	Soll	Sollgrenze
R t [kPa × s/l]	0,404	0,187		0,300
sR eff [kPa × s]	1,14	0,780		1,18
IGV [l]	3,63	3,88	3,45	4,43

a

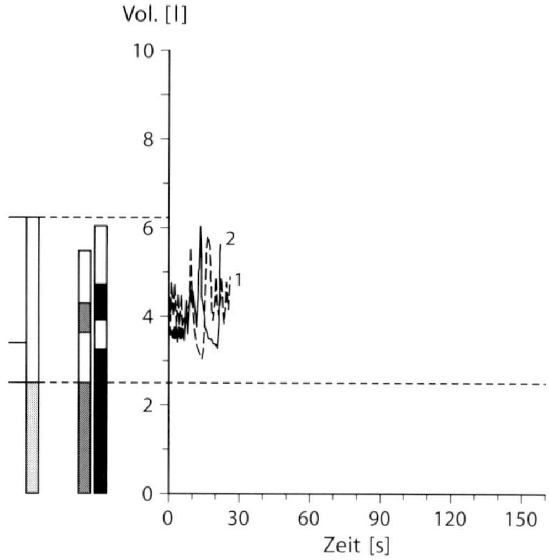

Spirometrie: Statische Parameter			
	Ist	Soll	Sollgrenze
IVC [l]	2,78	3,58	2,66
RV [l]	2,56	2,50	3,17
TLC [l]	5,35	6,26	7,41
RV % TLC [l]	47,9	41,3	50,2
IRV [l]	1,02		
ERV [l]	1,07		

c

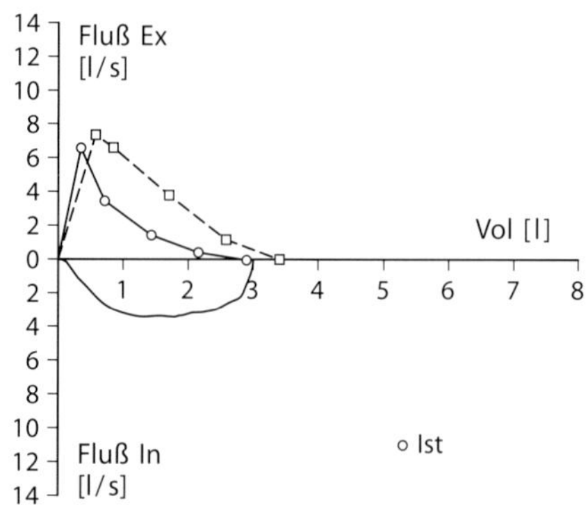

Spirometrie: Dynamische Parameter Fluß-Volumen-Kurve			
	Ist	Soll	Sollgrenze
FVC [l]	2,92	3,46	2,46
PEF [l/s]	6,75	7,39	5,41
MEF_{75} [l/s]	3,55	6,26	3,81
MEF_{50} [l/s]	1,58	3,81	1,64
MEF_{25} [l/s]	0,502	1,20	-0,80

b

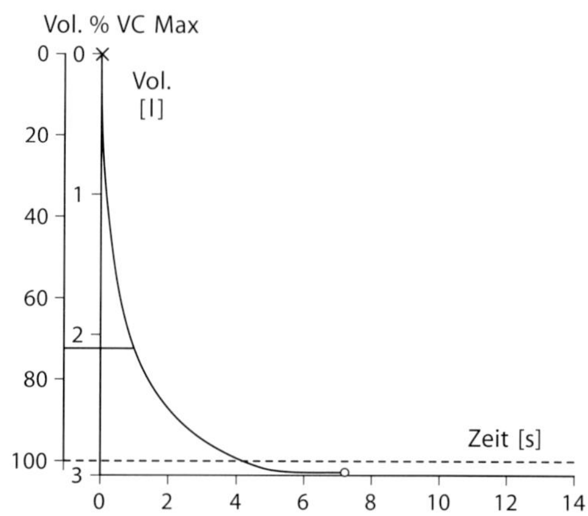

Forcierte Exspiration			
	Ist	Soll	Sollgrenze
FEV_1 [l]	2,08	2,66	1,58
FEV_1 % VC [%]	74,7	74,6	62,9
VC max. (SPIR) [l]	2,92	3,58	2,66

d

Abb. 7.23 a–d. Lungenfunktionsbefund einer 35jährigen Asthmatikerin. Die Bronchialobstruktion erkennt man **a** an der Erhöhung des Atemwegswiderstandes (R_t, sR_{eff}), **b** der Verminderung der maximalen Flußwerte zu 75 und 50% der noch zu exspirierenden Vitalkapazität (MEF_{75}, MEF_{50}). Die Einsekundenkapazität (FEV_1%VC), der exspiratorische Spitzenfluß (*PEF*) und der MEF_{25} sind noch normal. Nach Bronchospasmolyse (*Spasmo*) bildet sich die obstruktive Ventilationsstörung zurück. *Ist* Meßwert, *Soll* Sollmittelwert, *Sollgrenze* Sollgrenzwert

Tabelle 7.6. Allergiehauttestergebnis mit Standardallergenen. Es handelt sich um eine Patientin mit einer klinisch manifesten Baumpollenallergie. Die im Hauttest nachweisbaren Sensibilisierungen gegen Hundehaare, Pferdehaare, Federn, *Alternaria alternata*, *Aspergillus fumigatus* und *Cladosporium herbarum* sind klinisch nicht faßbar

Allergiehauttestbefund Standard (Pricktest)		(Quaddel/ Erythem)
1. Kontrolle		0/0
2. Histamin	10 mg/ml	4/8
3. Dermatophagoides farinae	10 HEP	0/0
4. Dermatophagoides pteronys.	10 HEP	0/0
5. Hundehaare	10 HEP	2/3
6. Pferdehaare	10 HEP	2/3
7. Katzenhaare	10 HEP	0/0
8. Federn	1%	2/3
9. Tierepithelien (Mischung)	1%	0/0
10. Alternaria alternata (tenuis)	1:20 G/V	2/3
11. Aspergillus fumigatus	1:20 G/V	2/3
12. Cladosporium herbarum	1:20 G/V	2/3
13. Bäume I	10000 AU/ml	4/5
14. Bäume II	10000 NE/ml	6/8 PS
15. Bäume III	10000 NE/ml	2/3
16. Sträucher	10000 NE/ml	0/0
17. Sommerkräuter	10000 NE/ml	0/0
18. Gräser (Mischung)	10 HEP	0/0
19. Hühner-Eiweiß	10 HEP	0/0
20. Kuhmilch (roh)	1:20 G/V	n. d.
21. Mehle (Mischung)	5%	0/0
22. Latex	0,01 mg Protein/ml	0/0
23. Chi t 1-9, Chironomus thummi	0,1 mg Substanz/ml	0/0
24. Küchenschabe	5000 PNU/ml	0/0

n.d. nicht durchgeführt.
PS Pseudopodien.

Karenzprobe/Reexpositionstest

Oft läßt sich schon durch einfache Karenzmaßnahmen die klinische Bedeutung eines Inhalationsstoffes für das vorliegende Krankheitsbild eruieren. Für häusliche oder berufsbedingte Asthmakrankheiten ist beispielsweise Beschwerdefreiheit im Urlaub bzw. während der Arbeitsunfähigkeit charakteristisch. Pollen- und Milbenallergiker fühlen sich im allergenarmen Hochgebirge oder Wüstenklima wohl. Im Zweifelsfall empfiehlt sich nach Meidung eines verdächtigen Antigens und eingetretener Beschwerdebesserung die kontrollierte Reexposition. Zur Objektivierung der Veränderungen dienen neben dem klinischen Untersuchungsbefund Lungenfunktionsprüfungen unter Einschluß EDV-gestützter Kleinspirometer.

Spezifischer bronchialer Provokationstest

Nicht selten lassen die obengenannten Untersuchungsverfahren einschließlich der Prüfung der bronchialen Reaktivität keine zuverlässige Diagnosestellung zu. In diesen Fällen ist die Durchführung einer spezifischen inhalativen Provokation indiziert.

Nach Vortestung mit einem Lösungsmittel wird hierbei das in einer wäßrigen Verdünnungsreihe angesetzte Allergen in steigender Konzentration und Dosis vernebelt und über ein Mundstück inhaliert. Die Ausgangskonzentration richtet sich nach dem Hauttestergebnis und dem anamnestisch zu erwartenden Sensibilisierungsgrad. Sie soll niedriger sein als jene Konzentration, die im Pricktest gerade eine einfach positive Reaktion hervorruft (Abb. 7.24). Als positiv ist ein Abfall der spezifischen Atemwegs-Conductance um ≥40% auf Werte von ≤0,5/(kPa·s) oder ein Abfall der Einsekundenkapazität um mindestens 20% zu betrachten. Bezugspunkt für die asthmatische Sofortreaktion (innerhalb der ersten Stunde) ist der Wert nach Lösungsmittelinhalation, für verzögerte Reaktionen der Ruhewert. Verzögerte Reaktionen treten in etwa 30% der Fälle nach 2–6 h auf und sind entweder mit einer Sofortreaktion assoziiert (duale Reaktion) oder isoliert vorhanden.

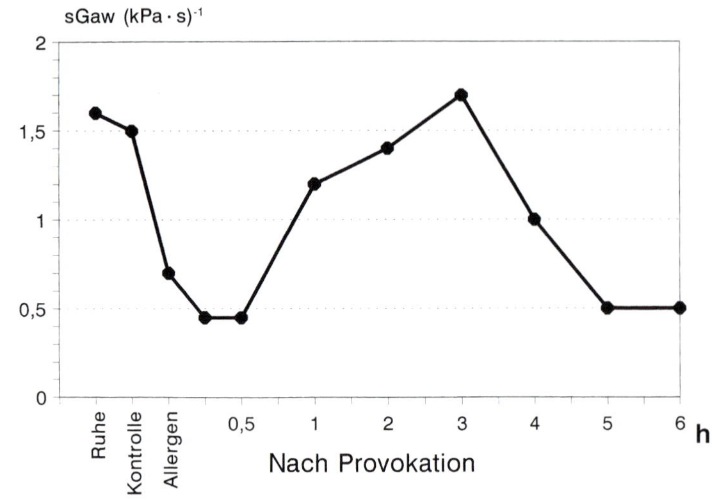

Abb. 7.24. Bronchialer Provokationstest mit Extrakt aus Katzenhaaren. Die 18jährige Patientin entwickelt bereits auf die 1:1000 verdünnte Allergenlösung eine asthmatische Sofort- und verzögerte Reaktion (=duale Reaktion). *sGaw* spezifische Atemwegs-Conductance ($1/R_t \cdot IGV$)

Abgrenzungen, Differentialdiagnosen

Abbildung 7.25 stellt Übergangsformen und Abgrenzungen des Asthma bronchiale von anderen Krankheitsbildern, insbesondere von der chronisch obstruktiven Lungenkrankheit (*COPD*), dar. Letztere ist durch die auch unter Therapie persistierende obstruktive Ventilationsstörung gekennzeichnet.

Chronische Bronchitis

Die chronische Bronchitis ist definiert als Husten mit Auswurf, der in mindestens 3 Monaten pro Jahr in 2 aufeinander folgenden Jahren auftritt.

Nach jahrzehntelangem Verlauf geht sie nicht selten in eine obstruktive Form über. Hauptauslöser ist das inhalative Zigarettenrauchen. Aber auch die allgemeine Luftverschmutzung und Einwirkung von anderen aerogenen Reizstoffen, z. B. am Arbeitsplatz, spielen eine Rolle. Als prädisponierende endogene Faktoren kennt man die Atopie, Störungen der mukoziliären Clearance (Kartagener-Syndrom, Bronchiektasen), Mukoviszidose, Mangel an sekretorischem IgA oder den α1-Antitrypsin-Mangel. Auch bei Silikose, Lungenfibrose, Tuberkulose, Linksherzinsuffizienz und langjähriger Staubexposition beobachtet man häufig chronische Bronchitiden.

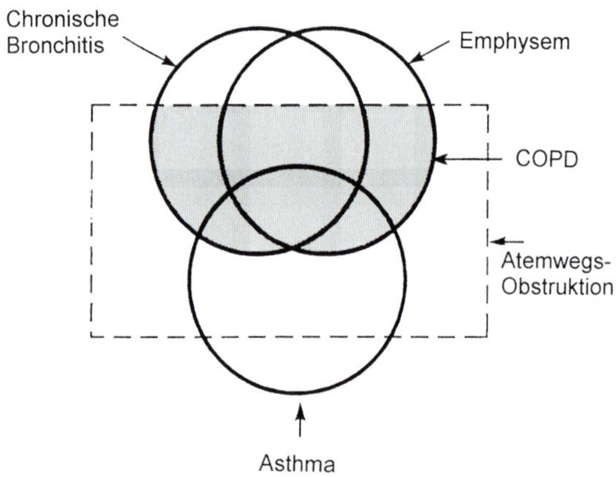

Abb. 7.25. Schema zur Differentialdiagnose chronischer Atemwegskrankheiten. (Aus Consensus Report 1995)

Lungenemphysem

Das Lungenemphysem ist definiert als abnorme permanente Erweiterung der distalen, in den terminalen Bronchiolen gelegenen Lufträume mit Destruktion ihrer Wände und irregulären vergrößerten Azini bei fehlender Lungenfibrose.

Es handelt sich somit um einen tiefgreifenden strukturellen Umbau mit Verlust an Innenstrukturen (Gasaustauschfläche) und der mechanisch-elastischen Funktion der terminalen Lungeneinheiten. Funktionell ist neben dem vermehrten Luftgehalt der Lunge (Erhöhung von Totalkapazität, intrathorakalem Gasvolumen und Residualvolumen) häufig eine obstruktive Ventilationsstörung nachzuweisen, wobei v. a. unter forcierter Ventilation infolge der verminderten Retraktionskräfte eine abnorme Flußlimitierung auftritt.

Therapie

Symptomatische Therapie

Man unterscheidet die Behandlung des chronischen Asthmas und die Akuttherapie des Asthmaanfalls bzw. Status asthmaticus.

■ **Chronisches Asthma.** Das in der folgenden Übersicht dargestellte Schema zur medikamentösen Stufentherapie hat sich bewährt. Hinzu kommen Asthmaschulung, krankengymnastische Atemtherapie, Psychotherapie und Kurbehandlung. Zum Self-Monitoring eignen sich regelmäßige Peakflow-Messungen (forcierte Exspiration), da sie einfach durchführbar sind und dem Patienten erlauben, seine Therapie aktuell zu steuern (Ampel-Schema).

Stufentherapie des chronischen Asthma bronchiale

- regelmäßige Inhalation eines topisch wirksamen Glukokortikoids sowie Inhalation eines kurz wirksamen β_2-Sympathomimetikums bei Bedarf,
- Nedocromil 2- bis 4mal 2 Hübe oder Cromoglicinsäure 2- bis 4mal 2 Hübe (nur bei allergischem Asthma bronchiale zu empfehlen),
- orales retardiertes Theophyllin-Präparat (2mal 350 mg bis 3mal 500 mg) (therapeutischer Bereich 8–20 mg/l im Serum),
- regelmäßige Inhalation eines lang wirksamen β_2-Sympathomimetikums (2mal 2 Hübe),
- regelmäßige Einnahme eines oralen Glukokortikoids.

Therapeutische Besonderheiten im Kindesalter betreffen die geringere Wirksamkeit von Bronchospasmolytika, die raschere Metabolisierung von Theophyllin und aufgrund der potentiellen Wachstumshemmung die größere Zurückhaltung in der Anwendung systemischer Kortikosteroide (Tabelle 7.7).

■ **Asthmaanfall.** Das therapeutische Vorgehen ist in Anlehnung an die Deutsche Liga für Atemwegskrankheiten in den beiden folgenden Übersichten dargestellt.

Ambulante Behandlung des Asthmaanfalls bei Erwachsenen. (Nach Wettengel et al. 1994)
Leichter bis mittelschwerer Anfall:

Tabelle 7.7. Besonderheiten der Asthmabehandlung von Kindern. (Aus Wettengel et al. 1994)

Alter (Jahre)	Inhaliersystem	Akutbehandlung	Dauerbehandlung
<2	Düsenvernebler mit Kompressor	Fenoterol Salbutamol Terbutalin	DNCG
		Ipratropiumbromid	Inhalierbare Steroide
	Evtl. Dosieraerosol (DA) mit Spacer und Maske	Wie oben	Wie oben
2–4	DA mit Spacer	Wie oben	Wie oben
	Düsenvernebler mit Kompressor	Wie oben	Wie oben
>5	DA mit Spacer	Wie oben	Wie oben
	Pulverinhalatoren	Wie oben	Wie oben
	Düsenvernebler mit Kompressor (bestimmte Indikationen)	Wie oben	Wie oben

- Merkmale:
  - normale Sprache,
  - Atemfrequenz <25 Atemzüge/min,
  - Pulsfrequenz <120 Schläge/min,
  - Peak-flow-Werte >50% des Norm- oder individuellen Bestwertes.

Die Behandlung kann zu Hause stattfinden. Die Besserung muß eingetreten sein, bevor der Arzt den Patienten verläßt.

- Behandlung:
  - kurz wirkames β_2-Sympathomimetikum: 2 Hübe möglichst mit Inhalationshilfe; falls erforderlich, im Abstand von 10 min wiederholen; individuelle Dosierung unter Beachtung von Tremor, Unruhe und Palpationen,
  - 50 mg Prednisolon-Äquivalent oral oder i.v.,
  - 200 mg Theophyllin-Lösung oral.

Schwerer bis lebensbedrohlicher Asthmaanfall:

- Merkmale:
  - Patient ist so kurzatmig, daß er kaum sprechen kann,
  - Atemfrequenz ≥25 Atemzüge/min,
  - Pulsfrequenz ≥120 Schläge/min,
  - Peak-flow-Werte ≤50% des Norm- oder individuellen Bestwertes.

Ein Notarztwagen ist anzufordern, wenn sich der Zustand unter der Behandlung nicht rasch bessert bzw. folgendes zutrifft:

- nahezu keine Atemgeräusche bei der Auskultation (silent chest),
  - auffällig flache Atmung,
  - Zyanose, tachykarde Rhythmusstörungen, Bradykardie, Hypotonie,
  - Erschöpfung, Verwirrtheit oder Koma.
- Sofortbehandlung:
  - Sauerstoff 2–4 l/min über Nasensonde,
  - jeweils 4 Hübe eines kurz wirksamen β_2-Sympathomimetikums im Abstand von 10 min, möglichst mit Inhalationshilfe,
  - Theophyllin 200 mg oral bzw. langsam i.v.,
  - 100 mg Prednisolon-Äquivalent i.v. oder oral.

Cave: Sedativa

- Pflichten für den Arzt:
  - beim Patienten bleiben bis der Notarztwagen eintrifft!
  - durchgeführte Therapiemaßnahmen schriftlich übermitteln!

Behandlung des schweren Asthmaanfalls oder Status asthmaticus Erwachsener im Krankenhaus. (Nach Wettengel et al. 1994)
Sofortbehandlung:

- Sauerstoff 2–4 l/min,
- venösen Zugang legen,
- 4 Hübe eines kurz wirksamen β_2-Sympathomimetikums mit Inhalationshilfe,
- 50–100 mg Prednisolon-Äquivalent i.v.,
- 200 mg Theophyllin oral bzw. sehr langsam i.v. mit anschließender Infusion,
- möglichst keine Sedativa.

Diagnostik und Verlaufsbeobachtung:

- Messung der arteriellen Blutgase, bei PaO_2 <60 Torr auch nach Sauerstoffapplikation engmaschige Blutgaskontrollen.
  Bemerkung: Anstieg eines initial erniedrigten $PaCO_2$ auf normale bzw. erhöhte Werte ist ein Zeichen für zunehmende Erschöpfung der Atemmuskulatur.
- Thoraxaufnahme zum Ausschluß eines Pneumothorax.
- Bestimmung der Theophyllin-Serumkonzentration und Einstellung auf Werte von 10–20 mg/l,
- Verlaufskontrolle der intensivmedizinisch üblichen Laborparameter.

Weitere Therapiemaßnahmen bei unzureichender Besserung:

- β_2-Sympathomimetikum parenteral, z. B.:
  - Terbutalin 0,25–0,5 mg s.c., ggf. in Abständen von 4 h wiederholen oder
  - Reproterol 1 Ampulle (1 ml = 0,9 mg) langsam i.v., Wiederholung nach 10 min möglich.
    Perfusor: 5 Ampullen Reproterol auf 50 ml, Geschwindigkeit 2–10 ml/h = 0,018–0,09 mg Reproterol/h oder
  - Salbutamol 0,25–0,5 mg langsam i.v. bzw.
    Perfusor: 5 Ampullen Salbutamol-Infusionskonzentrat (1 Ampulle = 5 mg Salbutamol) auf 50 ml, Geschwindigkeit 2–10 ml/h = 1–5 mg Salbutamol/h.
- 50 mg Prednisolon-Äquivalent i.v. in 4stündigen Abständen.

- Theophyllin-Infusion mit Perfusor.

Auf ausreichende Flüssigkeitszufuhr achten, Richtwert: 3–4 l/24 h (Bilanzierung).

Kausale Therapie

Hierunter versteht man Karenz gegenüber Asthmaauslösenden Noxen, wie inhalativen Allergenen oder Irritanzien, Nahrungsmittelbestandteilen oder Medikamenten. Beispiele hierfür sind das Abschaffen von Haustieren, die Wohnungssanierung bei Milbenallergikern, das Tragen von Feinstaubmasken, die Installation von Absauganlagen am Arbeitsplatz und die Automatisation gefährdender Arbeitsschritte.

Die Hyposensibilisierung beim klinisch manifesten allergischen Asthma ist umstritten.

Ausblick

Das Asthmamanagement umfaßt heute eine frühzeitige konsequente Therapie unter Einbeziehung von Karenz, Schulung sowie antiinflammatorischen und bronchospasmolytischen Medikamenten. Eine weitere Verbesserung dieses Behandlungskonzepts ist mit der bevorstehenden Einführung selektiver Inhibitoren der Phosphodiesterase und der Leukotrien-Synthese bzw. Rezeptorantagonisten zu erwarten.

7.2.2 Exogen-allergische Alveolitis

Definition

Die exogen-allergische Alveolitis (*EAA*) stellt eine Typ-III- und Typ-IV-Immunreaktion auf meist in hoher Konzentration eingeatmete organische Stoffe dar.

Die Erkrankung geht mit einer lymphozytären Entzündung der terminalen Bronchiolen, der Alveolen und des Lungeninterstitiums einher. Vorstadien und häufig nicht erkannte subakute Verläufe sind wesentlich häufiger als manifeste Krankheitsbilder. Der chronisch entzündliche Prozeß induziert eine Fibrosierung des Lungengewebes.

Formen

In Abhängigkeit des auslösenden Allergens unterscheidet man verschiedene Arten der EAA:

Wichtige exogen-allergische Alveolitiden

- Farmerlunge,
- Vogelhalterlunge,
- Befeuchterlunge,
- Pilzsporen-Alveolitis,
- Malzarbeiterlunge,
- Perlmuttschalen-Alveolitis,
- Isozyanat-Alveolitis,
- Sommertyp-Alveolitis (Japan).

Häufige *Auslöser* sind Sporen von thermophilen Aktinomyzeten und Aspergilluspilzen in „schimmeligem" Heu, Malz und Müll, Sporen der in japanischen Wohnhäusern anzutreffenden Kryptokokkus-Pilze, Federn und Kot von Ziervögeln und Tauben, Antigene verschiedener Mikroorganismen in kontaminierten Klimaanlagen und Isozyanat-Dämpfe.

Klinik

Anamnese

Sensibilisierte Personen entwickeln 3–8 h nach Antigenkontakt ein akutes Krankheitsbild mit Allgemeinsymptomen wie Frösteln, Gliederschmerzen, allgemeinem Krankheitsgefühl, Schüttelfrost, Fieber bis 40°C und Übelkeit, trockenem Husten, thorakalem Beklemmungsgefühl und allmählich zunehmender Luftnot mit Zyanose. Nach 24–48 h bilden sich alle Krankheitssymptome spontan zurück.

Neben dieser akuten Verlaufsform werden bei geringgradig sensibilisierten Personen sowie bei niedriger Antigenbelastung subakute und subklinische Verläufe beobachtet, die ebenfalls nach Jahren in eine Lungenfibrose münden. Die betroffenen Personen klagen oft jahrelang über Abgeschlagenheit, Gewichtsabnahme und chronischen Hustenreiz.

Beschwerden bei exogen-allergischer Alveolitis
akutes Krankheitsbild:

- allgemeines Krankheitsgefühl,
- Schüttelfrost, Fieber,
- trockener Husten,
- Atemnot;

chronischer Verlauf:

- Belastungsdyspnoe,
- chronischer Husten,
- Gewichtsabnahme.

Untersuchungsbefund
Im akuten Stadium der allergischen Alveolitis stellt man fein- bis mittelblasige, seltener grobblasige Rasselgeräusche fest, die vorwiegend über den basalen Lungenabschnitten auskultierbar sind. Im Spätstadium ist Fibroseknistern zu hören.

Diagnostik

Lungenfunktionsprüfung
Es findet sich eine restriktive Ventilationsstörung mit Verminderung der totalen Lungenkapazität, der Vitalkapazität, des Residualvolumens, des intrathorakalen Gasvolumens, des CO-Transferfaktors, der Compliance sowie des arteriellen Sauerstoffpartialdruckes, wobei zunächst nur eine Hypoxämie unter Belastung nachzuweisen ist.

Serologie
Im akuten Stadium fällt eine Leukozytose auf, meist 10 000–15 000/mm^3 mit Linksverschiebung. Die Blutsenkungsgeschwindigkeit ist mäßiggradig beschleunigt. Spezifische IgG-Antikörper können in hoher Konzentration festgestellt werden. Spezielle Nachweisverfahren mit ausreichend guter Qualität stehen bisher nur vereinzelt zur Verfügung.

Röntgenthorax
Die Röntgenaufnahme des Thorax ergibt im Frühstadium und bei mildem Verlauf der Erkrankung keine Auffälligkeiten oder nur unspezifische Befunde. Fortgeschrittene Krankheitsbilder zeichnen sich durch beidseitig auftretende Fleckschatten und durch ein retikulonoduläres Muster der Lunge aus. In schweren akuten Verläufen ist manchmal eine milchglasartige Trübung erkennbar. Das HR-(high resolution-)CT erhöht die Sensitivität.

Bronchoalveoläre Lavage
Die mittels flexibler Bronchoskopie gewonnene bronchoalveoläre Lavage sollte immunzytologisch analysiert werden. Für die allergische Alveolitis ist v. a. die Vermehrung der $CD8^+$-Zellen typisch. Dadurch erniedrigt sich der $CD4^+/CD8^+$-Quotient auf <1. Personen mit subklinischem Verlauf, die nach bisherigen Erfahrungen auch in der Folge oft nicht manifest erkranken, weisen gleichartige, meist aber weniger ausgeprägte pathologische Veränderungen auf. Im akuten Stadium, bis zu 2 Tagen, dominieren in der Differentialzytologie polymorphkernige Granulozyten.

Inhalativer Antigenprovokationstest
Diese nur von einem erfahrenen Arzt nach eingehender Voruntersuchung und Abschätzung der individuellen Belastung einsetzbare Untersuchung ist sehr aussagekräftig. Der Patient wird über mindestens 6 h kontrolliert, wobei in 1- bis 2stündigen Abständen Körpertemperatur, Vitalkapazität, CO-Transferfaktor, arterieller Sauerstoffpartialdruck und Allgemeinsymptome notiert werden. Außerdem wird nach etwa 5 h die Leukozytenzahl im Blut kontrolliert (Abb. 7.26). Sind die in Tabelle 7.8 aufgeführten Kriterien erfüllt, ist der Test als positiv zu werten.

Lungenhistologie
Die feingewebliche Untersuchung einer Lungenbiopsie zeigt eine entzündliche Infiltration der Alveolarwände und des Lungengewebes unter Beteiligung von Lymphozyten, Plasmazellen, schaumigen Histiozyten, Riesenzellen und Epitheloidzellgranulomen. Außerdem ist häufig eine Bronchiolitis und Vermehrung kollagenen Bindegewebes bis hin zur fortgeschrittenen Lungenfibrose festzustellen.

Diagnostische Kriterien für die exogen-allergische Alveolitis

- Exposition gegenüber ursächlichen inhalativen Antigenen,
- akutes Krankheitsbild 3–8 h nach Exposition,
- fein- und mittelblasige Rasselgeräusche über beiden Lungenabschnitten,

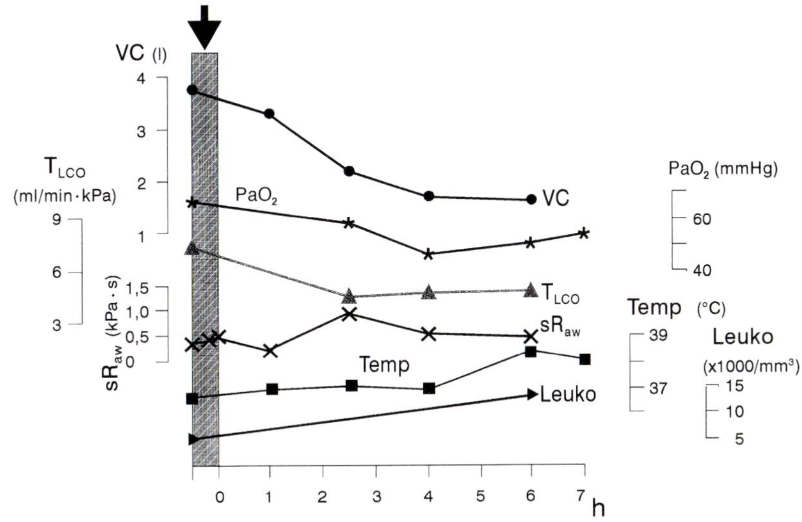

Abb. 7.26. Inhalativer Provokationstest mit Heustaub. Man erkennt die systemische und pulmonale Reaktion mit einem Maximum 5–6 h nach der 30minütigen Exposition. *VC* Vitalkapazität, *PaO_2* arterieller Sauerstoffpartialdruck, *T_{LCO}* CO-Transferfaktor, *sR_{aw}* spezifischer Atemwegswiderstand, *Temp* Körpertemperatur, *Leuko* Blutleukozyten

Tabelle 7.8. Kriterien eines positiven Antigenprovokationstest bei exogen-allergischer Alveolitis (*VC* Vitalkapazität, *T_{LCO}* CO-Transferfaktor, *PaO_2* arterieller Sauerstoffpartialdruck)

Pulmonale Reaktionen	Systemische Reaktionen ≥2 Kriterien
VC ↓ (≥20%) + T_{LCO} ↓ (≥15%) oder PaO_2 ↓ (≥7 mmHg)	Leukozyten ↑ (≥2,5/nl), Temperatur ↑ (≥1°C)
Neu aufgetretene feuchte Rasselgeräusche	Allgemeinsymptome (Übelkeit, Schüttelfrost, Krankheitsgefühl, Gliederschmerzen)

- Lungenfunktion: Restriktion, T_{LCO}-Verminderung, (Belastungs-)Hypoxämie, Compliance-Verminderung,
- antigenspezifische IgG-Antikörper,
- Röntgenthorax: fleckförmige, retikulonoduläre Verschattungen,
- bronchoalveolare Lavageflüssigkeit: $CD8^+$-Lymphozytose; $CD4^+/CD8^+ < 1$,
- akute pulmonale und systemische Reaktionen im Antigenprovokationstest,
- Lungenbiopsie: lymphohistiozytäre Infiltration, Epitheloidzellgranulome, Fibrose.

Differentialdiagnose

Differentialdiagnostisch von der allergischen Alveolitis abzugrenzen sind:

- atypische Pneumonie,
- toxische Alveolitis (z. B. Organic-dust-toxic-Syndrom, ODTS = Drescherfieber; Metallrauchfieber),
- Byssinose (durch Staub von Rohbaumwolle, Hanf oder Flachs ausgelöstes nichtallergisches Krankheitsbild),
- Sarkoidose,
- allergische bronchopulmonale Aspergillose (ABPA; IgE-/IgG-vermittelte Allergie gegen Aspergillen, die Teile des Bronchialsystems besiedeln),
- medikamentös ausgelöste interstitielle Lungenveränderungen:

Wichtige Medikamente, die interstitielle Lungenveränderungen auslösen

- Amiodaron,
- Azathioprin,
- Bleomycin,
- Busulfan,
- Carbamazepin,
- Chlorambucil,
- Cyclophosphamid,
- D-Penicillamin,
- Diphenylhydantoin,
- Goldsalze,
- Melphalan,
- Methotrexat,
- Mitomycin,
- Nitrofurantoin.

Therapie

Grundprinzip der Behandlung einer EAA ist die konsequente Expositionskarenz, da sonst die Gefahr einer irreversiblen Lungenfibrose besteht.

Dies bedeutet nicht selten einen Wechsel des Arbeitsplatzes oder sogar des Berufes. In minder schweren Krankheitsverläufen kann durch konsequentes Tragen von Atemschutzgeräten mit geeigneten Feinstaubfiltern (P2) ein Fortschreiten der Erkrankung verhindert werden. Hierbei muß gewährleistet sein, daß kein Nebenstrom auftritt und eine weitgehende Abtrennung des Feinstaubes erfolgt.

Das akute, schwere Krankheitsbild erfordert die Gabe von Sauerstoff und Kortikosteroiden (initial 40–80 mg Prednisolon-Äquivalent/Tag) und eine umgehende Krankenhauseinweisung.

Ausblick

Die EAA ist ein seltenes Krankheitsbild und auf Risikogruppen mit bestimmter inhalativer Antigenbelastung beschränkt. Veränderte Technologien an Arbeitsplätzen, beispielsweise bei der Isozyanat-Anwendung oder der Müllentsorgung, bergen jedoch neue Gefahrenquellen und machen eine frühzeitige Risikoabschätzung erforderlich.

Literatur

Arbeitsgruppe “Exogen-allergische Alveolitis“ der Deutschen Gesellschaft für Allergie- und Immunitätsforschung (1992) Allergologie 15: 21–24

Baur X (1989) Asthma bronchiale. Pathophysiologie, Diagnostik und Therapie. Wissenschaftliche Verlagsgesellschaft, Stuttgart

Baur X (1993) Exogen-allergische Alveolitis als Berufskrankheit: Krankheitsursachen, klinische Befunde und Diagnostik. Zentralbl Arbeitsmed 43/9: 284–289

Baur X (1997) Lungenfunktionsprüfung und Allergiediagnostik. Dustri, Deisenhofen

British Thoracic Society (1993) Guidelines on the management of asthma. Thorax 48: 1–24

Consensus Report (1995) Definitions, epidemiology, pathophysiology, diagnosis and staging. Am J Respir Crit Care Med 152: 578–583

Cormier Y, Laviolette M (1993) Farmer’s lung. Semin Respir Med 14: 31–37

Costabel U, Bross KJ, Marxen J, Matthes H (1984) T-lymphocytes in bronchoalveolar lavage fluid of hypersensitivity pneumonitis. Chest 4: 514–518

Cuthbert OD, Gordon MF (1993) Ten year follow-up of farmers with farmers’s lung. Br J Ind Med 40: 173–176

Internationaler Konsensus-Bericht zur Diagnose und Behandlung des Athma bronchiale (1992) Pneumologie 47: 245–287

Jäger J, Liebetrau G, Pielesch W, Bergmann L, Baur X (1991) Perlmuttstaub als Ursache für eine exogen-allergische Alveolitis. Pneumologie 45: 804–806

Lauber B, Lauber J (1995) Erkrankungen der Atmungsorgane. In: Schmidt KL, Drexel H, Jochheim KA (Hrsg) Lehrbuch der Physikalischen Medizin und Rehabilitation. Fischer, Stuttgart, S 402–414

Magnussen H, Kirsten D (1995) Der schwere und lebensbedrohliche Asthmaanfall. Internist 36: 779–784

Malmberg P, Rask-Andersen A, Rosenhall L (1993) Exposure to microorganisms associated with allergic alveolitis and febrile reactions to mold dust in farmers. Chest 103: 1202–1209

McFadden ER Jr, Lyons HA (1995) Asthma. Lancet 345: 1215–1220

Müller-Wening D, Schmitt M (1990) Vergleich der protektiven Wirkung zweier Atemschutzgeräte bei farmerlungenkranken Landwirten. Pneumologie 44: 781–786

National Institutes of Health (1992) International consensus report on diagnosis and management of asthma. Health Service NIH, Bethesda, Publication No 92-3091

Petro W, Hollander P, Betz HP, Hamann B, Lauber B, Mzyk C, Prittwitz M (1995) Patientenschulung in der pneumologischen Rehabilitation steigert den therapeutischen Erfolg. Atemw Lungenkrankh 21: 49–58

Semenzato G, Bjermer L, Costabel U, Haslam PL, Olivieri D, Treniu L (1992) Clinical role of bronchoalveolar lavage in extrinsic allergic alveolitis. Eur Respir Rev 2: 62–74

Sennekamp HJ (1996) Differentialdiagnose organic dust toxic Syndrome (ODTS) – exogen allergische Alveolitis. Allergol 19/3: 111–113

Wettengel R, Berdel D, Cegla U et al. (1994) Empfehlungen der Deutschen Atemwegsliga zum Asthmamanagement bei Erwachsenen und bei Kindern. Med Klin 89: 57–67

7.2.3 Berufsbedingte Erkrankungen der Atemwege

Lutz Leonhardt

Definition und Epidemiologie

Obstruktive Atemwegserkrankungen stellen die Mehrzahl berufsbedingter Erkrankungen der oberen und unteren Atemwege dar. Sie beinhalten die allergisch sowie toxisch und chemisch-irritativ verursachten Formen des Asthma bronchiale und der

Rhinopathie. Wesentlich seltener ist die berufsbedingte exogen-allergische Alveolitis.

Durch den beruflichen Kontakt mit Allergenen kommt es v.a. bei Personen mit Atopieanamnese gehäuft zu Krankheiten, die durch Typ-I-Allergien vermittelt werden. Im Jahre 1993 erfolgten in Deutschland 6893 Meldungen mit Verdacht auf eine berufsbedingte obstruktive Atemwegserkrankung. 1571 Meldungen wurden als Berufskrankheit (BK 4301/4302) anerkannt. 47mal wurde der Verdacht einer berufsbedingten allergischen Alveolitis gestellt, in 13 Fällen als BK 4201 der Berufskrankheitenverordnung anerkannt.

Exogen-allergisches Asthma bronchiale, allergische Rhinopathie (BK 4301)

Das exogen-allergische Asthma bronchiale und seit 1988 auch die allergische Rhinopathie werden in der Berufskrankheitenverordnung (BeKV) unter der Ziffer 4301 geführt. Es handelt sich überwiegend um IgE-vermittelte Typ-I-Allergien der Nasenschleimhaut und der tiefen Atemwege. Für die Auslösung dieser Krankheitsbilder sind am häufigsten *hochmolekulare organische Substanzen* aus dem beruflichen Umfeld verantwortlich. Entscheidend für den Zeitpunkt des Auftretens und die Intensität der Krankheitssymptome sind:

- Dauer der gefährdenden Tätigkeit;
- hohe Raumluftkonzentrationen der Allergene am Arbeitsplatz;
- Aggressivität der Allergene.

Untersuchungen bei Bäckern haben gezeigt, daß über 70% der Mehlallergien innerhalb der ersten 3 Beschäftigungsjahre auftreten. Da auch Nichtallergiker betroffen sind, spricht man oft auch von „aufgezwungener Sensibilisierung".

Tabelle 7.9. Allergiegefährdete Berufe und häufige Berufsallergene

Beruf, Industrie	Allergen
Bauern	Tierschuppen, Schimmelpilzsporen, Vorratsmilben
Getreidehändler, Siloarbeiter	Mehlstaub, Schimmelpilzsporen, Vorratsmilben, Insekten, Rattenallergene
Mühlenarbeiter	Mehlstaub, Allergene in Mehlzusatzmitteln (z.B. α-Amylase), Schimmelpilzsporen, Vorratsmilben, Insekten (Sitophilus granarius, Ephestia spp., Tribolium confusum, Alphitobius diapermus), Rattenallergene
Bäcker	Mehlstaub, Allergene in Mehlzusatzmitteln, (z.B. α Amylase), Schimmelpilzsporen, Vorratsmilben, Insekten (Sitophilus granarius, Ephestia kuehniella Mehlmotte), Tribolium confusum (Reismehlkäfer), Rattenallergene
Beschäftigte in der Nahrungsmittelindustrie, Kaffeeverlader, Kaffeeröster	Mehl- und Gewürzstaub, Papain, Staub von grünen Kaffeebohnen, Schimmelpilzsporen, Vorratsmilben, Insekten, Fischprotein
Gärtner, Pflanzenzüchter	Pollen, Allergene von Grünpflanzen, z.B. Ficus, Schimmelpilzsporen
Entomologen	Insekten
Angler, Zierfischhändler	Fischfutter wie rote Mückenlarven (Chironomus riparius), Artemia salina, Tetramin, Daphnia (Wasserflöhe)
Zimmerleute, Tischler, holzverarbeitende Industrie	Holzstaub von Abachi, Mahagoni, Schimmelpilzsporen, Formaldehyd, Thuja (Thuja plicata), Esche (Fraxinus americana)
Laborpersonal, wissenschaftl. Experimentatoren, med.-techn. Personal, Pflegepersonal, Tiermediziner, Tierpfleger	Labortiere (Schuppen, Urin), Tierfutter (Pellets), Milben (Pyllium), Formalin, Lyeopodium, Chloramin T
Personal der Pharmaindustrie	Penizillin, Isphagula (psyllium), dermatologische Präparate mit z.B. Trypsin, Lycopodium
Arbeiter in der Waschmittelindustrie	Enzyme (Amylase, Protease)
Arbeiter in der Kunststoffindustrie	Phtalsäure-Anhydrid, Trimellitinsäure-Anhydrid
Chemiearbeiter	Isozyanate (MDI, TDI, HDI), basische Aminverbindungen (z.B. Piperazin)

Tabelle 7.10. Beispiele kommerzieller Mehrzusatzmittel, die vielfältige Allergene enthalten

Mehlsorte	Allergenbestandteile
S-500 R	Weizenmehl, Emulsionsmittel E472e, vegetabilisches Fett, Saccharose, Ascorbinsäure E300, α-Amylase
SPEKKEL	Sojabohnen, Sonnenblumensamen, Weizenmehl, Emulsionsmittel E472e, Salz

Prädilektionsfaktoren für das Auftreten einer berufsbedingten allergischen Atemwegserkrankung sind eine staubhaltige Luft und ungünstige Arbeitsplatzbedingungen, wie das Fehlen von Absaugvorrichtungen und Feinstaubmasken.

Die Bedeutung der beruflichen Allergenexposition wird durch die Beobachtung unterstrichen, daß beispielsweise bei Zimmerleuten und Tischlern allergische Atemwegserkrankungen prozentual deutlich abgenommen haben, seitdem in Deutschland weniger exotische Hölzer verarbeitet werden (Tabelle 7.9).

Wie aus Tabelle 7.1 zu entnehmen ist, führen nicht nur hochmolekulare, sondern auch niedermolekulare chemische Substanzen wie Amine, Säureanhydride, Isozyanate oder Metallsalze zur IgE-Bildung und Auslösung eines exogen-allergischen Asthma bronchiale. Bezüglich der Diagnostik der vielfältigen potentiellen Allergene ist entscheidend, daß Arbeitsstoffe, wie beispielsweise Weizenmehl, *multiallergene Bestandteile* beinhalten (Tabelle 7.10).

Chemisch-irritativ und toxisch bedingte obstruktive Erkrankungen der unteren Atemwege (BK 4302)

Das Vorliegen einer berufsbedingten chemisch-irritativen oder toxischen obstruktiven Atemwegserkrankung wird vermutet, wenn eine unspezifische Hyperreaktivität der Atemwege vorliegt und außerberufliche Faktoren ausgeschlossen werden können.

Der Kausalzusammenhang zwischen Erkrankung und beruflicher Tätigkeit muß häufig durch eine *arbeitsplatzbezogene Lungenfunktionsmessung* erfolgen. Eine genaue Arbeitsanamnese, die quantitative Erfassung der Arbeitsstoffe in der Raumluft sowie arbeitsplatzabhängige Einschränkungen der Lungenfunktionsparameter sichern die Diagnose einer BK 4302 BeKV.

Die chemisch-irritative oder toxisch bedingten Erkrankungen der unteren Atemwege sind häufig schwer zu beurteilen, da die einzelnen krankheitsauslösenden Arbeitsstoffe (s. die folgende Übersicht) aufgrund der Vielzahl der einwirkenden Substanzen nicht immer identifiziert werden können und die diagnostischen Maßnahmen aufgrund einer häufig direkten toxischen Wirkung begrenzt sind. Darüber hinaus sind bei der Entstehung einer BK 4302 BeKV außerberufliche Faktoren wie Nikotinabusus oder rezidivierende Atemwegsinfektionen schwer abgrenzbar.

Arbeitsstoffe mit möglicher toxischer oder chemisch-irritativer Wirkung auf die Atemwege

Arbeitsstoff-Klassen:

leicht flüchtige organische Arbeitsstoffe:
- Formaldehyd, Acetaldehyd, Äthylenimin;

schwer flüchtige organische Arbeitsstoffe:
- Isozyanate, Härter für Epoxidharze, organische Säureanhydride;

leicht flüchtige anorganische Arbeitsstoffe:
- Ammoniak, Halogene, SO_2;

schwer flüchtige anorganische Arbeitsstoffe:
- Metallstäube und -rauche, Säuren, Basen.

Der diagnostische Ablauf zum Nachweis einer berufsbedingten allergischen oder chemisch-irritativ toxischen obstruktiven Erkrankung der oberen und unteren Atemwege unterscheidet sich im wesentlichen nicht von der üblichen Allergiediagnostik:

Diagnostik berufsbedingter obstruktiver Atemwegserkrankungen

- Anamnese: Familien-Anamnese, allgemeine Anamnese, Arbeitsplatz-Anamnese;
- klinische Untersuchung,
- Lungenfunktionsdiagnostik,
- Nachweis/Ausschluß einer unspezifischen Hyperreaktivität der Atemwege,
- Pricktest,
- spezifische IgE-Bestimmung,
- nasale/inhalative Provokation,
- arbeitsplatzbezogene Peak-flow-Messung (ggf. mit EDV-gestützter Auswertung).

Eine besondere Bedeutung besitzen die Arbeitsplatzanamnese sowie die nasale und inhalative *Provokation mit Arbeitsstoffen*. In Anbetracht ihrer komplexen Zusammensetzung ist es empfehlenswert, die Testungen mit *Nativsubstanzen* vom Arbeitsplatz durchzuführen (z.B. unterschiedliche Mehlsorten). Die Untersuchungen lassen sich meist im Allergielabor durchführen und erfordern nur in Ausnahmefällen – wie bei unklaren multifaktoriellen Schädigungsmechanismen – eine kontrollierte Arbeitsplatzprovokation (s. oben).

Allergische Alveolitis (BK 4201)

Die allergische Alveolitis stellt im akuten Stadium ein schweres Krankheitsbild dar, das sich klinisch wie eine virale oder bakterielle Pneumonie äußert. Die Beschwerden bestehen in schwerem Krankheitsgefühl, trockenem Husten und Atemnot. Im chronischen Stadium steht das Symptom der Dyspnoe im Vordergrund. Bei der klinischen Untersuchung findet man ein inspiratorisches, feinblasiges Knisterrasseln mit Betonung der basalen und mittleren Lungenabschnitte. Nicht selten wird dieses Auskultationsphänomen fälschlich einer Pneumonie zugeordnet. Röntgenologisch ist die Erkrankung durch eine teils mikronoduläre, teils interstitiell verstärkte Lungenstrukturvermehrung in den mittleren und unteren Abschnitten gekennzeichnet. Serologisch können im Ouchterlony-Test positive Präzipitationsbanden und spezifische IgG-Typ-III-Antikörper direkt nachgewiesen werden. Hiermit wird allerdings nur die Sensibilisierung, nicht die Ursache der aktuellen Erkrankung diagnostiziert.

Inhalative Provokationstestungen mit standardisierten Extrakten wie Thermoactinomyces vulgaris sind möglich, aber technisch aufwendig. Da es sich bei der Typ-III-Reaktion um einen verzögerten Mechanismus handelt, werden vor, 30 min nach und stündlich bis zu 8 h nach der Provokation folgende Parameter registriert: Leukozyten, Körpertemperatur, Vitalkapazität, Blutgasanalyse, Auskultationsbefund. Im positiven Fall wird eine alveolitische Reaktion ausgelöst, die zu einer restriktiven Ventilationsstörung mit beginnender Sauerstoffuntersättigung führt.

Therapiekonzepte von Berufskrankheiten der Atemwege

Arbeitsplatzsanierung und Arbeitsplatzschutzmaßnahmen, wie Absaugvorrichtungen und Feinstaubmasken, sind zusammen mit einer konsequenten symptomatischen medikamentösen Therapie Mittel, gefährdeten Personen den Arbeitsplatz zu erhalten. Dies gilt zumindest für leicht ausgeprägte Formen der Atemwegserkrankung.

Hyposensibilisierungsversuche bei Berufsallergien durch organische Stoffe wie Mehle oder Tierhaare sind nur in Einzelfällen erfolgversprechend.

Speziell bei jüngeren Personen und bei mittelgradigen bis schweren berufsbedingten Atemwegserkrankungen ist jedoch die frühzeitige Aufgabe der gefährdenden Tätigkeit mit Umschulung in einen wenig allergenbelasteten Beruf indiziert.

Prävention

Retrospektive Untersuchungen haben ergeben, daß bestimmte *Risikofaktoren* die Entwicklung einer BK 4301 und 4302 der geltenden BeKV begünstigen. Dies sind im wesentlichen Nikotinabusus und eine positive Atopieanamnese. Bestehen entsprechende Risikofaktoren, sollte bereits vor Beginn der Berufsausbildung das erhöhte Risiko einer allergischen oder chemisch-irritativ bzw. toxischen obstruktiven Atemwegserkrankung berücksichtigt werden. Leider ist eine derartige Beratung bislang nur in unzureichender Weise etabliert. Untersuchungen und Beratungen sind bei der Jugendgesundheitsberatung (J1) sowie der erweiterten Jugendschutzuntersuchung und der arbeitsmedizinischen Vorsorgeuntersuchung (G23) zu erhalten.

7.3 Gastrointestinale Allergologie

Stephan C. Bischoff

Einleitung

Allergische Reaktionen des Gastrointestinaltrakts auf Nahrungsmittelproteine und andere exogene Antigene wurden bislang wenig beachtet. Einerseits ist der Gastrointestinaltrakt als eine der größten Körperbarrieren zur Außenwelt prädestiniert für die Entwicklung allergischer Reaktionen, zumal er täglich mit vielen potentiellen Allergenen konfrontiert wird. Im Darm sind ein großer Teil der immunkompetenten Zellen des Körpers sowie Entzündungszellen, die allergische Reaktionen vermitteln können (Mastzellen, eosinophile Granulozyten), lokalisiert. Andererseits ist über den Mechanismus der gastrointestinalen Überempfindlichkeitsreaktionen vergleichsweise wenig bekannt. Es ist unklar, in welchem Ausmaß solche Reaktionen über IgE vermittelt sind und welche Rolle entzündliche Vorerkrankungen bzw. Konditionen spielen, die zu einer gestörten Darmbarriere führen. Die klinischen Symptome der gastrointestinalen Allergie sind variabel und umfassen unspezifische intestinale wie extraintestinale Beschwerden. Ein besonderes Problem stellt die Diagnostik gastrointestinaler Allergien dar. Sie müssen von anderen Formen von Nahrungsmittelunverträglichkeiten und von chronisch-entzündlichen Darmerkrankungen abgegrenzt werden.

7.3.1 Definition/Epidemiologie

Allergische Erkrankungen sind definiert als *immunologisch vermittelte pathologische Reaktionen auf exogene Antigene.*

Sie müssen von toxischen Effekten oder pseudoallergischen Intoleranzreaktionen abgegrenzt werden (s. Kap. 3).

Unter gastrointestinalen Allergien versteht man allergische Erkrankungen, die sich am Gastrointestinaltrakt manifestieren.

Dabei kann der Gastrointestinaltrakt ausschließlich oder zusammen mit anderen Organen (z. B. Lunge, Nase, Haut) betroffen sein. Ein häufiges allergisches Krankheitsbild des Gastrointestinaltrakts ist die *Nahrungsmittelallergie*. Abgesehen von Nahrungsmittel und Nahrungsmittelzusatzstoffen kommen auch andere Allergene, z. B. inhalative Allergene, als Krankheitsauslöser in Frage. Es konnte beispielsweise gezeigt werden, daß Pollen in größerem Ausmaß verschluckt werden, ja sogar im Stuhl nachweisbar sind. Auch Hausstaubmilbenkot und Schimmelpilze können in den Verdauungstrakt gelangen und dort eine Sensibilisierung bzw. eine allergische Reaktion auslösen. Über die klinische Bedeutung solcher Allergene für den Gastrointestinaltrakt ist kaum etwas bekannt. Deshalb soll hier im wesentlichen nur die Nahrungsmittelallergie als wichtige Form der gastrointestinalen Allergie besprochen werden.

Über die *Epidemiologie* allergischer Erkrankungen des Gastrointestinaltrakts sind nur wenige verläßliche Zahlen bekannt. Die umfangreichsten epidemiologischen Studien liegen über Kinder vor. Dabei konnte gezeigt werden, daß etwa 0,3–7,5% (im Mittel 4%) *aller Kinder* in den USA eine Nahrungsmittelallergie aufweisen. Bei etwa einem Viertel dieser Kinder wurden gastrointestinale Symptome angegeben. Am häufigsten traten dermatologische Beschwerden auf (40%), gefolgt von respiratorischen (25%) und gastrointestinalen Symptomen (25%). Anaphylaktische Reaktionen wurden in 10% der Fälle beobachtet. Die *Kuhmilch* ist bei Kindern das bei weitem häufigste Nahrungsmittelallergen. Die Symptome stellen sich in der Regel schon in den ersten Tagen nach dem Abstillen ein, klingen aber – in bis zu 80% der Fälle spätestens im 3. Lebensjahr – häufig spontan wieder ab.

Zur Häufigkeit der Nahrungsmittelallergie bei *Erwachsenen* wurde kürzlich eine epidemiologische

Tabelle 7.11. Epidemiologie von Nahrungsmittelallergien

		Prävalenz (in %)
Kinder:[1]	Insgesamt:	0,3–7,5 (Mittel: 4)
	Intestinale Manifestation:	1
Erwachsene:[2]	Insgesamt:	1,4
	Intestinale Manifestation:	ca. 0,4
	Subjektive Beschwerden:	30–45

[1] Nach Shanahan (1993)
[2] Nach Young et al. (1994)

Studie veröffentlicht. Danach beträgt die Prävalenz von Nahrungsmittelallergien bei Erwachsenen 1,4%. In der Studie wurden von 20 000 auf Nahrungsmittelunverträglichkeiten befragten englischen Bürgern diejenigen, bei denen konkrete Hinweise auf eine Allergie vorlagen, einer oralen, doppelblinden, plazebokontrollierten Nahrungsmittelprovokation unterzogen. 28% der Patienten mit nachgewiesener Nahrungsmittelallergie zeigten gastrointestinale Symptome. Daraus kann abgeleitet werden, daß die Prävalenz von gesicherten Nahrungsmittelallergien mit intestinaler Manifestation bei Erwachsenen in der Größenordnung von 400 pro 100 000 Personen liegt (Tabelle 7.11).

Die Tatsache, daß nur wenige und teilweise uneinheitliche Daten zur Epidemiologie von gesicherten Nahrungsmittelallergien und gastrointestinalen Überempfindlichkeitsreaktionen vorliegen, ist auf die uneinheitlich benutzte Terminologie und insbesondere auf die Schwierigkeit, das Krankheitsbild mit den zur Verfügung stehenden diagnostischen Methoden zu objektivieren, zurückzuführen. Umfragen haben ergeben, daß 20–45% der Erwachsenen glauben, an Nahrungsmittelunverträglichkeiten zu leiden. Eigene Studien (n = 375) zeigten, daß Patienten mit chronischen gastrointestinalen Beschwerden diese in 32% der Fälle auf Nahrungsmittel zurückführen. Die subjektiv empfundenen Nahrungsmittelunverträglichkeiten lassen sich allerdings mit den derzeit zur Verfügung stehenden diagnostischen Methoden nur bei wenigen Patienten als tatsächliche Allergien objektivieren.

7.3.2 Klinik

Die klinischen Symptome der Nahrungsmittelallergie sind vielfältig, weil sie sich nicht nur am Magen-Darm-Trakt, sondern auch an anderen Organsystemen wie Haut, Respirationstrakt und möglicherweise Zentralnervensystem manifestieren und hier typische allergische Krankheitsbilder auslösen (Urtikaria, Quincke-Ödem, Rhinitis, Asthma bronchiale etc.). Besonders charakteristisch für die Nahrungsmittelallergie ist das *orale Allergiesyndrom*, das durch eine Schwellung der Lippen bzw. der Mund- und Rachenschleimhaut gekennzeichnet ist und sich in der Regel als Sofortreaktion manifestiert. Die klinischen Symptome am unteren Verdauungstrakt (Dünndarm, Dickdarm) sind eher unspezifisch und reichen von Bauchschmerzen, Koliken und Meteorismus bis zu Motilitätsstörungen, Malabsorptionssyndrom, Diarrhö, Obstipation sowie intestinalem Blutverlust (Tabelle 7.12).

Interessanterweise ähnelt die Symptomatik dem Beschwerdebild vieler Patienten mit *chronisch-entzündlichen Darmerkrankungen* wie Morbus Crohn, Colitis ulcerosa, eosinophile Gastroenteritis oder

Tabelle 7.12. Symptome der Nahrungsmittelallergie

Lokalisation	Symptome
Haut	Atopisches Ekzem, Urtikaria
Augen	Konjunktivitis
Respirationstrakt	Rhinitis, Asthma
Orales Allergiesyndrom	Lippenschwellung, Rachenschleimhautschwellung, Larynxödem, Angioödem
Gastrointestinaltrakt	Epigastrische Beschwerden, Übelkeit, Erbrechen, Flatulenz, Bauchkrämpfe, Diarrhö, Obstipation, Malassimilation
Nervensystem	Kopfschmerzen, Migräne, vegetative Symptomatik
Kreislaufsystem	Hypotonie, Tachykardie, anaphylaktischer Schock

Zöliakie, die bekannterweise mit Nahrungsmittelallergien bis zu einem gewissen Grad assoziiert sind. Schließlich treten ähnliche Beschwerdebilder bei sog. *funktionellen Darmerkrankungen* (Reizmagen, Colon irritabile etc.) auf, bei denen keine organische Ursache der Beschwerden eruiert werden kann. Über die Prävalenz von Nahrungsmittelallergien bei chronisch-entzündlichen Darmerkrankungen und bei funktionellen Erkrankungen des Gastrointestinaltrakts liegen nur vereinzelte Daten vor. Diese lassen vermuten, daß die Nahrungsmittelallergie ein pathogenetischer Faktor (neben anderen) bei ätiologisch ungeklärten, entzündlichen oder funktionellen Darmerkrankungen sein könnten.

7.3.3 Pathogenese

Die Schleimhaut des Magen-Darm-Trakts stellt eine der größten Resorptionsflächen des Körpers dar. Durch ihre Funktion der Nahrungsaufnahme ist sie auch prädestiniert für die Aufnahme von potentiellen Allergenen und anderen pathogenen Substanzen. Dem steht ein ausgedehntes lokales *Immunsystem* gegenüber, das in der Regel eine effektive *Barriere* darstellt, aber auch die potentielle Gefahr überschießender Reaktionen birgt. Das intestinale Immunsystem ist in besonderer Weise zu *Toleranzreaktionen* befähigt, ohne die der tägliche Kontakt des Körpers mit Nahrungsmitteln und anderen exogenen Proteinen nicht möglich wäre. Andererseits enthält die Darmwand konstitutiv alle zellulären Komponenten, die zur Ausbildung einer allergischen Reaktion auf Fremdproteine notwendig sind. Hierzu gehören Antigen-präsentierende Zellen wie M-Zellen, Makrophagen und dendritische Zellen, Lymphozyten und Entzündungszellen, wie eosinophile Granulozyten und Mastzellen. Insofern sind die Bedingungen für die Entstehung einer allergischen Reaktion im Gastrointestinaltrakt gegeben.

Die erste Voraussetzung für eine orale Sensibilisierung gegen Nahrungsmittel ist die *Resorption* von immunogenen Makromolekülen durch die Darmschleimhaut. Die Vorstellung, daß nicht nur Aminosäuren und niedermolekulare Peptide durch die intestinale Mukosa aufgenommen werden, sondern auch intakte Proteine, ist lange Zeit bezweifelt worden. Es konnte aber nachgewiesen werden, daß z. B. intaktes Ovalbumin intestinal resorbiert wird und nach Eigenuß im Blut nachweisbar ist. Die Mengen sind gering, aber für eine intestinale Sensibilisierung und allergische Reaktion der Darmschleimhaut ausreichend. Die intestinale Resorption von Makromolekülen beginnt beim gestillten Neugeborenen mit der Aufnahme von Immunglobulinen aus der Muttermilch und setzt sich das ganze Leben über fort. Vermutlich werden die Makromoleküle über „M-Zellen", d. h. für Resorptionsaufgaben spezialisierte Darmepithelzellen, aufgenommen und direkt oder mittels Makrophagen den intestinalen *Lymphozyten* präsentiert. In den benachbarten mukosalen Lymphfollikeln findet daraufhin die Bildung von Antikörpern statt, in erster Linie von *IgA* (80%), das ins Darmlumen sezerniert wird und hier als Schleimhautschutz fungiert. Die *IgE*-Produktion ist normalerweise verschwindend gering (unter 1%). Beim gesunden Menschen werden regelmäßig auch kleine Mengen Antikörper vom *IgG*-Typ gegen Nahrungsmittelproteine gebildet, denen bisher kein eindeutiger Krankheitswert zugeschrieben werden konnte. Diese im Blut nachweisbaren Immunglobuline sind wahrscheinlich eher Ausdruck der ständigen immunologischen Auseinandersetzung des Organismus mit Fremdproteinen, zu denen auch Nahrungsmittelproteine gehören. Wenn das Gleichgewicht dieser Vorgänge aus bisher noch ungeklärten Gründen gestört wird, kann es zur Entwicklung einer abnorm erhöhten IgE-Bildung und damit zur allergischen Sensibilisierung kommen.

Neben der humoralen, IgE-abhängigen Typ-I-Reaktion (s. auch Kap. 3), die durch Mastzellen vermittelt wird, könnten andere immunologische Reaktionsformen bei der intestinalen Allergie eine Rolle spielen. Es wurde beispielsweise gezeigt, daß *IgG-Immunkomplexe* und insbesondere *T-Zell-Reaktionen* zu einer verzögerten Überempfindlichkeitsreaktion führen können. Schließlich kann der IgE-abhängigen Typ-I-Sofortreaktion eine *Spätreaktion* folgen, die durch eine Infiltration des Gewebes mit basophilen und eosinophilen Granulozyten sowie T-Lymphozyten gekennzeichnet ist.

Allergische Reaktionen des Intestinaltrakts auf Nahrungsmittel treten häufig mit einer Latenz von mehreren Stunden auf.

Ob solche Reaktionen T-Zell-vermittelt sind, ist derzeit nicht hinreichend geklärt. Eigene Untersuchungen weisen darauf hin, daß nicht alle Formen von intestinalen Nahrungsmittelallergien IgE-abhängig sind, da bei vielen Patienten mit eindeutigen klinischen Symptomen und positiven Befunden im Provokationstest kein spezifisches IgE im Serum und keine positiven Hautreaktionen nachweisbar sind. Dies könnte darauf hindeuten, daß IgE vorwiegend *lokal* im Intestinaltrakt gebildet wird oder daß *IgE-unabhängige Mechanismen* (z. B. IgA-vermittelte Eosinophilenaktivierung oder TCR-vermittelte Lymphozytenaktivierung) bei diesen Formen der intestinalen Allergie beteiligt sind (Abb. 7.27).

Die zur Sensibilisierung notwendige Exposition muß interessanterweise nicht unbedingt im Bereich der Darmschleimhaut stattfinden. Es gibt beispielsweise strukturelle Ähnlichkeiten bzw. immunologische Verwandtschaften zwischen Nahrungsmittel- und Pollenantigenen, die vermuten lassen, daß eine Sensibilisierung auch auf dem Luftweg über ein sog. *Kreuzallergen* möglich ist. Die klinische Relevanz einer Sensibilisierung über Kreuzallergene ist bislang unklar.

Die allergische Entzündung des Intestinaltrakts ist als „überschießende" Entzündung zu verstehen, da auch beim Gesunden stets ein gewisses Maß an Entzündung, d. h. eine Infiltration des intestinalen Gewebes mit Entzündungszellen nachweisbar ist.

Die physiologische Bedeutung dieser nicht krankhaften Entzündung liegt möglicherweise darin, eine lokale Toleranz gegenüber Nahrungsmittelproteinen zu induzieren. Neuere Arbeiten deuten darauf hin, daß diese Fähigkeit des intestinalen Immunsystems, eine *orale Toleranz* zu induzieren, therapeutisch nicht nur bei Allergien, sondern auch bei Autoimmunerkrankungen genutzt werden könnte, indem mit dem verantwortlichen Autoantigen oral sensibilisiert wird.

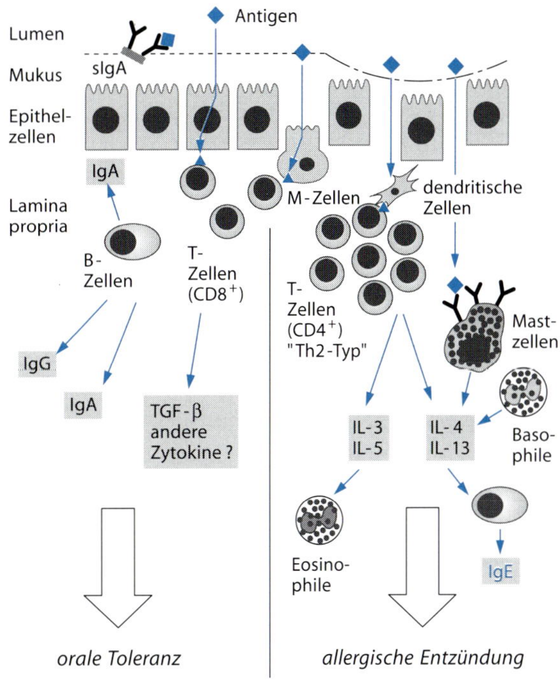

Abb. 7.27. Mögliche Mechanismen der allergischen Entzündung und der Toleranzinduktion im Gastrointestinaltrakt. (Nach Bischoff u. Manns 1996)

7.3.4 Diagnostik

Der unklare klinische Stellenwert gastrointestinaler Nahrungsmittelallergien ist zu einem wesentlichen Teil auf die *Unsicherheiten in der Diagnostik* zurückzuführen. So werden allergische Erkrankungen in der gastroenterologischen Differentialdiagnostik erfahrungsgemäß selten bedacht. Viele Patienten fühlen sich „unverstanden", da ihre Beschwerden häufig als „funktionell" oder „psychogen" eingeordnet werden. Andererseits wird der gastroenterologisch tätige Arzt häufig mit vermeintlichen Nahrungsmittelunverträglichkeiten konfrontiert, die auf der subjektiven Überzeugung des Patienten beruhen und einer Objektivierung bedürfen. Die gastroenterologische Allergiediagnostik ist aufwendig; sie erfordert den Einsatz von Labormethoden, bildgebenden Verfahren, funktionellen Tests und histologischen Untersuchungen. Da keines der zur Verfügung stehenden Verfahren für sich eine eindeutige Schlußfolgerung erlaubt, müssen unterschiedliche Methoden eingesetzt werden.

Anamnese

Da spezifische Laboruntersuchungen nicht zur Verfügung stehen, ist die gezielte, ja oft „detektivische“ Befragung des Patienten unverzichtbar. Bei der Anamnese sind Art und Dauer der Beschwerden, zeitlicher Zusammenhang mit der Nahrungsaufnahme, Bezug zu bestimmten Nahrungsmitteln, aber auch die Frage nach problemlos vertragenen Nahrungsmitteln von Bedeutung. Bei inkonstanten Beschwerden muß ggf. ein Ernährungs- und Beschwerdetagebuch geführt werden. Schließlich sollte eine ausführliche allgemeine Allergieanamnese erfolgen, um die Atopiewahrscheinlichkeit abschätzen zu können. Dazu gehören Fragen nach saisonalen Beschwerden, Hautveränderungen, Wohn-, Essens- und Lebensgewohnheiten, Beruf, Kontakt mit Chemikalien oder Tieren, Beschaffenheit der Wohn- und Arbeitsstätte sowie die Familien- und Sozialanamnese. Ziel der Befragung ist es zu klären, welche Nahrungsmittel Symptome auslösen, ob ein zeitlicher und kausaler Zusammenhang zwischen Symptomen und Nahrungsmittel wahrscheinlich ist und ob eine atopische Diathese vorliegt. Nach Möglichkeit sollte frühzeitig eine geschulte Diätassistentin in das Gespräch mit dem Patienten mit einbezogen werden. Sie kann komplexere Zusammenhänge wie *versteckte Nahrungsmittel* mit dem Patienten besprechen, das Führen eines Ernährungstagebuchs erläutern und prüfen, ob eine aktuell von dem Patienten eingehaltene Diät dem Bedarf an Substraten, Vitaminen und Spurenelementen entspricht.

Gastroenterologische Diagnostik

Da das *orale Allergiesyndrom* meist in engem zeitlichen Zusammenhang mit der Nahrungsmittelaufnahme steht, typischerweise durch pollenassoziierte Nahrungsmittel (Nüsse, Stein- und Kernobst etc.) ausgelöst wird und durch eine charakteristische Symptomatik gekennzeichnet ist, bereitet es in der Regel wenig differentialdiagnostische Schwierigkeiten. Die Diagnose kann häufig bereits anamnestisch gestellt und durch einfache Tests, wie Hauttests oder Messung von spezifischem IgE, gesichert werden. Dagegen bereitet die *intestinale Form* der *Nahrungsmittelallergie* erheblich mehr differentialdiagnostische Schwierigkeiten, weil sie nach variabler Latenz (Minuten bis Tage) auftritt und sich in Form uncharakteristischer Symptome wie abdominelle Krämpfe, Diarrhöen, Übelkeit/Erbrechen oder Kopfschmerzen äußert. Diese Form der Nahrungsmittelallergie beruht großenteils auf einer *Ausschlußdiagnostik* und erfordert eine umfassende gastroenterologische Abklärung. Die gastroenterologischen Untersuchungsverfahren lassen sich in „Screening“-Maßnahmen, wie üblicherweise in der gastroenterologischen Praxis oder Poliklinik durchgeführt, und Maßnahmen zur detaillierten gastroenterologischen Diagnostik aufteilen (Abb. 7.28). Letztere sollte erst durchgeführt werden, wenn sich aus dem Screening Hinweise für eine gastroenterologische Erkrankung ergeben und die allergologische Diagnostik keine Anhaltspunkte für eine intestinale Allergie brachte.

Allergologische Diagnostik

Die allergologische Routinediagnostik (*Hauttests, RAST*) wurde im wesentlichen an Patienten mit dermatologischen oder respiratorischen Überempfindlichkeitsreaktionen evaluiert. Über die Eignung dieser Verfahren für die gastrointestinale Allergiediagnostik liegen nur wenige Daten vor.

Hauttests und RAST weisen auf eine systemische Sensibilisierung hin, können aber eine Allergie, und insbesondere eine Nahrungsmittelallergie, weder beweisen noch ausschließen.

Dies bedeutet, daß ein positiver Hauttest oder RAST nur dann zur Sicherung der Diagnose herangezogen werden kann, wenn die Anamnese eindeutig ist. Sollte dies nicht der Fall sein, sind weitere diagnostische Maßnahmen (Labortests, Provokationstests, diätetische Maßnahmen) erforderlich. Gerade bei Patienten mit intestinaler Nahrungsmittelallergie fallen Hauttests häufig negativ aus und spezifisches IgE ist oft nicht oder kaum nachweisbar. Dies kann auf mangelnde Sensitivität der Tests oder eine unzureichende Qualität der zur Verfügung stehenden Allergenextrakte zurückzuführen sein. Es könnte aber auch damit zusammenhängen, daß die intestinale Nahrungsmittelallergie nicht notwendigerweise auf IgE-abhängige Mechanismen zurückzuführen ist. In Zweifelsfällen sollte neben dem Pricktest die sensitivere *Intrakutantestung* und, da manche Allergene durch Extraktion modifiziert werden, ein Scratchtest mit nativen Nahrungsmitteln erfolgen. Ein erhöhter Gesamt-IgE-

Abb. 7.28. Diagnostisches Vorgehen bei Verdacht auf gastrointestinale Nahrungsmittelallergie (+ positiv; – negativ)

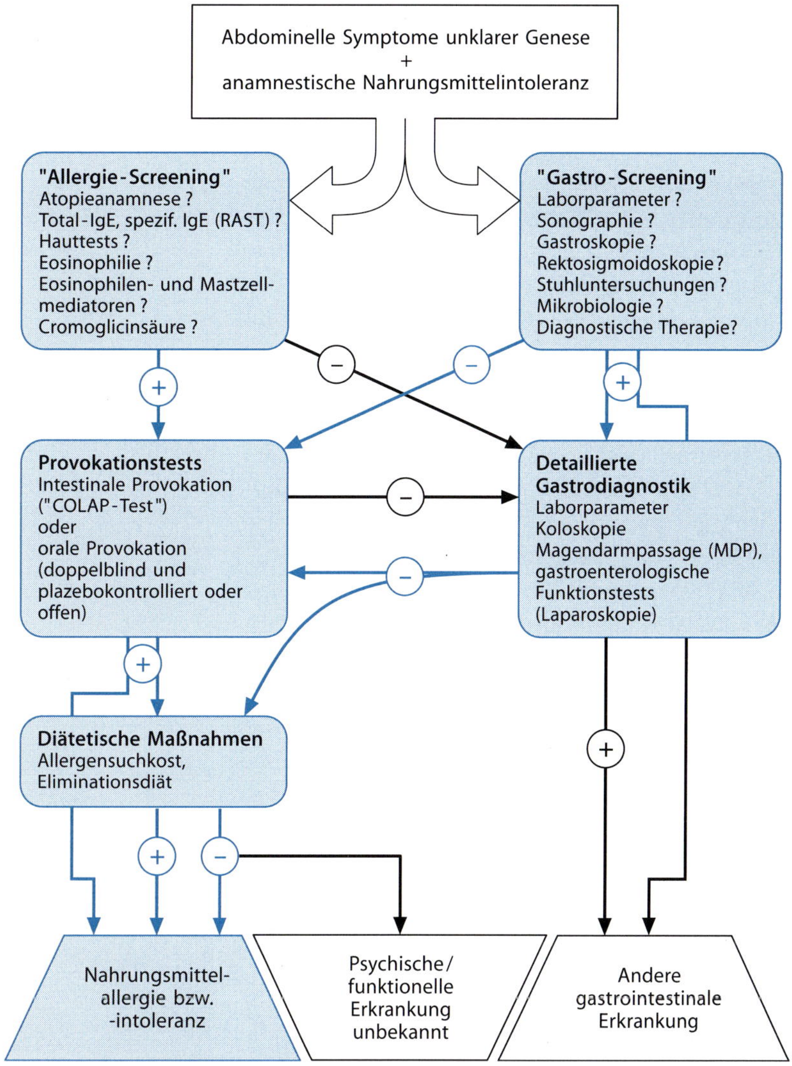

Spiegel im Blut weist ebenfalls auf eine allergische Erkrankung hin, ist allerdings weder obligatorisch noch spezifisch für eine Nahrungsmittelallergie. Der diagnostische Wert des Nachweises von spezifischem IgG gegen Nahrungsmittel konnte bislang nicht eindeutig belegt werden, zumal IgG gegen Nahrungsmittel bei vielen beschwerdefreien Menschen nachgewiesen werden kann.

Mastzellen, Eosinophile und deren Mediatoren
Mastzellen und Eosinophile sind wichtige und typische Effektorzellen der allergischen Entzündung. Sie finden sich häufig vermehrt im Gewebe des Schockorgans und werden durch IgE-unabhängige Mechanismen aktiviert.

Mastzellen und eosinophile Granulozyten kommen bei Patienten mit Nahrungsmittelallergie im Darmgewebe vermehrt vor.

Darüber hinaus findet man bei Nahrungsmittelallergikern eine Bluteosinophilie sowie erhöhte Spiegel von Mastzell- (*Histamin, Tryptase*) und Eosinophilenmediatoren (eosinophile kationische Proteine/*ECP* und *EPX*) im Blut und in Stuhlproben. Allerdings sind diese Messungen nicht spezifisch für allergische Erkrankungen des Gastrointestinaltrakts, denn eine Akkumulation und vermehrte Aktivierung von Mastzellen und eosinophilen Granulozyten treten auch im Rahmen chronisch-entzündlicher Darmerkrankungen, Parasitosen oder bestimmter Leukämieformen auf.

Trotz der genannten Einschränkungen sind die aufgeführten In-vitro-Tests für Patienten mit unklaren abdominellen Beschwerden und Verdacht auf Nahrungsmittelallergie von diagnostischem Wert. Insbesondere zum Screening der Patienten erscheinen sie geeignet: Sie dienen der Erhärtung des klinischen Verdachts und erlauben unter Berücksichtigung der gastroenterologischen Befunde eine Abschätzung, inwieweit weiterführende allergologische Maßnahmen wie Provokationstests und Eliminationsdiät angezeigt sind.

Provokationstests

Die In-vivo-Provokation mit verdächtigen Allergenen am Schockorgan unter kontrollierten Bedingungen gilt nach wie vor als „goldener Standard" zur Absicherung der Verdachtsdiagnose einer allergischen Erkrankung. Die *orale Provokation* dient zum Nachweis verschiedener Formen der Nahrungsmittelallergie und -intoleranz (atopisches Ekzem, nahrungmittelabhängiges Asthma bronchiale, orales Allergiesyndrom, intestinale Allergien) und sollte nach Möglichkeit doppelblind und plazebokontrolliert durchgeführt werden. Der Nachteil dieses Tests liegt darin, daß die Zielgröße (z. B. Zunahme abdominaler Beschwerden, Exazerbation eines atopischen Ekzems etc.) schlecht definiert und von den subjektiven Angaben des Patienten abhängig ist. Deshalb wurden Methoden zur direkten lokalen Provokation der gastrointestinalen Mukosa (ähnlich der bronchialen oder nasalen Provokation) entwickelt. Reimann und Mitarbeiter stellten eine Methode zur Provokation der Magenschleimhaut im Rahmen einer Gastroskopie vor.

Da der Magen jedoch nicht der Prädilektionsort für immunologische Reaktionen im Verdauungstrakt ist und die Magensäure eine rasche Inaktivierung von Allergenextrakten bewirken kann, wurde mit dem *koloskopischen Allergenprovokationstest* (*COLAP-Test*) ein vergleichbares Verfahren für den Dickdarm entwickelt. Die Provokation findet im Rahmen einer Koloskopie statt, wobei im Zökum lösliche Allergenextrakte mit einer feinen Nadel unter Sicht in die Darmschleimhaut injiziert werden. Die Vorgehensweise entspricht prinzipiell dem Pricktest an der Haut. Eine Sofortreaktion (Rötung oder Schwellung der Mukosa) kann man spätestens nach 5–15 min beobachten (Abb. 7.29). Da histologisch eine Korrelation zwischen

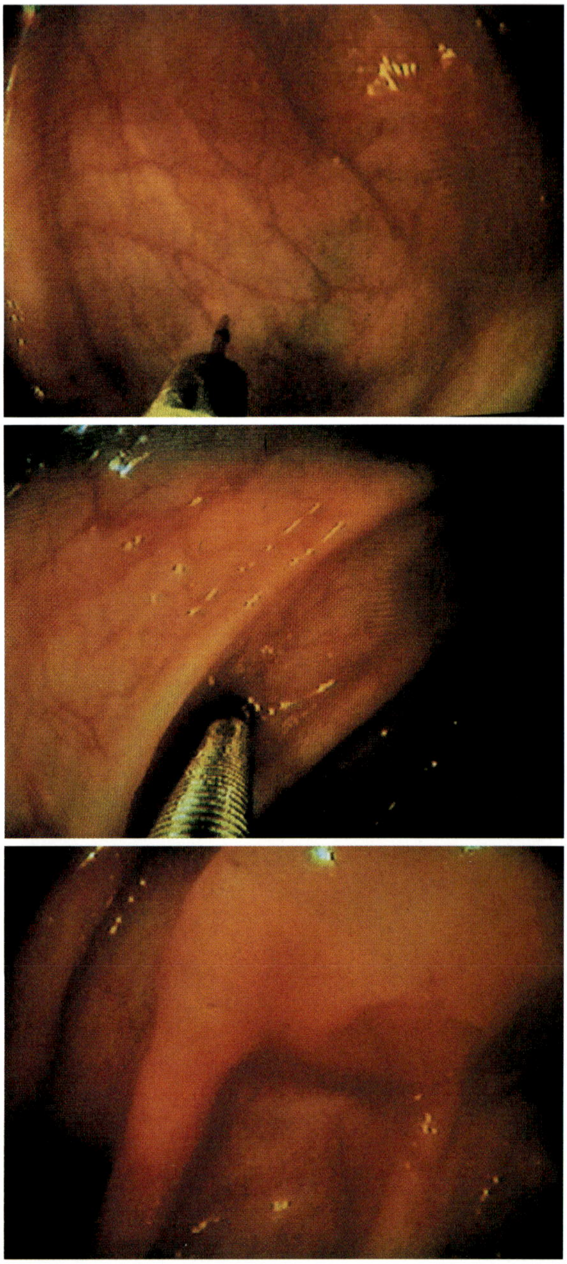

a

b

c

Abb. 7.29 a–c. Schleimhautreaktion nach intestinaler Allergenprovokation. **a** Blick auf normale Zökumschleimhaut; Auswahl der Injektionsstelle, am unteren Bildrand ist die Injektionsnadel sichtbar. **b** Injektion von Milchallergenextrakt. **c** Schwellung der Schleimhaut etwa 10 min nach Allergenapplikation

Schleimhautreaktion und Degranulationsgrad lokaler Mastzellen und eosinophiler Granulozyten besteht, werden zur Absicherung des makroskopischen Befundes aus den Stellen der Injektion Biopsien entnommen. Die Ergebnisse der intestinalen

Provokation zeigen interessanterweise eine positive Korrelation mit der anamnestischen Nahrungsmittelunverträglichkeit, nicht jedoch mit dem spezifischen IgE oder den Ergebnissen der Hauttests.

Diätetische Maßnahmen

Diätetische Maßnahmen wie *Allergensuchkost* und *Eliminationsdiät* werden bei Patienten mit Verdacht auf intestinale Nahrungsmittelallergie eingesetzt. Bei der Allergensuchkost wird zunächst versucht, durch eine allergenarme Kost (Reis, Kartoffeln und Wasser) einen Rückgang oder gar ein Verschwinden der Symptome zu erreichen. Anschließend führt man stufenweise bestimmte Nahrungsmittelgruppen zu (z. B. Milchprodukte, Ei, Getreideprodukte, Obst, Gemüse, Fleisch, Fisch, Gewürze, Zusatzstoffe etc.). Die Beschwerden des Patienten werden in einem Tagebuch detailliert protokolliert. So können manchmal die wieder auftretenden Beschwerden bestimmten Nahrungsmitteln zugeordnet werden. Diese werden dann gezielt aus der normalen Ernährung eliminiert (Eliminationsdiät). Zur Absicherung der Diagnose kann ein Reexpositionsversuch durchgeführt werden. In der Praxis hat es sich jedoch erwiesen, daß nur bei wenigen Patienten eindeutige diagnostische Resultate mittels diätetischer Maßnahmen erzielt werden.

Differentialdiagnostik

Während das orale Allergiesyndrom differentialdiagnostisch wenig Schwierigkeiten bereitet, muß bei intestinalen Manifestationen einer Nahrungsmittelallergie an eine Vielzahl gastroenterologischer Erkrankungen gedacht werden. Neben den im folgenden aufgeführten Differentialdiagnosen für die Nahrungsmittelallergie im allgemeinen und für intestinale Allergien sind auch psychogene bzw. psychosomatische Faktoren zu berücksichtigen.

Nahrungsmittelallergien:

- exogene Toxine (z. B. bakterielle Kontamination),
- Enzymdefekte (z. B. Laktasemangel, Glukose-6-Phosphatdehydrogenase-Mangel),
- Pseudoallergien [z. B. durch unspezifische Histaminliberatoren wie Erdbeeren, Tomaten, Weinsorten; oder Nahrungsmittel mit hohem Gehalt an biogenen Aminen wie Histamin (in Sauerkraut), Serotonin (in Bananen) oder Tyramin (in Käsesorten, Schokolade); oder Additivaintoleranzen (Benzoesäure, Tartrazin, Salizylate, Glutamat, etc.)].

Intestinale Allergien:

- M. Crohn,
- Colitis ulcerosa,
- einheimische Sprue,
- eosinophile Enteritis,
- infektiöse Enteritis,
- kollagene Kolitis,
- Porphyrie,
- Dumping-Syndrom.

Abbildung 7.28 zeigt in einem Flußdiagramm das in der klinischen Praxis bewährte Vorgehen bei Verdacht auf eine intestinale Nahrungsmittelallergie. Es basiert auf einem anfänglichen allergologischen und gastrointestinalen Screening und mündet in eine weiterführende Diagnostik. Die gastroenterologische Diagnostik dient dem Ausschluß nichtallergischer Erkrankungen, während die Diagnose Nahrungsmittelallergie oder Nahrungsmittelintoleranz erst dann als gesichert gilt, wenn ein Provokationstest und/oder eine Eliminationsdiät ein eindeutig positives Resultat erbracht haben. Die Differenzierung zwischen Allergie und Intoleranz ist derzeit häufig schwierig und erfordert die Entwicklung neuer diagnostischer Ansätze. Ähnliches gilt für den zuverlässigen Nachweis allergischer Spätreaktionen, die im COLAP-Test nicht erfaßt werden.

7.3.5 Therapie

Im Gegensatz zu chronisch-entzündlichen Darmerkrankungen wie Morbus Crohn, Colitis ulcerosa oder eosinophiler Gastroenteritis, deren Ätiologie bislang unklar ist, kann die intestinale Allergie kausal behandelt werden. Ist die Diagnose gesichert und sind die auslösenden Allergene identifiziert, besteht das wesentliche therapeutische Konzept in der Elimination des auslösenden Allergens.

Der Erfolg der *Allergenkarenz* ist abhängig von der Anzahl und Art der Allergene sowie von der Qualität der Allergenberatung und der *Compliance* des Patienten.

Je weniger Allergene eine Rolle spielen, desto leichter lassen sie sich eliminieren. Nicht nur die Anzahl der relevanten Allergene, sondern auch die Anzahl der Allergengruppen (z. B. Nahrungsmittelgruppen wie Getreide, Milchprodukte, Fleisch, Gemüse etc., Additiva etc.) bestimmt die Eliminationsmöglichkeiten. Es gibt Nahrungsmittel, die vergleichsweise leicht gemieden werden können wie Nüsse, Obstsorten oder Meeresfrüchte, während andere Nahrungsmittel, die „ubiquitär“ und in „versteckter Form“ vorkommen wie Getreide, Milcheiweiß, Fisch, Fleisch, Zusatzstoffe, schwerer zu eliminieren sind. Die Elimination solcher Nahrungsmittel erfordert eine eingehende *diätetische Beratung* des Patienten durch geschultes Fachpersonal und eine genaue Abstimmung des Ernährungsplans hinsichtlich des Bedarfs an Kalorien, Elektrolyten, Vitaminen, Spurenelementen und der Verteilung der Substrate. Häufig müssen bestimmte Elemente der Ernährung wie Kalzium bei Milcheiweißelimination oder Vitamine bei Obst- und Gemüseelimination substituiert werden. Ansonsten drohen bedenkliche *Mangelerscheinungen* bis hin zur Kachexie. Die Schwierigkeiten bei der Allergenelimination bestehen, abgesehen von einem ausgewogenen Diätplan, häufig darin, daß keine vollständige Karenz möglich ist. Dies kann daran liegen, daß nicht alle relevanten Allergene identifiziert werden konnten, sich der Grad der Sensibilisierung im Verlauf der Erkrankung ändert oder Patienten nicht in der Lage sind, den Anweisungen der Diätassistentin zu folgen. In besonders schweren Fällen von Nahrungsmittelallergien kann eine Allergenelimination auch durch eine *künstliche Ernährung* (parenteral oder enteral mit chemisch definierter Sondenkost) erreicht werden. Eine derartige Allergenelimination kann auch aus diagnostischen Gründen sinnvoll sein. Sie führt allerdings auch bei differentialdiagnostisch abzugrenzenden Krankheitsbildern wie chronisch-entzündlichen Darmerkrankungen normalerweise zu einer Besserung der Beschwerden.

Die *medikamentöse Therapie* intestinaler (Nahrungsmittel-)Allergien ist indiziert, wenn das auslösende Allergen nicht identifiziert oder nicht bzw. nicht vollständig eliminiert werden kann und ein relevanter Schweregrad der Erkrankung vorliegt.

Dies trifft auf schätzungsweise 50–70% der Patienten zu. Die medikamentöse Therapie und die Eliminationsdiät schließen sich aber keineswegs aus, da auch eine partielle Elimination von wenigen „Hauptallergenen“ zu einer wesentlichen Einsparung von Medikamenten führen kann. Von den zur Verfügung stehenden antiallergischen Medikamenten eignen sich *Antihistaminika* zur Behandlung des „oralen Allergiesyndroms“. Bei allergischen Erkrankungen des Intestinaltrakts dagegen sind in erster Linie Kortikosteroide und Mastzellstabilisatoren wirksam. Kortikosteroide können systemisch oder lokal am Darm in Form von Klysmen, Einläufen oder Rektalschäumen eingesetzt werden. *Cromoglicinsäure* eignet sich aufgrund ihrer äußerst geringen Nebenwirkungsrate vor allem für Kinder. Ihre allergenspezifische Wirkung begründet die Verwendung zu diagnostischen Zwekken.

Über die Wirksamkeit einer systemischen oder oralen *Hyposensibilisierung* bei Patienten mit intestinalen Allergien liegen bisher kaum Erfahrungen vor. Einige Pilotstudien, die vorwiegend an Kindern durchgeführt wurden, lieferten hoffnungsvolle Daten. Allerdings wurden diese Studien bei Pollen- oder Milbenallergikern, nicht jedoch Patienten mit intestinaler Allergie durchgeführt. Hier sind sicherlich weitere Untersuchungen notwendig, die zeigen müssen, inwieweit die bekannte Fähigkeit des intestinalen Immunsystems, Toleranz zu erzeugen, therapeutisch genutzt werden kann (s. folgende Übersicht).

Therapie intestinaler Nahrungsmittelallergien
Allergenelimination:

- Eliminationsdiät,
- (künstliche Ernährung),

medikamentöse Therapie:

- Cromoglicinsäure,
- Kortikosteroide,

- (Antihistaminika),
- (symptomatische Therapie);

Hyposensibilisierung: in Entwicklung.

7.3.6 Prognose/Verlauf

Über Prognose und Verlauf gastrointestinaler Allergien bei Erwachsenen liegen praktisch keine Daten vor. Die Tatsache, daß Kleinkinder und junge Erwachsene häufiger betroffen sind als ältere Menschen, deutet darauf hin, daß Häufigkeit und Intensität des Krankheitbildes mit dem Alter nachlassen. Ähnliche Beobachtungen wurden für andere Formen allergischer Erkrankungen gemacht. Allerdings gibt es Patienten, bei denen die Beschwerdesymptomatik im Laufe der Erkrankung zunimmt und schließlich unabhängig von der Exposition chronifiziert. Solche Verläufe sind insbesondere für das Asthma bronchiale bekannt. Der Zusammenhang zwischen *chronisch-entzündlichen Darmerkrankungen* und *intestinalen Allergien* ist nicht geklärt. Es ist nicht auszuschließen, daß allergische Mechanismen in der Pathogenese von bestimmten Formen chronisch-entzündlicher Darmerkrankungen eine Rolle spielen. Umgekehrt ist es denkbar, daß Patienten mit chronisch-entzündlichen Darmerkrankungen eine erhöhte Inzidenz allergischer Reaktionen auf luminale Antigene aufweisen.

7.3.7 Zusammenfassung

Kaum ein medizinischer Bereich hat so viele Kontroversen ausgelöst wie das Thema Nahrungsmittelallergie und intestinale Allergie. Die Epidemiologie und die klinische Bedeutung dieser Krankheitsbilder sind weitgehend unklar. Dies ist auf das derzeit begrenzte Verständnis der zugrundeliegenden Pathomechanismen und die Schwierigkeit einer objektiven Diagnostik zurückzuführen. Das klinische Bild der gastrointestinalen Nahrungsmittelallergie ist vielfältig und kann alle Abschnitte des Verdauungstrakts betreffen. Zusammenhänge zwischen intestinaler Allergie und chronisch-entzündlichen bzw. funktionellen Darmerkrankungen werden diskutiert. Die Diagnose Nahrungsmittelallergie oder intestinale Allergie erfordert den Einsatz verschiedener allergologischer In-vitro-Tests, Provokationsverfahren, probatorischer Maßnahmen, wie die Gabe von Cromoglicinsäure oder der Versuch einer Eliminationsdiät, sowie den Ausschluß anderer gastroenterologischer Erkrankungen. Nur die Kombination verschiedener diagnostischer Methoden erlaubt die Objektivierung und Sicherung der Diagnose.

Literatur

Bischoff SC, Manns MP (1996) Wissenschaftliche Basis der Nahrungsmittelallergie. Med Klin 91: 389–395

Bischoff SC, Wedemeyer J, Wagner S, Meier PN, Manns MP (1994) Human mast cells and basophils: new concepts and their relevance for the gastrointestinal tract. Z Gastroenterol: 32: 64–70

Bischoff SC, Mayer J, Herrmann A, Meier PN, Zeck-Kapp G, Manns MP (1995) Intestinal allergy provocation test by endoscopy: a new diagnostic tool for food allergy? Gastroenterology 108: A784

Bischoff SC, Herrmann A, Mayer J, Manns MP (1996) Food allergy in patients with gastrointestinal disease. In: Wüthrich BS (ed) Monographs in allergy, vol 32. Karger, Basel, pp 130–142

Brostoff J, Challacombe SJ (1987) Food allergy and intolerance. Baillière Tindall, London

Bruijnzeel-Koomen C, Ortolani C, Aas K, Bindslev-Jensen C, Björktstén B, Moneret-Vautrin D, Wüthrich B (1995) Adverse reactions to food. Allergy 50: 623–635

Crowe SE, Perdue MH (1992) Gastrointestinal food hypersensitivity: basic mechanisms of pathophysiology. Gastroenterology 103: 1075–1095

De Weck AL, Sampson HA (1995) Intestinal immunology and food allergy. Raven, New York

Pearson M, Teahon K, Levi AJ, Bjarnason I (1993) Food intolerance and Crohn's disease. Gut 34: 783–787

Reimann HJ, Ring J, Ultsch B, Wendt P (1985) Intragastral provocation under endoscopic control (IPEC) in food allergy: mast cell and histamine changes in gastric mucosa. Clin Allergy 15: 195–202

Ring J, Braun-Falco O (1987) Allergie-Diät: Verfahren zur Diagnostik und Therapie von Nahrungsmittel-Allergien und -Pseudo-Allergien. Hautarzt 38: 198–205

Sampson HA, Mendelson L, Rosen JP (1992) Fatal and near-fatal anaphylactic reactions to food in children and adolescents. N Engl J Med 327: 380–384

Shanahan F (1993) Food allergy: fact, fiction, and fatality. Gastroenterology 104: 1229–1231

Thiel C (1991) Nahrungsmittelallergie. Internist 32: 578–586

Wüthrich B, Hofer T (1986) Nahrungsmittelallergie. Schweiz Med Wochenschr 115: 1428–1442

Young E, Stoneham MD, Petruckevitch A, Barton J, Rona R (1994) A population study of food intolerance. Lancet 343: 1127–1130

7.4 Hals-Nasen-Ohren-Heilkunde

Werner Heppt

Einleitung

Zu den wichtigsten allergischen Erkrankungen in der Hals-Nasen-Ohren-Heilkunde zählen die allergische Rhinokonjunktivitis, die pollenassoziierte Nahrungsmittelallergie, das Ohrmuschel- und Gehörgangsekzem, der Paukenerguß, Kehlkopfeingangsödeme bei Insektengift- und Nahrungsmittelallergien sowie Überempfindlichkeitsreaktionen der Mundhöhlen- und Rachenschleimhaut auf Dentalprodukte und Dentalpharmaka. Die in der täglichen Praxis häufigen Beschwerdebilder beruhen pathophysiologisch meist auf Reaktionen vom Soforttyp. Sie erfordern eine differenzierte Diagnostik unter Einbeziehung von Endoskopie, Haut- und Schleimhautprovokationstests, Zytologie und In-vitro-Diagnostik einschließlich Sekretuntersuchungen und, hierauf aufbauend, gezielte Therapiekonzepte.

7.4.1 Allergische Rhinokonjunktivitis

Die allergische Rhinokonjunktivitis stellt unter allen allergischen Erkrankungen das häufigste Krankheitsbild dar. Sie ist eine typische Erkrankung des Jugend- und frühen Erwachsenenalters und besitzt in dieser Altersgruppe in Mitteleuropa derzeit eine Prävalenz von etwa 15–20%. Bei Kindern unter 5 Jahren und Erwachsenen über 50 Jahren dürfte die Rate dagegen unter 5% betragen. Das Krankheitsbild wird üblicherweise durch Inhalationsallergene hervorgerufen und beruht auf einer IgE-vermittelten Typ-I-Sofortreaktion. Nur in Ausnahmefällen handelt es sich um eine nichtaerogen bedingte allergische Fernreaktion, beispielsweise im Rahmen einer Nahrungsmittelallergie.

Häufigste Auslöser der allergischen Rhinokonjunktivitis sind die Pollen windbestäubender Pflanzen (Anemophile). Unter ihnen stehen die Gräserpollen an erster Stelle, gefolgt von Baum- und Kräuterpollen. Das durch den jahreszeitlich abhängigen Pollenflug (Tabelle 7.13) bestimmte Krankheitsbild wird als *Pollinose* oder *saisonale allergische Rhinitis* bezeichnet. Hiervon abzugrenzen ist die *perenniale allergische Rhinitis*, die durch einen ganzjährigen Allergenkontakt mit Hausstaubmilben, Schimmelpilzen, Tierepithelien oder anderen Allergenen hervorgerufen wird. Diese Form ist aber keineswegs von einer über das ganze Jahr gleichbleibenden Symptomatik geprägt, sondern durch die unterschiedliche Stärke der Allergenexposition in ihrer klinischen Ausprägung variabel. So berichten Patienten mit nachgewiesener Sensibilisierung auf den Schimmelpilz Alternaria über ganzjährige Beschwerden mit einer Verstärkung während des Sporenfluges im August und September. Im Gegensatz zu der durch Inhalationsallergene ausgelösten Typ-I- oder Soforttypreaktion ist die durch Kontaktallergene ausgelöste Typ-IV- oder Spättypreaktion an der Nasenschleimhaut klinisch selten.

Tabelle 7.13. Häufigste Allergene der saisonalen und perennialen allergischen Rhinitis

Saisonale allergische Rhinitis	
Frühjahr:	Baumpollen:
Januar–Februar	Hasel (Corylus), Erle (Alnus)
März–April	Birke (Betula verrucosa), Esche (Fraxinus excelsior)
Frühsommer:	Gräser-, Getreidepollen
Mai–Juli	Roggen (Secale cereale), Knäuelgras (Dactylis glomerata), Lieschgras (Phleum pratense), Wiesen-Rispengras (Poa pratense), Lolch (Lolium perenne)
Spätsommer:	
Juli–September	Beifuß (Artemisia vulgaris)
Perenniale allergische Rhinitis	
Ganzjährig mit saisonaler Verstärkung:	Milben: Hausstaubmilben (Dermatophagoides pteronyssinus, farinae), Vorratsmilben Schimmelpilze: Alternaria alternata, Cladosporium herbarum, Aspergillus fumigatus, Penicillium notatum, Mucor racemosus Tierepithelien: Katzen, Hunde, Meerschweinchen, Ratte, Maus

Klinik

Das klinische Beschwerdebild der allergischen Rhinitis besteht in wäßriger Nasensekretion, behinderter Nasenatmung, Nasenjucken, Niesattacken, kombiniert mit Symptomen einer Konjunktivitis in Form von Rötung, Juckreiz und Tränenfluß der Augen. Hinzu kommen vielfach Beschwerden in anderen Organsystemen: bronchopulmonal – Reizhusten, bronchiale Hyperreaktivität oder Asthma, kutan – Urtikaria oder die Exazerbation einer Dermatitis atopica, gastrointestinal – Koliken und Diarrhoe, selten urogenital – Vulvovaginitis und Zystitis. Diese Begleiterkrankungen sind initial bei der allergischen Rhinitis häufig nicht vorhanden und entwickeln sich vielfach erst im Lauf der Erkrankung.

Für den Respirationstrakt existiert in diesem Zusammenhang der Begriff des „Etagenwechsels". Er beinhaltet die schätzungsweise bei einem Viertel der Patienten mit allergischer Rhinitis nach Jahren zu beobachtende Mitbeteiligung der *tiefen Atemwege*.

Bei Kindern mit perennialer allergischer Rhinitis kommt es durch die chronische Behinderung der Nasenatmung zur verstärkten Mundatmung und in der Folge nicht selten zur Entwicklung eines hohen spitzen Gaumens sowie zu Zahnstellungsanomalien und Schmelzdefekten. Gehäuft findet man zudem Hyperplasien des Waldeyer-Rachenringes. Zeichen einer chronischen Rhinitis allergica ist eine über dem Nasenrücken querverlaufende Hautfalte, die durch Jucken und Abwischen der Nase mit der Innenfläche der Hand resultiert (sog. „allergischer Salut") (Abb. 7.30).

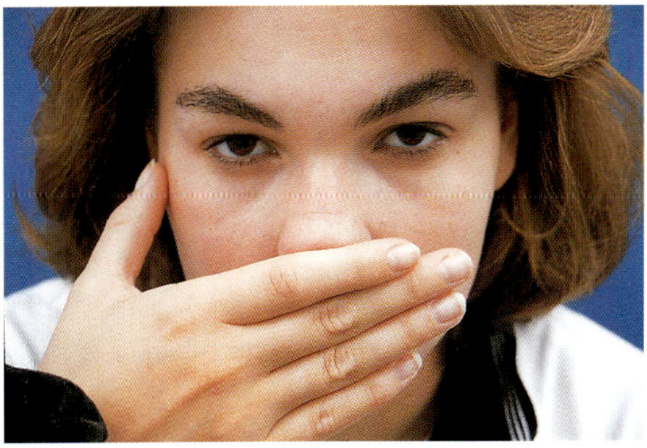

Abb. 7.30. „Allergischer Salut" bei Patientin mit langjähriger Milbenallergie

Typisch, jedoch nicht obligatorisch für Patienten mit Pollenallergien sind *Kreuzreaktionen auf Nahrungsmittel*, die als pollenassoziierte Nahrungsmittelallergie oder orales Allergiesyndrom bezeichnet werden und sich klinisch meist in Gaumen- oder Rachenjucken sowie Brennen in Mund und Rachen äußern (s. auch Abschn. 7.4.2). Bei Birkenpollenallergikern wird die Rate der Patienten mit oralem Allergiesyndrom mit über 50% angegeben. Speziell bei Haselnüssen, weniger ausgeprägt bei Sellerie, kann es durch Schleimhautschwellung in Pharynx und Larynx zu starken Schluck- oder Atembeschwerden kommen. Auch eine generalisierte anaphylaktische Reaktion mit Rhinitis, Asthma, Kontakturtikaria und Schockzeichen ist möglich. Interessanterweise werden bei baumpollenassoziierten Nahrungsmittelallergien gekochte Speisen wie Apfelmus infolge der Allergendenaturierung vertragen, im Gegensatz zu beifußassoziierten Allergien, bei denen trotz Kochvorgang beispielsweise Karotten weiter allergische Reaktionen auslösen. Die allergischen Kreuzreaktionen beruhen auf gemeinsamen Epitopen und beziehen sich auf botanisch verwandte Pflanzenfamilien (s. Abschn. 7.4.2).

Pathophysiologie

Die allergische Rhinokonjunktivitis gilt als klassisches Beispiel einer Typ-I- oder IgE-vermittelten Soforttypreaktion und wird in unterschiedliche Phasen eingeteilt:

- initiale Antigenpräsentation,
- T-Zell-Aktivierung,
- spezifische IgE-Produktion,
- Früh- und Spätphase der allergischen Sofortreaktion.

In der initialen Phase der Sensibilisierung werden Allergene durch in der Submukosa liegende Makrophagen und dendritische antigenpräsentierende Zellen prozessiert und T-Lymphozyten präsentiert (s. Abschn. 3.2). In der Folge kommt es zur Aktivierung der Th2-Lymphozyten, die im Vergleich zu anderen Lymphozytensubpopulationen v. a. IL-4 und IL-5 produzieren. IL-4 besitzt eine entscheidende Rolle beim Isotypenswitch der

B-Lymphozyten, d. h. der Produktion von spezifischem IgE anstelle von IgG; IL-5 ist entscheidend an der Reifung und Rekrutierung eosinophiler Granulozyten beteiligt.

Sind Antigenpräsentation und T-Zell-vermittelte spezifische IgE-Produktion erfolgt, kommt es bei erneutem Allergenkontakt zur Auslösung der Früh- und Spätphase der allergischen Sofortreaktion.

Die Frühphase (early phase reaction, EPR) wird durch „crosslinking" benachbarter, an hochaffine Rezeptoren gebundene IgE-Moleküle und die resultierende Mastzelldegranulation bestimmt. Mastzellen sind dabei nicht nur Effektorzellen der Frühphase und für die innerhalb von Minuten auftretenden Symptome Niesreiz, Sekretion und Obstruktion verantwortlich. Durch Freisetzung proinflammatorischer Zytokine, z. B. IL-1, IL-6 und TNF-α sowie die Möglichkeit einer IgE-unabhängigen Degranulation sind sie ebenso an der Spätphase und Entwicklung einer chronischen Rhinitis beteiligt.

Die Spätphase (late phase reaction, LPR) ist durch eine zelluläre Infiltration gekennzeichnet, die durch die Produktion chemotaktischer Faktoren wie Eotaxin induziert wird. Eine weitere Voraussetzung für die Rekrutierung von Leukozyten ist die Regulation von Adhäsionsmolekülen (s. Abschn. 3.7). Epitheltoxische Substanzen, vornehmlich eosinophiler Granulozyten (s. Abschn. 3.6), verursachen schließlich die klinisch manifeste Schädigung der Nasenschleimhaut und leiten in eine chronische Entzündungsreaktion über.

Die allergische Entzündungsreaktion auf Inhalationsallergene betrifft nicht nur die Schleimhaut der Nasenhaupthöhle, sondern kann auch auf die Nasennebenhöhlen übergehen.

Diagnostik

Der Verdacht, vielfach sogar der Nachweis einer allergischen Rhinitis beruht auf der allergologischen Anamnese. Dies gilt beispielsweise für Pollenallergiker mit ihren typischen jahreszeitlichen Beschwerden. Weniger charakteristisch ist dagegen die Anamnese von Patienten mit perennialer Rhinitis allergica oder der Kombination beider Rhinitisformen.

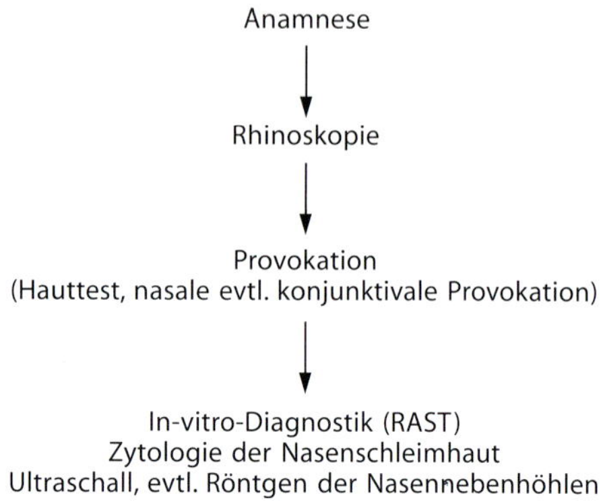

Abb. 7.31. Diagnostik der allergischen Rhinitis

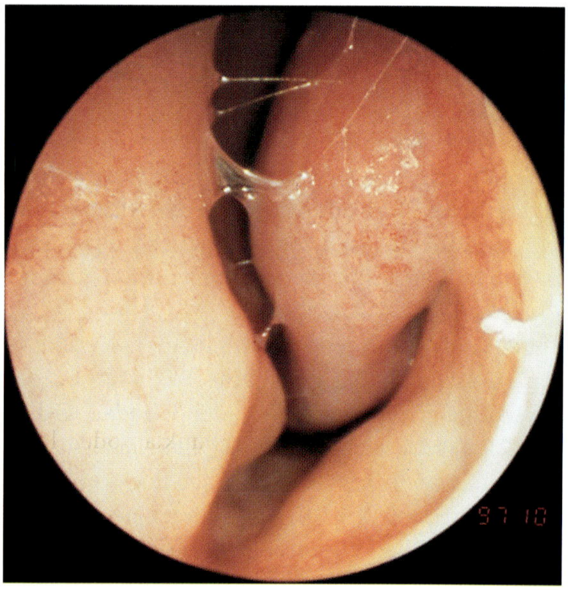

Abb. 7.32. Rhinoskopischer Befund bei symptomatischer Pollenallergie

Bei perennialen Allergikern erschwert die Überlagerung durch andere Krankheitsbilder, wie Rhinitis medicamentosa durch Abusus abschwellender Nasentropfen oder chronisch mikrobielle Rhinitis, die Diagnosestellung.

Im Rahmen der Diagnostik einer allergischen Rhinitis (Abb. 7.31) ist initial eine anteriore und posteriore Rhinoskopie durchzuführen, um pathologische Befunde der Nasenhaupthöhle speziell auch im Zugangsbereich der Nasennebenhöhlen zu erfassen. Der typische rhinoskopische Befund eines Allergikers besteht in einer rötlich bis lividen Schleimhautschwellung mit wäßrigem Sekret (Abb.

Abb. 7.33. Positiver nasaler Provokationstest auf Alternaria alternata mit mehr als 40% Flow-Abfall (bei 150 Pa) in der aktiven anterioren Rhinomanometrie

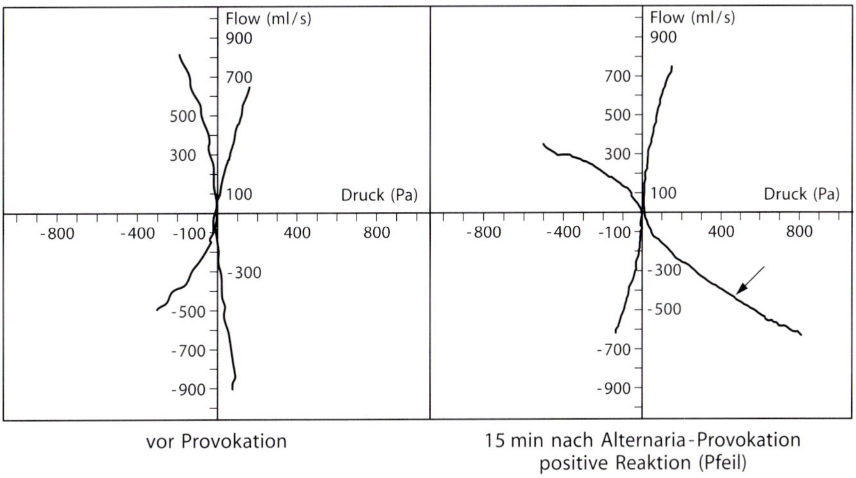

7.32) und nicht in einer Polypenbildung, die man eher bei chronischen Infektionen oder pseudoallergischen Reaktionen, wie bei einer Aspirinunverträglichkeit findet.

Zur Objektivierung der Verdachtsdiagnose allergische Rhinitis werden *Hauttests* durchgeführt (s. Abschn. 5.1). Der Nachweis pollenassoziierter Nahrungsmittelallergien erfordert üblicherweise eine Testung mit nativen Nahrungsmitteln, da der Pricktest mit kommerziellen Extrakten oft negativ ist. Sind die Hauttestergebnisse unklar oder läßt sich die klinische Relevanz nicht sicher beurteilen, kommen lokale Provokationen der Nasenschleimhaut hinzu (s. Abschn. 5.2). Der nasale Provokationstest (Abb. 7.33) ist speziell bei perennialen Allergien gegen Milben und Schimmelpilze sowie vor Beginn einer Hyposensibilisierung von besonderem Wert. Ist das Ergebnis der nasalen Provokation nicht eindeutig oder der nasale Provokationstest nicht durchführbar, sollte eine konjunktivale Provokation erfolgen (s. Abschn. 5.2).

Bestehen nach der Anamnese und den Ergebnissen der Haut- und Schleimhautprovokation weiter Unklarheiten, sind die In-vitro-Diagnostik und die Zytologie der Nasenschleimhaut in die allergologische Diagnostik miteinzubeziehen. Die In-vitro-Diagnostik dient der Bestimmung von Gesamt-IgE und spezifischen IgE-Antikörpern im Blut, die Zyto-

Abb. 7.34 a–c. Zytologie der Nasenschleimhaut bei Pollinose. **a** Becherzellhyperplasie. **b** Eosinophilie. **c** Vermehrung IgE+-Zellen (**a**, **b** Pappenheim, Vergr. 600:1; **c** Immunhistochemie mit Anti-human-IgE-Antikörpern, Vergr. 750:1)

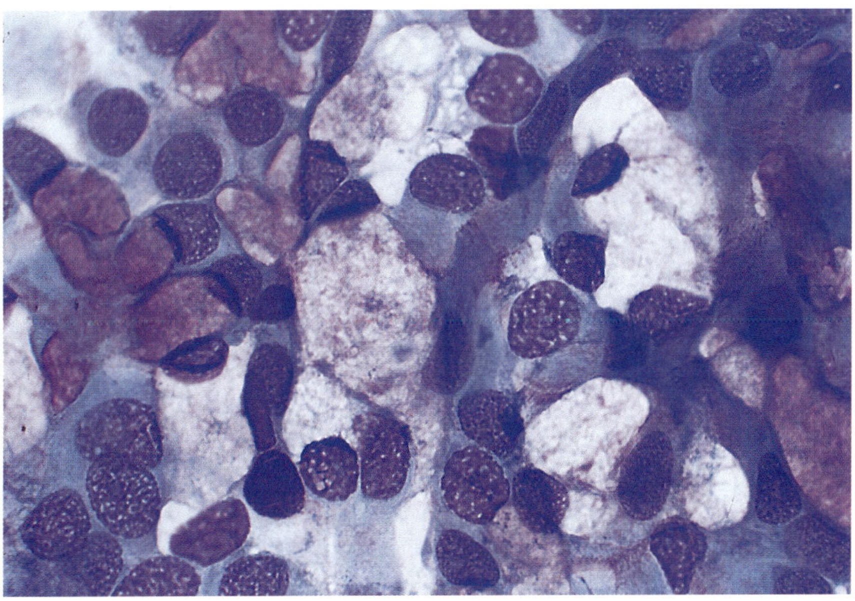

a

Abb. 34 b, c

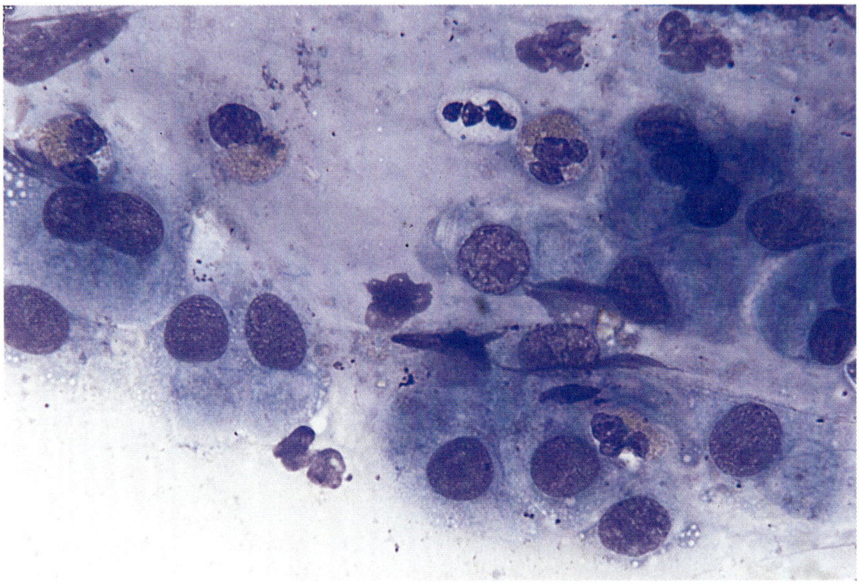

b

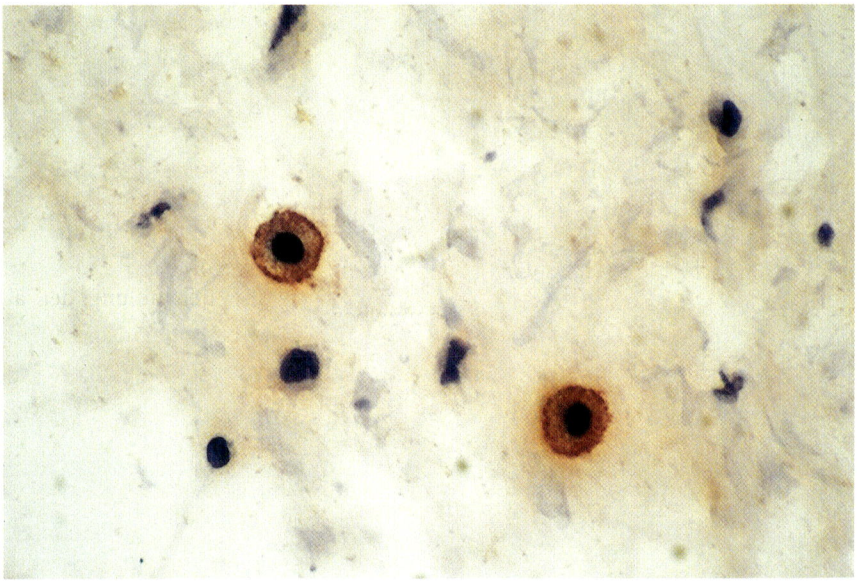

c

logie dem Nachweis typischer Verschiebungen der Epithelien und Immunzellen, wie einer Becherzellhyperplasie oder einer Vermehrung von Eosinophilen, Mastzellen und IgE+-Zellen (Abb. 7.34 a–c).

Zur *Verlaufskontrolle* der allergischen Rhinitis ist neben der Zytologie der Nasenschleimhaut auch der Nachweis einzelner Entzündungsmediatoren, wie des eosinophil-kationischen Proteins (*ECP*), im Nasensekret oder Blut geeignet. Eine Mitbeteiligung der Nasennebenhöhlen bei Vorliegen einer allergischen Rhinitis kann mit Hilfe der Sonographie und Endoskopie, bei chronischen Zustandsbildern zusätzlich durch Einsatz der Computer- und Kernspintomographie diagnostiziert werden.

Differentialdiagnose

Differentialdiagnostische Schwierigkeiten bestehen weniger bei der isolierten saisonalen Pollinose, als vielmehr bei der perennialen allergischen Rhinitis sowie der Kombination unterschiedlicher Rhinitisformen (Abb. 7.35). Sie beruhen darauf, daß die Beschwerden der Patienten im chronischen Stadium oft uncharakteristisch sind und keine tages-, jahres-

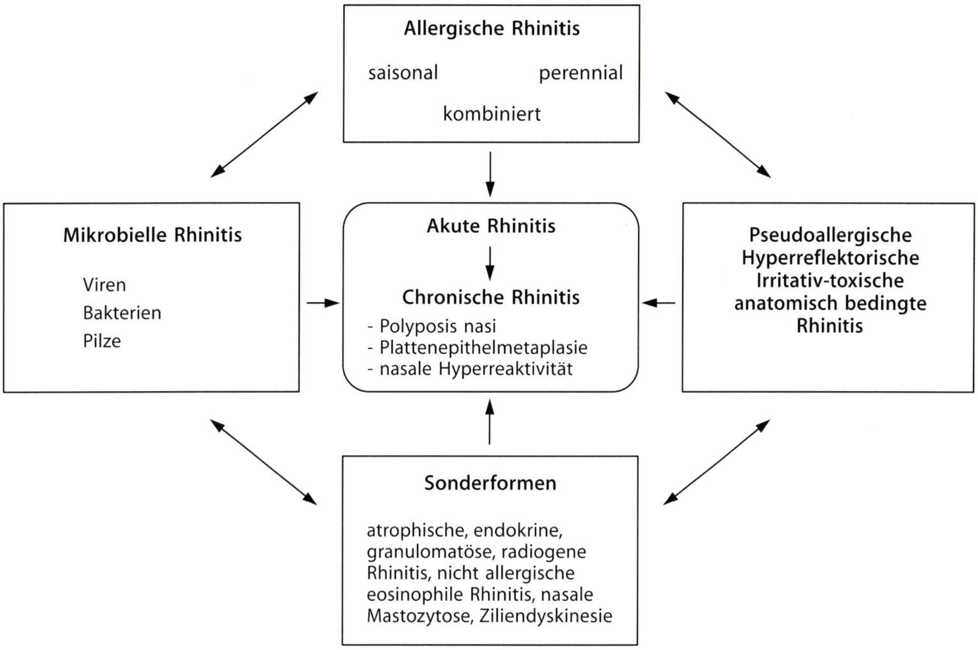

Abb. 7.35. Differentialdiagnose der Rhinitis

zeitlichen oder andersartigen Zusammenhänge erkennen lassen. Zudem überlagern sich bei Vorliegen verschiedener Rhinitisformen unterschiedliche Pathomechanismen. Es resultieren Phänomene wie die nasale Hyperreaktivität oder uncharakteristische chronische Schleimhautveränderungen wie die Polyposis nasi, die unter dem Sammelbegriff „chronische Rhinitis" subsumiert werden.

Von besonderer differentialdiagnostischer Bedeutung sind neben mikrobiellen Infektionen die *pseudoallergischen Reaktionen.* Diese Krankheitsbilder lösen allergieähnliche Beschwerden aus, basieren jedoch auf einem nicht-IgE-vermittelten Mechanismus. Als wichtigstes Beispiel gilt die Aspirin-sensitive Rhinitis. Sie beruht auf einer Unverträglichkeit von Aspirin und anderen nichtsteroidalen Antiphlogistika und zeigt in der Zytologie der Nasenschleimhaut ähnlich wie bei Allergikern eine ausgeprägte Eosinophilie (Eosinophileneiter). Die Abgrenzung zur Allergie gelingt zum einen durch die Anamnese, zum anderen durch die Provokation mit Aspirin. Eine pseudoallergische Reaktion ist ebenso wie eine nachgewiesene, klinisch relevante allergische Sensibilisierung in den Allergiepaß aufzunehmen.

Therapie

Die Behandlung der allergischen Rhinitis basiert auf den 4 Säulen:

- Allergenkarenz,
- symptomatische medikamentöse Therapie,
- spezifische Immuntherapie und
- flankierende rhinochirurgische Maßnahmen.

Unter den Behandlungsformen rangiert die Allergenkarenz an erster Stelle, da sie die wirksamste Therapie darstellt. Sie setzt eine umfangreiche Aufklärung des Patienten voraus und zielt neben der Allergenelimination und -reduktion auf präventive Maßnahmen ab (Adressen der Pollenflugvorhersage im Anhang). Ist eine ausreichende Allergenkarenz nicht möglich, kommen zur symptomatischen Therapie als klassische Antiallergika Mastzellstabilisatoren, Antihistaminika und Glukokortikosteroide zur Anwendung. Ihr Einsatz richtet sich nach Art und Ausmaß der Beschwerden sowie nach der speziellen Pharmakologie der einzelnen Substanzen (Tabelle 7.14).

Als kausale Therapie sollte speziell bei nachgewiesener Pollenallergie, aber auch bei Sensibilisie-

Tabelle 7.14. Empfehlung zur Stufentherapie der allergischen Rhinitis

Beschwerdegrad	Medikament
Gering	Nedocromil, DNCG[a] (topisch) oder Antihistaminikum (topisch)
Mittel (Medikamentenauswahl abhängig von der Beschwerdequalität)	Antihistaminikum (topisch, eher systemisch) oder Glukokortikoid (topisch)
Stark	Antihistaminikum (systemisch) + Glukokortikoid (topisch) oder Glukokortikoid (systemisch)
Anmerkung:	Initial und bei Bedarf abschwellende Nasentropfen und Augentropfen in Form von Mastzellstabilisatoren oder Antihistaminika

[a] Dinatriumcromoglicinsäure.

rung gegen Hausstaubmilbe, frühzeitig eine *spezifische Immuntherapie* eingeleitet werden, die in Form einer 3jährigen kosaisonalen Hyposensibilisierung die besten Erfolge zeigt (s. Abschn. 6.1.2).

Rhinochirurgische Maßnahmen kommen bei Allergikern dann in Betracht, wenn infolge der entzündlichen Schleimhautreaktion eine therapieresistente Behinderung der Nasenatmung vorliegt. Die operativen Eingriffe bestehen in der Verkleinerung der unteren Nasenmuscheln durch Turbinoplastik oder Konchotomie und in der Begradigung der Nasenscheidewand durch eine Septum- oder Septorhinoplastik. Hierdurch wird nicht nur die Nasenatmung verbessert, sondern auch eine Prophylaxe akuter oder chronischer Nasennebenhöhlenentzündungen erreicht. Sind im Rahmen chronischer Schleimhautveränderungen die Nasennebenhöhlen bereits mitbetroffen, ist eine endonasale Nasennebenhöhlenoperation oft unumgänglich (Abb. 7.36 a, b). Liegt eine Pilzinfektion der Nasennebenhöhlen vor und ist gleichzeitig eine allergische Sensibilisierung gegen die vorhandenen Pilze, meist Aspergillusarten, bekannt, muß prinzipiell chirurgisch vorgegangen und nach Ausräumen der Herde langfristig mit Glukokortikoiden nachbehandelt werden.

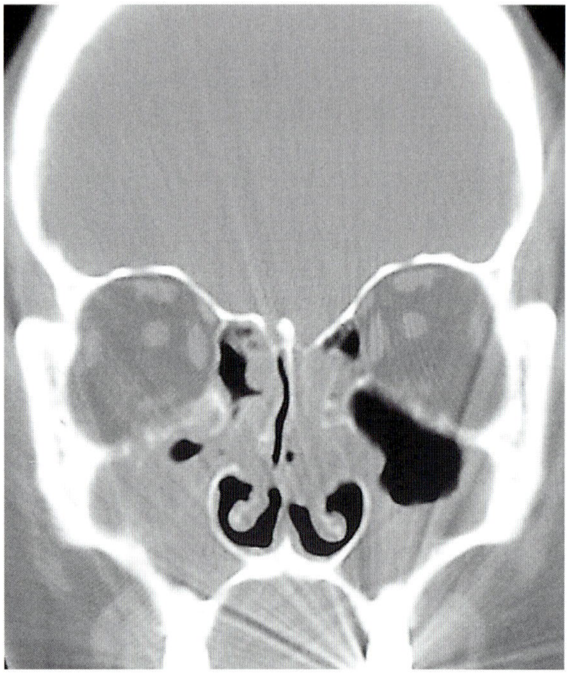
a

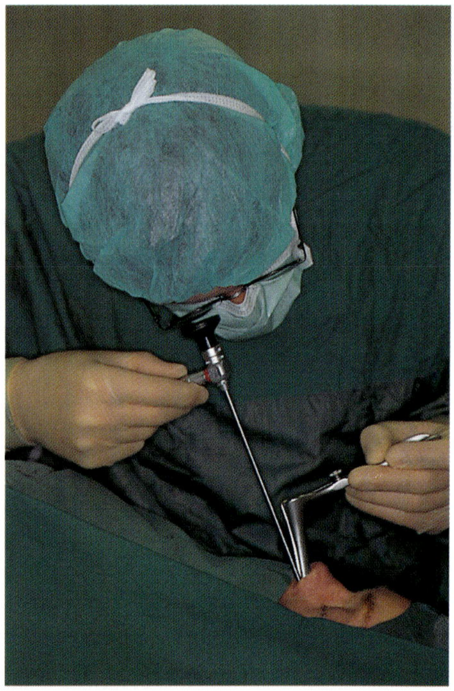
b

Abb. 7.36. a Computertomographie der Nasennebenhöhlen eines Schimmelpilzallergikers mit polypöser Verschattung der Kieferhöhlen und Siebbeinzellen. **b** Endonasale Nasennebenhöhlenoperation unter Einsatz von Winkeloptiken

Anhang

Adresse und Telefonnummern der Pollenflugvorhersage
Stiftung Deutscher Polleninformationsdienst
Burgstraße 12
33175 Bad Lippspringe
Tel.: 05252/52081
Fax: 05252/954501
Bildschirmtext: 444 402 60

Pollenflugvorhersage der Bundesländer
Allgemeine Information 0190/115480
Baden-Württemberg 0190/115493
Bayern 0190/115494
Brandenburg, Berlin 0190/115487
Hamburg 0190/115482
Hessen 0190/115486
Mecklenburg-Vorpommern 0190/115484
Niedersachsen, Bremen 0190/115483
Nordrhein-Westfalen 0190/115485
Rheinland-Pfalz 0190/115492
Saarland 0190/115491
Sachsen 0190/115490
Sachsen-Anhalt 0190/115488
Schleswig-Holstein 0190/115481
Thüringen 0190/115489
Polleninformationsdienst Europa, HNO-Klinik, AKH Wien. Internet: http://www.cat.at.pollen

7.4.2 Allergische Erkrankungen von Mundhöhle, Rachen und Kehlkopf

Allergische Erkrankungen von Mundhöhle, Pharynx und Larynx können sich als primäre oder sekundäre Schleimhautreaktionen manifestieren. *Primäre allergische Reaktionen* kommen als Soforttyp- oder Spättypreaktion vor und entstehen entweder durch lokale Allergeneinwirkung, beispielsweise auf Dentalprodukte, Nahrungsmittel oder Insektenstiche oder im Rahmen einer generalisierten allergischen Reaktion. *Sekundäre allergische Krankheitsbilder* sind als Folgeerscheinungen zu verstehen und werden im oberen Aerodigestivtrakt meist durch eine chronische, allergisch bedingte Behinderung der Nasenatmung verursacht. Durch Wegfall der normalen Funktionen der Nasenschleimhaut (Anfeuchtung, Reinigung, Erwärmung der Inspirationsluft) und Überwiegen der Mundatmung kommt es zur chronischen Entzündung der Mund-, Rachen- und Kehlkopfschleimhaut sowie zur Hyperplasie des lymphatischen Systems im oberen Aerodigestivtrakt (Waldeyer-Rachenring).

Da sich im chronischen Zustand primäre und sekundäre allergische Phänomene überlappen, ist eine Differenzierung vielfach nicht mehr möglich. So fehlt bis heute der Nachweis einer primär allergischen Genese bei chronischer Hyperplasie der Gaumen- und Rachenmandel. Abzugrenzen von den genannten Krankheitsbildern sind das Quincke-Ödem (s. Abschn. 7.1.3) und nichtallergische Unverträglichkeitsreaktionen beispielsweise auf Konservierungsstoffe oder nichtsteroidale Antiphlogistika (s. Abschn. 7.1.5). Hierzu sind auch Überempfindlichkeitsreaktionen auf Lokalanästhetika zu rechnen, die seltener auf einer echten Allergie als vielmehr auf psychovegetativen oder vagovasalen Effekten beruhen.

Die *klinische Symptomatik* akuter allergischer Reaktionen wird durch eine ödematöse, glasige Schleimhautschwellung (Sofortreaktion) oder eine rötliche Schleimhautinduration (Spätreaktion) bestimmt. Dagegen trifft man bei chronisch allergischen, aber auch chronisch nichtallergischen Krankheitsbildern eher eine Hyperplasie der Schleimhaut des Waldeyer-Rachenringes an. Die Beschwerden variieren in Abhängigkeit vom Sensibilisierungsgrad, von der Dauer der Allergeneinwirkung und der Lokalisation der Schleimhautreaktion von Lippen-, Zungen- und Rachenbrennen über Schluck- und Atembeschwerden bis hin zu Heiserkeit, Hustenreiz und einer Mitbeteiligung der Speicheldrüsen (eosinophiles Parotissekret).

Bei Kindern findet man durch die verstärkte Mundatmung bei chronisch allergischer Rhinitis häufig Tonsillenhyperplasien, Gaumen- und Zahnstellungsanomalien, den typischen „adenoiden" Gesichtsausdruck und eine insgesamt erhöhte Infektionsneigung. Die gerade im Kleinkindesalter gefürchtete akute stenosierende Laryngitis (gebräuchlich Krupp, definitionsgemäß Pseudokrupp) tritt bei Kindern mit Inhalationsallergien durchschnittlich doppelt so häufig auf.

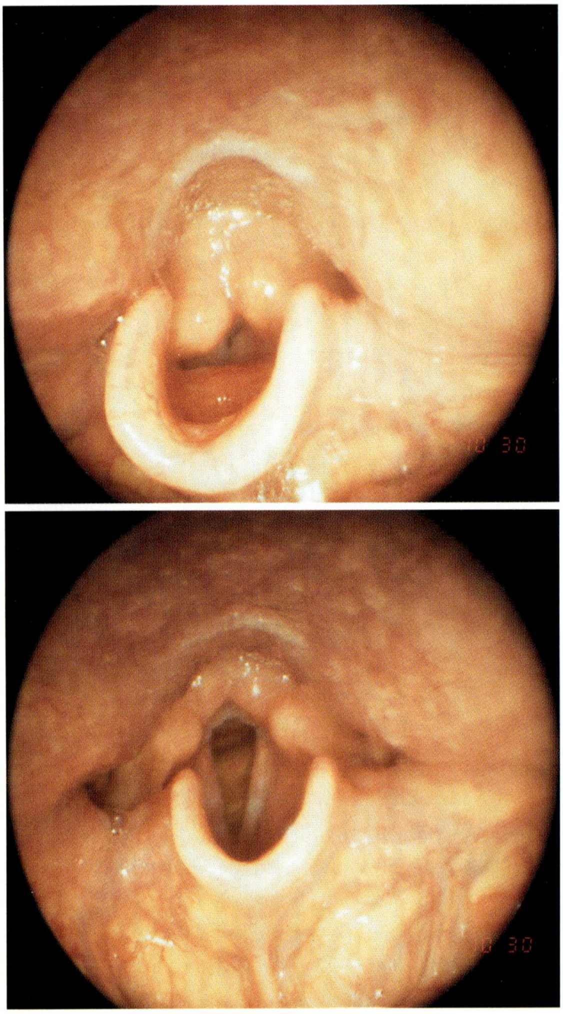

a

b

Abb. 7.37 a, b. Larynxödem nach Wespenstich (Zunge) bei bekannter Insektengiftallergie. **a** Aryknorpelödem (ca. 45 min nach Stich), **b** normaler Larynx nach medikamentöser Therapie (5 h nach Stich)

Pharynx- und Larynxödem bei Insektengiftallergie

Das Pharynx- und Larynxödem bei Insektengiftallergikern (Abb. 7.37) stellt eine IgE-vermittelte Soforttypreaktion dar, die entweder lokal durch einen Stich in Mundhöhle, Pharynx und Larynx hervorgerufen wird oder im Rahmen einer generalisierten allergischen Reaktion auftritt. In beiden Fällen können durch ein glasiges Schleimhautödem im Zungengrund und Kehlkopfeingang höchst bedrohliche Schwellungszustände auftreten, die bei Fehlschlagen einer sofortigen medikamentösen Therapie u. U. eine Notkoniotomie erforderlich machen. Um derartige Ereignisse zu vermeiden sind eine frühzeitige Hyposensibilisierung und die Rezeptur einer Notfallapotheke angezeigt (s. Abschn. 7.7).

Tabelle 7.15. Zusammenstellung häufiger pollenassoziierter Nahrungsmittelallergien

Pollenart	Nahrungsmittel
Frühblüher (Birke, Hasel, Erle)	frisches Stein- und Kernobst: Apfel, Kirsche, Aprikose, Pflaumen etc. Haselnuß, Mandeln seltener Gemüse: Karotten, Kartoffeln, Tomaten, Sellerie, exotische Früchte: Kiwi
Gräser	Gemüse: Sellerie, Kartoffeln, Soja, Erdnuß (Hülsenfrucht) Gewürze: Petersilie, Curry, Thymian
Kräuter (Beifuß, Kamille, Wegerich)	Gemüse: Sellerie, Fenchel, Soja, Karotten Gewürze: Anis, Curry, Dill, Knoblauch, Koriander, Kümmel, Paprika, Petersilie (oft nicht vertragen: Pizza, Soße, wermuthaltige Getränke = aromatisiert mit Kraut von Artemisia absinthium)

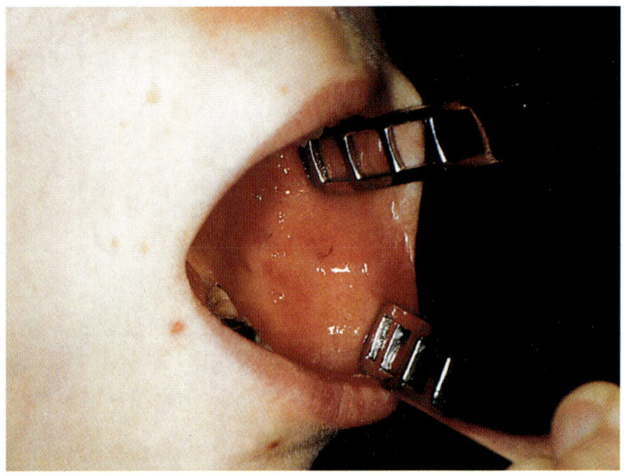

Abb. 7.38. Ödem der Wangenschleimhaut bei einem Birkenpollenallergiker auf Haselnuß (hochgradige pollenassoziierte Nahrungsmittelallergie)

Pollenassoziierte Nahrungsmittelallergie

Bei Vorliegen einer pollenassoziierten Nahrungsmittelallergie (Synonym: orales Allergiesyndrom) kann es nach Genuß bestimmter Nahrungsmittel innerhalb von Minuten zur Schleimhautreaktion und zum Auftreten klinischer Symptome kommen. Das speziell bei Baum-, Gräser- und Kräuterpollenallergikern zu beobachtende Phänomen basiert auf einer *allergischen Kreuzreaktion* gegen gemeinsame Epitope botanisch verwandter Pflanzenfamilien (Tabelle 7.15, s. auch Abschn. 7.4.1). Es erklärt, warum Birkenpollenallergiker (Abb. 7.38) beim Genuß von Äpfeln über Kratzen im Hals, Kloßgefühl und Zungenbrennen berichten oder beim Schälen von Kartoffeln oder Karotten Rhinitis und Kontakturtikaria der Hände auftreten. Teilweise bedrohliche Larynxödeme und generalisierte allergische Reaktionen mit Asthma, Urtikaria und Schockfragmenten sind im Rahmen von hochgradigen Kreuzallergien speziell beim Genuß von Haselnüssen zu beobachten.

Die Angaben über die Häufigkeit pollenassoziierter Nahrungsmittelallergien bewegen sich in der Literatur für Birkenpollenallergiker zwischen 50 und 90%, für Beifußallergiker zwischen 15 und 20%. Ähnliche, klinisch jedoch im Vergleich zum oralen Allergiesyndrom meist deutlich geringer ausgeprägte Reaktionen der Mund- und Rachenschleimhaut sind auch bei reinen Nahrungsmittelallergien anzutreffen.

Die Diagnostik der pollenassoziierten Nahrungsmittelallergie erfolgt durch Pricktest mit kommerziellen Extrakten und durch Scratchtest mit nativem Material. Bei diagnostischen Unklarheiten oder klinisch hochgradiger Sensibilisierung ist zusätzlich der RAST mit heranzuziehen.

Allergie auf Dentalprodukte

Allergische Reaktionen auf Dentalprodukte beruhen üblicherweise auf einer Spättypreaktion der Schleimhaut von Mundhöhle und Pharynx, sind jedoch verglichen mit allergischen Kontaktreaktionen der Haut klinisch weit seltener anzutreffen. Dies liegt daran, daß die allergische Spättypreaktion eine längere Allergeneinwirkung voraussetzt, welche in Mundhöhle und Pharynx durch den Speichel und den hohen Zellumsatz normalerweise nicht vorliegt. Lediglich bei Dentalprodukten wird diese Kontaktregel erfüllt. Kontaktallergien auf diese Stoffe manifestieren sich klinisch meistens in Zungenbrennen, Globusgefühl oder Kratzen im Rachen, üblicherweise jedoch nicht in Juckreiz. Bei der Untersuchung findet man vielfach nur eine Rötung der Mundschleimhaut, aber auch Leukoplakien, Aphthen oder lichenartige Veränderungen (Abb. 7.39).

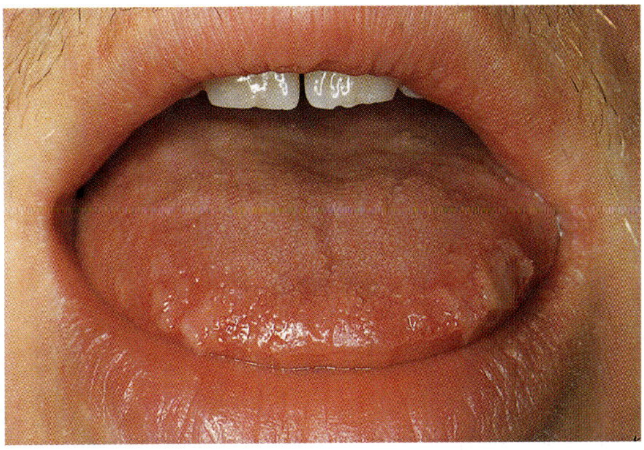

Abb. 7.39. Glossitis bei Kontaktallergie auf Prothesenmaterial (Perubalsam)

Der Nachweis einer kontaktallergischen Reaktion der Mundhöhlen- oder Pharynxschleimhaut erfolgt über standardisierte Epikutantestblöcke. Häufig sind Sensibilisierungen auf metallhaltige Prothesenmaterialien (Nickel, Kobalt, Palladium, Quecksilber, Gold), Kunststoffprothesen (Methylmethacrylate, Epoxidharz), Zahnzement (Kolophonium, Eugenol) und Prothesenhaftmittel (Perubalsam, Eugenol, Duftstoffe). Allergische Reaktionen auf Quecksilberamalgam setzen ein im Epikutantest positives Ergebnis auf Amalgam (5% in Vaseline) bzw. anorganisches Quecksilber(II)-amid-chlorid (1% in Vaseline) voraus.

Therapieprinzipien

Die Therapie allergischer Erkrankungen von Mundhöhle, Pharynx und Larynx beinhaltet abgesehen von der medikamentösen Notfallbehandlung akuter Zustände, wie des allergischen Larynxeingangsödems, primär die Allergenkarenz. Dies gilt ebenso für die Vermeidung von Nahrungsmitteln beim oralen Allergiesyndrom wie für die Elimination schädigender Agentien bei zellvermittelten Spättypreaktionen auf Dentalprodukte. Ist hierdurch keine adäquate Beschwerdefreiheit zu erzielen, finden symptomatische Antiallergika (Antihistaminika, Mastzellstabilisatoren, Glukokortikoide) systemisch oder inhalativ appliziert Anwendung.

Ein positiver Effekt auf das orale Allergiesyndrom bei Pollenallergikern kann auch durch eine subkutane Hyposensibilisierung erwartet werden. Sind die Beschwerden nicht durch Karenzmaßnahmen oder symptomatische Antiallergika beherrschbar, kommen gerade bei Hyperplasien des lymphatischen Rachenringes oder chronischer Behinderung der Nasenatmung infolge Muschelhyperplasie operative Eingriffe in Betracht. Die am häufigsten durchgeführten Eingriffe sind die Tonsillektomie, Adenotomie, laserchirurgische Verkleinerungen von Zungengrundtonsille und Seitensträngen sowie die Verkleinerung der Nasenmuscheln einschließlich der Septumkorrektur.

7.4.3 Allergische Krankheitsbilder des Ohres

Allergische Krankheitsbilder des Ohres manifestieren sich bei Kindern häufig im Mittelohr, bei Erwachsenen im äußeren Gehörgang bzw. an der Ohrmuschel. Sie sind bei sorgfältiger Diagnostik im klinischen Alltag nicht selten anzutreffen, lassen allerdings bezüglich ihrer Pathophysiologie noch viele Fragen offen. In Abhängigkeit von ihrem Manifestationsort werden die Krankheitsbilder untergliedert in Allergien des äußeren Ohres, des Mittelohres sowie des Innenohres.

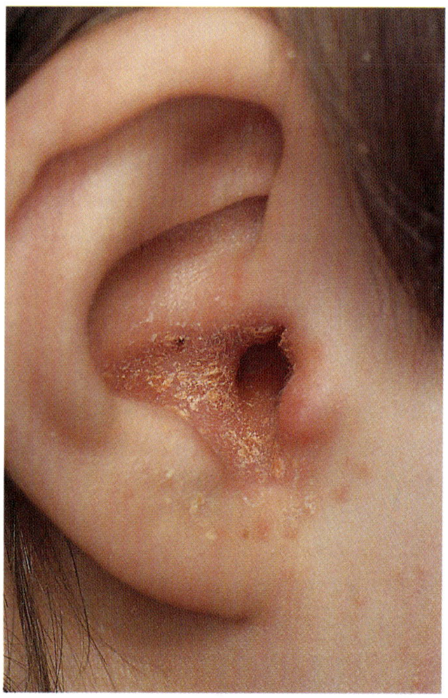

Abb. 7.40. Allergische Kontaktdermatitis der Ohrmuschel auf Neomycin-enthaltende Ohrentropfen

Äußeres Ohr

Allergien des äußeren Ohres treten an der Ohrmuschel und im äußeren Gehörgang meist als verzögerte, T-Zell-vermittelte Typ-IV-Reaktion in Form einer *allergischen Kontaktdermatitis* auf (Abb. 7.40). Selten kommen sie als Fernreaktion bei Inhalations- und Nahrungsmittelallergien vor. Differentialdiagnostisch abzugrenzen sind ekzematöse Hautveränderungen anderer dermatologischer Krankheitsbilder wie der atopischen Dermatitis, des seborrhoischen Ekzems oder der Psoriasis vulgaris (s. auch Abschn. 7.1.1 und 7.1.2).

Tabelle 7.16. Auswahl häufiger Kontaktallergene bei Ohrmuschel- und Gehörgangsekzem

Allergieauslöser	Kontaktallergene
Haarshampoo	Konservierungsmittel
Ohrringe	Nickel, andere Metalle
Lokale Pflegemittel	Wollwachsalkohole, Cetylstearylalkohole etc.
Sonnencreme	UV-Blocker, Konservierungsstoffe
Otologika	Konservierungsstoffe, Lokalantibiotika
– Cerumenex®-N	Ölsäure, Propylenglycol
– Incut®	Oxytetrazyclin, Natamycin, Tetracain
– Jellin®	Cetylalkohol, Stearylalkohol, Benzoesäure, Paraffin, Propylenglycol, Neomycin (Jellin®-Neomycin)
– Mercurochrom®	Quecksilber, Brom, Benzoesäure
– Otalgan®	Phenazon, Procain, Glycerol
– Otobacid®	Cinchocain, Glycerol
– Otosporin®	Polymyxin, Neomycin, Cetostearylalkohol, Benzoesäure
– Panotile® N	Polymyxin, Lidocain, Propylenglycol, Glycerol, Benzalkoniumchlorid
– Polyspectran® HC	Polymyxin, Bacitracin, Paraffin, Wollwachsalkoholsalbe
– Volon® A	Neomycin, Gramicidin, Propylenglykol
Ohrstöpsel, Kopfhörer, Bademützen	Kunststoffe, Acrylat, Gummibestandteile (Latex etc.), Konservierungsstoffe
Instrumente der Ohrreinigung	
– Streichhölzer	Chromat
– Büroklammer, Haarspangen	Nickel
– Fingernägel	Nagellack
Bohrstaub (Ohroperation)	Nickel, Kobalt

Die *Diagnostik* stützt sich auf das klinische Bild einer akuten (nässendes Ekzem, Papulovesikel, intensive Rötung) oder chronischen Hautveränderung (Schuppenbildung, Hautverdickung, blasse Rötung) und die positive Reaktion im Epikutan- oder Photopatchtest (s. Abschn. 5.1). Erschwerend bei der Beurteilung des Lokalbefundes sind Superinfektionen mit Bakterien oder Pilzen und traumatisch bedingte Hautveränderungen des äußeren Gehörganges bei Selbstreinigungsversuchen mit Q-Tips und Streichhölzern. Bei chronischen Krankheitsverläufen oder als Folge operativer Eingriffe am Ohr können auf dem Boden einer Kontaktallergie gegen Otologika, Salbengrundlagen oder nickelhaltigen Bohrstaub sogar Stenosen und Atresien des äußeren Gehörganges resultieren. Tabelle 7.16 zeigt eine Zusammenstellung häufiger Kontaktallergene bei Ohrmuschel- und Gehörgangsekzem (s. auch Abschn. 7.1.2).

Die *Therapie* der allergischen Kontaktdermatitis des äußeren Ohres beruht auf Allergenkarenz sowie stadiengerechter Lokaltherapie mit Cremes, Lotionen oder wässrigen Lösungen bei akuten nässenden Ekzemen und fetten Salbengrundlagen bei chronisch trockenen, schuppenden Ekzemen. Zur Reduktion der Entzündungsreaktion sind darüber hinaus Externkortikoide einzusetzen. Stenosen oder Atresien im Gehörgangsbereich bedürfen nicht selten einer zusätzlichen operativen Revision (Gehörgangsplastik).

Mittelohr

Der *Paukenerguß* (Abb. 7.41 a) stellt die häufigste Erkrankung des Mittelohres dar und ist gleichzeitig häufigste Ursache der Schwerhörigkeit bei Kindern. Er resultiert üblicherweise aus einer Hyperplasie der adenoiden Vegetationen (landläufig „Polypen") mit Verlegung der seitlich im Nasenrachen gelegenen Ohrtrompeten. Allergische Erkrankungen spielen nach klinischen Studien bei chronisch rezidivierenden Paukenergüssen in etwa 30–50% eine kausale Rolle und werden auch für die Entstehung chronischer Mittelohrentzündungen und Adhäsivprozesse (Abb. 7.41 b) verantwortlich gemacht. Betroffen sind v. a. Kinder und Jugendliche mit Inhalationsallergien, seltener Nahrungsmittelallergien. Paukenerguß, Tubenventilationsstörung ohne Ergußbildung und chronische Mittelohrentzündungen äußern sich klinisch in einer Schalleitungsschwerhörigkeit. Bestehen sie über einen längeren Zeitraum kommt es gerade bei Kindern häufig zu einer Sprachstörung (z. B. audiogener Sigmatismus).

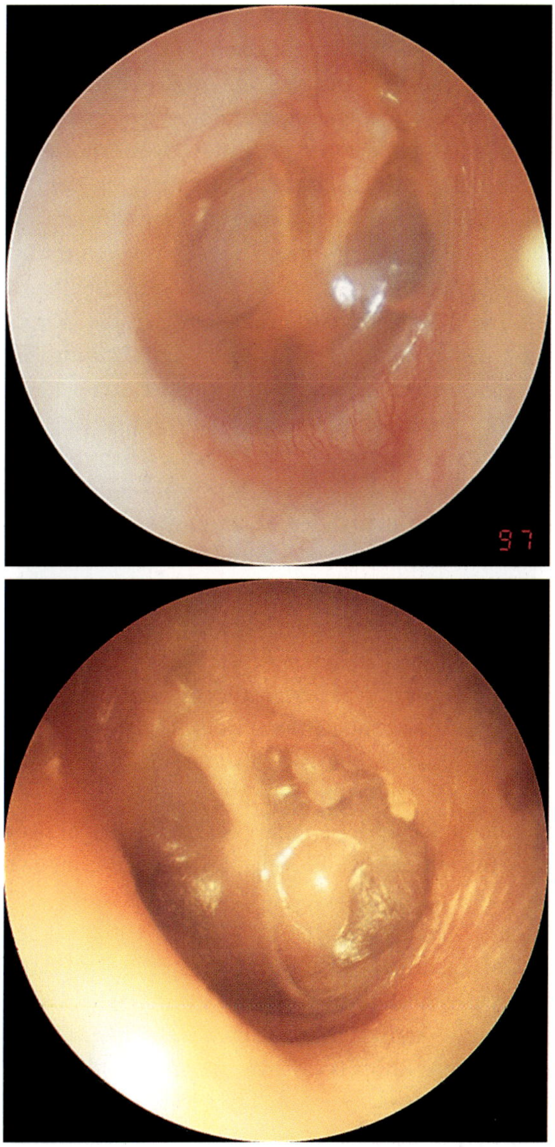

a

b

Abb. 7.41. Otoskopische Befunde bei Patienten mit symptomatischen Inhalations- und Nahrungsmittelallergien. **a** Paukenerguß. **b** Adhäsivprozeß des Trommelfelles

Im Unterschied zum Paukenerguß sind allergische Reaktionen der Paukenschleimhaut durch Mittelohrimplantate, die in der Ohrchirurgie zur Gehörknöchelchenrekonstruktion verwendet werden, klinisch äußerst selten und bislang nur in Einzelfällen beschrieben. Dies gilt sowohl für Metallverbindungen und Kunststoffe als auch für Keramik und Glasionomerzement.

Wenngleich Tubenventilationsstörungen und Paukenergüsse bei einer Vielzahl von Pollenallergikern klinisch zu beobachten sind, liegt bislang keine eindeutige pathophysiologische Erklärung vor. Es ist umstritten, ob die Schwerhörigkeit durch eine direkte allergische Entzündung der Tubenschleimhaut, eine Tubenventilationsstörung bei allergischer Rhinopharyngitis oder eine unmittelbare allergische Reaktion der Mittelohrschleimhaut resultiert. Am wahrscheinlichsten ist die Hypothese der chronisch ödematösen Entzündung der Tubenschleimhaut durch primäre allergische Reaktion des Tubenostiums oder durch Einwirkung von Entzündungsmediatoren, die von der Nasenschleimhaut gebildet und durch die mukoziliare Aktivität in Richtung Nasenrachen transportiert werden. Hinzu kommen chronisch rezidivierende virale und bakterielle Infektionen, die die Tubenbelüftung zusätzlich beeinträchtigen und akute Mittelohrentzündungen verursachen.

Die *Diagnostik* basiert auf dem herkömmlichen Nachweis einer Inhalations- oder Nahrungsmittelallergie mittels Anamnese, Hauttest, nasaler Provokation, In-vitro-Diagnostik, Zytologie sowie ggf. Eliminations- und Suchdiät. Sekretuntersuchungen des Mittelohres zur IgE- oder IgG-Bestimmung lassen keine differentialdiagnostischen Aussagen zu.

Zur *Therapie* allergischer Ventilationsstörungen des Mittelohres eignen sich topisch oder systemisch gegebene Antihistaminika, Glukokortikosteroide und Mastzellstabilisatoren (s. Therapie der allergischen Rhinitis, Abschn. 7.4.1). Flankierende Maßnahmen sind abschwellende Nasentropfen, Mikrowelle, Tubenbelüftungsübungen wie der Valsalva-Versuch oder das Aufblasen eines Luftballons über die Nase (Otovent®), eine konsequente Infektprophylaxe und bei Nahrungsmittelallergien das Einhalten einer Diät. Bei Inhalationsallergien sollte aufgrund ihres positiven Effekts zusätzlich zur symptomatischen Therapie frühzeitig eine Immuntherapie eingeleitet werden. Hinzu kommen in chronisch rezidivierenden, therapieresistenten Fällen operative Maßnahmen wie Adenotomie, Tonsillektomie, Parazentese und Paukendrainage. Stillen bis zum 4. Monat besitzt bezüglich der Entwicklung eines Paukenergusses nach dem heutigen Kenntnisstand keinen protektiven Effekt.

Innenohr

Hinweise auf einen kausalen Zusammenhang zwischen Allergie und Innenohrerkrankungen beschränken sich auf vereinzelte Kasuistiken, entbehren jedoch bis heute schlüssiger pathophysiologischer Modelle. Insofern kann die Diagnose eines allergisch bedingten Hörsturzes ebensowenig gestellt werden wie die Diagnosen allergischer Tinnitus, allergischer Morbus Menière, allergisch bedingte rezidivierende Labyrinthitis oder progressive sensorineurale Schwerhörigkeit. Beobachtungen, die eine Kausalität vermuten lassen, beruhen auf der Koinzidenz mit akuten allergischen Beschwerdebildern sowie auf Erfolgen einer antiallergischen Behandlung, beispielsweise durch Diät, Antihistaminika oder Kortison. Darüber hinaus konnten bei Allergikern durch Allergenprovokation Potentialschwankungen in der Elektrocochleographie nachgewiesen werden. Für steroidsensitive Innenohrerkrankungen werden allgemein jedoch weniger allergische Reaktionen im herkömmlichen Sinne als vielmehr Autoimmunphänomene postuliert, die auf dem serologischen Nachweis von Antikörpern gegen cochleäre Antigene und verschiedene Kollagentypen des Innenohres basieren.

Literatur

Aslanian GG (1995) Allergy and acute stenosing laryngotracheitis in children. Vestn Otorinolaringol (2): 34–38

Astruc J, Toubin RM (1992) Recurrent pharyngitis. Indications for tonsillectomy. Rev Prat 42(3): 298–301

Bachert C, Hauser U, Prem B, Rudack C, Ganzer U (1995) Proinflammatory cytokines in allergic rhinitis. Eur Arch Otorhinolaryngol 252 (Suppl 1): 44–49

Baranjuk JN, Silver PB, Kaliner MA, Barnes PJ (1994) Perennial rhinitis subjects have altered vascular, glandular, and neural responses to bradykinin nasal provocation. Int Arch Allergy Immunol 103: 202–208

Benediktsdottir B (1993) Upper airway infections in preschool children – frequency and risk factors. Scand J Prim Health Care 11(3): 197–201

Bentley AM, Jacobson MR, Cumberworth V et al. (1992) Immunhistology of the nasal mucosa in seasonal allergic rhinitis: Increases in activated eosinophils and epithelial mast cells. J Allergy Clin Immunol 89(49): 877–883

Bernstein JM (1993) The role of IgE-mediated hypersensitivity in the development of otitis media with effusion: a review. Otolaryngol Head Neck Surg 109: 611–620

Bindslev-Jensen C, Vibits A, Stahl-Skov P, Weeke B (1991) Oral allergy syndrom: the effect of astemizole. Allergy 46(8): 610–613

Busse WW, Holgate ST (1995) Asthma and Rhinitis. Blackwell, Oxford
Cauwenberge P van, Masy N (1991) Allergy and dentistry. Ned Tijdschr Tandheelkd 98(2): 58–61
Corey JP, Adham RE, Abbass AH, Seligman I (1994) The role of IgE-mediated hypersensitivity in otitis media with effusion. Am J Otolaryngol 15(2): 138–144
Davidson FW (1984) Acute laryngeal obstruction in children. Penn Med Oct 42–46
Davies RJ, Bagnall AC, McCabe RN, Calderon MA, Wang JH (1996) Antihistamines: topical vs oral administration. Clin Exp Allergy 26 (Suppl 3): 11–17
Dixon HS (1992) Allergy and laryngeal disease. Otolaryngol Clin North Am 25(1): 239–250
Drake-Lee A, Price J, Varley R (1994) Mast cell ultrastructure in the adenoids of children with and without secretory otitis media. J Laryngol Otol 108(12): 1058–1063
Duncan B, Ey J, Holberg CJ, Wright AL, Martinez FD, Taussig LM (1993) Exclusive breast-feeding for at least 4 month protects against otitis media. Pediatrics 91(5): 867–872
Dutree-Meulenberg RO, Kozel MM, van-Joost T (1992) Burning mouth syndrome: a possible etiologic role for local contact hypersensitivity. J Am Acad Dermatol 26(6): 935–940
Fireman P (1988) Otitis media and nasal disease: a role for allergy. J Allergy Clin Immunol 82: 917–926
Fokkens WJ, Holm AF, Rijntjes E et al. (1990) Characterization and quantification of cellular infiltrates in nasal mucosa of patients with grass pollen allergy, non-allergic patients with nasal polyps and controls. Int Arch Allergy Appl Immunol 93: 66–72
Fritzsch C, Mutius E von, Weiland SK et al. (1994) Prävalenz asthmatischer und allergischer Erkrankungen bei Schulkindern - ein Vergleich zwischen Leipzig und München. Allergo J 3: 11–16
Gluck U (1990) Pollinosis and oral allergy syndrome. HNO 38(5): 188–190
Heppt W (1995) Zytologie der Nasenschleimhaut. Springer, Berlin Heidelberg New York Tokyo
Heppt W (1997) Medikamentöse Therapie der allergischen Rhinitis. HNO 45: 647–655
Holinger LD (1986) Chronic cough in infants and children. Laryngoscope 96: 316
Holmstrup P (1992) Oral mucosa and skin reactions related to amalgam. Adv Dent Res 6: 120–124
Host A (1995) Mechanisms in adverse reactions to food. To ear. Allergy 50: 64–67
Hurst DS, Venge P (1993) The presence of eosinophil cationic protein in middle ear effusion. Otolaryngol Head Neck Surg 108(6): 711–722
Irander K, Borres MP, Bjorksten B (1993) Middle ear diseases in relation to atopy and nasal metachromatic cells in infancy. Int J Pediatr Otorhinolaryngol 26(1): 1–9
Joliat T, Seyer J, Bernstein J et al. (1992) Antibodies against a 30 kilodalton cochlear protein and type II and IX collagens in the serum of patients with inner ear diseases. Ann Otol Rhinol Laryngol 101(12): 1000–1006
Kanerva L, Estlander T, Jolanki R, Pekkarinen E (1992) Occupational pharyngitis associated with allergic patch test reactions from acrylics. Allergy 47(5): 571–573
Kelso JM, Jones RT, Tellez R, Yunginger JW (1995) Oral allergy syndrome successfully treated with pollen immunotherapy. Ann Allergy Asthma Immunol 74(5): 391–396
Konsensusbericht zur Pathophysiologie, Klassifikation, Diagnose und Therapie der nasalen Hyperreaktivität (1997) HNO 45: 189–201
Kraemer MJ, Richardson MA (1983) Risk factors for persistent middle ear effusion. JAMA 249: 1023
Kremser M, Lindemayr W (1983) Zur Häufigkeit sogenannter „Apfelallergie“ (Apfelkontakt-Urtikariasyndrom) bei Patienten mit Birkenpollenallergie. Z Hautkr 58: 543–552
Laeijendecker R, Joost T van (1994) Oral manifestations of gold allergy. J Am Acad Dermatol 30(2 Pt 1): 205–209
Lim D, Bluestone C, Klein J, Nelson JD (1984) Recent advances in otitis media with effusion. Decker, Philadelphia, pp 5–44
Meltzer EO, Orgel HA, Jalowayski AA (1995) Histamine levels and cytology in children with chronic otitis media and rhinitis. Ann Allergy Asthma Immunol 74(5): 406–410
Miyamura K, Kanzaki Y, Nagata M, Ishikawa T (1987) Provocation of nystagmus and deviation by type I allergy in the inner ear of the guinea pig. Ann Allergy 58(1): 36–40
Mogi G, Tomonaga K, Watanabe T, Chaen T (1992) The role of type I allergy in secretory otitis media and mast cells in the middle ear mucosa. Acta Otolaryngol Suppl (Stockh) 493: 155–163
Mygind N (1997) Nasal blockage: an important symptom of rhinitis. Allergy 52/40 (Suppl)
Nsouli TM, Nsouli SM, Linde RE, O'Mara F, Scanlon RT, Bellanti JA (1994) Role of food allergy in serous otitis media. Ann Allergy 73(3): 215–219
Oranje AP, Aarsen RS, Mulder PG, Liefaard G (1991) Immediate contact reactions to cow's milk and egg in atopic children. Acta Derm Venerol 71(3): 263–266
Ostman PO, Anneroth G, Skoglund A (1994) Oral lichen planus lesions in contact with amalgam fillings: a clinical, histologic, and immunohistochemical study. Scand J Dent Res 102(3): 172–179
Passalacqua G, Bousquet J, Bachert C et al. (1996) The clinical safety of H_1-receptor antagonists (position paper). Allergy 51:666–675
Pearlman DS (1989) The relationship between allergy and croup. Allergy Proc 10(3): 227–231
Shambaugh G Jr (1983) Serous otitis media: are tubes the answer? Am J Otol 5: 63
Sibbald B, Rink E (1991) Epidemiology of seasonal and perennial rhinitis: clinical presentation and medical history. Thorax 46(12): 895–901
Smith JF (1973) Salivary gland manifestation of allergy. In: Frazier CA (ed) Dentistry and the allergic patient. Thomas, Springfield/IL, pp 172–190
Turkeltaub PC, Gergen PJ (1991) Prevalence of upper and lower respiratory conditions in the US population by social and environmental factors: data from the second National Health and Nutrition Examination Survey, 1976–1980 (NHANES II). Ann Allergy 67: 147–154
Viscomi GJ, Bojrab DI (1992) Use of electrocochleography to monitor antigenic challenge in Meniere's disease. Otolaryngol Head Neck Surg 107: 733–737
Wüthrich B, Dietschi R (1985) Das Sellerie-Karotten-Beifuss-Gewürz-Syndrom: Hauttest- und RAST-Ergebnisse. Schweiz Med Wochenschr 115: 258–364
Wüthrich B, Schlumpf M (1992) Epidemiologie der Atopien: Umweltkrankheiten Nr. 1. Sozialpädiatrie in Praxis und Klinik 14: 606–612

7.5 Augenheilkunde

Alexander A. Bialasiewicz

Einleitung

Allergische Entzündungen am Auge lassen sich klinisch in die saisonale oder nichtsaisonale allergische Rhinokonjunktivitis, atopische Keratokonjunktivitis, Keratoconjunctivitis vernalis, gigantopapilläre Konjunktivitis, Blepharokonjunktivitis (Typ Kontaktekzem) und die Insektenstich-induzierte Keratokonjunktivitis (toxisch-allergische Mischform) einteilen. Die genaue Anamnese, Befunderhebung mit Beachtung kritischer Details, wie Papillen an der subtarsalen Konjunktiva oder Hornhautläsionen und die bekannte Allergiediagnostik einschließlich der Zytologie der Konjunktiva sind entscheidende Leitlinien für die Diagnosestellung und Einleitung einer differenzierten antiallergischen Therapie.

7.5.1 Anatomische Grundlagen der Konjunktiva

Die konjunktivale Schleimhaut bedeckt die Lidrückfläche (Conjunctiva palpebrae) und die Vorderfläche des Augapfels (Conjunctiva bulbi) bis zum Limbus. Während die *palpebrale Konjunktiva* dünn, transparent und mit der Unterfläche fest verbunden ist, liegt die *epibulbäre Konjunktiva* lose auf dem Augapfel. Die Konjunktiva besteht aus einem mehrschichtigen nicht verhornenden geordneten Plattenepithel mit Mikrovilli und eingefügten Muzin-produzierenden Becherzellen, die der Substantia propria aufgelagert sind. Alle Epithelzellen der Konjunktiva wie auch der Kornea können Muzin produzieren und haben an der Komposition des Tränenfilms Anteil. Von außen kommende Moleküle (Haptene) müssen offensichtlich ein bestimmtes niedriges Molekulargewicht (unter 500) besitzen, um die epitheliale Konjunktivalschranke zu überwinden. Die Blutversorgung der Konjunktiva erfolgt durch die vorderen Ziliararterien, Äste der Arteria ophthalmica. Die sensorische Innervation erfolgt durch den ersten Ast des Nervus trigeminus.

Das sehr reaktive *Konjunktiva-assoziierte lymphoide Gewebe* (*CALT*) steht in enger Verbindung mit anderen lymphoiden Geweben im Körper, wie dem *bronchial associated lymphoid tissue* (*BALT*) und dem *gut associated lymphoid tissue* (*GALT*). Neben dem humoralen System des CALT (sIgA-Produktion) findet man ein T-Zell-System und Antigen-präsentierende *dendritische Langerhans-Zellen*. Die höchste Zahl dendritischer Zellen ist in der Konjunktiva beschrieben (200–400/mm^2). Die Konzentration nimmt zur Hornhaut hin ab und beträgt in der Limbusregion noch 15–250/mm^2; in der Hornhautmitte sind praktisch keine dendritischen Zellen mehr nachweisbar.

Der Lymphabfluß erreicht medial die submandibulären, temporal die präurikulären Lymphknoten. Er stammt von den oberflächlichen und tiefgelagerten Plexus in der Konjunktiva.

7.5.2 Pathophysiologie

Pathophysiologisch können allergische Reaktionen am Auge zum überwiegenden Teil IgE-vermittelten Typ-I-Allergien zugeordnet werden. Daneben gibt es Immunkomplex-vermittelte Typ-III-Reaktionen, Zell-vermittelte Spättypreaktionen und Mischtypen der einzelnen pathophysiologischen Mechanismen.

7.5.3 Diagnostik allergischer Augenerkrankungen

Die Diagnostik allergischer Erkrankungen des Auges orientiert sich an den pathophysiologischen Gegebenheiten. Grundlage sind die bereits in Kap. 5 aufgeführten diagnostischen Verfahren zum Nachweis einer allergischen Sensibilisierung, basierend auf den Hauttestverfahren und der In-vitro-Diagnostik. Unter den Provokationstests aus ophthalmologischer Sicht von besonderer Bedeutung ist der konjunktivale Provokationstest (s. Abschn.

5.2.2). Da die erwähnten diagnostischen Verfahren in den vorangehenden Kapiteln beschrieben sind, wird im folgenden nur auf besondere ophthalmologische Untersuchungsverfahren eingegangen.

Zytologie und Histologie der Konjunktivalschleimhaut

Die Zytologie der Konjunktivalschleimhaut ermöglicht eine Abgrenzung allergischer von infektiös bedingten Augenerkrankungen. Im Epithel der normalen Konjunktiva finden sich durchschnittlich etwa 20 000 Entzündungszellen/mm^3. Diese setzen sich zu etwa einem Drittel aus polymorphonukleären Zellen (*PMN*), zu zwei Dritteln aus Lymphozyten zusammen. Plasmazellen, Eosinophile, Basophile und Mastzellen kommen normalerweise nicht vor. Sind in dem nach herkömmlicher Färbung aufgearbeiteten zytologischen Präparat vermehrt basophile und eosinophile Granulozyten zu finden, ist dies ein Hinweis für das Vorliegen einer allergischen Reaktion vom Soforttyp.

Tieferreichende Schleimhautveränderungen und Mastzellen lassen sich besser mit der Histologie darstellen. Beim Nachweis von Mastzellen ist zu beachten, daß die konjunktivale Biopsie lichtmikroskopisch eine Quantifizierung von nichtdegranulierten Mastzellen ermöglicht, während degranulierte Zellen nur elektronenmikroskopisch verifiziert werden können. Für das histologische Präparat wird eine 2×2 mm große konjunktivale Fornixbiopsie aus der oberen Umschlagfalte unter Lokalanästhesie entnommen. Nach Fixierung mit Formalin- (Lichtmikroskopie), modifizierter Karnovski- (Elektronenmikroskopie) oder Carnoy-Lösung (Immunhistochemie für Mastzellphänotypisierung) können entsprechende Untersuchungen durchgeführt werden.

Im konjunktivalen Epithel finden sich „T"-Mastzellen, die Tryptase, aber keine Chymase sezernieren, in der Substantia propria „TC"-Mastzellen, die Tryptase und Chymase enthalten. Bei Patienten mit Keratoconjunctivitis vernalis und gigantopapillärer Konjunktivitis sind TC-Mastzellen in der Substantia propria und subepithelial erhöht.

Tränenflüssigkeit

Die nichtinvasive Diagnostik der Tränenflüssigkeit erfolgt mit 5–10 µl. Die Flüssigkeit wird über eine 25-µl-Kapillare in der unteren Umschlagfalte aufgesaugt, auf einen Objektträger gebracht und gefärbt. Die Methode ist weniger aussagekräftig als die Zytologie oder Biopsie, kann jedoch auch zum Nachweis einer Eosinophilie eingesetzt werden.

Biochemische Analysen

Die Bestimmung der IgE-Konzentration in der Tränenflüssigkeit ist mittels Radioimmunosorbenttest, Radioimmunodiffusionsmethode und Tandem-R-IgE-immunradiometrischem Assay möglich, meist jedoch wissenschaftlichen Fragestellungen vorbehalten. Ebenso verhält es sich mit dem Nachweis von Entzündungsmediatoren wie Histamin, Tryptase, Leukotrienen oder Komplementfaktoren.

7.5.4 Allergische Krankheitsbilder des Auges

Allergische Rhinokonjunktivitis (saisonale/perenniale)

■ **Epidemiologie.** Mehr als 50% aller allergischen Konjunktivitiden vom Soforttyp gehen mit Heuschnupfen einher. Dieser besitzt mittlerweile in Mitteleuropa eine Prävalenz von etwa 15%.

■ **Klinik.** Die Symptome bestehen in Juckreiz, Tränenfluß, Photophobie, Augendruck und geschwollenen Lidern, vielfach kombiniert mit den typischen Beschwerden des allergischen Rhinitikers.

■ **Untersuchungsbefund.** Bei der saisonalen Rhinokonjunktivitis beispielsweise bei Pollensensibilisierungen kommt es nach Allergenkontakt innerhalb von Sekunden bis Minuten zur Chemosis und Hyperämie der Konjunktiven, insbesondere im perilimbalen Gebiet. Zusätzlich liegt eine meist nur ganz diskrete papilläre Reaktion der oberen tarsalen Konjunktiva bei erhöhtem Tränenfluß vor. Eine korneale Beteiligung besteht nicht (Abb. 7.42).

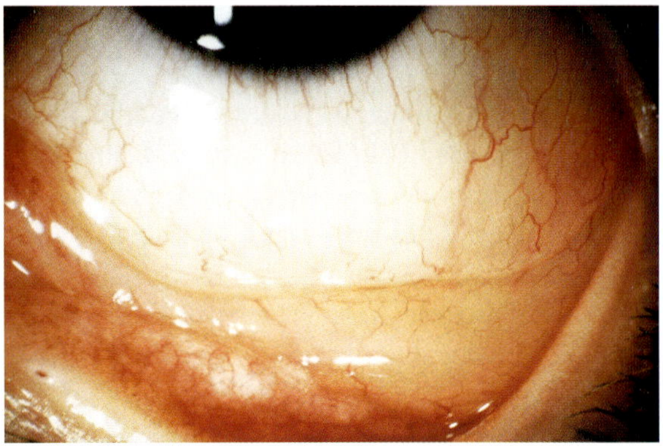

Abb. 7.42. Allergische Rhinokonjunktivitis bei einem 20jährigen Patienten mit Gräserpollenallergie Typ I: Chemosis der unteren epibulbären Konjunktiva und in der Umschlagsfalte

Neben der häufigen saisonalen allergischen Konjunktivitis, die üblicherweise mit einer pollenbedingten Rhinitis einhergeht, gibt es perenniale allergische Formen, beispielsweise bei Milben- und Schimmelpilzsensibilisierungen.

■ **Pathophysiologie.** Bei der allergischen Rhinokonjunktivitis handelt es sich um eine klassische IgE-vermittelte Sofortreaktion meist auf dem Boden einer Sensibilisierung gegen Inhalationsallergene.

■ **Diagnostik.** Die Diagnose wird nach der Anamnese sowie den Ergebnissen der Haut- und Provokationstests (nasal, konjunktival) gestellt. In schwierigen Fällen können zusätzlich pollenspezifisches IgE und Histamin sowohl im Serum, als auch in der Tränenflüssigkeit bestimmt werden.

Konjunktivalabstrichpräparate zeigen sowohl bei der saisonalen wie bei der perennialen allergischen Rhinokonjunktivitis in etwa 50% der Fälle eine richtungsweisende Eosinophilie.

■ **Differentialdiagnose.** Wenngleich Symptom- und Befundkonstellationen wie Tränenträufeln und Juckreiz in der Pollenflugphase, papilläre Reaktion der Konjunktiva, positiver Hauttest, Eosinophilie bei erhöhtem Tränen-IgE die Diagnose einer allergischen Rhinokonjunktivtis beweisen, sollte generell auch an bakterielle Infektionen, oberflächliche Fremdkörper einschließlich subtarsaler Parasiten, Sicca-Syndrome und Kontaktallergien gedacht werden. Konjunktivale Hyperämie als Begleiterscheinung von Allgemeinerkrankungen ist häufig (Kawasaki-Syndrom, Reiter-Syndrom, Lyme-Borreliose); allerdings fehlt in diesen Fällen das pathognomonische Jucken.

■ **Therapie.** Die Therapie umfaßt, ähnlich wie bei der allergischen Rhinitis, als wesentliche Bestandteile die Prävention und Allergenkarenz, die spezifische Immuntherapie und die medikamentöse Therapie. Die subkutane Hyposensibilisierung ist bei Pollenallergikern zu ca. 80% erfolgreich.

Die medikamentöse Therapie umfaßt die Gabe topischer H_1-Antihistaminika (Azelastin, Levocabastin), Mastzellstabilisatoren (DNCG, Nedocromil) und nichtsteroidaler Antiphlogistika (Zyklooxygenasehemmer wie Ketorolac, Tromethamin). Kortikosteroide (Dexamethason, Medryson etc.) sollten für schwere Fälle reserviert bleiben, da bei längerer Einnahme und Disposition die Gefahr einer subkapsulären Cataracta complicata und einer okulären Hypertonie besteht.

Die symptomatische Therapie mit Vasokonstriktoren hat an Bedeutung verloren.

Ist eine topische Therapie nicht effektiv, können systemisch wirksame Histamin-1-Rezeptor-Antagonisten, wie Cetirizin, Terfenadin oder Loratadin, nichtsteroidale Antiphlogistika, wie Indomethacin, Flubiprofen oder Tiaprofen, und Kortikosteroide verabreicht werden.

Atopische Keratokonjunktivitis

■ **Epidemiologie.** Erst seit den 50er Jahren beschäftigte man sich von augenärztlicher Seite mit diesem Krankheitsbild, das v. a. Männer zwischen dem 30. und 50. Lebensjahr betrifft und häufig ganzjährig Beschwerden bereitet. Die Keratokonjunktivitis der Atopiker kann mit multiplen Allergien, atopischer Dermatitis und Asthma bronchiale einhergehen.

■ **Klinik.** Die atopische Keratokonjunktivitis tritt bilateral auf und geht mit Jucken, Brennen, Tränen, Photophobie und Visusbeeinträchtigung einher. Sie ist durch gerötete, und indurierte, teilweise auch mazerierte Augenlider charakterisiert.

■ **Untersuchungsbefund.** Man findet Lidödeme, laterale und mediale Kanthusdestruktionen, Che-

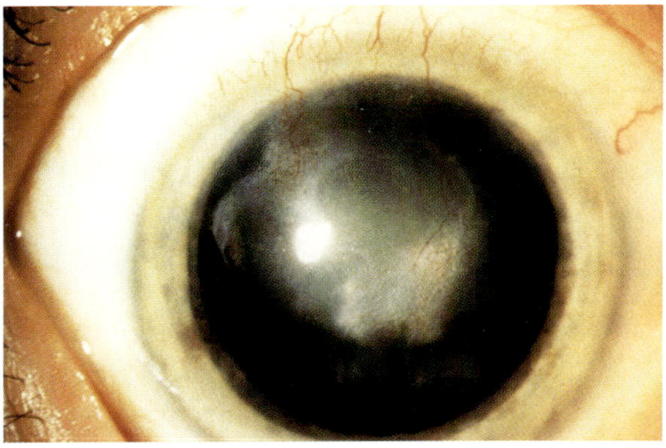

Abb. 7.43. Korneale Pannusbildung, oberflächliche Hornhautnarben bei chronischer Entzündung im Rahmen einer atopischen Keratokonjunktivitis

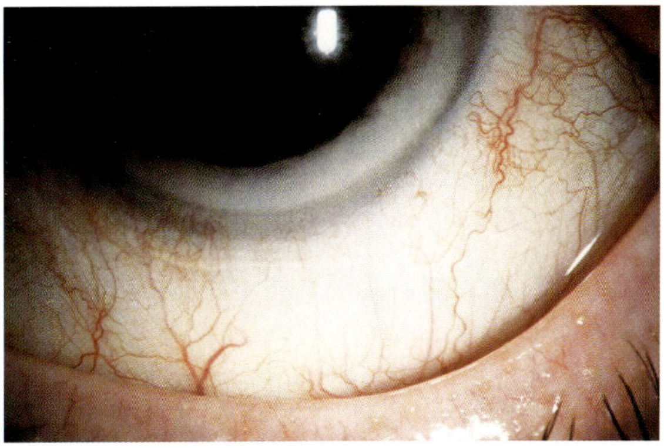

Abb. 7.44. Limbusparallele epibulbäre Konjunktivalfältchen (Lipcoff III) bei 35jährigem Patienten mit Atopie und sekundärem Sicca-Syndrom

mosis und Hyperämie der Konjunktiva, papilläre Reaktionen der unteren mehr als der oberen (umgekehrt bei der Conjunctivitis vernalis) tarsalen Konjunktiva, eine Keratopathia punctata und Trantas dots. Vaskularisation der Hornhaut (Pannus) und Hornhautulkus stellen Visus-bedrohende Komplikationen dar (Abb. 7.43).

Bei knapp der Hälfte aller Patienten mit atopischer Dermatitis können wegen des sekundären Sicca-Syndroms limbusparallele Fältchen der epibulbären Konjunktiva in verschiedenen Ausprägungen (Lipcoff I–III) oder eine klinisch manifeste Keratokonjunktivitis beobachtet werden (Abb. 7.44). Lidanomalien mit Lidinversion, Punctum-lacrimale-Stenosen und Punctum-lacrimale-Inversionen treten auf.

Staphylokokken-bedingte sekundäre Blephartiden sind häufig; sie sollten mikrobiologisch differenziert und behandelt werden, um entzündungsbedingte Liddeformationen und Narbenbildungen zu verhindern.

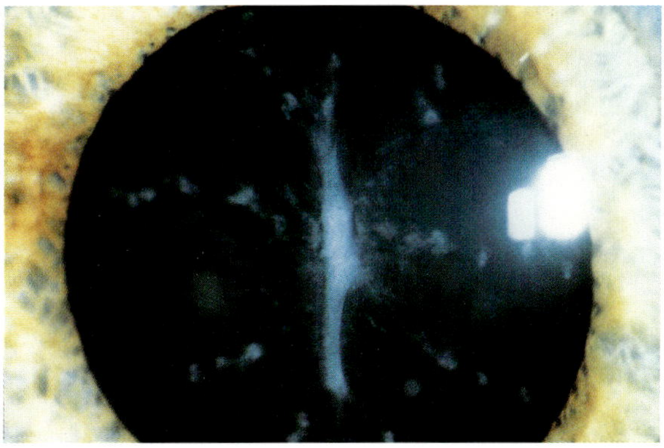

Abb. 7.45. Typische beginnende Cataracta syndermatotica bei einem 12jährigen Patienten. Der geübte Augenarzt kann hier eine „Blinddiagnose“ stellen. Die morphologische Lokalisation (hauptsächlich Subcapsularis posterior) ist mit zunehmender Ausprägung besser zu beurteilen

Eine schwere Komplikation der atopischen Keratokonjunktivitis ist die Herpes-simplex-Viruskeratitis, die bilateral auftreten und zu Visus-beeinträchtigenden Narbenbildungen führen kann.

Andere ophthalmologische Begleiterkrankungen sind Keratokonus (1,5–16%) und Cataracta complicata syndermatotica (vordere subkapsuläre in 25%, hintere subkapsuläre in 50%) (Abb. 7.45). Auch das Vorkommen einer Amotio retinae wird diskutiert.

■ **Pathophysiologie.** Es wird ein kombinierter Pathomechanismus basierend auf einer IgE-vermittelten Reaktion und einem Defekt im zellgebundenen Immunsystem diskutiert. Die zellulären Infiltrate subepithelialer Schichten der Konjunktiva mit Eosinophilen, Basophilen, Mastzellen und Lymphozyten unterscheiden sich qualitativ und quantitativ von denen der Rhinokonjunktivitis und legen einen anderen pathophysiologischen Mechanismus als den der alleinigen allergischen (Typ-I-)Reaktion nahe. Das Gesamt-IgE im Serum ist meist erhöht, spezifische IgE-Antikörper lassen sich allerdings nicht nachweisen.

■ **Diagnostik.** Entscheidend für die Diagnose ist der klinische Untersuchungsbefund in Kombination mit einer positiven Atopieanamnese (atopische Dermatitis, Asthma etc.), einem erhöhten Gesamt-IgE im Serum und in der Tränenflüssigkeit und dem zytologischen Nachweis von Eosinophilen. Spezifische Allergene konnten bislang nicht identifiziert werden.

Differentialdiagnose. Angesichts von Anamnese, klinischem Befund und okulären Begleiterkrankungen sind differentialdiagnostisch eine infektiös bedingte Blepharitis oder Keratoconjunctivitis vernalis im frühen Stadium abzugrenzen. Im Unterschied zur Vernalis-Keratokonjunktivitis treten bei der atopischen Keratokonjunktivitis konjunktivale Narbenbildungen und eine Fornixverkürzung auf. Die papilläre Reaktion bei der Keratoconjunctivitis vernalis ist meist ausgeprägter und beteiligt zusätzlich die obere tarsale Konjunktiva. Die Hornhaut ist bei der atopischen Keratokonjunktivitis stärker betroffen als bei der Keratoconjunctivitis vernalis. Die atopische Keratokonjunktivitis ist nicht saisonal bedingt, dauert länger und manifestiert sich erst im vergleichsweise höheren Lebensalter. Rosazea-Keratitis und okuläres Pemphigoid, bei dem auch konjunktivale Mastzellen vorkommen, können weitere Differentialdiagnosen darstellen.

Therapie. Lidkantenhygiene, kurzzeitige topische Kortikosteroidgaben und systemische Antihistaminika werden für die Behandlung der atopischen Keratokonjunktivitis am häufigsten verordnet. Mastzellstabilisatoren haben einen sehr geringen Einfluß auf die Symptomatik, wenngleich bei Langzeittherapien Kortikosteroide eingespart werden können. Etwa 65% der Patienten sprechen auf eine Kombinationsbehandlung an. Bei infektiös bedingten sekundären Blepharitiden ist neben einer lokalen auch eine systemische Antibiotikatherapie, beispielsweise mit Tetrazyklinen, indiziert. Kommt es im Rahmen der Erkrankung zu irreversiblen Schäden, wie Hornhautulkus, Lidveränderungen, Katarakt, Keratokonus, kommen operative Techniken (Keratoplastik, Lidoperation, Intraokularlinsenchirurgie) in Betracht. Infolge des erhöhten postoperativen Infektionsrisikos und der operationsbedingten Komplikationen (Netzhautablösung, Vernarbungen) sollte die Indikation für chirurgische Eingriffe jeglicher Art jedoch nach strengen Kriterien erfolgen.

Keratoconjunctivitis vernalis

Epidemiologie. Unter einer Keratoconjunctivitis vernalis versteht man eine bilaterale papilläre Entzündung der oberen tarsalen Konjunktiva, die zu 80% Jungen zwischen dem 5. und 15. Lebensjahr betrifft und bevorzugt zwischen April und August vorkommt. Das Krankheitsbild findet sich bei etwa 0,1–0,5% aller ophthalmologischen Patienten und ist in Italien, Griechenland, Israel und Südamerika besonders häufig. Die Keratoconjunctivitis vernalis dauert durchschnittlich 4–10 Jahre.

Klinik. Typisch für die Keratoconjunctivitis vernalis sind Jucken, v. a. abends und bei Staub-, Wind- oder Lichtexposition. Hinzu kommen eine übermäßige Tränen- und Schleimbildung mit „heißem, engem" Gefühl an den Augen und massiver besonders morgendlicher Photophobie („morning misery" nach R.J. Buckley). Überschüssiges Muzin wird morgens von den Konjunktiven entfernt (sog. „mucus fishing").

Untersuchungsbefunde. Nach morphologischen Gesichtspunkten unterscheidet man die palpebrale und limbale Form der Keratoconjunctivitis vernalis. Die limbale Form wird häufiger bei Indianern und Schwarzen aus afrikanischen oder westindischen Ländern gesehen, weniger bei Kaukasiern oder in den Industrienationen geborenen Schwarzen.

Bei der tarsalen Form ist die Konjunktiva unter dem Oberlid betroffen. Man findet makroskopisch

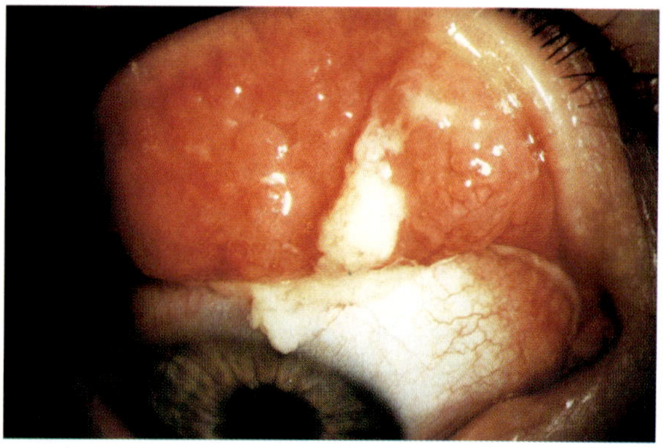

Abb. 7.46. Papilläre Konjunktivitis mit massiver Muzinproduktion durch pseudoglanduläre Hyperplasie bei einem 15jährigen Patienten mit Keratoconjunctivitis vernalis und multiplen Pollenallergien

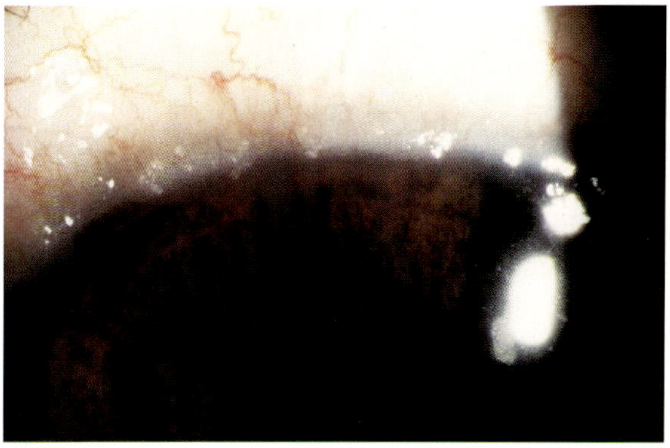

Abb. 7.47. Limbale Form der Keratoconjunctivitis vernalis bei einem 15jährigen arabischen Patienten

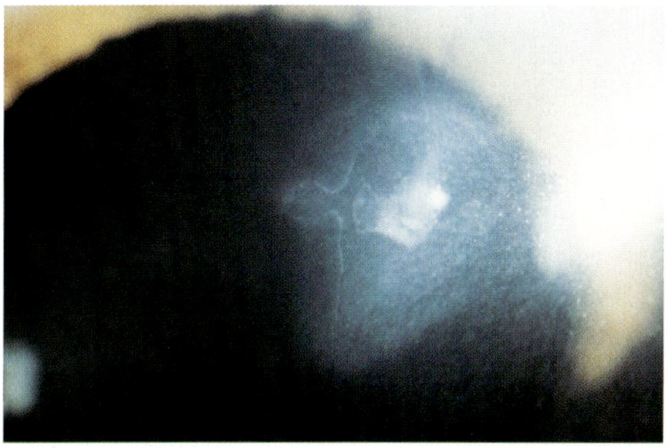

Abb. 7.48. Sogenanntes flaches „shield" Ulkus bei einem 16jährigen Patienten mit Keratoconjunctivitis vernalis. Zentraler Epitheldefekt mit Bowman-Arrosion sowie Epithelabgrenzung gut erkennbar

sichtbare (deswegen auch „makro"-papillär genannte) papilläre Hyperplasien von >1 mm Durchmesser mit Epithelzellvermehrung und Stromahypertrophie sowie pseudoglanduläre Hyperplasien und Becherzellvermehrungen. Seltener sind Lidödeme und eine Verdickung der limbalen Konjunktiva mit sog. *Trantas dots*. Bei dieser Form der Keratoconjunctivitis vernalis kann auch eine fibrinöse Pseudomembran (Maxwell-Lyons-Zeichen) gefunden werden (Abb. 7.46).

Die limbale Form der Keratoconjunctivitis vernalis zeigt eine verdickte, gelatinöse obere Limbusregion mit teilweise auf die Hornhaut übergreifenden Veränderungen (Abb. 7.47). Nahe dem Limbus sind weißliche, abgegrenzte, teilweise vaskularisierte Läsionen („Horner's points" oder „Trantas dots") zu sehen, die aus zusammengeklumpten Eosinophilen, epithelialem Zelldetritus und wasserklaren bis gelblichen Retentionszysten bestehen.

In seltenen Fällen kommt es bei der Keratoconjunctivitis vernalis zur Ausbildung eines Ulkus. Diese ulzerative Keratitis geht mit Destruktion der Epithel- und Bowman-Schicht, Muzin- und Zelldetritusablagerungen und einer zentralen zellulären Infiltration einher (Abb. 7.48).

Seltene Veränderungen sind auch die meist ungleich ausgebildeten, teils einseitigen Pseudo-Arcus-senilis-Ringe in der peripheren Hornhaut.

■ **Pathophysiologie.** Wenngleich der genaue Pathomechanismus ungeklärt ist, gibt es Hinweise für eine Kombination von IgE-vermittelter Sofortreaktion, IgG- und Komplement-abhängiger Typ-II- und zellvermittelter Typ-IV-Reaktion. Hierfür sprechen der Nachweis von IgE, IgG, Histamin und Komplementfaktoren in der Tränenflüssigkeit, die Erhöhung der Eosinophilen im Konjunktivalabstrich und die histologisch erkennbare Vermehrung von Mastzellen, Eosinophilen, Basophilen und Lymphozyten in Epithel und Substantia propria.

■ **Diagnostik.** Die Anamnese mit der typischen Exazerbation der Beschwerden während der Hauptpollenflugphase im Frühjahr, der klinische Untersuchungsbefund und die Eosinophilie im konjunktivalen Abstrich bilden die Grundlage der Diagnosestellung. In der Tränenflüssigkeit kann sowohl eine Erhöhung spezifischer IgE- als auch IgG-Antikörper vorliegen.

■ **Differentialdiagnosen.** Zur Keratoconjunctivitis vernalis gibt es nach genauer klinischer Diagnostik praktisch keine Differentialdiagnose. Verwechslungen gibt es anfänglich nur mit der atopischen Keratokonjunktivitis oder subtarsalen Fremdkörpern, die zu einer papillären Reaktion führen.

■ **Therapie.** Die Therapie der Keratoconjunctivitis vernalis ist symptomatisch. Eine Desensibilisierung hat auf die Augenerkrankungen keinen Effekt. Neben oberflächlich wirksamen Kortikosteroiden, die die beste Wirkung zeigen, können Mastzellstabilisatoren zur Langzeittherapie eingesetzt werden. Die Bedeutung von oralen Antihistaminika, Azetylsalizylsäure, 10%iges Azetylzystein und Cyclosporin-A-Tropfen (2%) wird diskutiert.

Da die Erkrankung nur etwa 5–10 Jahre dauert, sind meist keine chirurgischen Eingriffe erforderlich. Lediglich große subtarsale Papillen können mit der Kryo-Sonde verkleinert werden. In der Behandlung des Vernalis-Ulkus, das bei etwa 10% der Patienten zu einer kornealen Narbenbildung und Visusherabsetzung führt, wird eine frühzeitige oberflächliche Keratektomie diskutiert.

Gigantopapilläre Konjunktivitis

Epidemiologie. Die gigantopapilläre Konjunktivitis (Synonym: Riesenpapillenkonjunktivitis, makropapilläre Konjunktivitis) wird seit den 70er Jahren vermehrt bei Kontaktlinsenträgern beobachtet. Schätzungen zur Prävalenz bei dieser Personengruppe bewegen sich bei 2%.

Klinik. Die Beschwerden bestehen in Jucken, Rötung des Auges, Schleimabsonderung, Verschwommensehen und Trageproblemen der Kontaktlinsen.

Untersuchungsbefunde. Die Befunde sind abhängig vom Stadium der Erkrankung. Initial fällt auf den Kontaktlinsen oft nur ein amorpher, weißlicher proteinhaltiger Film auf.

Etwa nach 3–12 Monaten sind Störungen in der Muzinproduktion feststellbar. Es kommt zur konjunktivalen Hyperämie, Keratitis superficialis punctata, oberen limbalen Hornhautinfiltration im Sinne von Trantas dots und zur Entwicklung von Papillen am oberen Tarsus von mehr als 1 mm Durchmesser (Abb. 7.49).

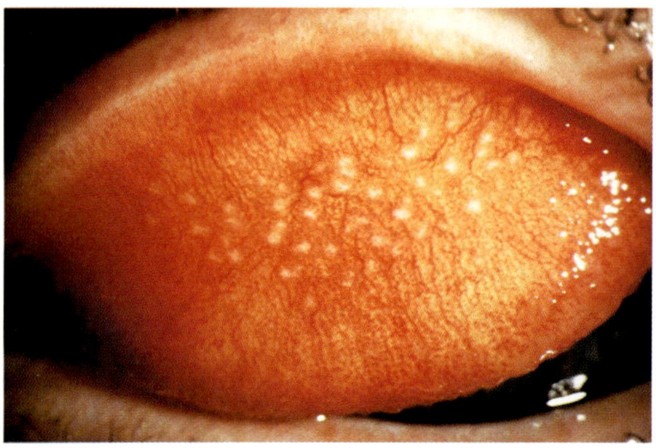

Abb. 7.49. Gigantopapilläre Konjunktivitis mit tarsalen Papillen bei einem 25jährigen Kontaktlinsenträger

Pathophysiologie. Bestandteile der Kontaktlinsen und ihrer Reinigungsflüssigkeit oder an der Oberfläche haftende Allergene führen zur Auslösung des Krankheitsbildes und zur Infiltration der Konjunktiva mit Eosinophilen, Mastzellen, Basophilen und v. a. Lymphozyten und Plasmazellen.

Die Vorstellung des Mechanismus für die Entstehung einer gigantopapillären Konjunktivitis setzt ein allergenes „Coating" eines Fremdkörpers mit einem spezifischen Antigen voraus, das durch Hausstaub, Pollen, Bakterien etc. gegeben sein kann. Bereits nach 30 min Tragezeit einer neuen Kontaktlinse ist 50% der Fläche „gecoatet", nach 8 h etwa 90%. Minitraumatisierung des äußeren Auges mit einem „gecoateten" Fremdkörper läßt eine vermehrte Allergenzufuhr und -erkennung zu, wonach es über eine Aktivierung von C3a und C5a zu einer Ausschüttung vasoaktiver Amine von Mastzellen und Basophilen bei gleichzeitiger Neutrophilenakkumulation kommen kann.

Diagnostik. Eine gigantopapilläre Konjunktivitis tritt bei Kontaktlinsenträgern auf und ist durch das Auftreten von im Durchmesser bis zu 1 mm großen Papillen definiert. Der zytologische Abstrich zeigt eine leukozytäre Infiltration mit Vermehrung von Eosinophilen, Mastzellen und Basophilen. In der Tränenflüssigkeit findet man normale Spiegel von Histamin und erhöhte Konzentrationen von IgG, IgE, IgM sowie von Komplementfaktoren.

Differentialdiagnosen. Die wichtigste Differentialdiagnose ist die Keratoconjunctivitis vernalis im Anfangsstadium. Sie tritt allerdings typischerweise in einem früheren Lebensalter auf und ist nicht durch einen Fremdkörper induziert. Im Unterschied zur Keratoconjunctivitis vernalis führt die gigantopapilläre Konjunktivitis nicht zu Hornhautkomplikationen. Eosinophile sind bei Patienten mit gigantopapillärer Konjunktivitis nur in etwa 25% erhöht, während bei der Keratoconjunctivitis vernalis stets eine Eosinophilie nachweisbar ist. Histamin ist in der Tränenflüssigkeit bei gigantopapillärer Konjunktivitis im Gegensatz zur Keratoconjunctivitis vernalis nicht erhöht.

Therapie. Die entscheidende Therapie besteht in der Karenz. Nur in wenigen Fällen führt ein

Wechsel der Kontaktlinsen oder des Reinigungs- bzw. Benetzungsmittels zum Verschwinden des Krankheitsbildes. Im akuten Stadium werden topische nichtsteroidale Antiphlogistika empfohlen. Die zusätzliche Verwendung eines Mastzellstabilisators trägt zur schnelleren Abheilung bei. Auf die Verordnung von Kortikosteroiden sollte wenn möglich verzichtet werden. Besteht bei Kontaktlinsenträgern der dringende Wunsch, diese auch weiterhin zu tragen, kann dies nur durch häufiges Wechseln der Linsen und eine konsequente enzymatische Reinigung (allergene Proteinelimination) versucht werden. Zusätzlich ist die Vermeidung von Kontaktlinsen in allergenreichen Jahreszeiten, das Aufsetzen einer Brille mit Seitenschutz und der sofortige Austausch von Linsen bei den ersten Zeichen von Mukusablagerungen zu empfehlen. Größere Studien haben gezeigt, daß unter diesen Bedingungen etwa 80% der Patienten mit gigantopapillärer Konjunktivitis weiterhin Kontaktlinsen tragen können.

Insektenstich-induzierte allergische Konjunktivitis

■ **Epidemiologie:** IgE-vermittelte Reaktionen vom Soforttyp können bei Atopikern neben den toxisch-entzündlichen Reaktionen auf Melittin oder Formidsäure vorkommen. Die in Frage kommenden stechenden Insekten gehören zur Gattung Hymenoptera, zu denen Bienen, Wespen, Hornissen und Feuerameisen zählen.

■ **Klinik.** Die Stiche aller genannten Insekten sind schmerzhaft. Je nach Lokalisation und Sensibilisierungsgrad gegen Insektengifte können verschiedene Lokalbefunde und systemische Reaktionen, bis hin zum anaphylaktischen Schock auftreten. In seltenen Fällen kann es als Folge einer Retinitis zum Verlust des Auges kommen (Abb. 7.50).

■ **Untersuchungsbefunde.** Lidstiche sind üblicherweise durch eine Urtikaria gekennzeichnet, konjunktivale Stiche durch eine Chemosis und Hyperämie. Korneale Insektenstiche können zu einem Hornhautödem, einer Hornhautnekrose und sogar einer Retinitis führen.

■ **Pathophysiologie.** Das injizierte Gift bei Insektenstichen setzt sich aus Histamin, Serotonin, Azetylcholin, Kininen, Hämolysin, Neurotoxin, Hyaluronidase, Phospholipase A und Formidsäure zusammen. Phospholipase A oder die Kombination eines hochmolekularen Stoffes mit Hyaluronidase kann eine IgE-vermittelte Soforttypreaktion auslösen. Die allergische Reaktion kann bei sensibilisierten Patienten zu einem anaphylaktischen Schock führen. Ein Todesfall nach einem kornealen Stich ist beschrieben.

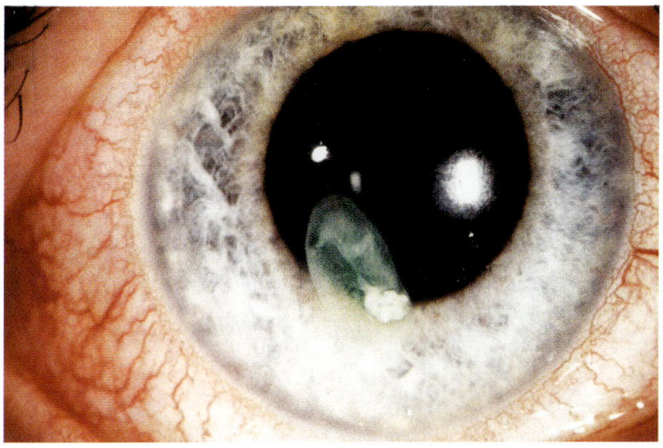

Abb. 7.50. Toxisch-allergische Keratitis mit Koagulationsnekrose, Epitheldefekt und stromalem Ödem an der Hornhaut durch Wespenstich bei einer 32jährigen Patientin

■ **Diagnostik.** Zur Diagnostik einer Insektengiftallergie wird auf Abschn. 7.7 verwiesen.

■ **Therapie.** Bei nachgewiesener Insektengiftallergie ist eine spezifische Immuntherapie indiziert und in hohem Maße erfolgversprechend (s. Abschn. 7.7). Abgesehen von dieser präventiven Therapie ist im akuten Stadium je nach Sensibilisierungsgrad und Beschwerdebild die systemische Gabe von Adrenalin, Glukokortikosteroiden oder Antihistaminika erforderlich.

Die okuläre Symptomatik kann mit topischen und lokalen Kortikosteroiden, nichtsteroidalen Antiphlogistika und Vasokonstriktoren therapiert werden. Eine wesentliche Beeinflussung des Krankheitsgeschehens und Beschleunigung des Heilungsverlaufes kann, besonders bei Hornhautstichen, häufig jedoch nicht erreicht werden.

Blepharokonjunktivitis vom Spättyp (Kontaktallergie)

■ **Epidemiologie.** Lymphozyten-vermittelte Spättypreaktionen sind in der ophthalmologischen Praxis häufig zu beobachten und beruhen auf der Verwendung allergenreicher Kosmetika und Medikamente. Sie betreffen die Augenlider und Konjunktiva, normalerweise jedoch nicht die Hornhaut.

■ **Klinik.** Kontaktallergien gehen mit Jucken, Brennen, Tränenträufeln, Augenrötung, Photophobie sowie mit einer Rötung und Schwellung angrenzender Gesichtsbereiche einher.

■ **Untersuchungsbefunde.** Klassische Befunde der Kontaktdermatitis an Lid und Bindehaut sind Erythem, Induration, Ödem, Chemosis, Hyperämie und papilläre Reaktion der Konjunktiva, korneale gräuliche Infiltrate, epitheliale Verdichtungen, Keratitis superficialis punctata und kleine Nekroseareale (Abb. 7.51 und 7.52).

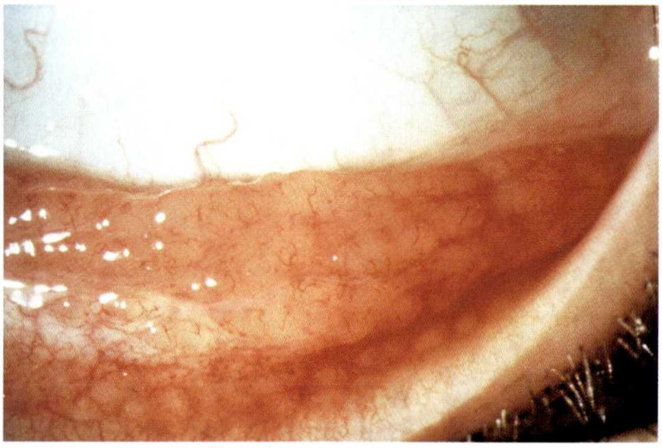

Abb. 7.51. Chronische follikuläre Konjunktivitis bei einer 16jährigen Patientin mit Kobaltsulfatallergie (blauer Masakarabestandteil)

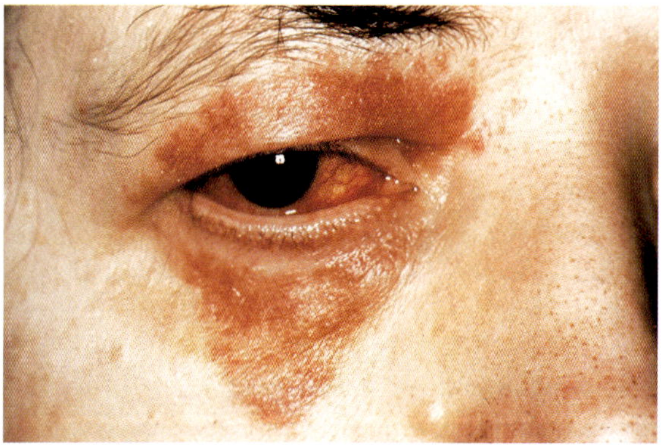

Abb. 7.52. Allergische Blepharokonjunktivitis (Typ-IV-Allergie) nach einwöchiger Indomethacin-Tropfen-Applikation bei einer 67jährigen Patientin

■ **Pathophysiologie.** Die Pathogenese von Kontaktallergien am Auge ist gut definiert. Voraussetzung für die konjunktivale Reaktion ist ein niedermolekulares Hapten mit einem Molekulargewicht <500, das die konjunktivale epitheliale „Schranke" überwindet, mit epithelialen Proteinen einen Hapten-Carrier-Komplex bildet und über aktivierte Langerhans-Zellen präsentiert wird. Weniger kompliziert erscheint die Allergenpräsentation an der Lidhaut. Auslöser der zellvermittelten Spättypreaktion sind potente Allergene wie Neomycin, Bacitracin, Atropin, Thiomersal, Benzalkoniumchlorid, Chloramphenicol, Tetracain, Parabene und Lanolin. Hinzu kommen weitere Inhaltsstoffe von Medikamenten und Kosmetika.

■ **Diagnostik.** Der Nachweis einer zellvermittelten Spättypreaktion an Lid und Konjunktiven wird mittels einer Epikutantestung geführt, wobei besonders toxische Wirkungen abzugrenzen sind (Kap. 5).

■ **Differentialdiagnosen.** Differentialdiagnostisch bedeutsam sind die atopische Keratokonjunktivitis und allergische Rhinokonjunktivitis. Auch psychiatrische Krankheitsbilder wie das Münchhausen-Syndrom und andere Autoaggressionsphänomene müssen bei therapieresistenten Verläufen bedacht werden.

■ **Therapie.** Die Therapie der zellvermittelten Reaktion vom Spättyp besteht in der Karenz des auslösenden Allergens. Die kurzfristige lokale Gabe eines Kortikosteroids hilft im Akutstadium.

Infektions-assoziierte Keratokonjunktivitiden

Die phlyktänuläre Keratokonjunktivitis (Phlyktäne = lymphozytenreiches Bindehautknötchen) stellt eine zellvermittelte Spättypreaktion ohne Eosinophile oder IgE-Erhöhung in der Tränenflüssigkeit dar und geht häufig mit einer epibulbären Infektion (meist Staphylokokken, Haemophilus, Mykobakterien) einher.

Die „limbusnahen" Infiltrate werden auf Immunkomplexreaktionen gegen mikrobielle Antigene zurückgeführt. Der fehlende Juckreiz unterscheidet diese Erkrankung von den Typ-I-Allergien. Gemeinsam ist die konjunktivale Hyperämie und das akute Auftreten.

Literatur

Abelson MB, Schaefer K (1993) Conjunctivitis of allergic origin: immunologic mechanisms and current approaches to therapy. Surv Ophthalmol 38: 115–132

Allansmith MR, Ross RN (1986) Ocular allergy and mast cell stabilizers. Surv Ophthalmol 30: 229–244

Bonini S, Bonini S, Bucci MG et al. (1990) Allergen dose response and late symptoms in a human model of ocular allergy. J Allergy Clin Immunol 86/6: 869–876

Butrus SI, Abelson MB (1988) Laboratory evaluation of ocular allergy. Int Ophthalmol Clin 28/4: 324–328

Ciprandi G, Busciaglia S, Pesce G et al. (1995) Cetirizin reduces inflammatory cell recruitment and dlCAM-1 (or CD54) expression on conjunctival epithelium in both early and late phase reactions after allergen-specific challenge. J Allergy Clin Immunol 95: 612–621

Donshik PC (1988) Allergic conjunctivitis. Int Ophthalmol Clin 28/4: 294–302

Donshik PC, Ehlers WH (1994) Clinical immunologic diseases. Ocular allergy I. In: Smolin G, Thoft RA (eds) The cornea. Scientific foundations and clinical practice. Little, Brown & Co., Boston, pp 347–364

Fathy GT, Easty DL, Collum LMT et al. (1992) Randomised douple-masked trial of Lodoxamide and Sodium Chromoglycate in allergic eye disease. Eur J Ophthalmol 2: 144–149

Foster CS, Rice BA, Dutt JE (1991) Immunopathology of atopic keratoconjunctivitis. Ophthalmology 98: 1190–1196

Friedlaender MH (1988) Contact allergy and toxicity in the eye. Int Ophthalmol Clin 28/4: 317–320

Friedlaender MH (1988) Prevention of atopic and immunologic ocular disease. In: Friedlaender MH (ed) Prevention of eye disease. Mary Ann Liebert, New York, pp 153–162

Friedlaender MH (1993) Allergy and immunology of the eye. Raven, New York

Gary RK, Woodward DF, Nievas AC et al. (1988) Characterization of the conjunctival vasopermeability response to leukotrienes and their involvement in immediate hypersensitivity. Invest Ophthalmol Vis Sci 29: 119–126

Hatinen A, Terasvirta M, Frakj JE (1985) Contact allergy to components in topical ophthalmologic preparations. Acta Ophthalmol 63: 424–426

Kahn M, Barney NP, Briggs RM et al. (1987) Penetrating the conjunctival barrier: the role of molecular weight. Invest Ophthalmol Vis Sci 28/3: 38

Kari O, Salo OP, Bjorksten F, Backman A (1985) Allergic conjunctivitis total and specific IgE in the tear fluid. Acta Ophthalmol 63: 97–99

Kari O, Salo OP, Halmepuro L et al. (1985) Tear histamine during allergic conjunctivitis challenge. Graefes Arch Clin Exp Ophthalmol 223: 60–62

Meijer F, van Delft JL, Garrelds IM, van Haeringen NJ, Kijlstra A (1992) Nitric oxide plays a rolle as a mediator of conjunctival edema in experimental allergic conjunctivitis. Exp Eye Res 62: 359–365

Mondino BJ, Phinney R (1988) The complement system in ocular allergy. Int Ophthalmol Clin 28/4: 329–331

Montan PG, Biberfeld PJ, Scheynius A (1995) IgE, IgE receptors and other immuncytochemical markers in atopic and nonatopic patients with vernal keratoconjunctivitis. Ophthalmology 102: 725–732

Shabo AL, Kenyon KR, Franklin RM (1973) Electron microscopic localisation of a blood-tear barrier to tracer protein in the primate lacrimal glands. Lab Invest 28/2: 185–193

Smolin G, O'Connor GR (1981) Atopic diseases affecting the eye. In: Smolin G, O'Connor GR (eds) Ocular immunology. Lea & Febiger, Philadelphia, pp 111–168

Trocme SD, Aldave AJ (1994) The eye and the eosinophil. Surv Ophthalmol 39: 241–252

Trocme SD, Kephart GM, Allansmith MR et al. (1989) Conjunctival deposition of eosinophilic granule major basic protein in vernal keratoconjunctivitis and contact lens associated giant papillary conjunctivitis. Am J Ophthalmol 108: 57–63

Trocme SD, Kephart GM, Bourne WM, Buckley RJ, Gleich GJ (1993) Eosinophilic granule major basic protein deposition in corneal ulcers associated with vernal keratoconjunctivitis. Am J Ophthalmol 115: 640–643

Udell IJ, Abelson MD (1981) Animal and human ocular surface response to a topical nonimmune mast cell degranulating agent (compound 48/80). Am J Ophthalmol 91: 226–230

Völcker HE (1980) Konjunktiva. In: Naumann GOH (Hrsg) Pathologie des Auges. Springer, Berlin Heidelberg New York, S 240–312

Yokoi N, Hirano S, Okamoto E et al. (1996) Association of eosinophilic granule major basic protein with atopic cataract. Am J Ophthalmol 122: 825–829

7.6 Allergische Erkrankungen im Säuglings- und Kindesalter

Ulrich Wahn

Einleitung

Die bei weitem bedeutendsten allergischen Erkrankungen im Kindesalter stellen die unterschiedlichen Erscheinungen der Atopie dar. Mit dem Atopiebegriff (griech. atopos = ungewöhnlich) verbindet sich ein Spektrum von Krankheitserscheinungen, bei denen der Organismus aufgrund einer genetischen Prädisposition über die Eigenschaft verfügt, auf minimale Konzentrationen natürlicher Allergene seiner Umwelt immunologisch vermittelte Überempfindlichkeitsreaktionen zu entwickeln. Diese können sich an der Haut (atopisches Ekzem), dem Gastrointestinaltrakt (Erbrechen, Kolik, Diarrhö) sowie den Atemwegen (allergische Rhinitis, Asthma bronchiale) manifestieren. Die kumulative Prävalenz atopischer Erkrankungen wird auf etwa 25% geschätzt.

7.6.1 Der natürliche Krankheitsverlauf der Atopie

Für das Kindesalter ist es charakteristisch, daß bestimmte Krankheitssymptome im Laufe der Entwicklung auftreten, kürzere oder längere Zeit persistieren und dann partiell oder vollständig verschwinden können, wobei Beschwerden anderer Organe in der Folge in den Vordergrund treten.

Altersbezogene Inzidenz und Prävalenz atopischer Symptome

Fast nie zeigen sich atopische Krankheitssymptome schon in den ersten Lebenstagen.

In der Regel manifestiert sich das atopische Ekzem als erster Ausdruck einer Atopieerkrankung in den ersten 6 Monaten.

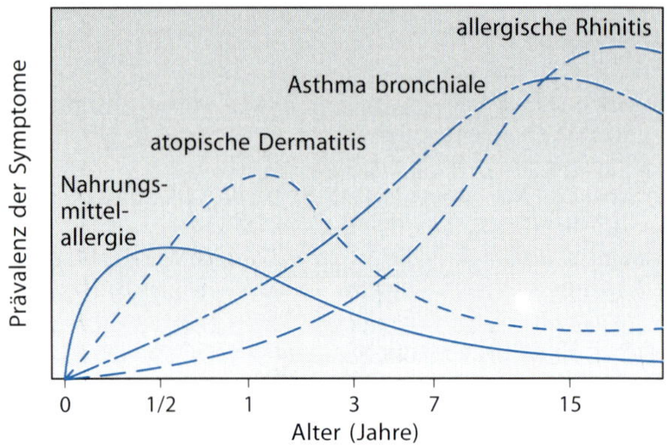

Abb. 7.53. Prävalenz atopischer Krankheitssymptome in Abhängigkeit vom Lebensalter

Die Symptomatik persistiert über Monate bis Jahre, bevor eine längere oder dauerhaftere Remission auftritt. Nur ein Teil der Patienten mit atopischem Ekzem zeigt eindeutige Symptome einer Nahrungsmittelallergie, die den Verlauf und die Schwere des Ekzems dann nachhaltig mitbestimmen kann.

Zwischen dem 3. und 10. Lebensjahr treten allergische Symptome der oberen oder unteren Atemwege mehr und mehr in den Vordergrund. Diese persistieren nicht selten bis ins Adoleszenten- und Erwachsenenalter und prägen insbesondere den Atopieverlauf des 2. Lebensjahrzehnts (Abb. 7.53).

Genetische Determinanten

Das Risiko an einer Atopie zu erkranken wird wesentlich durch den Atopiestatus der Eltern mitbestimmt.

Kinder mit einem Verwandten ersten Grades, der bereits eindeutige Hinweise auf eine Atopie aufweist, haben in den ersten Lebensjahren ein deutlich erhöhtes Risiko, klinisch manifest zu erkranken. Sind 2 Verwandte ersten Grades Atopiker, so erhöht sich das Risiko weiter signifikant, wobei eine Assoziation zwischen dem elterlichen Phänotyp (z. B. atopisches Ekzem) und dem kindlichen Phänotyp registriert werden kann. So findet sich das höchste Ekzemerkrankungsrisiko bei Kindern Neurodermitis-kranker Eltern, das höchste Asthmarisiko bei Kindern von Eltern, die ebenfalls an Asthma bronchiale erkrankt sind (Abb. 7.54).

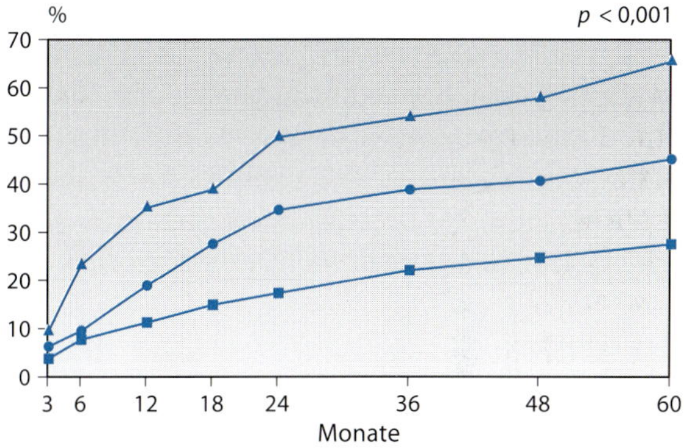

Abb. 7.54. Kumulative Inzidenz des atopischen Ekzems im Kindesalter in Abhängigkeit von dessen genetischer Prädisposition

Umweltfaktoren

Unter den Milieufaktoren, die die frühe Manifestation der Atopiekrankheit wesentlich mitbestimmen, ist in erster Linie der häusliche Allergenkontakt von Bedeutung. Eine frühe Sensibilisierung gegen Innenraumallergene (Katzen, Hunde, Milben) findet sich dort, wo eine höhere Allergenexposition registriert werden kann, besonders häufig. Einen adjuvanten Effekt für die frühe Sensibilisierung scheint nicht nur die passive Tabakrauchexposition im häuslichen Milieu, sondern auch die intrauterine Exposition von Feten rauchender Mütter zu haben. Eigene Untersuchungen haben gezeigt, daß nicht nur die Sensibilisierung gegen Nahrungsmittelallergene sondern auch die frühe Inhalationsallergie durch eine intrauterine Nikotinexposition begünstigt wird.

Möglichkeiten der Prädiktion

Die Bemühungen, aus in der Neonatalperiode erkennbaren Risikofaktoren eine Prädiktion, möglicherweise sogar ein Screening abzuleiten, sind bisher nicht erfolgreich gewesen. Weder die Kenntnis der Familienanamnese allein noch die Bestimmung des IgE-Wertes aus dem Blut der Nabelschnur haben eine hinreichend hohe Sensitivität und Spezifität, um die künftig an Atopie erkrankten Kinder eindeutig bei Geburt identifizieren zu können. Vorschläge für ein neonatales Screening sind zur Zeit noch nicht erfolgversprechend. Aus bestimmten immunologischen Markern im 1. oder 2. Lebensjahr, dem Nachweis erhöhter Serum-IgE-Antikörper gegen Hühnerei, kann v. a. bei Kindern mit positiver Familienanamnese prädiktiv auf eine künftige Inhalationsallergie geschlossen werden. Auch entwickeln Säuglinge mit atopischem Ekzem und positiver Familienanamnese später in hohem Prozentsatz ein Asthma bronchiale, so daß sich basierend auf einer Prädiktion im 1. und 2. Lebensjahr möglicherweise Perspektiven für eine Sekundärprävention dieser Risikokinder ergeben.

7.6.2
Atopische Dermatitis

Klinik

Im allgemeinen verläuft die Krankheit nach folgendem Muster: Die Ekzeme beginnen im Säuglings- und Kleinkindalter (0–2 Jahre); Prädilektionsstellen der meist akut nässenden verkrustenden Herde sind die konvexen Gesichts- und Körperbereiche wie Stirn, Kinn, Wangen und Rumpf. Wegen der Krusten am behaarten Kopf und im Gesicht spricht man im Volksmund auch von Milchschorf. Die Ekzeme an Rumpf und Extremitäten sind oft nummulär. Später verlagert sich die Verteilung der Ekzeme auf die konkaven Körperregionen mit Betonung der Körperfalten bzw. der Extremitätenbeugen. Im Schulalter sind oft auch die Handrücken befallen. Das Ekzem ist von seiner Morphe her subakut und chronisch und von Kratzspuren durchsetzt. Unter den Faktoren, die das Krankheitsbild verschlimmern oder Schübe hervorrufen, sind Nahrungsmittelallergene, Allergene der Umwelt, Infektionserreger (Staphylococcus aureus, Herpes) sowie psychische Streßsituationen zu nennen.

Diagnostik

Die Diagnose wird in der Regel nach den von Sampson modifizierten Kriterien von Hanifin und Rajka (s. die folgende Übersicht) gestellt. Eine Bestimmung allergenspezifischer IgE-Antikörper im Serum gegen die wichtigsten Nahrungsmittel- und Umweltallergene ist in den ersten Lebensjahren hilfreich; demgegenüber sind Hauttests bei Kindern mit atopischem Ekzem in der Regel nicht indiziert.

Diagnostische Kriterien beim atopischen Ekzem (nach Hanifin u. Rajka 1980)

Hauptkriterien:

- Juckreiz,
- Ekzem in typischer Morphe und Verteilung,
- chronischer und/oder rezidivierender Verlauf,
- persönliche oder Familienanamnese für Atopie.

Nebenkriterien:

- objektive klinische Symptome (Ichthiosis vulgaris, Keratose pilaris, Vertiefung der Handlinien, Hand- und Fußekzeme, Mamillen- und Lippenekzeme);
- subjektive klinische Symptome:
  - Juckreiz beim Schwitzen,
  - Unverträglichkeit von Wolle und Fettlösungsmitteln,
  - immunologische Abweichungen [erhöhte IgE-Serumspiegel (polyklonal), Nachweis spezifischer Sensibilisierungen];
- Nahrungsmittelallergien;
- immunologische Abweichungen (Typ 4):
  - Neigung zu Hautinfektionen (Staphylococcus aureus und Herpes simplex),
  - erniedrigte Sensibilisierbarkeit auf Kontaktallergene;
- funktionelle Anomalien:
  - zentrale Gesichtsblässe oder Gesichtserythem,
  - Schweißausbrüche,
  - weißer Dermographismus,
  - Verschlimmerung durch emotionale und äußerliche Einflüsse,
  - fehlende oder abgeschwächte Rachen- und Kornealreflexe;
- Anomalien des Auges und seiner Umgebung:
  - rezidivierende Konjunktivitis,
  - infraorbitale doppelte Lidfalte,
  - Keratokonus,
  - anteriore und/oder posteriore subkapsuläre Katarakte,
  - periorbitale Pigmentierung.

Therapie

Das Schwergewicht der Behandlung liegt auf einer lokalen Hautpflege. Nässende akute Ekzeme müssen mit Bädern oder feuchten Umschlägen behandelt werden, subakute und chronische Ekzeme mit fetthaltigen Cremes und Salben. Identifizierbare Allergene aus dem Umfeld oder der Nahrung sollten gezielt gemieden werden, sofern deren Aktualität diagnostisch bestätigt wurde. Bei der lokalen antiinflammatorischen Therapie kommt der Behandlung mit topischen Kortikosteroiden besondere Bedeutung zu. Antibiotika, Virostatika oder Antimykotika werden je nach Indikation eingesetzt.

Prognose

Ein großer Prozentsatz der vom infantilen Ekzem befallenen Kinder hat die Chance, in eine partielle oder vollständige Remission noch vor Erreichen des Schulalters zu kommen.

7.6.3 Rhinitis allergica

Klinik

Allergische Beschwerden der oberen Atemwege können ganzjährig oder saisonal auftreten und werden durch eine Sensibilisierung durch Inhalationsallergene ausgelöst. Die Symptomatik wird nur selten vor dem 3. Lebensjahr manifest. Die durch Allergenkontakt ausgelöste klinische Symptomatik reicht von einer behinderten Nasenatmung über häufige Niesanfälle bis zu serösen Sekretionen mit Juckreiz der Nase und Augen. Größte Bedeutung als Auslöser haben Pollen von Gräsern, Getreide und Frühblühern; im Rahmen der ganzjährigen allergischen Rhinitis spielen Hausstaubmilbenallergene eine besondere Rolle.

Diagnostik

Zur Diagnostik reichen meist Hauttest und Anamnese aus. In Zweifelsfällen wird die Diagnose durch den Nachweis spezifischer Serum-IgE-Antikörper, in besonderen Fällen durch den nasalen Provokationstest gesichert. Gezielte Provokationstestungen an der Nasenschleimhaut sind nur ausnahmsweise erforderlich.

Therapie

Im Vordergrund steht die Lokalbehandlung mit Dinatriumcromoglykat und Kortikosteroiden neben dem Einsatz von H_1-Antihistaminika (lokal und systemisch). Bei schweren Verlaufsformen der saisonalen allergischen Rhinitis hat die Hyposensibilisierung vom 6. Lebensjahr an ihren gesicherten

Platz als die bisher einzige Form einer kausal ansetzenden Immuntherapie.

Prognose

In der großen Mehrzahl der Fälle persistieren die Symptome der saisonalen oder ganzjährigen allergischen Rhinitis unbehandelt über viele Jahre und Jahrzehnte. Spontanremissionen werden immer wieder beobachtet. Einzelne Patienten entwickeln zusätzlich allergische Symptome der unteren Atemwege („Etagenwechsel" zum Asthma bronchiale).

7.6.4 Asthma bronchiale

Klinik

Zwar entwickeln viele Patienten bereits im Säuglings- und Kleinkindalter asthmatische Beschwerden, diese sind jedoch nur äußerst selten allergisch geprägt und werden i. allg. durch virale Infektionen ausgelöst. Die Bedeutung einer exogen allergischen Sensibilisierung für die Beschwerden der unteren Atemwege nimmt zwischen dem 3. und 10. Lebensjahr kontinuierlich zu. Zwar können weiterhin virale Infekte asthmatische Symptome triggern, bereits anamnestisch wird jedoch deutlich, daß Inhalationsallergene aus dem Innenraum (Haustiere, Hausstaubmilben) oder der Außenluft akute Beschwerden oder die Entwicklung einer bronchialen Hyperreagibilität verursachen. In vielen Fällen entwickelt sich gleichzeitig eine Neigung zur belastungsinduzierten Atemwegsobstruktion.

Diagnostik

Eine sorgfältige Anamnese sowie ein Hauttest, mitunter auch der Nachweis allergenspezifischer IgE-Antikörper im Serum, stellen das allergologische Routinerepertoire dar. Oft ist es hilfreich, die häusliche Allergenexposition mittels ELISA-Messung aus Staub von Teppich oder Matratze quantitativ zu bestimmen. Zum Nachweis der klinischen Aktualität einer Sensibilisierung wird vielerorts der gezielte Allergenprovokationstest durchgeführt.

Therapie

Die wichtigsten therapeutischen Säulen stellen die Inhalationsbehandlung mit antiinflammatorischen Substanzen (DNCG, topische Kortikosteroide) dar, die die bronchodilatatorische Behandlung mit β_2-Mimetika heute in höchst effizienter Weise ergänzen. Die Behandlung mit Theophyllin-Präparaten ist seit etwa einem Jahrzehnt in den Hintergrund getreten.

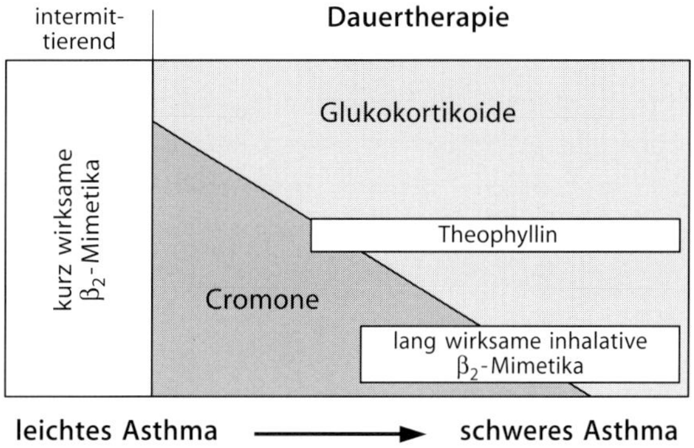

Abb. 7.55. Pharmakotherapie des kindlichen Asthma bronchiale in Abhängigkeit vom Schweregrad der Erkrankung

Auch die allergisch geprägte Form des kindlichen Asthma bronchiale ist eine der klassischen Indikationen zur Hyposensibilisierung (Abb. 7.55).

Prognose

Ein gewisser Teil kindlicher Asthmatiker zeigt eine Stabilisierung des Beschwerdebildes im 2. Lebensjahrzehnt. Risikofaktoren für einen chronischen Krankheitsverlauf, der bis ins Erwachsenenalter hineinreicht, scheint ein schweres infantiles Ekzem, eine polyvalente Sensibilisierung sowie eine familiäre Belastung zu sein. Das Risiko der Chronifizierung der Erkrankung mit Spätkomplikationen unterstreicht die Notwendigkeit einer frühen konsequenten medikamentösen Dauerbehandlung.

7.6.5 Insektengiftallergie

Klinik

Bereits im frühen Kleinkindalter treten allergische Allgemeinreaktionen auf Bienen- und Wespenstiche auf, die von einer urtikariellen Hautreaktion über asthmatische Beschwerden bis zu einem lebensbedrohlichen Beschwerdebild (anaphylaktischer Schock) führen können.

Diagnose

Die notwendigen Untersuchungen umfassen neben der Anamnese die Bestimmung allergenspezifischer IgE-Antikörper im Serum, eine Hauttitration mit gereinigtem Bienen- oder Wespengift, im Zweifelsfalle auch eine gezielte Stichprovokation mit dem Insektengift. Die Durchführung einer derartigen Provokation setzt selbstverständlich die Möglichkeit intensivmedizinischer Intervention voraus, kann also nur unter stationären Bedingungen durchgeführt werden.

Therapie

Die Hyposensibilisierungsbehandlung ist bei schwerer Allgemeinreaktion und nachgewiesener Sensibilisierung in der Regel indiziert. Zumeist wird sie in Form der Schnell-Hyposensibilisierung durchgeführt, wobei innerhalb einer Woche die verabreichte Insektengiftdosis auf 100 µg (entspricht etwa dem Gift von 2 Insektenstichen) gesteigert und anschließend als Dauertherapie über 3 Jahre fortgesetzt wird. Unter dieser Behandlung wird langfristig ein Abfall allergenspezifischer IgE-Antikörper bei gleichzeitigem Anstieg allergenspezifischer IgG-Antikörper beobachtet. Die Häufigkeit und Schwere anaphylaktischer Reaktionen auf Insektengift nimmt nach dieser Therapie deutlich ab.

Prognose

Untersuchungen haben bestätigen können, daß die Prognose von Patienten mit milden Allgemeinreaktionen (Urtikaria) im Kindesalter im Vergleich zu Erwachsenen deutlich günstiger ist. In dieser Gruppe können Provokationstests dazu beitragen, die Indikationsstellung für die Hyposensibilisierung auf den wirklichen Kern der Risikogruppe zu beschränken.

7.6.6 Nahrungsmittelallergie

Klinik

Bereits in den ersten Lebenswochen können Nahrungsmittel zu anaphylaktischen Reaktionen (perioraler Urtikaria, Quincke-Ödem, Durchfall, Erbrechen, Atemnot, Schock) führen, wobei die häufigsten Auslöser Allergene aus Hühnerei und Kuhmilch darstellen. Etwa ein Drittel der Patienten mit atopischem Ekzem im Säuglingsalter zeigt zusätzliche IgE-vermittelte Reaktionen auf Nahrungsmittelallergene. In der Folgezeit können Sensibilisierungen gegen Getreide, weitere pflanzliche und tierische Proteine (Fisch, Fleisch, Früchte, Gemüse) den Krankheitsverlauf erschweren.

Diagnostik

Anamnestische Angaben sind nicht immer eindeutig, Hauttests in der Regel unzuverlässig. Der Nachweis einer Nahrungsmittelsensibilisierung bedeutet keinesfalls die Indikation zu einer Diät. Hierfür ist die Überprüfung der klinischen Aktualität mittels oraler Provokationstestung unerläßlich.

Therapie

Bei nachgewiesener Nahrungsmittelallergie ist eine gezielte Eliminationsdiät in der Regel die einzige Konsequenz. Aufgrund des oft günstigen langfristigen Krankheitsverlaufes ist eine Diät immer nur für 1–2 Jahre indiziert. Die Fortführung sollte von einer erneuten Nahrungsmittelprovokation abhängig gemacht werden. Die pharmakologische Therapie mit Dinatriumcromoglykat hat nicht immer eindrucksvolle Erfolge gezeigt.

Prognose

Die Langzeitprognose infantiler Nahrungsmittelallergien ist in der Regel gut. Nur in seltenen Ausnahmen ist eine Diät über mehr als 6 Jahre erforderlich.

7.6.7 Urtikaria

Klinik

Im Kindesalter tritt die Urtikaria zumeist in ihrer akuten Form, die einige Tage anhält und allmählich abklingt, auf. Auslösend ist meist ein Infekt, seltener eine durch IgE vermittelte allergische Reaktion.

Die chronische Urtikaria, die über Monate und Jahre persistiert, ist bei Kindern wesentlich seltener als bei Erwachsenen. Sie wird zumeist durch nichtimmunologische Faktoren (Berührung, Druck, Kälte, Wärme, Sonne) induziert. Auch spielen Nahrungsmitteladditiva als Auslöser pseudoallergischer Reaktionen eine wesentliche Rolle. Gelegentlich werden Autoimmunerkrankungen oder maligne Systemerkrankungen unter dieser Symptomatik manifest.

Diagnostik

Auf aufwendige und teure diagnostische Untersuchungsprogramme kann bei akuter Urtikaria verzichtet werden. Diagnostische Eliminationsdiäten mit anschließender Provokation bringen in einem Teil der Fälle einer chronischen Urtikaria Klärung.

Therapie

Es empfiehlt sich der Einsatz nichtsedierender H_1-Antihistaminika (Cetirizin, Loratadin) als Therapie der Wahl, ggf. in Kombination mit Kortikosteroiden, β_2-Mimetika oder ausnahmsweise auch H_2-Antihistaminika.

Prognose

In den meisten Fällen der rezidivierenden akuten und chronischen Urtikaria bei Kindern kann von einer guten Langzeitprognose ausgegangen werden (Spontanremission nach 6 Monaten in 60% der Fälle).

7.6.8 Möglichkeiten der präventiven Intervention

Da bei Geburt nur eine grobe Abschätzung des Erkrankungsrisikos und keine präzise Prädiktion des künftigen Krankheitsverlaufes möglich ist, verbieten sich eingreifende oder gar teure Therapien zu diesem Zeitpunkt. Es ist sinnvoll, die Öffentlichkeit und hier insbesondere junge Familien darauf hinzuweisen, daß

- konsequentes Stillen über 4–6 Monate das Erkrankungsrisiko in den ersten Lebensjahren reduzieren kann,
- Haustiere einen Risikofaktor zur Allergieentwicklung im Kindesalter darstellen,
- eine passive Tabakrauchexposition im Säuglings- und Kleinkindalter ebenso wie eine intrauterine Nikotinbelastung das Erkrankungsrisiko erhöhen können.

7.7 Insektengiftallergie

Ueli Müller

Einleitung

Insektenstiche sind neben Nahrungsmitteln die weitaus häufigsten nichtiatrogenen Verursacher von akuten IgE-vermittelten anaphylaktischen Reaktionen. Solche Reaktionen sind keineswegs selten potentiell bedrohlicher Natur und können gar in einigen Fällen tödlich verlaufen. Aus diesem Grund kommt der sorgfältigen Abklärung Insektenstich-allergischer Reaktionen mit anschließender Beratung bezüglich Prophylaxe und Therapie eine erhebliche Bedeutung zu.

7.7.1 Epidemiologie

Für *allergische Allgemeinreaktionen* nach Insektenstichen sind in Europa fast ausschließlich Hymenopteren der Familien Apidae und Vespidae verantwortlich, insbesondere die Honigbiene (*Apis mellifera*) und die Wespe (*Vespula vulgaris, V. germanica*). Die Hornisse (*Vespa crabro*, in den Mittelmeerländern auch *V. orientalis*), die mittlere Wespe (*Dolichovespula* spp.) und die gallische Wespe (*Polistes gallicus* und andere Polistesspezies) sind alle wesentlich weniger aggressiv als die Arten der Gattung Vespula. Sie spielen daher als Auslöser allergischer Reaktionen eine untergeordnete Rolle, können aber lokal wichtig sein, so insbesondere Polistes im ganzen Mittelmeergebiet und *V. orientalis* im östlichen Mittelmeerraum. Die Hummel (Bambus spp.) hat in den letzten Jahren an Bedeutung zugenommen, da sie in Treibhäusern zur Fertilisation eingesetzt wird und Treibhausgärtner entsprechend stark exponiert sind. Im Gegensatz zu Amerika und Australien spielen Ameisen als Verursacher allergischer Insektenstichreaktionen in Europa keine Rolle (Abb. 7.56).

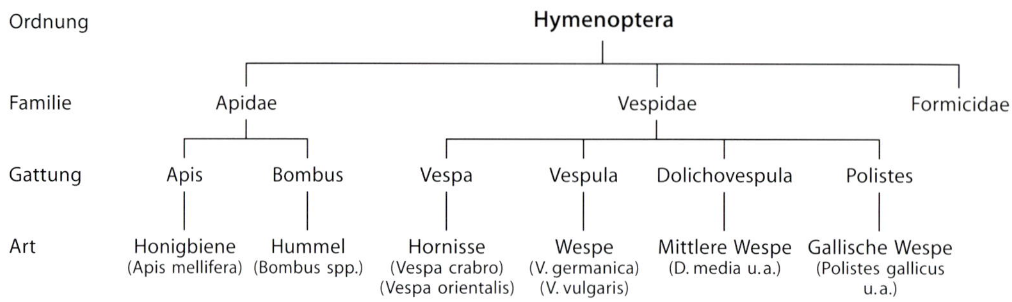

Abb. 7.56. Taxonomie der Hymenopteren

1–3% der europäischen Bevölkerung geben anamnestisch allergische Allgemeinreaktionen nach Bienen- oder Wespenstichen an, bis zu 10% berichten über – wahrscheinlich auch allergisch bedingte – schwere Lokalreaktionen, die über 10 cm Durchmesser betragen und länger als einen Tag andauern. In ländlichen Gebieten, insbesondere in den präalpinen und alpinen Regionen ist in der Regel die Bienengiftallergie häufiger, in großen städtischen Agglomerationen die Wespengiftallergie.

7.7.2 Pathogenese

Den allergischen Allgemeinreaktionen auf Hymenopterenstiche liegt eine *Sensibilisierung auf Insektengifteiweiße*, insbesondere Enzyme wie Phospholipase und Hyaluronidase, mit Bildung spezifischer IgE-Antikörper zugrunde (Tabelle 7.17). Es handelt sich somit um eine klassische IgE-vermittelte Soforttypallergie (vgl. auch Kap. 3.1). Bei Patienten mit schweren Lokalreaktionen läßt sich oft eine IgE-vermittelte Allergie nachweisen, gelegentlich auch eine Sensibilisierung vom Spättyp.

Tabelle 7.17. Zusammensetzung der Insektengifte

Komponenten	Bienengifte	Wespengifte
Biogene Amine und andere niedermolekulare Substanzen	Histamin, Dopamin, Noradrenalin etc.	Histamin, Serotonin, Azetylcholin, Katecholamine etc.
Peptide	Melittin[a] Apamin MCD-Peptid	Kinine Mastoparan
Höhermolekulare Eiweiße	Phospholipase A_2[a] Hyaluronidase[a] saure Phosphatase[a]	Phospolipase A_1B[a] Hyaluronidase[a] Antigen 5[a]

[a] Allergene.

7.7.3 Klinik

Die normale Reaktion auf einen Hymenopterenstich besteht in einer initial schmerzhaften, später oft juckenden lokalen Schwellung von bis zu 10 cm Durchmesser, die in der Regel innerhalb eines Tages abklingt. Die oben erwähnten schweren Lokalreaktionen können sehr ausgedehnt sein, u. U. eine ganze Extremität betreffen und 1–2 Wochen weiterbestehen. Gelegentlich sind sie von Lymphdrüsenschwellungen oder gar einer Lymphangitis, selten auch von etwas Fieber begleitet.

Die allergischen Allgemeinreaktionen sind charakterisiert durch *Hautsymptome* wie Urtikaria, Angioödem und Erythem (Flush) oder *gastrointestinale Manifestationen* wie Bauchkrämpfe oder Durchfall und Erbrechen, bedingt durch ein muköses und submuköses Ödem der Schleimhaut des Gastrointestinaltraktes. Die häufig geklagte *Atemnot* ist meist durch ein Asthma bronchiale, oft auch durch ein Larynxödem, seltener durch ein allergisches Lungenödem bedingt. Das Larynxödem führt zu einem in- und exspiratorischen Stridor und ist in der Regel mit Heiserkeit und Schluckstörungen verbunden.

Das Leitsymptom des *anaphylaktischen Schocks* ist die arterielle Hypotonie, häufig begleitet von Bewußtseinseinschränkung bis zum Koma, gelegentlich von epileptiformen Krämpfen. Dem anaphylaktischen Schock zugrunde liegt einerseits eine Hypovolämie bedingt durch Flüssigkeitssequestration ins Gewebe infolge erhöhter Gefäßpermeabilität, Flüssigkeitsverlust durch Durchfall oder Erbrechen sowie Vasodilatation im postkapillären und venösen Bereich; andererseits ein Herzversagen infolge direkter kardiotoxischer Wirkung von Allergiemediatoren wie Histamin und Leukotrienen, das durch eine Hypoxie im Rahmen der respiratorischen Symptomatik noch verstärkt werden kann.

Die klinischen Erscheinungen werden oft in 4 Schweregrade (nach H.L. Mueller) eingeteilt:

- Bei Grad I dominieren Hautsymptome wie Juckreiz und Urtikaria,
- bei Grad II Angioödem und gastrointestinale Manifestationen,
- bei Grad III die respiratorische und
- bei Grad IV die kardiovaskuläre Symptomatik.

Grad-III- und Grad-IV-Reaktionen können lebensbedrohlich sein.

Die allergischen Symptome treten in der Regel innerhalb von Minuten bis maximal einer Stunde nach dem Stich auf und bilden sich im Verlauf einiger Stunden meist gänzlich zurück. Schwere anaphylaktische Zustände können indessen zu bleibenden Schäden führen, z. B. einer Hemiplegie infolge eines zerebrovaskulären Insultes oder zu einem Myokardinfarkt mit konsekutiver Herzinsuffizienz. Die jährliche Inzidenz von Todesfällen nach Hymenopterenstichen in Europa beträgt 0,2–0,5 pro Mio. Einwohner. Todesfälle sind in über 90% der Fälle Folge einer Anaphylaxie und nur selten durch eine eigentliche Intoxikation infolge multipler Stiche bedingt. Größere Todesfallstudien zeigen, daß ältere Allergiker mit vorbestehenden Herz-, Kreislauf- oder Lungenkrankheiten für tödliche anaphylaktische Insektenstichreaktionen besonders gefährdet sind.

Selten sind als Stichfolgen Reaktionen vom Typ des Serumkrankheitssyndroms mit Fieber, Gelenkschwellungen, Lymphadenopathie und Vaskulitis, oder aber ein nephrotisches Syndrom oder eine Thrombozytopenie beschrieben worden. Pathogenetisch dürften hier giftspezifische IgG-Antikörper und eine Komplementaktivierung eine Rolle spielen.

7.7.4 Diagnostik

Die Basis der Diagnostik (Abb. 7.57) der Insektenstichallergie ist die sorgfältige Anamnese. Die Indikation für eine allfällige spezifische Immuntherapie mit Insektengiften und die Wahl des Giftes für diese Behandlung beruht zudem auf den Ergebnissen von Hauttesten mit Insektengiften und der Bestimmung Insektengift-spezifischer IgE-Antikörper im Serum. Die Hauttestung kann intrakutan oder als Pricktestung erfolgen. Die Schwellenkonzentration, bei der ein Test als positiv gewertet wird, liegt für den Intrakutantest bei 0,1–1 µg/ml, für den Pricktest bei 100–300 µg/ml. Bei höheren Konzentrationen kann der Test infolge zytotoxischer Wirkung einzelner Giftkomponenten und des Histamingehaltes unspezifisch positiv ausfallen.

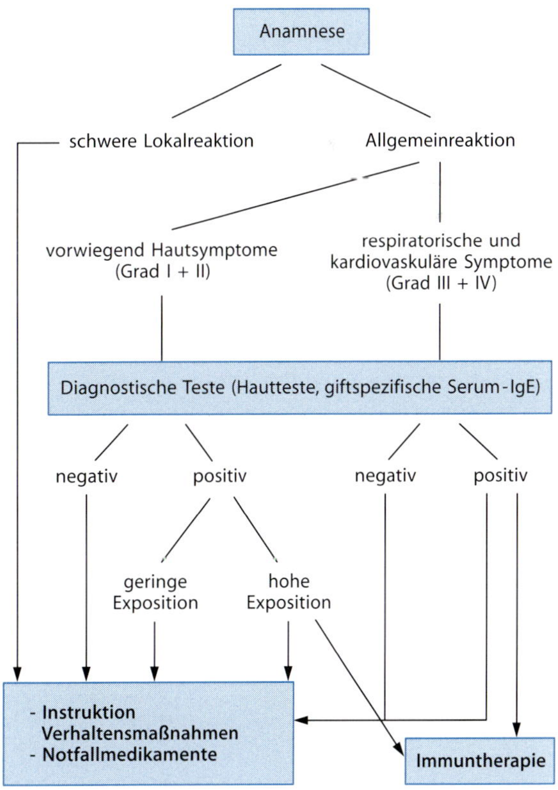

Abb. 7.57. Diagnostik der Insektengiftallergie

Falsch-negative Hauttests werden gelegentlich in den ersten 2–3 Wochen nach einer Allgemeinreaktion und unter Antihistaminikatherapie beobachtet. Die Bestimmung giftspezifischer IgE-Antikörper im Serum des Patienten ist etwas weniger empfindlich als die Hauttestung bei ungefähr gleicher Spezifität.

Beim Management von Insektenstichallergikern (vgl. Abb. 7.57) lassen wir uns sowohl von der Anamnese wie vom Ergebnis der diagnostischen Tests leiten. Liegen anamnestisch nur *schwere Lokalreaktionen* vor, so beschränken wir uns auf die Abgabe eines Notfallmedikamentensets und eine Instruktion bezüglich Vorsichtsmaßnahmen zur Vermeidung weiterer Hymenopterenstiche.

Bei *anamnestischen Allgemeinsymptomen* werden diagnostische Teste (Hauttests, giftspezifische Serum-IgE) durchgeführt. Bei negativem Ausfall dieser Tests ist eine spezifische Immuntherapie nicht indiziert. Bei positiven diagnostischen Tests (Hauttests und/oder giftspezifische Serum-IgE) ist bei anamnestisch respiratorischer und/oder kardiovaskulärer Symptomatik die Indikation zur *spezifischen Immuntherapie* mit *Insektengiften* gegeben.

Bei *leichteren Allgemeinsymptomen*, insbesondere bei nur kutaner Symptomatik und bei Kindern wird wegen der günstigeren Prognose i. allg. auf die spezifische Immuntherapie verzichtet. Sind bei solchen Patienten jedoch wiederholte allergische Allgemeinreaktionen aufgetreten oder sind sie stark exponiert, wie z. B. Imker oder deren Angehörige, Gärtner oder Landwirte, so empfehlen wir auch in dieser Situation die spezifische Immuntherapie. Allen Patienten geben wir ein Notfallmedikamentenset ab, ebenso schriftliche Verhaltensmaßnahmen zum Vermeiden weiterer Hymenopterenstiche (s. unten).

Bei der Wahl des Giftes für die Immuntherapie lassen wir uns durch anamnestische Angaben und die diagnostischen Tests leiten. Bei einem Bienenstich bleibt der Stachel in der Regel in der Haut zurück, bei einem Wespenstich nicht. Die Patienten werden aufgefordert, das verantwortliche Insekt anhand von Farbphotos zu identifizieren. Die diagnostischen Tests bestätigen in der Regel die so erhaltene Identifikation des verantwortlichen Insektes. Gelegentlich ist jedoch die Identifikation trotz all dieser Maßnahmen unmöglich. Da Kreuzreaktionen zwischen den beiden Giften beschränkt sind, wird in diesen Fällen die Behandlung mit Bienen- und Wespengift empfohlen.

7.7.5 Prophylaxe und Therapie

Wesentlichste vorbeugende Maßnahmen sind die Abgabe von Verhaltensmaßnahmen zur Vermeidung weiterer Hymenopterenstiche (s. die folgende Übersicht) sowie eines Notfallmedikamentensets mit entsprechender Instruktion (Tabelle 7.18). Die Notfalltabletten (rasch wirkende Antihistaminika, Kortikosteroide) sind in jedem Fall unverzüglich nach dem Stich einzunehmen, das Adrenalin bereitzustellen und im Falle des Auftretens von Allgemeinsymptomen sofort anzuwenden. Alle Patienten sollten bei erneutem Stich so rasch wie möglich den nächsten Arzt aufsuchen.

Tabelle 7.18. Notfallmedikamentenset für Insektenstichallergiker

Medikament	Anwendung
Tabletten	
2 Tbl. Cetirizin à 10 mg und 2 Tbl. Prednisolon à 50 mg	bei Stich sofort einnehmen
Adrenalin	
Inhalation mit Asthmahaler (Menley James Lab, USA)	bei Stich bereitstellen, bei Allgemeinsymptomen 10–20 Hübe inhalieren[a]
Epipen, Fastject, Anakit	bei Stich bereitstellen, bei Allgemeinsymptomen 0,3 mg s.c./i.v. applizieren[b]

[a] Bei Kindern 5 Hübe/kg Körpergewicht.
[b] Bei Kindern 0,1 mg/kg Körpergewicht.

Verhaltensmaßnahmen für Insektengiftallergiker

- kein Essen im Freien,
- kein Barfußgehen im Freien,
- Handschuhe, lange Ärmel und lange Hosen bei Gartenarbeit,
- Vorsicht in Obstgärten (Fallobst!), bei Komposthaufen, bei Abfalleimern,
- Meiden von stark riechenden Parfüms, Shampoos etc.,

- Meiden von schwarzen und bunten Kleidern, besser weiß, braun, grün, in der Nähe von Insekten,
- keine hastigen Bewegungen,
- keine Panik,
- Notfallmedikamente immer greifbar halten.

Bezüglich der Notfalltherapie akuter allergischer Allgemeinreaktionen nach Insektenstichen verweisen wir auf Abschn. 6.3.

Die spezifische Immuntherapie mit Insektengiften ist besonders erfolgreich.

Aufgrund von Stichprovokationen (vgl. Abschn. 5.7) oder Feldstichen während der Immuntherapie sind über 95% der Wespengiftallergiker und über 80% der Bienengiftallergiker voll geschützt. Die übrigen entwickeln fast immer deutlich leichtere Allgemeinreaktionen als vor Immuntherapie. Die Indikationsstellung zur spezifischen Immuntherapie mit Insektengiften wurde bereits in Abschn. 6.1.2 diskutiert.

Die Einleitung der Behandlung kann konventionell mit wöchentlichen Injektionen in steigender Dosierung erfolgen. Falls ein rascher Schutz erzielt werden soll, z. B. bei stark exponierten Patienten, hat sich die stationäre Ultrarush-Hyposensibilisierung, bei der unter intensivmedizinischen Bedingungen innerhalb von $3\frac{1}{2}$ h eine kumulative Dosis von 111 µg des Insektengiftes appliziert wird, besonders gut bewährt.

Insgesamt sind allergische Zwischenfälle bei Immuntherapie mit Insektengiften relativ häufig.

Sie treten bei 20–30% der Bienengiftallergiker und 5–10% der Wespengiftallergiker auf, meist während der Einleitungsphase bis zum Erreichen der Erhaltungsdosis. Die für jede Form der Immuntherapie gültigen Vorsichtsmaßnahmen (s. Abschn. 6.1.2 und 6.3) sind daher strikt zu beachten.

Sowohl mit Bienen- wie Wespengift wird eine Erhaltungsdosis von 100 µg Gifteiweiß angestrebt, die bei guter Verträglichkeit in monatlichen Abständen über 3–5 Jahre verabreicht werden muß. Prospektive Untersuchungen haben gezeigt, daß bei dieser Therapiedauer über 90% der Wespengiftallergiker und über 80% der Bienengiftallergiker mit einem bleibenden Schutz rechnen können (vgl. Abschn. 5.7). Vor allem bei wiederholten Reexpositionen nach Therapieabbruch ist jedoch das Wiederauftreten der Allergie gelegentlich beobachtet worden. Aus diesen Gründen wird allen Patienten empfohlen, nach Abbruch der spezifischen Immuntherapie weiterhin Notfallmedikamente bei sich zu tragen.

Literatur

Forster J, Eckes A, Hauk P, Urbanek R (1991) Spezielle Probleme der Insektengift-Allergie im Kindesalter. Allerg Immunol 37: 59–62

Levine MI, Lockey RF (1995) Monograph on insect allergy. Dave Lambert, Pittsburgh/PA

Müller UR, Mosbech H, Blaauw P et al. (1991) Emergency treatment of allergic reactions to Hymenoptera stings. Clin Exp Allergy 21: 281–288

Müller UR, Mosbech H (1993) Position paper: immunotherapy with Hymenoptera venoms. Allergy 48 (Suppl 14): 37–46

Müller UR (1990) Insect sting allergy: clinical picture, diagnosis and treatment. Gustav Fischer, Stuttgart

Przybilla B (1993) Wertigkeit diagnostischer Parameter bei der Indikationsstellung zur Hymenopterengift-Hyposensibilisierung. Allergo J 2: 81–83

Skribic D, Jutel M, Fischer H, Pitarch D, Müller U (1996) Ultrarush-Hyposensibilisierung mit Hymenopterengiften. Allergologie 3: 123–129

7.8
Berufsallergosen

7.8.1
Begutachtung von Berufsallergosen des oberen und unteren Respirationstraktes

Lutz Leonhardt

Einleitung

Nach der Ziffer 4301 der geltenden Berufskrankheitenverordnung (*BeKV*) sind allergische Rhinopathie oder allergisches Asthma bronchiale als Berufskrankheiten (*BK*) definiert. Der begründete Verdacht auf das Vorliegen oder die Entwicklung einer BK 4301 BeKV erfordert eine frühzeitige Begutachtung des/der Betroffenen. Mittels Pricktestung und spezifischer IgE-Antikörperanalyse lassen sich Sensibilisierungen durch Allergene aus dem beruflichen Umfeld nachweisen. Die klinische Aktualität der allergischen Berufserkrankung wird in Form von organbezogenen Provokationstestungen oder – selten erforderlich – durch arbeitsplatzbezogene Expositionstestungen gesichert. Damit sind die Voraussetzungen für persönliche oder betriebliche Arbeitsschutzmaßnahmen geschaffen. Alternativ ist die Aufgabe der gefährdenden Tätigkeit anzuraten.

Berufskrankheitendefinition
Dem § 551 Absatz 1 Reichsversicherungsordnung ist zu entnehmen:

„... daß als Berufskrankheiten solche Krankheiten bezeichnet werden, die nach den Erkenntnissen der medizinischen Wissenschaft durch besondere Einwirkungen verursacht sind, denen bestimmte Personengruppen durch ihre Arbeit in erheblich höherem Grade als die übrige Bevölkerung ausgesetzt sind".

Aus der Liste der Berufskrankheiten (*BK*) (Fassung vom 18. 12. 1992) sind folgende BK-Nummern für den Bereich des Respirationstraktes zu erwähnen:

- 1315 Erkrankungen durch Isozyanate,
- 4201 exogen-allergische Alveolitis (Farmerlunge),
- 4202 Erkrankungen der tieferen Atemwege und der Lunge durch Rohbaumwoll-, Rohflachs- oder Rohhanfstaub (Byssinose),
- 4301 durch allergisierende Stoffe verursachte Atemwegserkrankungen (einschl. Rhinopathie),
- 4302 durch chemisch-irritativ oder toxisch wirkende Stoffe verursachte obstruktive Atemwegserkrankungen.

Definitionsgemäß kann bei den BK-Nummern 1315, 4301 und 4302 eine *Anerkennung* als BK nur erfolgen, wenn die gefährdende Tätigkeit endgültig unterlassen wurde.

Die Novellierung der Berufskrankheitenverordnung (*BeKV*) am 1. 4. 1988 schloß für die BK 4301 auch die allergische Rhinopathie als anerkennungsfähige BK ein.

Bei rechtzeitiger Aufgabe der gefährdenden Tätigkeit kann daher die Entwicklung eines exogen-allergischen Asthma bronchiale aus dem Stadium der allergischen Rhinopathie in einer Vielzahl der Fälle vermieden werden.

Unter Berücksichtigung der seit Jahren bestehenden Erkenntnisse über entzündliche Veränderungen der Atemwege bei primär exogen-allergischen Asthma bronchiale kann als Resultat der Neuregelung auch die Progression des Krankheitsbildes mit Übergang in eine chronisch obstruktive Atemwegserkrankung bei vielen berufsbedingten Allergien verhindert werden.

Berufsbedingte allergische Erkrankungen der oberen und unteren Atemwege sowie der Lunge stellen nach den berufsbedingten Hauterkrankungen den zweithöchsten Prozentsatz aller berufsbedingten Erkrankungen dar. Über den allgemeinen finanziellen volkswirtschaftlichen Schaden hinaus stellen sie für den Betroffenen häufig ein unlösbares berufliches und finanzielles Schicksal dar. Insofern ist das seit langem etablierte und funktionierende BK-Anzeige- und BK-Anerkennungsverfahren als effektiv zu betrachten.

BK-Anzeigeverfahren und BK-Anerkennungsverfahren
Mit dem BK-Anzeigeformular wird durch den Arbeitgeber und den behandenden Hausarzt eines

Versicherten der *Verdacht* auf eine berufsbedingte Erkrankung der Atemwege oder der Lunge ausgesprochen. Die zuständige Berufsgenossenschaft führt weitere Ermittlungen durch:

- Einholen ärztlicher Untersuchungsergebnisse und -berichte,
- Feststellung möglicher schädigender Einflüsse im Betrieb und ggf.
- Einschaltung des technischen Aufsichtsdienstes.

Nach Abschluß dieser Ermittlungen wird in der Regel der beratende Arzt der Berufsgenossenschaft zu einer internen Stellungnahme aufgefordert, ob in keinem Fall eine BK vorliegt, das Vorliegen einer BK möglich wäre oder bereits sogar nachgewiesen ist. Im Anschluß daran wird der staatliche Gewerbearzt zu einer abschließenden unabhängigen Stellungnahme gebeten. Diese kann nach Aktenlage erfolgen, meistens werden jedoch weitere Untersuchungen benötigt, so daß ein medizinischer Gutachter mit weiteren Untersuchungen beauftragt wird. Dem abschließenden Gutachten ist zu entnehmen, ob und um welche Berufskrankheit es sich handelt. Je nach Lebensalter des Versicherten wird nach Aufgabe der gefährdenden Tätigkeit eine Rehabilitation (Umschulung) durchgeführt oder eine vorgezogene Berentung empfohlen.

Versicherte mit nur geringen Krankheitssymptomen (z.B. unkomplizierte Rhinopathie) können die gefährdende Tätigkeit möglicherweise weiterhin ausüben, wenn arbeitsplatzbezogene Schutzmaßnahmen (z.B. Absaugung, Feinstaubmaske) erfolgreich eingesetzt werden können.

Nach Abschluß der beruflichen Umorientierung im Rahmen der Rehabilitation bzw. nach endgültiger Aufgabe der schädigenden Tätigkeit wird festgestellt, ob bei dem Versicherten BK-Folgen vorliegen. In diesem Falle ist zu klären, ob eine Minderung der Erwerbsfähigkeit rentenberechtigenden Ausmaßes – mindestens 20% – vorliegt.

§3 BeKV

Die BeKV enthält im § 3 Abs. 1 folgenden Wortlaut:
„Besteht bei einem Versicherten die Gefahr, daß eine Berufskrankheit entsteht, wiederauflebt oder sich verschlimmert, so hat der Träger der Unfallversicherung mit allen geeigneten Mitteln dieser Gefahr entgegenzuwirken. Ist die Gefahr für den Versicherten nicht zu beseitigen, hat der Träger der Unfallversicherung ihn aufzufordern, die gefährdende Tätigkeit zu unterlassen. Der für den medizinischen Arbeitsschutz zuständigen Stelle ist Gelegenheit zur Äußerung zu geben".

Hiermit wird ausgedrückt, daß Situationen eintreten können, nach denen im Einzelfall für den Versicherten bei Fortsetzung der gefährdenden Tätigkeit die *konkrete Gefahr* der BK-Entstehung bzw. -Verschlimmerung besteht. Dies ist dann der Fall, wenn Symptome bestehen, die mit der geforderten Wahrscheinlichkeit zu einer BK führen. Es gilt also, im Einzelfall alle Mittel auszuschöpfen, um die berufliche Tätigkeit für den Betreffenden gefahrlos zu gestalten. Die bereits angesprochenen arbeitsplatzseitigen technischen Schutzmaßnahmen sowie persönliche Schutzmaßnahmen gehen finanziell zu Lasten des Unternehmers. Mögliche medizinische Maßnahmen im Sinne einer ambulanten oder stationären Heilbehandlung, die geeignet sind, dem Entstehen oder der Verschlimmerung einer BK vorzubeugen, werden kostenmäßig durch die zuständige Berufsgenossenschaft übernommen. Erst wenn diese Maßnahmen erfolglos bleiben, muß der Versicherte zur Aufgabe der gefährdenden Tätigkeit aufgefordert werden.

Erkrankungen durch Isozyanate

Isozyanate (vorwiegend *TDI*=Toluen-Di-Isozyanat und *MDI*=Methylendiphenyl-Di-Isozyanat) werden als Härter in Lacken und als Ausgangskomponenten für Kunststoffe und Kleber verwendet. Das Kriterium der BK 1315 wird jedoch nur dann erfüllt, wenn im Rahmen der Begutachtung das Vorliegen spezifischer IgE-Antikörper auf Isozyanate nachweisbar ist und ggf. ein inhalativer Provokationstest positiv ist. Isozyanate wirken außerdem stark irritativ, so daß ein Großteil der Isozyanat-exponierten Beschäftigten an einer BK 4302 erkrankt. Neuerdings wurden als Ursache einer exogen-allergischen Alveolitis auch IgG-Typ-III-Antikörper auf Isozyanate festgestellt. Offensichtlich kann die Entwicklung einer BK 1315 mit spezifischer Sensibilisierung gegen Isozyanate vermieden werden, wenn die Arbeitsplatzkonzentrationen weniger als 20 ppb/m^3 Raumluft erreichen.

BK 4201 – Exogen-allergische Alveolitis/ 4202 – Erkrankungen der tieferen Atemwege und der Lunge durch Rohbaumwoll-, Rohflachs- und Rohhanfstaub (Byssinose)
In Deutschland werden bisher nur die unter den BK-Nummern 4201 und 4202 aufgeführten Fälle von allergischer Alveolitis als BK anerkannt. Allerdings besteht versicherungsrechtlich die Möglichkeit, in Analogie zu § 551 Abs. 2 RVO auch durch andere Antigene hervorgerufene Alveolitiden als Berufskrankheit anzuerkennen. Eine Vielzahl weiterer berufsbedingter Antigenbelastungen sind möglich.

Im inhalativen Provokationstest konnten folgende Antigene als Auslöser berufsbedingter Alveolitiden nachgewiesen werden:

Im Provokationstest bewiesene Antigene als Auslöser für eine berufsbedingte allergische Alveolitis
(Nach Sennekamp 1996)

Tierische Eiweiße
Vogelstäube, Seidenraupe, Ratte;

Arzneimittel
Nitrofurantoin, Amiodaron, Hydrochlorothiazid;

Chemikalien
Isozyanate, Trimellith-Anhydrid;

Bakterien
Micropolyspora faeni, Thermoactinomyces vulgaris, Thermoactinomyces sacchari, Streptomyces albus, Bacillium subtilis;

Schimmelpilze
Aspergillus fumigatus, clavatus, Penicillium glaucum, casei, frequentans, chrysogenum, cyclopium, brevicompactum, Cephalosporium, Sporobolomyces, Pullularia.

Die Symptomatik der allergischen Alveolitis ist von ihrer Verlaufsform abhängig. Massive Expositionen mit Alveolitis auslösenden Antigenen führen zu unproduktivem Husten, Atemnot, Schüttelfrost, Fieber und allgemeinem Krankheitsgefühl. Rezidivierende „kleinere“ Schübe der Erkrankung führen bei der Mehrzahl der Betroffenen zu belastungsabhängiger Atemnot, subfebrilen Temperaturen und Hustenreiz. Die Diagnose wird durch den spezifischen Antikörpernachweis, radiomorphologisch und lungenfunktionsanalytisch (restriktive Ventilationsstörung, O_2-Untersättigung, O_2-Diffusionsstörung) gesichert. Von besonderer Bedeutung im Hinblick auf mögliche Sanierungsmaßnahmen ist der Antigennachweis im beruflichen Umfeld. Ein wirksamer persönlicher Atemschutz wird nur erreicht, wenn Partikelgrößen bis zu einer Größe von 0,8 µm abgefiltert werden können. Verschiedene Atemschutzgeräte wie der „Dust-Master“ und der „Air-stream-Pilot“ erfüllen diese Voraussetzungen. Medikamentös können nur kleinere alveolitische Schübe vorwiegend durch Steroide kontrolliert werden. In schwereren Fällen ist die endgültige Aufgabe der gefährdenden Tätigkeit unmittelbar nach Diagnosestellung erforderlich, um der Entwicklung einer irreversiblen Lungenfibrose vorzubeugen.

BK 4301
Nachdem seit 1988 auch die allergische Rhinopathie als BK 4301 BeKV anerkannt wird, ist eine frühzeitige Begutachtung IgE-vermittelter allergischer Erkrankungen der Atemwege möglich. Über die diagnostischen Maßnahmen wurde in Abschn. 5.4 berichtet.

Die mehlallergische Rhinopathie und das mehlallergische Asthma bronchiale stellen zahlenmäßig die häufigsten berufsbedingten allergischen Erkrankungen der Atemwege dar.

Trotz des kompletten diagnostischen Programms einschließlich der Durchführung nasaler und inhalativer Provokationstestungen gab es in der Vergangenheit bis zu 20% falsch-negative Testergebnisse.

Es stellte sich heraus, daß Bäcker nicht nur auf Mehle selbst allergisch reagieren, sondern auch auf eine Vielzahl von Backmittelzusätzen. Unter anderen stellen Schimmelpilzenzyme (α-Amylase von Aspergillus oryzae, Hemicellulose u.a.) potente Allergene dar. Da Provokationen mit den verschiedenen Einzelallergenen im Mehl sehr aufwendig und teilweise nicht ungefährlich sind, hat sich die Testung mit Nativmehl wieder eingebürgert.

Nasaler Provokationstest mit Nativmehl

Provokationstechnik
INTAL-nasal-Insufflator-Gelatinekapseln,

Meßtechnik
PARM (*p*assive *a*nteriore *R*hinomano*m*etrie),

Durchführung
Kontrollprovokation mit Laktose (30–60 mg), 15–20 min Reaktionszeit,

Dosierung
7,5–15–30–60–120–180 mg Nativmehl,

Bewertung
Abfall des nasalen Flow um mehr als 50% = positiv, klinische Symptome.

Nach der statistischen Häufigkeit geordnet besitzen die in Tabelle 7.19 aufgelisteten Typ-I-Allergene aus dem beruflichen Bereich die größte Bedeutung.

Ein Maß für die Risikoabschätzung einer beruflichen Allergie ist der sog. „Sensibilisierungsindex". Er kann, wie aus Tabelle 7.19 ersichtlich, für bestimmte Berufsgruppen bis zu 60% betragen.

Wird im Rahmen einer Begutachtung eine BK 4301 festgestellt, kann diese nur anerkannt werden, wenn die gefährdende Tätigkeit unterbleibt. Alternativ sind bei leichteren Krankheitsformen persönliche und arbeitsplatzgebundene Arbeitsschutzmaßnahmen wie Feinstaubmaske und Absaugvorrichtungen möglich. Wird der Beruf weiterhin ausgeübt, sind arbeitsmedizinische Vorsorgeuntersuchungen nach G23 im Abstand von 2–3 Jahren erforderlich.

BK 4302

Auch dieses Krankheitsbild wurde im Abschn. 5.4 näher erläutert. Im Vergleich zur BK 4301 BeKV beträgt die Fallzahl der BK 4302 BeKV etwa nur ein Drittel. Während von der BK 4301 insbesondere die Berufsgenossenschaft Nahrungsmittel und Gaststätten (mehlverarbeitende Betriebe) betroffen ist, verteilt sich die BK 4302 eher gleichmäßig über alle Gewerbezweige. Schwerpunkte liegen bei den Metall- und Bau-Berufsgenossenschaften sowie der Chemie-Berufsgenossenschaft. Auf die verschiedenen organischen und anorganischen Verbindungen, die eine toxische bzw. chemisch-irritative Wirkung auf die Atemwege besitzen, wurde bereits hingewiesen. Aus Gründen der Patientensicherheit und der mangelnden Standardisierbarkeit können inhalative Provokationstestungen mit organischen oder anorganischen Substanzen nicht routinemäßig durchgeführt werden. So bleibt auch im Rahmen einer abschließenden Begutachtung häufig die Frage offen, ob es sich um eine teilweise oder ausschließlich berufsbedingte obstruktive Atemwegserkrankung handelt oder ob außerberufliche Faktoren (endogenes Asthma, rezidivierende Atemwegsinfektionen, Nikotinabusus) eine Rolle spielen. Genauere Aufschlüsse über die Kausalität zwischen Beruf und Atemwegserkrankung kann daher nur durch eine (möglichst EDV-gestützte) serielle Messung und Auswertung der Lungenfunktionswerte am Arbeitsplatz und außerhalb des Arbeitsplatzes erfolgen. Auch diese diagnostische Maßnahme ist von der Compliance des Betreffenden abhängig, so daß bei Begutachtungen von BK-4302-Fällen wei-

Tabelle 7.19. Berufliche Inhalationsallergene und „Sensibilisierungsindex" (nach E. Fuchs 1996)

Allergene	Sensibilisierung (in %)
Mehl (Bäckereibetriebe, Mühlen, usw.)	26–44
Insektenallergene (Biologe, Zoologe usw.)	50
Rhizinus (Schrot, Preßkuchen, Düngemittel)	41
Naturseide (Textilindustrie, Seidenraupenzucht)	23
Kraftfutter (Soja, Tapioka, Luzerne, u.a.)	15–18
Streptomycin (Pflegepersonal)	30
Lykopodium (Gummiindustrie, Apotheker)	20
Getreidestäube (Siloarbeiter, Müller, Landwirte)	10,8
Proteasen (Waschmittelindustrie)	50
Platinsalze (Petrochemie, Schmuckindustrie, Zahntechnik, Chemotechnik)	60
Isozyanate [Lackhärter, Zweikomponenten-Kunststoffe und Kleber (TDI, MDI, HDI)]	14

terhin Interpretationsschwierigkeiten in Kauf genommen werden müssen.

Literatur

Fuchs E (1996) Die Allergene – Spektrum und Vorkommen (Typ I). In Manuale allergologicum. Dustri, Deisenhofen

Hendrik DJ, Salvaggio JE (1983) The use of bronchial inhalation challenge in the investigation of occupational diseases. In: Spector SL (ed) Provocative challenge procedures: bronchial, oral, nasal and exercise, vol 2. CRC Press, Boca Raton/Fl, pp 1–18

Kaiser V, Zober A (1995) Hinweise zur Begutachtung von Berufskrankheiten. Keppner Druck, Eppingen

Leonhardt L (1992) Voraussetzungen für die Anerkennung und die Entschädigung nach Nr. 4301/02 der Anlage 1 zur BeKV aus medizinischer Sicht. Verband Deutscher Betriebs- und Werkärzte e.V., Tagungsbericht 1992, S 277–283

Leonhardt L, Molitor SJ, Geldszus R (1989) Quantifizierbare, inhalative Nativmehlprovokation bei Bäckerasthma. Allergologie 12/8: 336–339

Mehrtens G, Valentin H, Schönberger A (1993) Arbeitsunfall und Berufskrankheit. Erich Schmidt, Berlin

Solomon BR, Meclin JA (1983) Nasal provocative testing. In: Spector SL (ed) Provocative challenge procedures: bronchial, oral, nasal and exercise, vol 2. CRC Press, Boca Raton/Fl, pp 133–168

Sennekamp H-J (1996) Exogen allergische Alveolitis. In Manuale allergologicum. Dustri, Deisenhofen

7.8.2 Berufsdermatologie

Hans Joachim Schwanitz und Swen Malte John

Systematik

Die Berufskrankheitenverordnung (*BeKV*) enthält als Anlage 1 eine Liste, in der alle die Erkrankungen aufgeführt sind, die als Berufskrankheiten anerkannt werden. Hier finden sich ganz unterschiedliche dermatologisch relevante Erkrankungen wie Erkrankungen chemischer Genese, z. B. durch Arsen ausgelöste Keratosen oder Karzinome (Ziffer 1108), toxische Hautschäden durch Halogenkohlenwasserstoffe (Ziffer 1302), Erkrankungen physikalischer Ursache, Röntgenschäden der Haut (Ziffer 2402), Infektionserkrankungen im Gesundheitsdienst wie Hepatitis-B-Infektionen oder beruflich erworbene HIV-Infektion (Ziffer 3101); des weiteren Infektionskrankheiten durch Tiere wie Pilzinfektionen bei Landwirten, die durch infizierte Rinder übertragen wurden (Ziffer 3102), oder während einer beruflichen Tätigkeit im außereuropäischen Ausland erworbene Infektionskrankheiten wie Fleckfieber (Ziffer 3104).

Von besonderer Bedeutung aufgrund ihrer Häufigkeit sind die Ziffern 5102 und 5101. Die Ziffer 5102 umfaßt die verschiedenen Formen des beruflich bedingten Hautkrebses. Eine wichtige Ursache ist die beruflich bedingte Teerexposition. Die größte Bedeutung kommt der Berufskrankheit Ziffer 5101 zu:

„Schwere oder wiederholt rückfällige Hauterkrankungen, die zur Unterlassung aller Tätigkeiten gezwungen haben, die für die Entstehung, die Verschlimmerung oder das Wiederaufleben der Krankheit ursächlich waren oder sein können".

Unter Ziffer 5101 fallen ganz überwiegend berufsbedingte Kontaktekzeme und berufsbedingt verschlimmerte oder erstmanifestierte atopische Handekzeme.

Klinik

Kontaktekzeme

Die Kontaktekzeme sind per definitionem exogen ausgelöst. Man unterscheidet zwischen einer *toxischen* und einer *allergischen Genese*. Die auslösenden Faktoren finden sich im beruflichen oder privaten Umfeld sowie der natürlichen Umwelt des Menschen.

■ **Toxisches Kontaktekzem.** Toxische Kontaktekzeme entstehen genau da, wo die Noxe auf das Integument einwirkt. Die Intensität des Ekzems korreliert mit der Konzentration und Einwirkzeit der Noxe einerseits sowie der individuellen Hautbeschaffenheit andererseits. Hier ist die Hornschichtbarrierefunktion von Bedeutung. Akut toxisch sind Chemikalien wie Laugen, Säuren, Lösungsmittel, aber auch unterschiedliche Strahlen wie Wärmestrahlung, UV- und Röntgenstrahlen. Zudem ist eine Kombination physikalischer und chemischer Wirkprinzipien möglich, so bei der phototoxischen Reaktion. Dabei wirken in Anwesenheit eines Lichtsensibilisators, wie es bestimmte Furokumarine sein können, ansonsten unbedenkliche UV-Intensitäten toxisch. Eine weitere Besonderheit ist das *aerogene irritative Kontaktekzem*, das beruflich beispielsweise dann auftreten kann, wenn Glaswolle verarbeitet wird und als Staub durch die Luft auf unbekleidete Hautareale gelangt.

Neben diesen typischen, auffälligen und leicht diagnostizierbaren Kontaktekzemen sind die chronisch verlaufenden degenerativ-toxischen, hyperkeratotischen Ekzeme sowie die kumulativ-toxischen Ekzeme von Bedeutung. Letztere werden insbesondere durch chronische Feuchtarbeiten oder auch den Kontakt mit Desinfektionsmitteln und Detergenzien hervorgerufen. 1989 wurde festgestellt, daß in besonders hautbelastenden Berufen wie dem Friseurhandwerk bereits im ersten Ausbildungsjahr toxische Hautveränderungen bei über 70% der Auszubildenden auftreten (Schwanitz et al. 1996). Die funktionelle Brisanz dieser Hautveränderungen besteht darin, daß es infolge toxischer Hautschäden leichter zu einer sekundären Sensibilisierung und damit zu allergischen Kontaktekzemen kommt.

Typischerweise sind die primären Hautschäden - bedingt durch Feuchtarbeiten - in den Interdigitalräumen der Hände, den Schwimmhautfalten, lokalisiert.

■ **Allergisches Kontaktekzem.** Das allergische Kontaktekzem ist pathogenetisch auf eine zellvermittelte Allergie vom Spättyp zurückzuführen, wobei sich die Typ-IV-Reaktion nach Coombs und Gell epidermal realisiert. Klassisches Beispiel einer Typ-IV-Reaktion ist die *Nickelallergie*, die sich ganz unterschiedlich je nach Exposition als allergisches Kontaktekzem der Hände, als „Jeansknopf-Ekzem" oder als Ohrläppchenkontaktekzem äußert. Nickelsensibilisierungen entstehen häufig bereits im Kindesalter, wenn die Ohrläppchen durchstochen und anschließend nickelhaltige silberne oder metallene Ohrringe als Modeschmuck getragen werden. Aufgrund des Stichkanals ist das Sensibilisierungsrisiko gegen Allergene in loco besonders hoch, weil eine effektive Hornschichtbarrierefunktion nicht existiert. Die potentielle Sensibilisierbarkeit einzelner Individuen ist unterschiedlich und bisher nicht sicher prognostizierbar.

Analog zu den toxischen Noxen gilt auch für die Allergene, daß akut auftretende Kontaktekzeme bereits anamnestisch relativ leicht zu klären sind, wohingegen chronische Verlaufsformen in Einzelfällen detektivisches Gespür erfordern.

Kontaktallergene sind nicht nur unter Berufsstoffen oder Kosmetika und Körperpflegemitteln des täglichen Gebrauchs zu suchen. Sie können in Einzelfällen auch erst durch Kofaktoren entstehen. Ein Beispiel hierfür ist die *Photoallergie*, bei der das Allergen durch photochemische Aktivierung entsteht und in der Regel an die Anwesenheit von UV-Strahlung des UVA-Bereiches (320–360 nm) gebunden ist. Daß Kontaktallergien nicht allein eine Errungenschaft unserer industrialisierten Zeit sind, belegt u. a. das aerogene allergische Kontaktekzem, bei dem es allein durch die Exposition mit frei in der Luft umherfliegenden Pflanzenbestandteilen zu einem Kontaktekzem in all den Arealen kommt, die nicht durch Kleidung geschützt sind. Die Analyse der auslösenden Pflanzenbestandteile hat als Allergen Moleküle vom Typ der Sesquiterpenlaktone ergeben, die in zahlreichen Korbblütlern enthalten sind.

Atopisches Ekzem

Atopische Ekzeme gehen einher mit einer anlagebedingten Hautempfindlichkeit. Als atopische Handekzeme können sie den Handrücken betreffen und auf die Handinnenfläche und/oder den Unterarm übergreifen. Die palmare Variante des atopischen Handekzems beginnt klinisch mit einer Bläschen- oder Blasenbildung, dem Pompholyx, häufig auch an den Fingerseitenkanten. In dieser Phase sind oft keine Entzündungszeichen zu sehen. Später folgen dann bei stärkerer Ausprägung Rötung und Schuppung. Typischerweise geht den objektiven Hautveränderungen eine subjektive *Mißempfindung* in Form von Juckreiz oder auch Brennen der Haut voraus. Atopische Handekzeme verlaufen chronisch oder chronisch-rezidivierend. In über einem Drittel der Fälle sind sie mit einer plantaren Manifestation oder atopischen Dermatitis insbesondere der großen Beugen vergesellschaftet.

Hautarztbericht/-verfahren

Das Hautarztverfahren soll durch Früherfassung und Frühdokumentation der Entstehung von Berufskrankheiten vorbeugen; auf diese Weise kommen die Unfallversicherungsträger ihrem gesetzlichen Präventionsauftrag nach. Auf der Basis der Angaben im Hautarztbericht können nämlich *früh-*

zeitig erforderliche Maßnahmen eingeleitet werden, seien sie technisch-organisatorischer, medizinischer oder berufsfördernder Natur.

Das Hautarztverfahren ist mittlerweile in allen Bundesländern eingeführt.

§3 der BeKV bildet die rechtliche Grundlage für das Hautarztverfahren. Wörtlich heißt es darin (Abs. 1):

„Besteht für einen Versicherten die Gefahr, daß eine Berufskrankheit entsteht, wiederauflebt oder sich verschlimmert, so hat der Träger der Unfallversicherung mit *allen geeigneten Mitteln* dieser Gefahr entgegenzuwirken..."

Dieser Abs. 1 des §3 BeKV kann bereits bei Auftreten erster Krankheitserscheinungen Rechtsgrundlage für das Einschreiten des Unfallversicherungsträgers sein. Es ist nicht erforderlich, daß zu diesem Zeitpunkt bereits die schädigende Tätigkeit unterlassen wurde bzw. die Voraussetzungen einer Berufserkrankung (*BK*) vorliegen. Maßnahmen im Rahmen des §3 sind jedoch an Erkrankungen gebunden, die in der Anlage 1 zur BeKV aufgeführt worden sind; im Zusammenhang mit dem Hautarztverfahren also die Ziffer 5101.

Ziele des Hautarztverfahrens sind:

- Früherfassung und Frühdokumentation berufsbedingter Hauterkrankungen,
- frühzeitige Einleitung wirksamer Maßnahmen der Prävention.

Der im oben zitierten ersten Absatz des §3 BeKV festgeschriebene weitgehende Präventionsauftrag des Unfallversicherungsträgers stellte das *rechtliche Fundament* dar, auf dem das „Verfahren zur Früherfassung berufsbedingter Hauterkrankungen", kurz Hautarztverfahren, im Jahre 1972 entwickelt werden konnte. Die die *Abwicklung* des Hautarztverfahrens betreffenden Regelungen sind in dem *Abkommen Ärzte/Unfallversicherungsträger* (Leitnummern 59–62) niedergelegt:

Das Hautarztverfahren betreffende Leitnummern des Abkommens Ärzte/Unfallversicherungsträger

- *Leitnummer 59:* Jeder Träger der gesetzlichen Unfallversicherung ist berechtigt, für sich allein oder gemeinsam mit anderen Trägern der gesetzlichen Unfallversicherung durch die Landesverbände der gewerblichen Berufsgenossenschaften ein Verfahren zur Früherfassung beruflich bedingter Hauterkrankungen einzuführen. Ist ein solches Verfahren eingeführt, so ist der Arzt *verpflichtet*, einen Versicherten, bei dem die Möglichkeit besteht, daß eine Hauterkrankung durch eine berufliche Tätigkeit im Sinne der Berufskrankheitenverordnung entsteht, wiederauflebt oder sich verschlimmert, unverzüglich möglichst dem nächstwohnenden oder am leichtesten erreichbaren Hautarzt zur Untersuchung vorzustellen. Für diese Überweisung hat der Arzt den Vordruck ÜV zu verwenden. Er erhält hierfür eine Gebühr nach Leitnummer 82.
- *Leitnummer 60:* Der Hautarzt untersucht den Versicherten. Er erstattet unverzüglich den Hautarztbericht (Arztvordruck 20a) mit einer Durchschrift dem Träger der gesetzlichen Unfallversicherung und übersendet weitere Durchschriften dem behandelnden Arzt und der Krankenkasse.
- *Leitnummer 61:* Soweit es aus Gründen der Diagnose erforderlich ist, kann der Hautarzt den Krankheitsverlauf durch Wiedervorstellung des Versicherten überwachen. Er hat unverzüglich den Bericht (Arztvordruck 20a) mit einer Durchschrift dem Träger der gesetzlichen Unfallversicherung zu erstatten und weitere Durchschriften dem behandelnden Arzt und der Krankenkasse zu übersenden.
- *Leitnummer 62:* Die Durchführung von Tests, die zur Klärung des Ursachenzusammenhangs zwischen der Hauterkrankung und der beruflichen Tätigkeit erforderlich sind, bedarf nicht der Einwilligung des Unfallversicherungsträgers.

Das „Verfahren zur Früherfassung berufsbedingter Hauterkrankungen" nimmt im Abkommen Ärzte/Unfallversicherungsträger in mehrfacher Hinsicht eine Sonderstellung ein. Wichtig ist, daß sein Gegenstand das *Vorfeld* einer *bestimmten* Berufskrankheit (BK-Ziffer 5101) umfaßt, während das Ärzteabkommen ansonsten im wesentlichen am bereits eingetretenen Arbeitsunfall orientiert ist.

Handhabung

Das Hautarztverfahren ist prinzipiell 2stufig aufgebaut: Die Zuweisung des Patienten ist möglich durch jeden Arzt. Der Hautarztbericht wird dann durch den Hautarzt erstattet, der Patient anschließend zurücküberwiesen. Leitnummer 59 des Ärzteabkommens verpflichtet *jeden* Arzt – auch die Betriebsärzte – einen Versicherten, bei dem die *Möglichkeit* besteht, daß eine Hauterkrankung durch eine berufliche Tätigkeit im Sinne der BeKV entsteht, wiederauflebt oder sich verschlimmert, unverzüglich dem am leichtesten erreichbaren Hautarzt zur Untersuchung vorzustellen. Dies geschieht mit einem entsprechenden Überweisungsvordruck (ÜV), der nach Leitnummer 82 des Ärzteabkommens honoriert wird. Der Nicht-Hautarzt kann keinen Hautarztbericht erstatten; ausgenommen sind hier Betriebsärzte, die über die Gebietsbezeichnung „Arbeitsmedizin" bzw. die Zusatzbezeichnung „Betriebsmedizin" verfügen. Dies sollte aber die Vorstellung des betreffenden Beschäftigten beim Hautarzt nicht erübrigen. Vor Erstattung eines Hautarztberichtes ist das Einverständnis des Versicherten einzuholen.

Präventive Maßnahmen im Rahmen des §3 der BeKV

Da der oben zitierte §3 *alle* Maßnahmen fordert, die geeignet sind, eine Berufskrankheit zu verhindern, ist das Spektrum entsprechend groß und umfaßt u. a.:

- technische und organisatorische Maßnahmen, wie Ersatz gefährdender Arbeitsstoffe, Änderung der Arbeitsweise, technische Schutzvorrichtungen. Gegebenenfalls Überprüfung des Arbeitsplatzes durch den technischen Aufsichtsbeamten;
- persönliche Schutzmaßnahmen, wie Schutzhandschuhe, Schutzkleidungen, Hautschutz;
- medizinische Maßnahmen, wie ambulante oder stationäre Heilbehandlung, spezielle therapeutische Maßnahmen.

Sollten die oben genannten möglichen Maßnahmen mit Wahrscheinlichkeit nicht ausreichen, um einen Verbleib des Versicherten am alten Arbeitsplatz zu gewährleisten, so sind darüber hinaus auch im Rahmen des §3 z. B. eine innerbetriebliche Arbeitsplatzumsetzung oder auch eine Umschulung in einen anderen Beruf möglich, sofern diese Maßnahmen sicherstellen, daß die schädigende Tätigkeit nicht weiter ausgeübt wird.

Beruflich bedingte Hautkrankheit vs. Berufskrankheit

Immer dann, wenn beruflich bedingte Hauterkrankungen für möglich gehalten werden, ist das Hautarztverfahren indiziert. Falls ein „begründeter Verdacht auf eine Berufserkrankung" gegeben ist, muß eine „ärztliche Anzeige über eine Berufskrankheit" gemäß §5 BeKV gestellt werden. Ein solcher begründeter Verdacht liegt immer dann vor, wenn die Hauterkrankung

- beruflich bedingt ist,
- schwer oder wiederholt rückfällig gewesen ist,
- den Versicherten zwingt, die schädigende Tätigkeit aufzugeben.

Anders als beim Hautarztbericht kann jeder Arzt eine „ärztliche Anzeige über eine Berufserkrankung" erstatten und ist dazu sogar verpflichtet. Ebenfalls anders als beim Hautarztbericht ist die Erstattung der „ärztlichen Anzeige..." formaljuristisch nicht an die Zustimmung des Betreffenden gebunden.

Gewerbedermatologische Begutachtung

Die Arbeitsgemeinschaft für Berufs- und Umweltdermatologie (*ABD* e.V.) in der Deutschen Dermatologischen Gesellschaft hat gemeinsam mit dem Hauptverband der gewerblichen Berufsgenossenschaften im November 1996 Richtlinien zur Begutachtung erarbeitet, die dem Gutachter ein Instrumentarium in die Hand geben, nach dem er 3 Komplexe zu bearbeiten hat:

1. Liegen die folgenden 3 Merkmale mit an Sicherheit grenzender Wahrscheinlichkeit vor:
   - es handelt sich um eine versicherte Tätigkeit, den Beruf;
   - es hat schädigende Einwirkungen gegeben, Noxen oder Allergene;
   - es liegt eine Erkrankung vor, wie ein Kontaktekzem.
2. Danach ist zu prüfen, ob mit Wahrscheinlichkeit ein Zusammenhang zwischen der versicherten Tätigkeit und der schädigenden Einwirkung einerseits besteht – dies ist die *haftungsbegründende* Kausalität – und des weiteren zwischen der schädigenden Einwirkung und der Krankheit – dies ist die *haftungsausfüllende* Kausalität.

Tabelle 7.20. Hauterkrankungen als Berufskrankheit. Einschätzung der MdE – § 581 Abs. 1 RVO. Gemeinsame Empfehlungen der ABD und des HVBG (1995)

Auswirkung der Allergie	Hauterscheinungen/Auswirkungen der irritativen Schädigung (in %)			
	keine	leicht	mittel	schwer
keine	0	10	20	25
geringgradig	0	10	20	25
mittelgradig	10	15	25	30
schwerwiegend	20	20	30	≥30

3. Wenn diese beiden Kriterien erfüllt sind, so ist in einem dritten Schritt zu prüfen, ob die Erkrankung mit Wahrscheinlichkeit schwer oder wiederholt rückfällig war und insbesondere ob sie mit an Sicherheit grenzender Wahrscheinlichkeit den Versicherten zwingt, die schädigende Tätigkeit aufzugeben. Die Frage nach dem objektiven Zwang zur Aufgabe der schädigenden Tätigkeit ist de facto das härteste Kriterium im Rahmen einer Begutachtung. Es setzt voraus, daß tatsächlich im Einzelfall alle Möglichkeiten des §3 voll ausgeschöpft worden sind.

Wenn auch dieses Kriterium erfüllt ist, liegt eine Berufskrankheit vor und die resultierende Minderung der Erwerbsfähigkeit (MdE) wird vom Gutachter eingeschätzt anhand einer ebenfalls in einer Vereinbarung mit dem zwischen der ABD und dem Hauptverband der gewerblichen Berufsgenossenschaften (*HVBG*) erarbeiteten Tabelle, die sowohl die Auswirkungen einer beruflich erworbenen Allergie wie auch einer berufsbedingten toxisch-degenerativen Hautschädigung berücksichtigt (Tabelle 7.20).

Rehabilitation

Auch in den Fällen, wo eine Berufskrankheit anerkannt wird, stehen dem Versicherten alle Möglichkeiten des §3 wie die Umschulung in einen Beruf ohne Ausübung der schädigenden Tätigkeit oder ein stationäres Heilverfahren zur Rehabilitation der berufsbedingten Hautschäden offen.

Literatur

Borelli S (1985) Hautarztbericht – Hautarztverfahren. Dt Derm 33: 1339–1343

Rietschel LR, Fowler JS (1995) Fisher's contact dermatitis, 4th edn. Williams & Wilkins, Baltimore Sidney Tokyo

Frosch PJ, Rycroft RJG (1992) International legal aspects of contact dermatitis. In: Rycroft RJG, Menné T, Frosch PJ, Benezra C (eds) Textbook on contact dermatitis. Springer, Berlin Heidelberg New York Tokyo

Hamacher E (1988) Hautarztverfahren. 88. Dtsch Ärztebl 85 (49): B-2462–B-2464

Klaschka F (1995) Das Ekzem. Hautkrankheit, Allergiephänomen, Berufsdermatose. In: Hornstein OP (Hrsg) Aktuelle Beiträge zu Umwelt- und Berufskrankheiten der Haut (4). BMV, Berlin

Kühl M, Klaschka F (1990) Berufsdermatosen. Urban & Schwarzenberg, München

Schindera I, Schindera K-M (1991) BK-Haut. Berufskrankheiten Nr. 5101, 2. Aufl. Asche, Hamburg

Schöneberger A, Valentin H, Mehrtens G (1993) Arbeitsunfall und Berufskrankheit. Rechtliche und medizinische Grundlagen für Gutachter, Sozialverwaltung, Berater und Gerichte, 5. Aufl. Erich Schmidt, Berlin

Schwanitz HJ, Uter W, Wulfhorst B (1996) Neue Wege zur Prävention – Paradigma Friseurekzem. Universitätsverlag Rasch, Osnabrück

Wendland M-E, Wolff HF (1989) Die Berufskrankheitenverordnung (BeKV). 14. LFG. V, Berlin

7.9
Psyche und Allergie

Uwe Gieler

Einleitung

Allergische und psychosomatische Reaktionen scheinen sich – auf den ersten Blick – fast auszuschließen, hat man es doch zum einen mit einem klar definierten immunologischen Geschehen zu tun, andererseits mit objektiv schwer faßbaren und im psychoimmunologischen Ablauf kaum zu beweisenden Reaktionen. Und doch reagieren allergische Erscheinungen offenbar immer auch auf psychosoziale Belastungsfaktoren mit oder werden – in Ausnahmefällen – sogar von ihnen verursacht (Abb. 7.58).

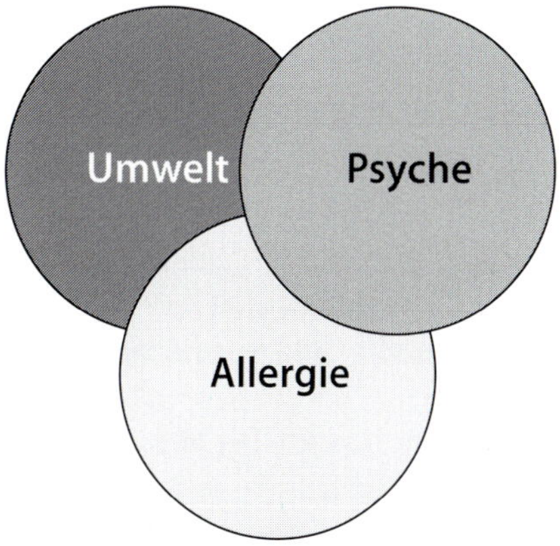

Abb. 7.58. Zusammenhänge zwischen Allergie und Psyche

7.9.1
Ein Fallbeispiel

Ein 24jähriger Patient mit Neurodermitis seit seiner frühen Kindheit stellt sich in der Sprechstunde vor. Die Anamnese ist klar: Er leidet an einer in der Familie häufiger vorkommenden atopischen Krankheit; die bisherigen Allergietestungen zeigten deutlich positive Reaktionen auf Tierhaare, Hausstaubmilben und Birkenpollen. Dies paßt zu dem klinischen Bild, da er neben Katzen und Staub auch Äpfel als Kreuzreaktion einer Birkenpollenallergie nicht verträgt. Da er als Student der Theologie im Examen steht und einige Existenzängste hat bezüglich seiner beruflichen und privaten Zukunft, begibt er sich in psychotherapeutische Behandlung. So ist es für den Psychotherapeuten möglich, ihn 2mal in der Woche für eine Stunde Psychotherapiesitzung zu sehen und den Verlauf sehr eingehend zu beobachten.

Nachdem sich im Verlauf von einigen Wochen eine stabile, offene Beziehung zu dem Therapeuten aufgebaut hat, berichtet er über seine Schwierigkeiten mit seiner Freundin, die wegen ihrem religiös orientierten Elternhaus auf eine baldige Heirat drängt. Er selbst, Kind geschiedener Eltern, ist sich unsicher, ob er trotz gutem Kontakt mit seiner Partnerin darauf eingehen soll.

In dieser Situation arbeitet er stundenweise – um sich etwas Geld für das Studium zu verdienen – bei einem Teppichhändler und muß an einem Tag im Lager einige ältere Teppiche in den Laden befördern. Einen Tag nach der Arbeitstätigkeit zeigt sich eine starke ekzematöse Reaktion mit massivem Juckreiz, der zahlreiche Exkoriationen nach sich zieht. In der Psychotherapiestunde wird jedoch auch klar, daß ihn an diesem Tag seine Ambivalenz bezüglich der Heirat psychisch sehr beschäftigt hat. Zwei Wochen später, weder Wetter noch Kontakte mit Tieren haben sich verändert, findet die gleiche Situation am Arbeitsplatz statt, wieder mit einer massiven Belastung durch Staub. Allerdings hat er sich inzwischen entschieden, daß er die Heirat zum jetzigen Zeitpunkt nicht will und hat damit eine für ihn sehr wichtige Entscheidung getroffen. Die Staubbelastung am Arbeitsplatz wurde ohne Reaktion bzw. Verschlechterung des Ekzems vertragen! Der nach Besserung durchgeführte Epikutantest mit Hausstaubmilbe bewies, daß es sich um eine allergische Reaktion im Sinne einer Ekzemreaktion auf dieses Allergen handelte. Es ist ätiologisch kaum erklärbar, weshalb er bei der zweiten Belastung nicht reagierte, sollte man doch annehmen, daß in diesem Fall genügend T-Zellen mit Rezeptoren vorhanden gewesen sind!

Ein Ausnahmefall? Wenn man sowohl allergologisch als auch psychotherapeutisch arbeitet, sind diese Patienten nicht so selten, ja manchmal hat man fast den Eindruck, es wäre die Regel, wenn man von der Selektion, die sich aus der klinischen Tätigkeit des Psychosomatikers ergibt, einmal absieht.

7.9.2
Psychoimmunologische Studien zu Allergien

Psychosomatische Aspekte bei allergischen Erkrankungen sind spätestens seit den richtungsweisenden Studien der Arbeitsgruppe um den Forscher Black (Black 1963 a,b; Black et al. 1963; Black u. Friedman 1965) nicht zu leugnen. Black und Mitarbeiter konnten in einer bemerkenswerten, sorgfältig kontrollierten Untersuchungsserie nachweisen, daß *allergische Überempfindlichkeitsreaktionen* durch *hypnotische Suggestionen* gehemmt werden können. Darüber hinaus gibt es Hinweise, daß die Ausschüttung von *Mediatoren*, die an den Pathomechanismen allergischer Reaktionen beteiligt sind, unter psychischer Belastung deutlich verändert ist. Experimentelle Studien konnten belegen, daß die Histaminkonzentration im Plasma beim Menschen und bei Versuchstieren unter Streß (Reimann et al. 1981) ansteigt. In anderen Untersuchungen wurden auch erhöhte Konzentrationen von Prostaglandin E (Mest et al. 1982), Plättchenaktivierender Faktor (Levine et al. 1985) und Plasmin (Teshima et al. 1974) unter psychischer Belastung beobachtet. Außerdem konnte in tierexperimentellen Studien die Konditionierbarkeit von Mastzellreaktionen bzw. der Histaminausschüttung auf Geschmacksstimuli nachgewiesen werden (Russel et al. 1984; MacQueen et al. 1989). Eine Studie der eigenen Arbeitsgruppe (Stangier et al. 1993) konnte auch bei der Urtikaria psychoendokrine Reaktionen bei den Patienten nachweisen, die ihre aggressiven Impulse unterdrücken. Es konnte mit diesen Untersuchungen gezeigt werden:

Allergische Reaktionen lassen sich durch psychische Stimuli auslösen oder zumindest modifizieren.

7.9.3
Testpsychologische Studien zu Allergien

Allergische und emotionale Auslöser können sich in ihrer Wirkung ergänzen oder sogar potenzieren. Während es eine typische „Allergiepersönlichkeit" nicht zu geben scheint, wurden jedoch einzelne psychische Phänomene bei Allergikern in erhöhtem Maße nachgewiesen. So wird gehäuft von erhöhten Aggressionswerten berichtet. Auch scheinen allergische Erkrankungen und alle Formen von Depressionen meist nur alternativ aufzutreten. Einige Autoren schlußfolgern daraus, daß die allergischen Symptome als Entlastung der aggressiven Strebungen dienen, die sich sonst gegen das Selbst richten würden (wie in der Depression). Andererseits konnte in einer neueren Studie von Schmidt-Traub et al. (1995) bei der Untersuchung von 100 Patienten mit Typ-I-Allergie ein 5fach höheres Risiko für die Entwicklung einer Angststörung nachgewiesen werden als bei den 66 Kontrollpersonen. 50% der Patienten hatten eine psychologische Störung.

Nachgewiesen wurde auch:

Allergien können durch Autosuggestion entstehen und starke Ängstlichkeit läßt die Haut sensibler auf potentielle Allergene reagieren.

Bei schon bestehenden Kontaktekzemen konnte gezeigt werden, daß nichtautonomes Verhalten und ein Ignorieren von Gefühlen bzw. ein unangemessener Umgang mit Emotionen in Konflikt- und Entscheidungssituationen den Krankheitsverlauf ungünstig beeinflussen.

Hansen et al. (1981) identifizierten bei ihrer Untersuchung an 20 jüngeren Patientinnen das dyshidrotische Handekzem als *Ausdrucksgeschehen,* und zwar in Form einer prägenitalen Konversion. Die Patientinnen zeigten gehäuft gehemmte Aggressionen, fühlten sich unselbstständig und kontrolliert, zeigten aber auch selbst die Tendenz, Beziehungen kontrollieren zu wollen. Sie schienen in symbolisierter Form mit den Händen ihren Abhängigkeitskonflikt vorzuzeigen, der zu einem Zeitpunkt deutlich wird, an dem sie das Leben in ihre eigenen Hände nehmen möchten, das selbständige Handeln jedoch durch ihre Abhängigkeitswünsche behindert wird.

7.9.4
Tiefenpsychologische Ansätze bei Allergien

Aus tiefenpsychologischer Sicht wurden wiederholt Beziehungsmuster und Interaktionen mit anderen Menschen beschrieben, die für den Allergiker typisch sein sollen. Marty (1958) stellte die *allergische Objektbeziehungstheorie* auf: Hiernach haben Allergiker einen symbiotischen Objektbeziehungsmodus, der eine substituierende Wirkung für ihre labile Struktur hat und der durch die Angewiesenheit auf die ständige Präsenz der Objektbeziehungen (Partner, Wohnung, Arbeitsplatz etc.) gekennzeichnet ist. Im Falle des realen oder symbolischen Verlustes eines solchen Objektes kommt es zur Regression und zum Ausbruch der Erkrankung.

Dieser von Marty aufgezeigte Mechanismus wurde von anderen psychoanalytisch orientierten Autoren in ähnlicher Weise beschrieben. Es erscheint aber fraglich, ob diese Konzeption spezifische Aspekte allergischer Erkrankungen erfaßt oder ob es sich nicht vielmehr um allgemeine Charakteristika psychosomatischer Grundstörungen handelt.

7.9.5
Asthma, Kontaktdermatitis, Rhinoconjunctivitis allergica

Während beim Asthma (Steinhausen 1993) die Zusammenhänge zwischen allergischen Mechanismen und psychosomatischen Faktoren bereits weitgehend bekannt sind, besteht noch ein großer Forschungsbedarf hinsichtlich der Typ-IV-Reaktionen. Auch bei der Rhinitis allergica gibt es kaum Studien, die sich mit psychischen Einflüssen beschäftigen, so daß hierzu bisher nur spekuliert werden kann.

7.9.6
Atopische Dermatitis

Dagegen sind bei der atopischen Dermatitis inzwischen zahlreiche Untersuchungen durchgeführt worden. Der Einfluß psychischer Faktoren wird auf die neuroendokrinen und psychovegetativen Regulationsstörungen zurückgeführt. Die genetisch disponierte atopische Dermatitis kann entwicklungspsychologisch einen zentralen Einfluß auf die Persönlichkeitsentwicklung des Kindes haben, wobei auch der Zeitpunkt der Erstmanifestation eine wichtige Rolle spielt.

Tritt das Ekzem schon im Säuglingsalter auf, bevor Persönlichkeit und Körperbild entwickelt sind, erlebt das hautkranke Kind an der Haut ständig 2 gegensätzliche Reize: die liebevolle Zuwendung durch Streicheln und Massieren mit Salben und gleichzeitig einen Schmerz- oder Juckreiz durch Ekzemherde, durch zu festes Einreiben oder zu dickes Auftragen der Salbe. Für das Kind ergibt sich die Schwierigkeit, zwischen liebevoller Zuwendung und unangenehmen Reizen zu unterscheiden. Da der Säugling die Anwesenheit der Mutter und die Salbe, die sie aufträgt, als alleinige Quelle für Erleichterung und Beruhigung erlebt, wird ihre Abwesenheit als Bedrohung empfunden, und es kommt zu einer Fixierung an die Mutter. Der starke Juckreiz beeinträchtigt das kranke Kind von frühster Kindheit an und verändert seinen Schlafrhythmus in erheblichem Maße. Durch die Unbehaglichkeit des Babys, wenn ihm warm wird, bleibt Kuscheln und Wiegen als die „natürlichste Art, das Baby in seinem Kummer zu trösten“ der Mutter verwehrt. Dadurch kann es zu erheblichen Belastungen und Störungen der Mutter Kind Interaktion kommen.

Auswirkungen der atopischen Dermatitis auf die Eltern-Kind-Beziehung

Langfeldt und Luys (1993) gingen in einer Pilotstudie der Frage nach, ob sich Mütter von Kindern mit atopischer Dermatitis (*AD*) von Müttern gesunder Kinder hinsichtlich Überbehütung und Feindseligkeit unterscheiden. 25 Mütter mit chronisch kranken und 25 Mütter mit neu an AD erkrankten Kindern sowie 31 Mütter mit gesunden Kindern füllten einen „Fragebogen zur Diagnostik elterlicher Erziehungseinstellungen“ aus. Unterschiede bestanden in bezug auf die „feindselig-ablehnende Erziehungseinstellung“, wobei Mütter chronisch kranker Kinder feindseliger gestimmt sind als Mütter neu erkrankter und gesunder Kinder. Die Autoren folgerten daraus, daß die „feindselig-ablehnende Erziehungseinstellung" aufgrund des zeitlichen Zusammenhangs als Folge des Krankheitsausbruchs interpretiert werden kann. Ring et al. (1986) fanden in einer Untersuchung an 55 Kindern mit AD im Alter von 1–19 Jahren in strukturierten Interviews mit Kindern und Eltern heraus, daß die Mütter weniger emotional und spontan auf kindliche Emotionen reagierten als die Mütter der Vergleichsgruppe (16 Kinder mit nichtatopischen Hauterkrankungen). Die Autoren hoben hervor, daß die Befunde der Untersuchung es nicht zuließen, einen eindeutigen Typ der „Atopikermutter" im Sinne einer speziellen Persönlichkeitsstruktur zu beschreiben. Die Mütter zeigten sich weder „ablehnend" noch „überprotektiv". Auch Solomon u. Gagnon (1987) konnten nach einer Verhaltensbeobachtung an Müttern mit 7 Monate alten, an Ekzem erkrankten Säuglingen konstatieren, daß die Mütter der gesunden Kontrollgruppe signifikant häufiger und mehr positiven Kontakt zu ihren Kindern hatten, während die Mütter der kranken Kinder weniger sensibel und tendenziell seltener auf Äußerungen des Unbehagens ihrer Kinder reagierten. Das Verhältnis der Mütter zu ihren Kindern konnten die Autoren jedoch weder als „zu eng" noch als „zurückweisend und gestört" bezeichnen.

Diese Untersuchungen machen deutlich, daß mit Veränderungen der Mutter-Kind-Beziehung durch die chronische Krankheit gerechnet werden muß. Die Tatsache, daß ein Kind an AD erkrankt ist, stellt aber nicht nur die Mutter, sondern in der Regel beide Elternteile vor besonders hohe Anforderungen. Der immer wieder scheiternde Versuch, auch mit einschneidensten Mitteln (z. B. Festbinden der Hände, Bestrafung) das Kratzen und die Hauterscheinungen einzudämmen, kann im Einzelfall zu resignativer Verzweiflung, übertriebener Zuwendung oder Selbstbeschuldigung bis hin zu Aggression gegenüber dem Kind führen. Die Eltern, konfrontiert mit dem Anspruch, das kranke Kind optimal zu versorgen, erleben immer wieder ihre eigene Hilflosigkeit, die Krankheit in den Griff zu bekommen. Viele empfinden auch Schuldgefühle dem Kind gegenüber oder befürchten, nicht genug getan zu haben. Hinzu kommt die Unsicherheit im Umgang mit der Krankheit und die Auseinandersetzung mit einer Fülle an angebotenen Therapieverfahren und Behandlungsratschlägen.

Vielen Eltern fällt es schwer, die Hauterkrankung ihres Kindes zu akzeptieren oder sie entwickeln starke Schuldgefühle. Sie sind daher zu vielen Opfern bereit, um eine Besserung der Symptomatik herbeizuführen. Dies kann dazu führen, daß die Kinder durch Überfürsorglichkeit und Nachgiebigkeit der Eltern zu kleinen „Tyrannen" erzogen werden. Die Kleinkinder versuchen aus einem Gefühl der Halt- und Orientierungslosigkeit heraus, die fehlende Geborgenheit durch eine andere Sicherheit, nämlich die des Herrschens, zu kompensieren. Andererseits werden die Kinder in Bereichen eingeschränkt, in denen es eher schädlich als nützlich ist: Sie werden beispielsweise mit unnötigen Diäten zusätzlich belastet, indem sie auf eine Vielzahl von Nahrungsmitteln (Milchprodukte, Süßwaren etc.) verzichten müssen.

Das unruhige Verhalten der Kinder, ihre mangelnde Frustrationstoleranz und das hohe Maß an verlangter elterlicher Zuwendung überfordern Familie und Partnerschaft und verstärken die Geschwisterrivalität. Wird das Kind zur Beruhigung nachts im elterlichen Bett schlafen gelassen, stört das in der Regel den Schlaf der Eltern und beeinträchtigt zwangsläufig deren sexuelle Beziehung. Häufig sind latente Aggression und unbewußte negative Gefühle die Folge (Koblenzer u. Koblenzer 1988). Gil et al. (1987) untersuchten bei 44 Kindern mit AD und deren Bezugspersonen den Zusammenhang von Streß und familiärem Umfeld und der Schwere des Krankheitsbildes. Sie konnten nachweisen, daß Alltagsprobleme, Streß und Familiensituation signifikant mit der Kratzhäufigkeit und der Schwere der Hauterscheinungen korrelierten.

Vor allem in Zeiten von Krankheitsschüben steigt die Belastung der Eltern stark an. Eine Untersuchung an 28 Elternteilen, deren Kinder akut an AD erkrankt waren und 36 Elternteilen, deren Kinder nicht akut erkrankt waren, zeigte, daß die Belastung der Eltern mit akut erkrankten Kindern signifikant höher war (Hänsler et al. 1990). Diese Belastungen gingen jedoch nach Abklingen der akuten Phase in der Regel wieder zurück.

Bei häufigen Krankheitsschüben können durch die anhaltende Belastungssituation die Beziehungen der Familienmitglieder untereinander nachhaltig geprägt werden. Dies ist nicht spezifisch für die AD, sondern auch bei anderen chronischen Krankheiten im Kindesalter (Diabetes, Asthma, Krebserkrankungen) vorzufinden. Nach Petermann et al. (1987) „erfordern chronische Krankheiten deshalb eine biopsychosoziale Sichtweise, weil Belastungen, die sich hauptsächlich auf der körperlichen Ebene abspielen, genug Zeit haben, sich auch im psychischen und sozialen Leben eines erkrankten Kindes niederzuschlagen". Es ist daher zu vermuten, daß die beobachteten Einschränkungen in der Kommunikation zwischen Eltern und Kind häufig Folgeerscheinungen der Erkrankung sind, denen man durch gezielte unterstützende und entlastende Maßnahmen vorbeugen kann und muß, um dem betroffenen Kind eine möglichst uneingeschränkte psychosoziale Reifung zu ermöglichen.

Obwohl immer mehr Kinder von der Hautkrankheit AD betroffen und dadurch in ihrer seelischen Entwicklung gefährdet sind, wird den Eltern in der Regel wenig Hilfestellung bei der Bewältigung dieser Probleme angeboten. Meist beschränkt sich die Therapie auf die Anordnung von Pflegeprodukten und Medikamenten zur Unterdrückung des Juckreizes oder auf die Erteilung gutgemeinter Behandlungsratschläge, die oft nach erfolgloser Anwendung eine erneute Enttäuschung hervorrufen. Mit jedem mißglückten Therapieversuch wächst mit der Unsicherheit und Ratlosigkeit der Eltern auch der Ärger über Ärzte und Therapiemethoden. Gleichzeitig stellen diese Mißerfolge für die ohnehin schon gestreßten Familien zusätzliche Belastungen dar. Die Eltern sind oft nicht in der Lage, die durch die Krankheit des Kindes hervorgerufenen Probleme in günstiger Weise zu bewältigen. Es besteht insbesondere die Gefahr, daß bereits frühzeitig gravierende Konflikte im Verhältnis zu Bezugspersonen und Gleichaltrigen entstehen, die das Selbstvertrauen des Kindes und seine emotionale Entwicklung beeinträchtigen können und dadurch die Aufrechterhaltung der Hauterscheinungen zur Folge haben.

In vielen Familien ist sicherlich von einer somato-psychisch-psychosomatischen Genese dieser Auffälligkeiten nach folgendem Modell auszugehen:

Die *konstitutionelle angeborene Hautfunktionsstörung* bei Veranlagung zur AD kann unter ungünstigen Bedingungen (Klima, Ernährung, Streß etc.) zu Hautsymptomen beim Kind führen. Die aufgetretene Hautkrankheit stellt eine *Belastung für die Familie* dar, auf die in der Regel eine *Veränderung des Lebensalltags* erfolgen muß. Vor allem in Zeiten von *Krankheitsschüben* sind die Eltern häufig überfordert (Hänsler 1990). In einer bestimmten psychosozialen Konstellation (z. B. Eltern, die psychisch so strukturiert sind, daß sie mit der Erkrankung ihres Kindes nicht fertig werden) wird die *Persönlichkeitsentwicklung des Kindes beeinträchtigt*. Dies kann zu einer *gestörten psychischen Persönlichkeitsstruktur* des Kindes führen, die sich wiederum im Körperlichen (Ekzem) ausdrückt.

Das Ekzem führt zunächst zu somatopsychischen Folgen, die wiederum psychosomatische Reaktionen (Chronifizierung der Hauterscheinungen) hervorrufen.

Der Einfluß der Eltern-Kind-Beziehung auf das Kratzverhalten der Kinder

In der Literatur wurde mehrfach auf die Bedeutung hingewiesen, die die Aufmerksamkeit der Eltern für die Chronifizierung des Kratzverhaltens besitzt. Allen u. Harris (1966) beschrieben den Fall eines 5jährigen Mädchens, das an einer nicht näher spezifizierten juckenden Hauterkrankung litt. Die Mutter des Kindes wurde dazu angehalten, das Kratzen der Tochter zu ignorieren und kratzfreie Phasen zu belohnen. Zusätzlich wendete sie ein Münzverstärkungsprogramm an. Innerhalb von 6 Wochen gingen die Hauterscheinungen des Kindes völlig zurück. Bär u. Kuypers (1973) berichten ebenfalls über günstige Auswirkungen verminderter Aufmerksamkeit einer Mutter auf das Kratzverhalten ihrer 6jährigen Tochter. Nachdem Kratzen konsequent nicht beachtet und Nichtkratzen belohnt worden war, kratzte das Kind nach 13 Wochen überhaupt nicht mehr.

Diese Berichte zeigen:

Verstärkte Zuwendung der Bezugspersonen stellt einen wesentlichen Faktor für das Kratzverhalten des Kindes dar.

Besonders häufig wird Kratzen durch die Mutter positiv verstärkt. Dabei stellt das Kratzen der Kinder häufig eine Reaktion auf das Verhalten der

Mutter, aber auch des Vaters und beider Elternteile dar (Ring et al. 1986).

7.9.7
Psyche und Allergie in der allergologischen Praxis

Was wäre die Konsequenz für die allergologische Praxis? Zunächst einmal sollten natürlich prospektive, methodisch gut kontrollierte Studien im Bereich der Allergologie über die Zusammenhänge zwischen psychosomatischen Aspekten und immunologischen Reaktionen durchgeführt werden. Damit könnten die unterschiedlichen Reaktionsmöglichkeiten erfaßt werden, die in ihrer psychosomatischen Ausprägung sicherlich ebenso komplex sind wie die „immunologische Entzündungssuppe". Insbesondere therapeutische Interventionsstudien fehlen bisher leider völlig. Lediglich bei der AD (Ehlers et al. 1995; Niebel 1990) sind solche Therapieevaluationen durchgeführt worden. Dadurch ließe sich besser klären, inwieweit psychosoziale Affektionen sich nicht nur auf die *Auslösung allergischer Erkrankungen* auswirken, sondern umgekehrt auch, ob psychotherapeutische Interventionen Einflüsse auf den *Verlauf allergischer Erkrankungen* haben. Die Erfolgserwartungen sollten hierbei nicht allzu hoch angesetzt werden; erfahrungsgemäß bessern sich zwar subjektive Symptome des Patienten, die körperliche Symptomatik wird häufig aber nur in ihrem Verlauf gemildert.

7.9.8
Zukünftige Aspekte

Eine praktische Konsequenz wäre, daß Allergologen auch den Einfluß psychosomatischer Zusammenhänge besser erkennen und sich eine Ausbildung in psychosomatischer Grundversorgung (heute bei jeder Landesärztekammer im Programm der Weiterbildung) aneignen, damit Patienten schneller in notwendige psychotherapeutische Behandlung überwiesen werden. In einer Studie zur Häufigkeit von hypochondrischen (sog. somatoformen) Störungen in einer normalen Universitätsambulanz für Hautkrankheiten konnten wir z.B. ca. 15–18% von Patienten eruieren (Gieler et al. 1995), die sich mit psychischen Affektionen in der dermatologischen Praxis vorstellen. Der Ausdruck „klinisches Öko-Syndrom" ist sicher auch in diesem Bereich anzusiedeln; es gibt einen nicht zu unterschätzenden Anteil von Patienten in jeder allergologischen wie auch umweltmedizinischen Sprechstunde, die neurotische bis wahnhafte Ängste vor allergischen Reaktionen haben und keine objektivierbaren Symptome zeigen.

Zugegebenermaßen haben auch die Psychosomatiker und Psychiater bisher keine brauchbaren therapeutischen Konzepte für diese Patientengruppe entwickelt. Die gegenseitigen Wechselwirkungen von allergischen und psychischen Reaktionen sollten demnach weiter erforscht werden, um die Mechanismen der gegenseitigen Beeinflussung besser zu verstehen. Vielleicht läßt sich durch weitere Forschung die Frage beantworten, welche Mechanismen für solche wechselnden allergischen Reaktionen verantwortlich sind, wie sie bei dem beschriebenen Patienten vorkamen.

Die alte Frage, ob Psyche Ursache oder Folge der allergischen Reaktion ist, kann damit natürlich nicht beantwortet werden. Es bleibt bei jedem Individuum offen, inwieweit psychosomatische Realisationsfaktoren die allergische Reaktion auslösen oder ob es lediglich zu psychischen Folgeproblemen durch die Krankheit kommt.

Literatur

Allen K, Harris F (1966) Elimination of a child's excessive scratching by training the mother in reinforcement procedures. Behav Res Ther 4: 79–84

Bär L, Kuypers B (1973) Behaviour therapy in dermatological practice. Br J Dermatol 88: 591–598

Black S (1963a) Inhibition of immediate-type hypersensitivity response by direct suggestion under hypnosis. BMJ 1: 925–929

Black S (1963b) Shift in dose-response curve of Prausnitz-Küstnerreaction by direct suggestion under hypnosis. BMJ 1: 990–992

Black S, Friedman M (1965) Adrenal function and the inhibition of allergic responses under hypnosis. BMJ 3: 562–567

Black S, Humphrey JH, Niven J (1963) Inhibition of Mantoux reaction by direct suggestion under hypnosis. BMJ 1: 1649–1652

Bullinger M, Ravens-Sieberer U (1996) Stand der Forschung zur gesundheitsbezogenen Lebensqualität von Kindern. In: Petermann F (Hrsg) Lebensqualität und chronische Krankheit. Dustri, München, S 29–71

Ehlers A, Stangier U, Gieler U (1995) Treatment of atopic dermatitis. A comparison of psychological dermatological approaches to relapse prevention. J Consult Clin Psychol 63: 624–635

Gieler U, Köhnlein B, Stangier U (1995) Somatoforme Störungen in der Dermatologie (unveröff. Manuskript)

Gil K, Keefe F, Sampson H, McCaskill C, Rodin J, Crisson J (1987) The relation of stress and family environment to atopic dermatitis symptoms in children. J Psychosom Res 31: 673–684

Hänsler B (1990) Die Belastung und Befindlichkeit von Eltern, deren Kinder an atopischer Dermatitis erkrankt sind. Diplomarbeit am FB Psychologie der Universität Marburg

Hansen O, Küchler T, Lotz G, Richter R, Wilckens A (1981) Es juckt mich an den Fingern, aber mir sind die Hände gebunden. Z Psychosom Med Psychoanal 27: 275–290

Koblenzer C, Koblenzer P (1988) Chronic intractable atopic eczema. Its occurrence as a physical sign of impaired parent-child relationships and psychologic development arrest: improvement through parent insight and education. Arch Dermatol 124: 1673–1677

Langfeld P, Luys K (1993) Mütterliche Erziehungseinstellungen, Familienklima und Neurodermitis bei Kindern – eine Pilotstudie. Prax Kinderpsych Kinderpsychiatr 42: 36–41

Levine SP, Towell BL, Suarez AM, Knieriem LK, Harris MM, George JN (1985) Platelet activation and secretion associated with emotional stress. Circulation 71: 1129–1134

MacQueen G, Marshall J, Perdue M, Shepard S, Bienenstock J (1989) Pavlovian conditioning of rat mucosal mast cells to secrete rat mast cell proteases II. Science 242: 83–85

Marty P (1958) La relation objectale allergique. Rev Fr Psychoanalytique 22: 5–35

Mest HJ, Zehl U, Sziegoleit W, Taube C, Förster W (1982) Influence of mental stress on plasma level of prostaglandins, thromboxane B2 and on circulating platelet aggregated in man. Prostaglandins Leukot in Medicine 8: 553–563

Niebel G (1990) Verhaltensmedizinisches Gruppentraining für Patienten mit atopischer Dermatitis in Ergänzung zur dermatologischen Behandlung; Pilotstudien zur Erprobung von Selbsthilfestrategien. Verhaltensmodifikation und Verhaltensmedizin 1: 24–44

Petermann F, Noeker M, Bode U (1987) Psychologie chronischer Krankheiten im Kindes- und Jugendalter. PVU, Weinheim

Reimann HJ, Meyer HJ, Wendt P (1981) Stress and Histamine. In: Ring J, Burg G (eds) New trends in allergy. Springer, Berlin Heidelberg New York

Ring LJ, Palos E, Zimmermann F (1986) Psychosomatische Aspekte der Eltern-Kind-Beziehung bei atopischem Ekzem im Kindesalter. II Erziehungsstil, Familiensituation im Zeichentest und strukturierte Interviews. Hautarzt 37: 560–567

Russell M, Dark KA, Cummins RW, Ellmann G, Callaway E, Peeke HVS (1984) Learned histamine release. Science 17: 733–734

Schmidt-Traub A (1995) Allergische Reaktion und Depression. Allergologie 18: 13–19

Solomon R, Gagnon C (1987) Mother and child characteristics and involvement in dyads in which very young children have eczema. J Dev Behav Pediatr 8: 213–220

Stangier U, Kolster B, Schlicht C, Krause W, Gieler U (1993) Psychoendokrine und subjektive Reaktionen von Urtica-ria-Patienten unter standardisierten Streßbedingungen. In: Gieler U, Stangier U, Brähler E (Hrsg) Hauterkrankungen in psychologischer Sicht. Hogrefe, Göttingen, S 192–212

Steinhausen H-C (1993) Allergie und Psyche. Monatsschr Kinderheilkunde 141: 285–292

Teshima H, Inoue S, Abo Y, Ikemi Y (1974) Plasminic activity and emotional stress. Psychother Psychosom 37: 165–175

Sachverzeichnis

Anhang: Wichtige Kontaktadressen für den deutschen Sprachraum

Institutionen, Verbände, Stiftungen

Telefonvorwahl
A ++43
CH ++41
D ++49

Allergie-Dokumentations- und Informationszentrum (ADIZ)
Burgstr. 12
D-33175 Bad Lippspringe
Tel.: 05252/954500

Ärzteverband Deutscher Allergologen (ÄDA)
Geschäftsstelle Sprendlingen
D-63303 Dreieich
Tel.: 06103/62273

Deutsche Akademie für Allergologie und Umweltmedizin (DAAU)
Paradiesgasse 2
D-78050 Villingen
Tel.: 07721/903555

Deutscher Allergie- und Asthmabund e.V. (DAAB)
Hindenburgstr. 110
D-41061 Mönchengladbach
Tel.: 02161/10207

Deutsche Gesellschaft für Allergie- und Immunitätsforschung (DGAI)
BG Kliniken
Bürkle-de-la-Camp-Platz 1
D-44789 Bochum
Tel.: 0234/3026444

Deutscher Neurodermitikerbund
Spaldingstr. 210
D-20097 Hamburg
Tel.: 040/230744

Polleninformationsdienst
Burgstr. 12
D-33175 Bad Lippspringe
Tel.: 05252/931203

ATOP-SHG
c/o integriertes Nachbarschaftszentrum
Kardinal-Rauscher-Platz 4
A-1150 Wien

Österreichische Gesellschaft für Allergologie und Immunologie (ÖGAI)
Heinrichstr. 31
A-8010 Graz
Tel.: (031) 63807660

Österreichischer Lungenverein
ASTHMA-SHG
Grabenstraße 18
A-8010 Graz

Schweizerische Gesellschaft für Allergologie und Immunologie
Gryphenhybeliweg 40
CH-3000 Bern 6
Tel.: (031) 3517870

Selbsthilfe Lunge, Allergie und Asthma – DAS BAND –
Gryphenhübeliweg 40
CH-3000 Bern 6
Tel.: (031) 3521138

Verein Neurodermitis – Atopisches Ekzem – Asthma – ATOPS –
Postfach 833
CH-4153 Reinach
Tel.: (061) 7117539

Pollenflugvorhersage

Generalansage
0190/115480

Baden-Württemberg
0190/115493

Bayern
0190/115494

Brandenburg, Berlin
0190/115487

Hamburg
0190/115482

Hessen
0190/115486

Mecklenburg-Vorpommern
0190/115484

Niedersachsen, Bremen
0190/115483

Nordrhein-Westfalen
0190/115485

Rheinland-Pfalz
0190/115492

Saarland
0190/115491

Sachsen
0190/115490

Sachsen-Anhalt
0190/115488

Thüringen
0190/115489

Europa

Internet
http://www.cat.at./pollen

Springer und Umwelt

Als internationaler wissenschaftlicher Verlag sind wir uns unserer besonderen Verpflichtung der Umwelt gegenüber bewußt und beziehen umweltorientierte Grundsätze in Unternehmensentscheidungen mit ein. Von unseren Geschäftspartnern (Druckereien, Papierfabriken, Verpackungsherstellern usw.) verlangen wir, daß sie sowohl beim Herstellungsprozess selbst als auch beim Einsatz der zur Verwendung kommenden Materialien ökologische Gesichtspunkte berücksichtigen.
Das für dieses Buch verwendete Papier ist aus chlorfrei bzw. chlorarm hergestelltem Zellstoff gefertigt und im pH-Wert neutral.

Springer

Druck: Appl Wemding
Bindung: Appl Wemding